神経麻酔

must textbook

[編集]
内野 博之　川口 昌彦
東京医科大学教授　奈良県立医科大学教授

NEUROANESTHESIA

克誠堂出版

執筆者一覧 (執筆順)

坂部　武史
山口労災病院

池田　幸穂
東京医科大学八王子医療センター
脳神経外科

桂　研一郎
国際医療福祉大学三田病院
予防医学センター・神経内科

田村　哲也
名古屋市立大学大学院医学研究科
麻酔科学・集中治療医学分野

祖父江　和哉
名古屋市立大学大学院医学研究科
麻酔科学・集中治療医学分野

内野　博之
東京医科大学
麻酔科学分野

関根　秀介
東京医科大学
麻酔科学分野

原　直美
東京医科大学
麻酔科学分野

荻原　幸彦
東京医科大学
麻酔科学分野

松本　美志也
山口大学大学院医学系研究科
医学専攻麻酔・蘇生学講座

井上　聡己
奈良県立医科大学
集中治療部

川口　昌彦
奈良県立医科大学
麻酔科学教室

室園　美智博
東京医科大学茨城医療センター
麻酔科

森本　裕二
北海道大学大学院医学研究科
麻酔・周術期医学分野

森下　淳
東大阪市立総合病院
麻酔科・集中治療部

神保　洋之
東京医科大学八王子医療センター
脳神経外科

牛島　一男
久留米大学医学部
麻酔学講座

平木　照之
久留米大学医学部
麻酔学講座

森山　孝宏
鹿児島大学医学部
麻酔・蘇生学教室

上村　裕一
鹿児島大学医学部
麻酔・蘇生学教室

辛島　裕士
九州大学大学院医学研究院
麻酔・蘇生学講座

外　須美夫
九州大学大学院医学研究院
麻酔・蘇生学講座

板橋　俊雄
東京医科大学
麻酔科学分野

櫛方　哲也
弘前大学大学院医学研究科
麻酔科学講座

位田　みつる 奈良県立医科大学 麻酔科学教室	**小川　裕貴** 奈良県立医科大学 麻酔科学教室	**林　浩伸** 奈良県立医科大学 麻酔科学教室
黒田　泰弘 香川大学医学部 救急災害医学	**河北　賢哉** 香川大学医学部 救急災害医学	**一二三　亨** 香川大学医学部 救急災害医学
川前　金幸 山形大学医学部 麻酔科学講座	**小林　忠宏** 山形大学医学部 麻酔科学講座	**山下　理** 山口大学大学院医学系研究科 医学専攻麻酔・蘇生学講座
武田　吉正 岡山大学病院 集中治療部	**稲田　英一** 順天堂大学医学部 麻酔科学・ペインクリニック講座	**瀬尾　勝弘** 小倉記念病院 麻酔科・集中治療部
宮脇　宏 小倉記念病院 麻酔科・集中治療部	**角本　眞一** 小倉記念病院 麻酔科・集中治療部	**加藤　真也** 国立循環器病研究センター 麻酔科
吉谷　健司 国立循環器病研究センター 麻酔科	**早瀬　知** 札幌医科大学医学部 麻酔科学講座	**山蔭　道明** 札幌医科大学医学部 麻酔科学講座
枝長　充隆 札幌医科大学医学部 麻酔科学講座	**田中　聡** 信州大学医学部 麻酔蘇生学講座	**布施谷　仁志** 信州大学医学部 麻酔蘇生学講座
川真田　樹人 信州大学医学部 麻酔蘇生学講座	**里見　憲昭** 東京医科大学八王子医療センター 麻酔科	**近江　明文** 東京医科大学八王子医療センター 麻酔科
歌田　浩二 山口大学大学院医学系研究科 医学専攻麻酔・蘇生学講座	**飯田　宏樹** 岐阜大学大学院医学系研究科 麻酔・疼痛制御学分野	**鬼頭　和裕** 岐阜大学大学院医学系研究科 麻酔・疼痛制御学分野
上瀧　正三郎 久留米大学医学部 麻酔学講座	**糟谷　祐輔** 東京女子医科大学 麻酔科学教室	**尾﨑　眞** 東京女子医科大学 麻酔科学教室

石田　高志 信州大学医学部 麻酔蘇生学講座	上田　要 日本大学医学部麻酔科学系 麻酔科学分野	大嶽　浩司 昭和大学医学部 麻酔科学講座
又吉　宏昭 東京都立神経病院 麻酔科	中山　英人 埼玉医科大学病院 麻酔科	岩井　英隆 自治医科大学 とちぎ子ども医療センター 小児手術集中治療部
竹内　護 自治医科大学 麻酔科学・集中治療医学講座	園部　奨太 奈良県立医科大学 麻酔科学教室	前川　謙悟 熊本中央病院 麻酔科
垣花　学 琉球大学大学院医学研究科 麻酔科学講座	柿沼　孝泰 東京医科大学 麻酔科学分野	西脇　公俊 名古屋大学大学院医学系研究科 麻酔・蘇生医学
萩原　伸昭 名古屋大学大学院医学系研究科 麻酔・蘇生医学	佐藤　裕 つがる西北五広域連合 つがる総合病院麻酔科	福井　秀公 東京医科大学 麻酔科学分野
長尾　建 日本大学病院 循環器センター	富野　美紀子 東京医科大学八王子医療センター 麻酔科	西川　俊昭 秋田大学大学院医学系研究科 麻酔蘇生疼痛管理学講座
矢田部　智昭 高知大学医学部 麻酔科学・集中治療医学講座	横山　正尚 高知大学医学部 麻酔科学・集中治療医学講座	坪川　恒久 東京慈恵会医科大学 麻酔・蘇生学講座

序　文

　神経麻酔学の主要な目的とは，神経外科，心血管外科手術における脳脊髄障害を予防するのみでなく，周術期の脳脊髄損傷をも防止することが包含される．

　麻酔薬と麻酔管理法の選択が，患者の病態に対してそれほど適切でない場合がある．くも膜下出血，脳卒中，頭部外傷と頸動脈内膜切除，両心バイパス下の心血管外科手術などの異なる病態の麻酔管理が求められる状況において，患者のために神経学的な合併症の発生を最小限に抑えるための最善の麻酔法をいかに選択できるかが麻酔科医として重要となってくる．これらの病態は，一過性脳脊髄虚血発生のリスクを含み，われわれの麻酔管理が不適切である場合，重篤な神経学的な後遺症を誘発する可能性がある．

　脳脊髄保護のために最適かつ最善の麻酔管理法の確立は喫緊の課題であり，そのためには脳脊髄損傷のメカニズムを解明することが望まれるが，その分子機構には多くの構成要素が絡み合っており，いまだ明らかとなっていない．

　本書は，「神経麻酔学」と題し，麻酔管理を行う際の脳脊髄保護のあり方について，解剖学，神経生理学，神経薬理学などの観点からの知識を基盤とする内容を提供し，術前評価，モニタリング，周術期管理のあり方をまず提案した．そして，各脳神経外科手術の麻酔管理に加えて小児脳神経外科手術，心臓血管外科手術，インターベンショナルラジオロジー，妊婦の脳血管疾患の麻酔管理と術後鎮痛のあり方や合併症についても検討を加え，新しい方向性を打ち出してみた．また，昨今話題となっている脳蘇生の展望や脳死と臓器移植を取り上げてみた．

　本書は，麻酔科医の後期研修医だけでなく，すでに専門医の資格を取得されて神経麻酔に携わりたいと考えている諸兄にも必ず役に立ってくれるものと自信を持って勧めたい．神経外科麻酔学の展望を知りたいと思われている方には，本書を座右に置いていただければと思うしだいである．

　2016年4月吉日

東京医科大学麻酔科学分野　　内野　博之
奈良県立医科大学麻酔科学教室　川口　昌彦

目　次

I　総論：神経麻酔の過去，現在，未来　　　坂部　武史　1

はじめに／3　　神経麻酔の過去（歴史）／3　　神経麻酔の現在／4
神経麻酔の未来／5　　おわりに／6

II　神経麻酔に求められる生理学の知識　　　池田　幸穂　9

脳脊髄循環／11　　脳圧／12　　脳代謝／13

III　神経麻酔に求められる脳内内分泌調整機構　　　桂　研一郎　15

水とナトリウムの維持／17　　ストレス反応と神経内分泌／17
痛みと神経内分泌／18　　神経内分泌—免疫系ネットワーク—／18

IV　脳障害と血液脳関門　　　田村　哲也，祖父江　和哉　21

血液脳関門（blood brain barrier：BBB）の発見／23　　血液脳関門とは／23
血液脳関門の構造／23　　血液脳関門の機能／24
血液脳関門に存在するトランスポーターや受容体／24　　血液脳関門と脳浮腫／25

V　神経麻酔に求められる脳障害の知識とそのメカニズム　　　内野　博之，関根　秀介，原　直美，荻原　幸彦　27

目的／29　　脳障害とは／29
麻酔管理において遭遇する脳虚血を誘発する病態／29
脳の生理学：脳保護を行ううえで調節が必要な脳のパラメータ／31　　脳虚血とは／34
虚血性脳神経細胞死誘発のメカニズム（グルタミン酸-Ca^{2+}説に基づく神経細胞死）／35
ミトコンドリア機能不全と神経細胞死との連関／35
虚血再灌流に伴う脳内Ca^{2+}の変動とミトコンドリア機能不全／36
ミトコンドリアにおけるCa^{2+} cyclingとMPTの誘発／37
虚血再灌流に伴うROSの産生とMPT／38　　カルシニューリンと細胞死／39
免疫抑制剤の抗虚血作用からみた虚血性神経細胞死のメカニズム（カルシニューリン／イムノフィリンの細胞死への関与）／40　　神経麻酔における脳保護／41
脳保護治療と実際／41　　脳保護を目指した麻酔管理のあり方と今後の展望／41

VI 神経麻酔に求められる脊髄障害の知識とメカニズム　　松本　美志也　45

　　はじめに／47　　虚血性脊髄障害／47　　外傷性脊髄障害／49

VII 神経麻酔に求められる解剖学の知識　　池田　幸穂　53

　　脳・脊髄の血管系／55　　神経系の情報伝達／59

VIII 神経麻酔に求められる薬理学の知識　　61

1 吸入麻酔薬，静脈麻酔薬，筋弛緩薬　　井上　聡己　63

　　はじめに／63　　吸入麻酔薬／63　　静脈麻酔薬／64　　筋弛緩薬／66
　　おわりに／67

2 脳保護薬の現状　　室園　美智博　70

　　薬剤による脳保護効果／70　　脳保護薬の開発が進まない理由／74

3 麻酔薬の神経毒性　　森本　裕二　76

　　はじめに／76　　発達期における麻酔薬の神経毒性／76
　　術後高次脳機能障害と麻酔薬／79　　おわりに／81

4 全身麻酔のメカニズム　　森下　淳　83

　　全身麻酔とそのメカニズム／83　　メカニズムの分子理論／83
　　"非特異説"と"特異説"／85　　麻酔薬とタンパク質の相互作用／85
　　介入による麻酔作用への影響／86　　画像生理学的アプローチ／86
　　脊髄への作用／87　　メカニズム解明に向けて／87

IX 神経麻酔に求められる術前評価の知識　　89

1 神経麻酔に求められる神経学的評価の知識と必要な画像の知識　　神保　洋之　91

　　意識障害の評価／91　　脳卒中における神経学的評価法／92
　　意識障害の鑑別診断／92　　神経麻酔に必要な画像の知識／94

2 血液凝固線溶系異常患者と抗血栓薬内服患者の術前評価と対応

　　　　　　　　　　　　　　　　　　　　　平木　照之，牛島　一男　98

　　はじめに／98　　血液凝固線溶系の異常／98　　抗血栓薬内服とその取り扱い／99
　　区域麻酔と抗血栓療法／101

3 呼吸器合併症を有する患者の術前評価　　森山　孝宏，上村　裕一　103

　　通常の術前呼吸機能評価／103　　術前呼吸器合併症を有する患者の評価／103

特殊な疾患時に注意すべき呼吸器合併症／104

4　心血管系合併症を有する患者の術前評価　　辛島　裕士，外　須美夫　107

　　　はじめに／107　　　リスク分類（周術期の心合併症予測）／107
　　　術前評価の実際／108　　　アルゴリズムに沿った心臓リスクの評価／109
　　　抗血栓薬の管理／110　　　おわりに／111

5　薬物療法を実施している患者の術前評価と対応　　板橋　俊雄　112

　　　はじめに／112　　　麻薬／112　　　血管作動薬／113　　　利尿薬／113
　　　ステロイド／114　　　浸透圧利尿薬／114　　　抗痙攣薬／115

6　内分泌疾患を有する患者の術前評価と対応　　櫛方　哲也　117

　　　はじめに／117　　　糖尿病／117　　　甲状腺機能異常／118　　　下垂体機能異常／118
　　　副腎機能異常／118

X　モニタリング　　121

1　脳循環代謝モニター　　位田　みつる，川口　昌彦　123

　　　近赤外線分光法／123　　　経頭蓋超音波ドプラー／124　　　頭蓋内圧センサー／125

2　脳機能モニタリング　　小川　裕貴，林　浩伸，川口　昌彦　128

　　　はじめに／128　　　脳波（electroencephalogram：EEG）／128
　　　運動誘発電位（motor evoked potential：MEP）／129
　　　体性感覚誘発電位（somatosensory evoked potential：SEP）／131
　　　視覚誘発電位（visual evoked potential：VEP）／132
　　　聴性脳幹反応（auditory brainstem response：ABR）／133
　　　顔面神経運動誘発電位（facial nerve motor evoked potential：facial MEP）／134

3　マイクロダイアリシスと内頸静脈血酸素飽和度

　　　　　　　　　　　　　　　　　　　　　　　　　　黒田　泰弘，河北　賢哉，一二三　亨　135

　　　略号のまとめ／135　　　はじめに／136　　　マイクロダイアリシス／136
　　　内頸静脈血酸素飽和度／141

XI　周術期管理　　147

1　体　位　　神保　洋之　149

　　　脳神経外科手術体位の特徴／149　　　手術体位の決定と確認／149
　　　脳神経外科の基本的体位／150

2 周術期輸液・輸血管理　　　　　　　　　　　　　　　　　小林　忠宏, 川前　金幸　152

周術期の輸液／152　　周術期の輸血／155

3 脳圧管理　　　　　　　　　　　　　　　　　　　　　　　山下　理, 松本　美志也　158

総論／158　　脳浮腫管理の実際／159

4 低体温療法：現状とその効果，実際の方法　　　　　　　　　　　　　武田　吉正　163

低体温療法の作用機序と効果／163　　低体温療法の実際／164
軽度低体温療法の導入／166　　まとめ／166

5 大量出血への対応　　　　　　　　　　　　　　　　　　　　　　稲田　英一　167

大量出血・危機的出血は患者死亡の重大な原因／167
出血によるリスク：恒常性の破綻／168
脳神経外科の麻酔中の出血に対する対応の注意点／168
massive blood transfusion protocols(MTPs)／169　　フィブリノゲン補充の重要性／170
おわりに／170

XII 各論・麻酔管理　　　　　　　　　　　　　　　　　　　　　　　　　　　173

1 脳血管疾患患者の麻酔管理

A くも膜下出血 ………………………………………………………… 荻原　幸彦　175
くも膜下出血(subarachnoid hemorrhage：SAH)／175
脳動脈瘤破裂によるSAH(疫学)／175　　脳動脈瘤破裂に付随する頭蓋内の病態／176
脳動脈瘤破裂に付随する頭蓋外の病態／176　　術前評価／177　　術前管理／177
基本的な術中管理法／178　　術中モニター／178　　術中中枢神経系モニター／178
脳動脈瘤頸部クリッピング術の麻酔管理／179
脳血管塞栓術(intravascular radiotherapy：IVR)／179　　IVRの麻酔管理／179

B 内頸動脈閉塞・狭窄 ………………………………… 瀬尾　勝弘, 宮脇　宏, 角本　眞一　181
頸動脈閉塞・狭窄／181　　頸動脈狭窄に対する血行再建／183
頸動脈内膜剝離術と頸動脈ステント留置術／183
麻酔法の選択：全身麻酔と局所麻酔／184　　術前管理／185　　術中管理／185
合併症／186　　周術期の脳虚血／186
頸動脈狭窄所見からの周術期脳リスクの予測／186
術中脳虚血モニタリング／187　　周術期心筋梗塞リスク／188
頭蓋外血管と脳表血管の吻合術(EC-ICバイパス)／188

C 脳動静脈奇形，もやもや病(成人) ……………………………… 加藤　真也, 吉谷　健司　191
脳動静脈奇形／191　　もやもや病／193

2 脳・脊髄腫瘍の麻酔管理

A テント上腫瘍 ………………………………………………… 早瀬　知, 山蔭　道明　197
背景／197　　術前評価／197　　麻酔管理／199　　まとめ／201

B テント下腫瘍（小脳橋角部腫瘍を含む）……………………… 枝長　充隆, 山蔭　道明　203
はじめに／203　　周術期管理／203　　体位による注意事項／205
麻酔管理／206　　まとめ／206

C 脊髄腫瘍 ……………………………………… 田中　聡, 布施谷　仁志, 川真田　樹人　208
はじめに／208　　術前評価／208　　麻酔管理／209　　術後管理／211
おわりに／211

3 外傷性疾患の麻酔管理

A 頭部外傷（急性硬膜外血腫，急性・慢性硬膜下血腫）の麻酔 ……………… 黒田　泰弘　213
合併症を有する患者の術前評価／213　　術前検査／213　　各リスクの対処法／214
麻酔導入／215　　モニタリングと管理／215　　薬剤／215　　合併症／215
麻酔維持／215　　術後管理／216

B 脊髄損傷 ……………………………………………………… 里見　憲昭, 近江　明文　218
はじめに／218　　術前評価／219　　麻酔管理／221

4 脊椎手術の麻酔管理（側彎症，脊椎疾患） ……………… 歌田　浩二, 松本　美志也　224
はじめに／224　　術前評価／224　　麻酔管理／225　　合併症／227
術後管理／228　　おわりに／229

5 下垂体腫瘍 ………………………………………………………………… 飯田　宏樹　231
下垂体の解剖と生理／231　　術前評価・術式／232　　麻酔管理法／233
モニタリング／233　　術後管理／233

6 座位の手術 ………………………………………………… 鬼頭　和裕, 飯田　宏樹　236
はじめに／236　　座位の特徴／236　　術前評価／237　　座位に特有な合併症／237
麻酔方法／238　　静脈内空気塞栓を検知するためのモニタリング／240
静脈内空気塞栓の予防／240　　術中VAEの治療／241　　神経モニタリング／241
術後の問題点／241　　麻酔からの覚醒・抜管／242　　まとめ／242

7 神経筋疾患を有する患者の麻酔管理 ……………………… 上瀧　正三郎, 牛島　一男　243
運動ニューロンの異常／243　　神経筋接合部の異常／244　　筋の異常／246
パーキンソン病（Parkinson's disease：PD）／247

8 てんかん手術の麻酔管理 ………………………………………… 糟谷　祐輔, 尾﨑　眞　248
てんかん手術患者の術前評価／248　　てんかん手術の麻酔法／249
術中皮質脳波と麻酔薬の影響／251　　迷走神経刺激装置挿入術の麻酔／252
まとめ／253

9　覚醒下手術の麻酔管理　　　　　　　　　　　　　　　　布施谷　仁志，石田　高志，川真田　樹人　254

覚醒下手術の定義，目的，適用／254　　覚醒下開頭手術のガイドライン／254
術前評価におけるポイント／254　　麻酔管理のポイント／255

10　脳深部刺激の麻酔管理　　　　　　　　　　　　　　　　　　　　　　　　　　　　　上田　要　260

脳深部刺激療法とは／260　　脳深部刺激療法の適応とリスク／260
周術期の注意点／261　　脳深部刺激装置挿入術の麻酔／261
脳深部刺激装置挿入術の合併症／262　　脳深部刺激装置挿入術の麻酔のまとめ／263

11　MRI検査の麻酔管理　　　　　　　　　　　　　　　　　　　　　　　　　　　　　大嶽　浩司　264

はじめに／264　　MRIという特殊環境／264　　MRI検査の麻酔の術前評価／265
MRI検査中の患者の監視／267　　MRI検査後の患者の管理／267　　おわりに／268

12　小児脳・脊髄疾患の麻酔管理

A　小児てんかんの麻酔管理　　　　　　　　　　　　　　　　　　　又吉　宏昭，中山　英人　269
はじめに／269　　難治性（薬剤抵抗性）てんかんの判定／270
外科治療の対象となるてんかんと術式／270　　小児てんかん手術と麻酔管理／270

B　小児脳血管疾患（AVM，もやもや病）　　　　　　　　　　　　　　　　　　　　吉谷　健司　274
小児の脳動静脈奇形（cerebral arteriovenous malformation：AVM）／274
小児のもやもや病／275　　まとめ／277

C　脊髄髄膜瘤　　　　　　　　　　　　　　　　　　　　　　　　　　　岩井　英隆，竹内　護　278
疾患概要／278　　麻酔管理／279

13　ECT（電気痙攣療法）の麻酔管理　　　　　　　　　　　　　　　　園部　奨太，川口　昌彦　282

はじめに／282　　適応疾患／282　　術前準備／283　　術前評価・検査／285
麻酔管理／285　　合併症／285　　おわりに／286

14　心臓血管外科手術時の麻酔管理

A　心臓手術時（人工心肺下および非人工心肺下）の脳保護　　　　　　　　　　　　前川　謙悟　288
はじめに／288　　術後脳梗塞／288　　術後せん妄／291　　高次脳機能障害／291
炎症反応／292

B　大血管手術（胸部・腹部大動脈瘤）時の脳脊髄保護　　　　　　　　　　　　　　垣花　学　295
はじめに／295　　術前評価／295　　脳脊髄保護を目的とした周術期管理／296

C　胸・腹部大動脈瘤に対するステント留置術における脳脊髄保護
　　　　　　　　　　　　　　　　　　　　　　　　　　　　　　　柿沼　孝泰，内野　博之　300
はじめに／300　　術前評価／300　　麻酔法／301　　脊髄虚血のモニタリング／302
脊髄虚血の可能性／302　　術後管理／303　　おわりに／303

15　インターベンショナルラジオロジーの麻酔　　　　　　　　　萩原　伸昭，西脇　公俊　305

インターベンショナルラジオロジーとは／305　　手術室以外での麻酔／305
麻酔の実際／307　　ハイブリッド手術室／308

16　そのほかの麻酔管理

Ⓐ 妊婦の脳血管疾患 ……………………………………………………………………………… 吉谷　健司　310
はじめに／310　　妊娠継続の判断／310　　妊娠による生理学的な変化／310
妊娠期における脳血管疾患の特徴／311　　麻酔・周術期管理上の注意点／312
まとめ／314

Ⓑ 神経麻酔のための区域麻酔法 …………………………………………………………………… 佐藤　裕　315
はじめに／315　　開頭術のための頭部の無痛法／316　　個別の神経ブロック法／316
おわりに／318

Ⓒ 術後疼痛管理 ………………………………………………………………………………… 福井　秀公　320
脳神経外科手術(以下，開頭術)後の痛みの特徴／320　　周術期疼痛管理／321
遷延性術後痛(慢性痛)／321　　multimodal approach と使用薬剤／322

17　脳蘇生の現状と今後の展望　　　　　　　　　　　　　　　　　　　　　　　　　　長尾　建　325
はじめに／325　　世界に類を見ない All Japan Utstein レジストリの取り組み／325
心停止後ケア(post cardiac arrest care)／326

18　脳死と臓器移植　　　　　　　　　　　　　　　　　　　　　　富野　美紀子，近江　明文　332
本邦における臓器移植の現状／332　　脳死／332　　脳死判定後のドナー管理／333
臓器摘出手術中の呼吸・循環管理／333　　おわりに／335

19　合　併　症

Ⓐ 電解質異常 …………………………………………………………………………………… 西川　俊昭　337
主な電解質の調節／337　　血清電解質異常の原因／338　　低ナトリウム血症／338
高ナトリウム血症／338　　低カリウム血症／338　　高カリウム血症／339
低カルシウム血症／339　　高カルシウム血症／339

Ⓑ 静脈空気塞栓症 ……………………………………………………………………………… 西川　俊昭　340
頻度と病態／340　　開存卵円孔の診断／341　　静脈空気塞栓症の監視装置／341
麻酔管理／342　　静脈空気塞栓症発生時の対処法／342　　術後管理／342

Ⓒ 術後痙攣，出血，神経原性肺水腫 …………………………………… 矢田部　智昭，横山　正尚　343
術後痙攣／343　　出血／344　　神経原性肺水腫／345

Ⓓ 心臓手術・非心臓手術の術後脳梗塞および術後せん妄と高次脳機能障害 … 前川　謙悟　347
はじめに／347　　術後脳梗塞／347　　術後せん妄／348
高次脳機能障害(POCD)／350

Ⓔ 術中覚醒記憶 ………………………………………………………………………………… 坪川　恒久　356
術中覚醒記憶とは／356　　術中覚醒記憶の発生率／356　　精神的後遺症の発生率／357
術中覚醒記憶の評価方法，発生時期／358　　術中覚醒記憶のメカニズム／358
術中覚醒記憶の危険因子／360　　どのようにして発見するか／360
神経麻酔と術中覚醒記憶／361

索　　引 ……… 363

I

総論：神経麻酔の過去, 現在, 未来

> **KEY POINT**
> - 中枢神経の機能的解剖の知識の集積，無菌手術概念の確立，全身麻酔法の発見により脳外科医療が著しく進歩した．
> - 麻酔薬の頭蓋内病態生理への影響の研究により，神経麻酔の安全性は著しく向上した．
> - 機能的脳外科手術，脳血管インターベンションなどの増加に伴い，従来とは異なる麻酔管理が必要となる．
> - 今後，理想的麻酔薬の追究と，神経機能モニターの開発，脳保護に関する研究とその臨床応用が重要である．
> - 医学・医療の進歩に伴う神経疾患の治療法の変化に広く目を向け，神経麻酔も新たな展開が求められる．

はじめに

医学の歴史を見ると，外科手術の必要性が麻酔を生み育て，麻酔科学の進歩が外科医療を発展させている．神経麻酔についても同様である[1〜6]．脳外科手術と神経麻酔の過去および現在を概観し，未来を考える．

神経麻酔の過去(歴史)

■有史以前とエジプト時代

フランスのロゼールで発見されたヒトの頭蓋骨に，人工的な穿孔跡が見られる(紀元前8000年頃)．脳手術の跡とは断定できず，呪術，儀式的なものの可能性もある．外科治療の最古の記録エドウィン・スミス・パピルス〔紀元前3000年〜2500年頃 Imhotep(エジプト)により書かれたものをもとに，紀元前1600年頃に写本として作られたものとされている〕に，"brain，脳(原語でイーシュ)"という語が見られ，頭部外傷についての記述がある．ペルーのクスコで発見された穿孔跡のある頭蓋はインカ時代(13〜15世紀)のものとされるが，パラカスでも穿孔部に綿包帯を当てた頭蓋や黒曜石の開頭手術用器具が見つかっている(紀元前500年頃のもの)[1]．

麻酔としては，コカやユッカの原始薬を噛ませたり傷に擦り込んだ可能性がある．蔓陀羅華も使用されている．バビロニアでは，ヒヨスの実の粉末とゴムの樹脂を固めたものが虫歯の痛み止めに用いられた．

■ギリシャ・ローマ時代

Hippocratesが頭蓋骨折，てんかん，頭痛，失明などに穿頭術を行っている．Galenusは反回神経麻痺で声が出なくなることを見つけた．脊椎骨折で脊髄に損傷が加わると，麻痺が起こることも知られていた．神経傷害に伴う機能異常が認識され，神経解剖学・生理学の基礎が芽生えた．

麻酔には蔓陀羅華，ヒヨス，阿片のほか，アルコールが用いられた．ケシ汁で痛みが和らぎ，"忘却の酒"と呼ばれたが，脳外科手術で用いられたかは定かでない．頚動脈圧迫で意識を失わせる方法の記述もある[1]．いずれも満足いくものではなく，早く手術を終わらせる必要があった．中国では華佗が蔓陀羅華を使用した(紀元後3世紀)．開頭術にも用いたようである．

■中世から前近代

欧州では修道院が病院の機能を持つようになり，また，医学校が設立された．麻酔には蔓陀羅華，ヒヨス，インド大麻，阿片のほか，ワインが用いられた．催眠用スポンジ(阿片，ヒヨス，クワの実，ドクゼリ，ツタなどを調合)を鼻にあてがったとの記載もある[1]．インドでは10世紀にSamohiniと呼ばれる薬を投与して脳腫瘍を摘出し，別の薬(内容は不明)で覚醒が図られている．

■近代脳外科医療と麻酔

19世紀後半，中枢神経の機能的解剖の知識の集積と，無菌手術の概念の確立，全身麻酔法の発見により脳外科医療が著しく進歩した．

●全身麻酔の発見[2,7]

エーテル麻酔(Morton，1846年，米国)やクロロホルム麻酔(Simpson，1847年，英国)の発見以来，時間をかけて病変の治療が可能になった(本邦では，1804年に華岡青洲が通仙散による全身麻酔下に乳がんの手術を行っている)．麻酔薬の選択については論争があり，米国ではエーテルが，英国ではクロロホルムが支持された[2,3]．クロロホルムは血圧を軽度低下させ出血が少なく，エーテルで見られる興奮・分泌物増加・

頭痛の頻度が低いことから好まれた。

最初の脳腫瘍(髄膜種)を摘出したMacewen[8]は,麻酔時の気管挿管の重要性を提唱した[9]。近代脳神経外科の父Horsley[10]は,鎮静・鎮痛作用に加え,血圧を低下させるクロロホルムを好んだ。HorsleyはClarkeと定位脳手術装置を製作している。Krause(ドイツ脳神経外科の創始者)は,クロロホルムにモルヒネを併用したが,呼吸抑制を避けるにはクロロホルム単独がよいとした。Fraizierはエーテルを直腸内に投与し,吸入させるよりスムーズな麻酔ができるとした[11]。近代脳神経外科の創設者Cushingの業績は,腫瘍の分類,神経生理の解明,外科手術手技の開発,医療器具の開発(電気凝固メスなど)など,多岐にわたる。また,麻酔記録("ether charts")[12][13]を作成し,人工呼吸の必要性を唱え,麻酔に専門医師をつけるようにした[3][14]。

● 麻酔薬・麻酔法の変遷

Cushingは,エーテルマスク麻酔は興奮や体動のため脳外科手術には不向きと考え,局所麻酔(コカインによる神経ブロック)下で開頭術を行うことが多かった[15]。Dandyは"avertin"(トリブロモエタノール)を用いた(最初は単独,後にエーテルと併用)[16]。その後,プロカインとavertin併用麻酔もしばしば行われた。局所麻酔薬にアドレナリンを添加する方法もとられている。Cushingは出血を減らすために,頭に駆血帯を巻いて手術を行っている。Horsleyは骨ろうを開発した。Gardner[17]は術前脱血し,術後に返血する方法による人為低血圧を取り入れた。脊椎麻酔による薬理学的低血圧も行われた[18]。

● 本邦での脳外科手術と麻酔

本邦で最初の開頭手術が行われたのは1877年(明治10年,西南戦争従軍医佐藤 進)とされている[4]。麻酔法は明らかでない。1892年Scriba(ドイツ人)が行った陥没骨折手術ではクロロホルムが用いられている[5]。

● 神経麻酔の専門分化

脳外科麻酔を専門とするグループとして,英国ではグラスゴー,米国ではペンシルバニア大学とメイヨークリニックのグループの功績が大きい。メイヨークリニックのMichenfelderは"neuroanesthesia"(日本語では"神経麻酔"と訳される)という用語を提唱した[19]。"neuroanesthesia"という表現は,実際にはRosomoffの報告(Anesthesiology 1963;24:640-5)に見られることがLanierにより記述されている(Lanier WL. J Neurosurg Anesthesiol 2014;24:281-99)。

ペンシルバニア大学グループは,ヒトでの脳血流量,脳代謝測定法(KetyとSchmidt法)[20]を応用し,欧州では^{85}Krや^{133}Xeを用いた局所脳血流量測定法[21]で多くの研究がなされた。Michenfelderらは,動物の矢状静脈洞アウトフロー法[22]で全脳血流量や代謝を測定した。麻酔薬,麻酔関連薬の脳循環,代謝,頭蓋内圧への影響について多くの知識が集積された[23][24]。

神経麻酔の現在

過去と現在の間に明らかな境界は引けないので,著者が経験した1970年あたりからの主な事項に触れる(個々のテーマの詳細は本書他項を参照されたい)。

■ 麻酔薬の選択

ハロタンの頭蓋内圧亢進作用について大論争があった[25][26]。しかし,Pa_{CO_2}の低下やバルビツレートなどの併用で頭蓋内圧上昇を抑制でき[27],長く使われた。現在使われない理由は肝臓への影響や,より安全な吸入麻酔薬の出現による。NLA麻酔(ドロペリドール,フェンタニル,亜酸化窒素)もよく用いられたが,ドロペリドールの長時間作用性や,不整脈誘発の危険性などから使われなくなった。ハロタンに続き,本邦ではエンフルランがよく用いられた。深麻酔,過換気で痙攣が起きるが,深麻酔を避けて使用された。てんかんフォーカスの同定に用いられることもあった。その後,頸動脈内膜剝離術を受けた患者で,虚血性脳波異常頻度,critical cerebral blood flow(脳波異常を来す脳血流量閾値)がイソフルラン麻酔時で低値であることから,イソフルランの保護効果が期待され[28][29],イソフルランが長く用いられた。ただし,臨床での保護効果の明確なエビデンスはない。セボフルランは本邦で多くの研究がなされ世界に広がった麻酔薬で,調節性がよく,脳循環・代謝・頭蓋内圧への際立った不利益がないことから,現在,本邦では中心的な吸入麻酔薬である。デスフルランは調節性が利点の一つであり,頭蓋内圧への影響も軽微で応用が期待されている。亜酸化窒素は開発後150年と長く使われてきたが,脳血流量,脳酸素消費量を増加し[30],頭蓋内圧を上昇させるので,最近ではほとんど使用されていない。キセノンは効果発現・消失が早く,調節性に優れるが,本邦ではまだ認可されていない。

静脈麻酔薬ではプロポフォールと合成麻薬の組み合わせが広く用いられている。ケタミンは少し異質で,

頭蓋内圧亢進のため使用が避けられてきたが，NMDA受容体拮抗薬の脳保護作用が示唆されるようになって認識が変わってきた。また，うつ病に対する効果も報告されている[31)32)]。

吸入麻酔と静脈麻酔(全静脈麻酔など)の使い分けについては，対象疾患・手術により，利点・欠点を考慮しての選択が行われている。

近年，覚醒下開頭術，脳深部刺激電極植え込み術，血管内手術など，機能的あるいは低侵襲的脳外科手術が行われるようになった(詳細は他項参照)。脳腫瘍切除手術では，病的脳領域をどこまで切除できるかどうかの判定がきわめて重要で，必要時には，多様なタスクに患者が十分反応できる状態にする。鎮痛，asleep-awake-asleep法，気道の確実な確保に加え，突発的な変化に対してもすぐに対処できることが大切である。

■ 神経麻酔における論点

人為低血圧については手術顕微鏡の導入や一時的クリップの使用により，その必要性が薄れた。座位手術は空気塞栓が問題で，前胸壁ドプラー，経食道エコー，呼気二酸化炭素分圧，肺動脈圧モニター，および，右心房カテーテル留置(空気の急速吸引)などの管理が注目された[33)]。パークベンチ体位などの工夫がなされ，座位手術の頻度は減少したが，今日でも限られた手術に適用されていると推察する。

バルビツレートの脳保護作用については，多くの基礎研究で局所脳虚血には有効との考えが定着してきた[34)]。しかし，ヒトでは人工心肺下心臓手術での報告があるのみである(相反する報告もある)[35)]。全脳虚血に対しての効果は否定的で，頭部外傷時の頭蓋内圧亢進における有効性が一時注目されたが，これまた否定的である。

血糖値に関しては，多くの基礎研究で，高血糖の状態では虚血傷害が増強されることが示された[36)]。ヒトでの明らかな検証データはないが，脳外科手術中のルチンのブドウ糖含有輸液が控えられるようになった。

低体温の脳保護作用は古くから知られてきたが，近年，組織学・神経化学・分子生物学的研究から軽度低体温が注目されている。ヒトで，蘇生後脳症に有効性が示された[37)38)]。脳動脈瘤手術中の低体温では有意な効果は認められていない[39)]が，神経障害によっては保護効果の可能性は否定できず，今後の研究が待たれる。

■ 本邦における神経麻酔学会の活動

神経麻酔研究会が1997年に発足し(1999年に日本神経麻酔集中治療研究会に改称，2014年から日本神経麻酔学会)，2006年アジア神経麻酔集中治療学会(ASNACC)が創立された。今後，アジアのみならず，世界の神経麻酔関係者との連携を深め，サブスペシャリティーを確立することが大切である。研究面では学会が中心となって共同研究体制やデータベースを構築し，神経麻酔・集中治療の質を向上させることが望まれる。

神経麻酔の未来

麻酔科医療の根幹は，疾病に対する治療・手術が安全・快適に施行されるようにするための全身管理である。したがって，神経麻酔の未来は，神経疾患の治療法の未来を予測し，基本となる薬理学，生理学のさらなる追究と，モニターの開発を含めた高度な全身管理学の推進にある。

■ 神経疾患の治療法の未来

著者の思料の及ばない点も多いが，脳血管疾患では，さまざまなデバイスや高度な画像診断技術の開発により，血管内治療が増えると考えられる。脳腫瘍では，放射線療法や新規抗腫瘍薬の開発などにより，従来の開頭術から様相が相当変化すると考えられる。ただ，手術的摘出が必要な場合は，機能温存を図りながら最大限切除を可能にするため，脳を守り，機能評価を確実にできるような麻酔・全身管理が求められる。

■ 虚血耐性の誘導

脳障害の軽減策として一定程度の虚血や低酸素などの負荷(conditioning)による耐性誘導が注目されている。虚血や低酸素以外にも誘導法がある[40)]。神経系以外の部位への負荷でも，本侵襲の後からでも，さらには麻酔薬・関連薬でも誘導できるとする報告もある[41)]。conditioningによりもたらされる遺伝子変化・タンパク産生が機序として考えられている。臨床応用の容易な耐性誘導法が開発されればすばらしい。

■ 理想的麻酔薬・麻酔管理

調節性に富み，脳・神経系はもちろん，全身に悪影響を及ぼさない麻酔薬が理想である。幼若脳で麻酔薬による神経毒性の報告がある[42)]。術後の学習能力や行

動の異常を示唆するものもある．一方では，高齢者の麻酔後の高次脳機能障害の頻度が高い事実がある．麻酔薬そのものが関与しているかは不明である．最近の研究では，遺伝子多型により麻酔薬の脳への影響の違いが存在することが報告されている[43]．麻酔薬の保護作用や毒性についても個人差があるかもしれない．これらの研究結果によっては，現在行われている臨床麻酔の実践が変わる可能性もありうる．

■モニターの開発とロボット麻酔

局所脳・神経機能をリアルタイムで反映できるモニターの開発が期待される．ロボット麻酔も興味ある課題である．無痛，催眠，筋弛緩，自律神経の制御，循環動態，呼吸（血液・組織の酸素分圧，二酸化炭素分圧など）を基本として，理想の麻酔状態を想定し，各種モニターから得られる情報をデジタル抽出し，フィードバックループを構築すれば可能となる．麻酔関連医療は大いにロボット活用ができる領域ともいえよう．

おわりに

神経麻酔の発展で，脳外科手術の安全性は著しく高まっている．今後は，機能的脳外科手術や低侵襲手術の麻酔管理が課題の一つとなる．より特異的で調節性の良い，しかも，呼吸・循環抑制が少なく，神経モニターに影響しない麻酔薬・鎮痛薬の開発が望まれる．神経保護法については，薬物，低体温のほかに，耐性誘導も期待される．

医学・医療の進歩（新規薬物，放射線治療，神経再生療法，ゲノム情報に基づく個別化医療など）に伴う神経疾患の治療法の変化に広く目を向け，神経麻酔においても新たな展開が求められる．

●参考文献●

1) O'Connor DC, Walker AE. Plologue. In：Walker AE, editor. A history of neurological surgery. New York：Hafner Publishing Company；1967(Original Publication in 1951). p.1-22.
2) Atkinson RS, Boulton TB(ed). The History of anesthesia. Royal Society of Medicine International Congress and Symposium Series No.134, 1989.
3) Samuels S. History of neuroanesthesia：A contemporary review. Int Anesthesiol Clin 1996；34：1-20.
4) 佐野圭司．脳神経外科の開拓者たち．東京：中外医学社；1995.
5) 古和田正悦．開頭術の歴史．東京：にゅーろん社；1996.
6) 坂部武史．脳外科麻酔の歴史．坂部武史編．脳外科手術と麻酔．東京：真興交易医書出版部；2002. p.13-21.
7) Rushman GB, Davies NJH, Atkinson RS. 麻酔の歴史：150年の軌跡(松木明知監訳)．東京：克誠堂出版；1996.
8) Macewen W. Tumour of the dura mater-convulsions-removal of tumour by trephining-recovery. Glasgow Med J 1879；12：210-3.
9) Macewen W. Clinical observations on the introduction of tracheal tubes by the mouth instead of performing tracheostomy or laryngotomy. Br Med J 1880；2：163-5.
10) Horsley V. On the technique of operations on the central nervous system. Br Med J 1906；2：411-23.
11) Frazier CH. Colonic anaesthesia in operations upon brain and spinal cord. Ann Surg 1928；87：161-71.
12) Beecher HK. The first anesthesia record. Surg Gynec Obst 1940；71：689-93.
13) Shepherd DAE. Harvey Cushing and anesthesia. Can Anaesth Soc J 1965；12：431-42.
14) Hirsh NP, Smith GB. Harvey Cushing：His contribution to anesthesia. Anesth Analg 1986；65：288-93.
15) Cushing H. A study of a series of wounds involving the brain and its enveloping structures. Br J Surg 1918；5：558-684.
16) Dandy WE. "Avertin" anaesthesia in neurologic surgery. JAMA 1931；96：1860-2.
17) Gardner WJ. The control of bleeding during operation by induced hypotension. JAMA 1946；132：572-4.
18) Griffith HWC, Gillies MD. Thoraco-lumbar sympathectomy anesthetic procedure. Anaesthesia 1948；3：134-46.
19) Michenfelder JD, Gronert GA, Rehder K. Neuroanesthesia. Anesthesiology 1969；30：65-100.
20) Kety SS, Schmidt CF. The determination of cerebral blood flow in man by the use of nitrous oxide in low concentrations. Am J Physiol 1945；14：353-66.
21) Lassen NA, Ingvar DH. The blood flow of the cerebral cortex determined by radioactive krypton. Experientia 1961；17：42-3.
22) Michenfelder JD, Messick JM, Theye RA. Simultaneous cerebral blood flow measured by direct and indirect methods. J Surg Research 1968；8：475-81.
23) Alexander SC, Lassen NA. Cerebral circulatory response to acute brain disease：Implication for anesthetic practice. Anesthesiology 1970；32：60-8.
24) Sakabe T, Matsumoto M. Effects of anesthetic agents and other drugs on cerebral blood flow, metabolism, and intracranial pressure. In：Cottrell JE, Young WL, editors. Cottrell and Young's Neuroanesthesia. 5th ed. Philadelphia：Mosby Elsevier；2010. p.78-94.
25) Halothane and neurosurgery. Br J Anaesth 1969；41：277-8.
26) Michenfelder JD. The past, present, and future of research in neuroanesthesia. J Neurosurg Anesth 1993；5：22-30.
27) Adams RW, Gronert GA, Sundt TM, et al. Halothane, hypocapnia, and cerebrospinal fluid pressure in neurosurgery. Anesthesiology 1972；37：510-7.
28) Michenfelder JD, Sunt TM, Fode N, et al. Isoflurane when compared to enflurane and halothane decreases the frequency of cerebral ischemia during carotid endarterectomy. Anesthesiology 1987；67：336-40.
29) Messick JM, Jr, Casement B, Sharabrogh FW, et al. Correlation of regional cerebral blood flow(rCBF)with EEG changes during isoflurane anesthesia for carotid endarterectomy：Critical rCBF. Anesthesiology 1987；66：344-9.
30) Sakabe T, Kuramoto T, Inoue S, et al. Cerebral effects of nitrous oxide in the dog. Anesthesiology 1978；48：195-200.
31) Berman RM, Cappiello A, Anand A, et al. Antidepressant effects of ketamine in depressed patients. Biol Psychiatry 2000；47：351-4.

32) Duman RS, Aghajanian GK. Synaptic dysfunction in depression : Potential therapeutic targets. Science 2012 ; 338 : 68-72.
33) 坂部武史, 永井郁夫. 脳神経外科手術の体位. 臨床麻酔 1988 ; 12 : 1469-80.
34) Erickson KM, Pasternak JJ, Weglinski MR, et al. Temperature management in studies of barbiturate protection from focal cerebral ischemia : systematic review and speculative synthesis. J Neurosurg Anesthesiol 2009 ; 21 : 307-17.
35) Nussmeire NA, Arlund C, Slogoff S. Neuropsychiatric compliactions after cardiopulmpnary bypass : cerebral protection by a barbiturate. Anesthesiology 1986 ; 64 : 165-70.
36) Wass CT, Lanier WL. Glucose modulation of ischemic brain injury : Review and clinical recommendations. Mayo Clin Proc 1996 ; 71 : 801-12.
37) Hypothermia after Cardiac Arrest Study Group. Mild therapeutic hypothermia to improve the neurologic outcome after cardiac arrest. N Engl J Med 2002 ; 346 : 549-56.
38) Bernard SA, Gry TW, Buist MD, et al. Treatment of comatose survivers of out-of-hospital cardiac arrest with induced hypothermia. N Engl J Med 2002 ; 346 : 557-63.
39) Todd MM, Hindman BJ, Clarke WR, et al. Mild intraoperative hypothermia during surgery for intracranial aneurysm. N Engl J Med 2005 ; 353 : 135-45.
40) Hirata T, Cue Y J, Funakoshi T, et al. The temporal profile of genomic responses and protein synthesis in ischemic tolerance of the rat brain induced by repeated hyperbaric oxygen. Brain Res 2007 ; 1130 : 214-22.
41) Blanck T, Haile M, Xu F, et al. Isoflurane pretreatment ameliorates postischemic neurologic dysfunction and preserves hippocampal Ca^{2+}/calmodulin-dependent protein kinase in canine cardiac arrest model. Anesthesiology 2000 ; 93 : 1285-93.
42) Miller TL, Park R, Sun LS. Report of the fourth PANDA Symposium on "Anesthesia and Neurodevelopment in Children". J Neurosurg Anesthesiol 2014 ; 26 : 344-8.
43) Kofke WA, Blissit PA, Rao H, et al. Remifentanil-induced cerebral blood flow effects in normal humans : Dose and ApoE genotype. Anesth Analg 2007 ; 105 : 167-75.

坂部　武史

II 神経麻酔に求められる生理学の知識

KEY POINT

- 脳脊髄液は主として脳室内の脈絡叢で産生される。
- 髄液循環障害を来すと水頭症を生じる。
- 正常な頭蓋内圧は 10〜15 mmHg である。
- 頭蓋内圧の治療閾値は 15〜25 mmHg, 脳灌流圧の治療閾値は 50〜70 mmHg である。
- 脳虚血時の血糖管理は重要である。

脳脊髄循環

　脳脊髄液（髄液）は脳室系とくも膜下腔に存在する。その量は、成人で両側側脳室に各15 ml, 第三および第四脳室に5 ml, 頭蓋内くも膜下腔に25 ml, そして脊髄くも膜下腔に75 ml, 合計 125〜150 ml であるといわれている。脳室系は両側側脳室, 第三脳室, 中脳水道, 第四脳室よりなる。側脳室と第三脳室は空間孔〔interventricular foramen, モンロー孔(foramen of Monro)〕により連携している。脳室は第四脳室正中口〔マジャンディー孔(medium aperture foramen of Magendie)〕, 外側口〔ルシュカ孔(lateral aperture foramen of Luschka)〕によりくも膜下腔と交通している。くも膜下腔はくも膜と軟膜の間の腔であり, 脳表を覆っている。くも膜下腔の膨大部は脳槽と呼ばれている。脳底部, 脳幹周囲, および外側大脳裂〔lateral cerebral fissure, シルビウス裂(sylvian fissure)〕・大脳半球間裂(interhemispheric fissure)では, くも膜下腔は広いことが知られている。髄液産生は, 脈絡叢以外でも産生されるが, 正常状態では主に脳室内の脈絡叢が髄液を産生しており, 1分間に約 0.35 ml(500 ml/day)の髄液産生能がある。以下, 側脳室, 室間孔（モンロー孔), 第三脳室, 中脳水道, 第四脳室へと順次流れ, 第四脳室正中孔(マジャンディー孔), および第四脳室外側孔(ルシュカ孔)からくも膜下腔に出る。

　髄液の吸収は上矢状洞やほかの硬膜静脈洞のくも膜顆粒および脊髄神経のくも膜顆粒をはじめ, 種々の部位からの吸収が知られているが, 正常状態では主に硬膜静脈洞のくも膜顆粒から吸収される（図）。脳と脊髄は半ば髄液中に浮遊した状態で存在している。髄液は, 中枢神経系を危険にさらす外力を吸収し分散させる液体の緩衝器として働き, これらを物理的に保護している。また髄液はその量を変えることにより, 頭蓋および脊柱管の収容能力を調整している。また中枢神経系にはリンパ系がなく, 代謝産物の運搬や局所免疫能に一部役割を果たしていると考えられている。中枢神経系の各所において, 髄液との間には絶えず物質交換がなされていると推測されており, ほかにも多くの機能を有していると推測されている[1)2)]。

　髄液循環障害を来したときに, 水頭症を生じる。もっとも頻度が高いくも膜下出血後の水頭症では, 髄液路の閉塞部位は円蓋部くも膜下腔であり, すべての脳室拡大を認める。出血以外の水頭症における髄液路閉塞部位としては中脳水道が多く, 側脳室と第三脳室の拡大を呈するが, 第四脳室は正常大である。また, 一側のモンロー孔が閉塞すると, 閉塞側の側脳室が拡大する[3)]。

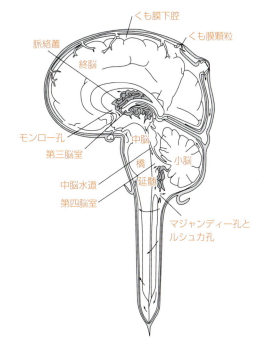

図　髄液灌流

[神保洋之. 神経麻酔に必要な脳解剖と画像の知識. 内野博之, 編. 神経麻酔Q&A—エビデンスに基づく最新の知識とテクニック—. 東京：総合医学社；2014. p.124-30 より改変引用]

II 神経麻酔に求められる生理学の知識

脳　圧

　頭蓋内は，脳組織，脳血管床（脳血管内の血液容積），髄液で占められており，その圧力の総和が頭蓋内圧（intracranial pressure：ICP）である。脳組織容積，髄液の量，脳血管内を流れる血液量は，正常時にそれぞれほぼ一定であり頭蓋内圧もほぼ一定に保たれている。

　脳組織の増大（脳腫瘍など）や脳内出血によって頭蓋内圧が上昇すると，頭蓋骨に囲まれている限定されたスペース内では脳組織が圧迫され，脳虚血による脳機能障害，さらには永久的な脳損傷を呈する（脳圧亢進状態）。頭蓋内圧が上昇し，平均血圧を超えると脳血流量はゼロ，すなわち血流は停止する。脳を虚血から守る反射は非常に強力で，頭蓋内圧の上昇は，心血管への交感神経系の活動の亢進を来し，末梢血管の収縮，心肺血管系への血液の集中化を来し，著明な血圧の上昇をもたらす。この心血管系の反応がクッシング反射であるが，これによって中枢性肺水腫を来すこともある[4)~6)]。

■頭蓋内圧を規定する因子

　頭蓋内腔は，脳組織（80％），脳血管床（10％），髄液（10％）の3つの成分からなっている。しかし，頭蓋内部に病変が生じると，初期には頭蓋内圧を一定に保とうとする緩衝作用が働くが，利用できる代償機構が使い果たされると，その後のわずかな容積変化でも頭蓋内圧は急激に上昇することになる。実際に頭蓋内圧と容積の関係を測定してみると，平坦部と急峻部を持つ指数曲線になるとされている。

　なお，この容積・圧曲線は容積増加速度に影響され，容積の増加速度が大きいほど，頭蓋内圧の上昇も急峻になりやすい。正常な頭蓋内圧は10～15 mmHgであり，小児の頭蓋内圧は低く，6歳前後で成人値に達する。一般に，15 mmHg以上を頭蓋内圧亢進と定義している。

●脳組織

　腫瘍などによる脳組織の増加，また，脳浮腫などによる脳間質液の増加が頭蓋内圧を上昇させる。脳腫瘍は発育が緩徐であるので，初期には代償機構が働き，頭蓋内圧の上昇を伴わないが，ある程度以上大きくなると頭蓋内圧亢進を来す。

●髄液量

　髄液の産生の増加や吸収量の減少によって髄液が増加するが，いずれも急激な変化ではない。

●脳血流量と頭蓋内血液量

　正常の脳・脊髄は豊富な血流と活発な代謝で，その血流量および代謝をほぼ一定に調整している。100 gあたり1分間に平均50 ml（酸素として10 ml）の血流を受け，3～3.5 mlの酸素，6～7 mgのグルコースを消費する。脳血流量が著しく増加した状態では，頭蓋内血液量が増加し，そして頭蓋内圧が上昇する。脳血流量が10～20 ml/100 g/minでは不可逆的脳機能障害は起こらない。

■頭蓋内圧測定

　別項で触れることになるが，頭蓋内圧測定の適応は本邦における"重症頭部外傷治療・管理のガイドライン"[7)]に記載されている。また，米国のガイドラインでは，本邦のガイドラインにある項目のほかに，40歳以上やmotor posturing（除皮質または除脳硬直）の例で，頭蓋内圧測定を勧めている。米国の"重症頭部外傷患者管理のガイドライン"[8)]によれば，頭蓋内圧の測定部位は，脳室内髄液圧＞脳組織圧＞硬膜下＞硬膜外の順で信頼性が高いとされている。

■脳灌流圧の意義

　頭蓋内圧が亢進すると，脳灌流圧（cerebral perfusion pressure：CPP）が低下して自己調整能が保てなくなり，脳血流が低下し始め脳虚血に起因する二次的脳損傷により予後が左右される。そのため，頭蓋内圧中心の管理だけでなく，CPPの管理も重要となる。頭蓋内圧の治療閾値は15～25 mmHg程度とするように勧められている。一方，CPPは，50～70 mmHgを目安に管理することが，指摘されている。

　2007年の米国ガイドラインの改訂では，CPPの最低値は60 mmHgから50 mmHgに下げられた。また，輸液・昇圧薬を用いてCPPを70 mmHg以上に維持することは，急性呼吸促迫症候群の発生率を高くするため，避けるべきとされている。

■頭蓋内圧の制御

　頭蓋内圧亢進症では，脳組織量，髄液量，頭蓋内血液量の減少を図り，頭蓋内圧を制御する。

●脳組織量

　脳腫瘍，頭蓋内血腫による頭蓋内圧亢進症では，腫瘍摘出術や血腫除去術により，頭蓋内容積を減少させ頭蓋内圧を低下させる。頭蓋骨を開放する外減圧術は，

開頭術自体が脳浮腫を助長させるので，種々の方法でも頭蓋内圧の制御が困難な状況で施行する。通常は，この頭蓋骨除去に加えて，脳硬膜も切開して硬膜形成術を行い十分な減圧が得られるようにしている。

- ● 髄液量

髄液量の減少には，脳脊髄液排除法（ドレナージ）と産生抑制法とがある。脳脊髄液排除法には脳室穿刺と腰椎くも膜下腔穿刺がある。

- ● 頭蓋内血液量

頭蓋内血液量はほかの成分に比べて容積は少ないが，生理的要因の変化で速やかに変化する。低酸素血症，高二酸化炭素血症，脳代謝の増加，吸入麻酔薬は頭蓋内圧上昇の要因である。頭蓋内圧を低下させるには，低酸素血症の改善，過換気，バルビタール，低体温療法などの方法がある。頭高位および頸静脈を圧迫しない自然な位置にすることも重要である。

脳代謝

■ 脳のエネルギー代謝

脳はもっとも活発にエネルギー代謝が行われている臓器である。脳の重量は成人体重の2%にすぎないが，脳の酸素消費量は，全酸素消費量の約20%を占める。また，脳はほかの組織のようにグルコース以外の物質を利用できず，脳にはグルコースを備蓄する能力が極端に限られている，という特徴がある。したがって，脳が正常な活動を維持するためには，血液から脳へ絶えずグルコースが供給されなければならない。脳への血流が低下すると，脳は容易に非可逆的損傷に至る。

■ 脳におけるエネルギー産生
● 好気性代謝

脳への酸素供給が十分であれば，グルコースの95%は好気的に代謝される（酸化的リン酸化）。ミトコンドリアでの酸化的リン酸化で，グルコース1 molから38 molのアデノシン三リン酸（ATP）を生じる。このとき6 molの酸素が必要である。

● 嫌気性代謝

脳への酸素供給が不十分になると嫌気性代謝が亢進し，脳のグルコース消費量（cerebral metabolic rate for glucose：CMR glucose）と乳酸産生量（cerebral metabolic rate for lactate：CMR lactate）が増加する。この場合，解糖により1 molのグルコースから2 molの乳酸が産生され，2 molのATPが合成される。

■ 脳のエネルギー消費

グルコースと酸素から産生されたATPは，脳機能維持のために使用される。このうちもっともエネルギーを消費するのは，膜のイオン，電位平衡維持といった細胞の内部環境を維持するために使われるものといわれている。これにより細胞内に高いカリウム濃度，細胞外に高いナトリウム濃度を維持し，また細胞内を60〜90 mVの陰圧に保つことが可能となっている。神経の情報伝達にもエネルギーが使われる。グルタミン酸は脳内の主要神経伝達物質として機能しているが，この産生，放出，受容体でのシグナル伝達，再取り込みなどにエネルギーが消費される。

■ 脳虚血時の脳代謝

脳虚血時のグルコース代謝は嫌気性代謝に依存せざるをえない。脳虚血時の高血糖は，嫌気性代謝による乳酸の蓄積を増加させ，乳酸のアシドーシスは，タンパク合成の低下，酵素機能の低下，フリーラジカル産生の増加などを引き起こし，細胞傷害を増強する。虚血前の高血糖による虚血性脳・脊髄傷害の憎悪は動物実験においてほぼ一貫している。それゆえ，脳虚血を生じる可能性がある状況では，血糖管理はきわめて重要である[9)10)]。

● 参考文献 ●

1) 塩川芳昭．脳室およびくも膜下腔．児玉南海雄監修．標準脳神経外科学．第12版．東京：医学書院；2011．p.25-8.
2) 神保洋之．神経麻酔に必要な脳解剖と画像の知識．内野博之編．神経麻酔Q&A ―エビデンスに基づく最新の知識とテクニック―．東京：総合医学社；2014．p.124-30.
3) 野村貞宏，鈴木倫保．脳・脊髄の解剖．坂部武史編．脳神経外科手術と麻酔．東京：真興交易医書出版部；2002．p.22-30.
4) 土肥修司．脳・脊髄の生理．坂部武史編．脳神経外科手術と麻酔．東京：真興交易医書出版部；2002．p.50-2.
5) 池田幸穂．脳圧亢進，脳浮腫の管理．内野博之編．神経麻酔Q&A ―エビデンスに基づく最新の知識とテクニック―．東京：総合医学社；2014．p.131-5.
6) 佐々木富男．頭蓋内圧亢進．児玉南海雄監修．標準脳神経外科学．第12版．東京：医学書院；2011．p.149-56.
7) 重症頭部外傷治療・管理のガイドライン作成委員会編．重症頭部外傷治療・管理のガイドライン第3版．東京：医学書院；2013.
8) Brain Trauma Foundation. Guidelines for the management of severe traumatic brain injury. J Neurotrauma 2007；24(Suppl)：S1-106.
9) 佐々木富男．脳循環代謝異常．児玉南海男監修．標準脳神経外科学 第12版．東京：医学書院；2011．p.164-9.
10) 松本美志也，坂部武史．脳循環・代謝の生理．坂部武史編．脳保護・脳蘇生．東京：克誠堂出版；2008．p.15-30.

池田　幸穂

III 神経麻酔に求められる脳内内分泌調整機構

KEY POINT

- 脳は末梢のレニン・アンジオテンシン・アルドステロン系に関与し，陸上における生命の維持に必須の水とナトリウムを維持している。
- ストレス反応を制御するために，視床下部を中心に神経内分泌系と交感神経系が密接に関与している。
- 痛みの制御にも神経内分泌系が重要である。
- 神経内分泌系と免疫系応答が迷走神経を介して密接に関連している。

水とナトリウムの維持

　ヒトを含む陸上動物は，陸上における乾燥という環境に対して体内の塩分と水分を保持する機構を獲得し，恒常性を維持する生体防御機構が発達している。塩分を保持する第一の内分泌機構として，レニン・アンジオテンシン・アルドステロン系(RAAS)が存在する。脳においては中枢性の水電解質代謝調節を担い，体内の塩分の調節を行っている[1]。

　アンジオテンシノーゲンは肝臓で合成され，レニンによりアンジオテンシンⅠに変換される。アンジオテンシンⅠは腎血管内皮細胞に存在するアンジオテンシン変換酵素(ACE)によりアンジオテンシンⅡに変換される。アンジオテンシンⅡは腎尿細管のナトリウムイオンチャネルを活性化してNa^+の再吸収を促進する。さらに，副腎皮質からのアルドステロン合成・分泌を刺激し，抗利尿作用を示し，体内の水分貯留を促進する。このように循環血中におけるRAASは昇圧作用を示し，これらを抑制するためにACE阻害薬・アンジオテンシン受容体拮抗薬(ARB)などの降圧薬が開発されてきている。脳においては，アンジオテンシンⅡは交感神経系を賦活し，昇圧作用，食塩・水分摂取の増加，バソプレシンなどの下垂体ホルモン分泌を促進し，抗利尿・水分保持の方向に働く[1]。バソプレシンは脱水やショックなどの循環血漿量が減少したとき(血漿浸透圧が上昇したとき)に体液を保持する働きを示す9アミノ酸からなるペプチドである。脳の視床下部で前駆体が生成され，軸索輸送により脳下垂体後葉に送られ，血管内に分泌される(図1)。

　近年アンジオテンシンⅡが末梢の味覚器にも働き，塩味感受性を変化させナトリウムイオンの摂取量を調節することが報告されている。さらには甘味感受性にも影響する可能性が存在し，ナトリウムイオンの代謝と糖代謝のクロストークが存在する可能性も考えられている[2]。

ストレス反応と神経内分泌

■視床下部

　視床下部は，視床の前下方にあり，視索前野，外側帯，内側帯，脳室周囲帯に分けられる。内分泌機能および交感神経・副交感神経系を，全体として総合的に調節している最高位の内分泌器官である。視床下部のホルモンは下垂体前葉に作用し，内分泌系全体を制御している。また，交感神経・副交感神経系の最高中枢でもあり，摂食行動，飲水行動，性行動，体温調節などの中枢となっている。

　視床下部で産生されるホルモンとしては，視索上核から下垂体後葉に対して，バソプレシンとオキシトシンが放出され，室傍核から下垂体前葉へ副腎皮質刺激ホルモン放出ホルモン(corticotropin releasing hor-

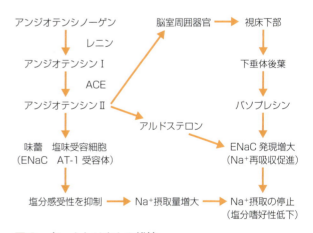

図1　水・ナトリウムの維持
腎臓の輸入細動脈の傍糸球体細胞よりレニンが分泌され，血液中のアンジオテンシノーゲンからアンジオテンシンⅠが産生される。さらにアンジオテンシン変換酵素(ACE)によりアンジオテンシンⅠはアンジオテンシンⅡに変換される。アンジオテンシンⅡは全身の動脈を収縮させるとともに，副腎皮質よりアルドステロンを分泌させる。アルドステロンはナトリウムイオンを体内にためる働きがあり，これにより循環血漿量が増加し，心拍出量と末梢血管抵抗が増加して血圧が上昇する。最近，味蕾にも受容体があり，塩分感受性を制御して，塩分の摂取過剰につながっている可能性が報告されている。
ENaC：上皮性ナトリウムチャネル

mone：CRH），甲状腺刺激ホルモン放出ホルモンなどのホルモン放出ホルモンが分泌される。

　視床下部前部には視索前野があり，体温調節や睡眠の中枢となっている。内側帯の視索上部には室傍核があり，ストレス応答の中枢を担っているとされている。視床下部・交感神経・副腎髄質系（sympathetic-adrenal-medullary axis：SAM系）と視床下部・下垂体・副腎皮質系（hypothalamic-pituitary-adrenal axis：HPA系）の2つのシステムでストレス反応が制御されていると考えられている（図2）。SAM系による行動制御は，外的からみずからの生命を守るための自己防衛反応である闘争や逃走反応を引き起こし，交感神経系が活性化され，心拍数が増加して血圧が上昇し，呼吸を促進し，瞳孔は散大傾向となる。HPA系による行動制御では，フリージング（すくみ反応）として現れ，ストレス刺激によりじっと動かなくなり，外部に対して反応しなくなる。このとき，不安や抑うつなどさまざまなストレス疾患が引き起こされる。視床下部からのCRHの放出により，下垂体前葉からACTHとβエンドルフィンが放出され，ストレス時の鎮痛に関与している。またCRHは腸管運動の亢進・腸管内圧の変化などを引き起こし，過敏性腸症候群を誘発する可能性も指摘されている[3]。

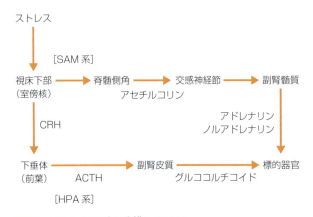

図2　ストレス反応の制御システム
ストレス刺激は末梢から感覚神経を介して脳に送られ，内分泌系，自律神経系などを通してストレス反応が表出される。視床下部（室傍核）はストレス応答の司令塔であり，SAM系とHPA系の2つのシステムで標的器官に影響を及ぼしている。SAM系は視床下部・交感神経・副腎髄質を介する自律神経を通した経路であり，HPA系は，視床下部・下垂体前葉・副腎皮質を介した神経内分泌系の経路である。
CRH：corticotropin releasing hormone，ACTH：adrenocorticotropic hormone

痛みと神経内分泌

　中枢神経系には，痛みを抑制する仕組みが備わっていることが知られており，代表的なものとして下行性疼痛抑制系が知られている。視床下部から延髄腹側網様体を通って脊髄後角に作用する下行性疼痛抑制系は，抑制ニューロンにより，脊髄後角での一次侵害受容ニューロンと二次侵害受容ニューロンとのシナプス伝達を抑制する。痛み情報が伝わらないことにより痛みを和らげ，神経伝達物質を放出するが，その物質から，セロトニン系とノルアドレナリン系と呼ばれている。

　オピオイド（オピオイド受容体に結合する物質の総称，モルヒネを含む）は，この下行性疼痛抑制系を賦活させることにより鎮痛作用を発揮する。選択的セロトニン再取り込み阻害薬（SSRI）は，抑制ニューロンから放出されるセロトニンの脊髄後角周辺での濃度を上昇させることにより，鎮痛効果を発揮すると考えられている。臨床でよく使用されるノイロトロピンはこの下行性疼痛抑制系の作用を活性化させることで多様な痛みを抑えることが知られている。

　そのほかには視床に作用する上行性疼痛抑制系も存在し，視床における痛みの情報を，触覚などの別の感覚の入力によりブロックすることができる可能性が示唆されている。さらに，ストレス鎮痛と呼ばれる機能も存在し，強いストレスや情動により，痛みが抑制されることが知られており，内因性オピオイド（自分の体の中で作られるオピオイド）が関与することが判明している。さまざまなストレスにより，下垂体からACTHとβエンドルフィンが同時に放出されることが知られており，鎮痛に関与すると考えられている。

神経内分泌─免疫系ネットワーク─

　侵襲が生体に加わると，末梢や中枢の受容体で感知された情報が視床へ送られ，神経・内分泌系が恒常性を保つために生体反応を引き起こす。近年，これらの系に加えてサイトカイン分泌に関わる免疫系と神経・内分泌系のクロストークについて，詳細が明らかになりつつある。標的器官の侵襲に伴い惹起された炎症により免疫細胞が活性化され，炎症性サイトカイン（IL-1β，TNF-αなど）を産生し，迷走神経求心路を経由して中脳孤束核，そして視床下部に情報が上行し，中脳の迷走神経背側核から迷走神経遠心路を通って炎

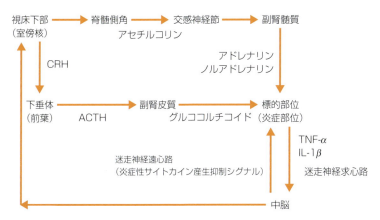

図3 神経内分泌と免疫系のクロストーク
ストレスや侵襲が加わると図2で示した制御システムが反応するが，同時に侵襲部位で惹起された炎症により炎症性サイトカイン（TNF-α、IL-1βなど）が放出され，迷走神経求心路を通して中脳・視床下部に情報が伝達される。そうすると中脳の迷走神経背側核より迷走神経遠心路を通して炎症性サイトカイン産生抑制シグナルがフィードバックとして伝達され，炎症を抑制する方向に働く。
TNF-α：tumor necrosis factor-α, IL-1β：interleukin-1β

症性サイトカイン産生抑制シグナルを免疫細胞へ送る系が存在すると考えられている（図3）[4]。迷走神経による炎症反応調節機能を利用して，さまざまなストレス・侵襲に対する生体反応を制御する試みが行われている。

● 参考文献 ●
1) Cuadra AE, Shan Z, Sumners C, et al. A current view of brain renin-angiotensin system：Is the (pro)renin receptor the missing link? Pharmacol Ther 2010；125：27-38.
2) Shigemura N, Iwata S, Yasumatsu K et al. Angiotensin II modulates salty and sweet taste sensitivities. J Neurosci 2013；33：6267-77.
3) Sagami Y, Shimada Y, Tayama J, et al. Effect of a corticotropin-releasing hormone receptor antagonist on colonic sensory and motor functionin patients with irritable bowel syndrome. Gut 2004；53：958-64.
4) Tracey KJ. The inflammatory reflex. Nature 2002；420：853-9.

桂　研一郎

Ⅳ 脳障害と血液脳関門

KEY POINT

- 血液脳関門とは，脳の血管と脳細胞の間での物質交換を制限する機構である。
- 血液脳関門は脳を守るために存在するが，脳への薬剤の移動も制限するため治療を困難にする場合もある。
- 血液脳関門の傷害により，脳浮腫が起こる。
- 血液脳関門傷害時の輸液の種類に気をつける。
- 血液脳関門の傷害度の評価に特異的なバイオマーカーはまだない。

血液脳関門（blood brain barrier：BBB）の発見

19世紀後半，Paul Ehrlich[1]がウサギの血管内にアニリン色素を注入したときに，全身の組織は色素で染まったが，脳だけは染まらなかった。そして，脳組織には染色色素を吸着する化学成分が欠乏しているという論文を報告した。その後，Paul Ehrlichの弟子であるEdwin Goldmann[2]が，トリパンブルーを脳室内に投与したところ中枢神経は染色されたが末梢臓器は染色されなかったため，脳組織と血管との間には色素を隔離する特性があると報告した。このようにして，血液脳関門という概念が生まれた。

血液脳関門とは

BBBとは，脳の血管と脳細胞の間での物質交換を制限することで，神経機能に最適な環境を維持するための機構である。BBBは，必要な物質を血液中から選択して脳へ供給し，逆に脳内で産生された不要物質を血中に排出する。外傷や炎症，虚血，腫瘍などによりBBBが傷害されると，脳浮腫が起きる。また，アルツハイマー病や多発性硬化症，パーキンソン病などの慢性疾患では，BBBの異常が病因の一つであると考えられている。

一方で，BBBの存在により，多くの薬剤が脳内へ移行できないため，脳疾患治療において大きな障壁になっている。中枢作用薬の開発には，良好な脳移行性を持った候補化合物の選択が必要であり，ヒトBBBの解明が不可欠である。

血液脳関門の構造

BBBは，毛細血管内皮細胞，基底膜およびアストロサイトの足突起（図1）で構成され，毛細血管内皮細胞間はタイト結合（tight junction：TJ）により密に結合している。タイト結合構成タンパク質には，claudin-5, occuldinなどが知られている[3,4]。松果体，下垂体後葉，視床下部の一部，最後野などの領域では，毛細血管内皮細胞がタイト結合で連結していない，つまりBBBが存在しない。BBBは，胎児や新生児では未発達であり，出生後約1年で形成されると推測され

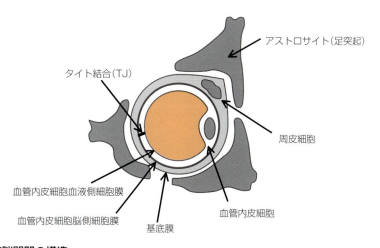

図1　血液脳関門の構造
物質の移動制限はタイト結合が主役を果たす。アストロサイトには血液脳関門の機能を維持する役割があるとされる。

血液脳関門の機能

脳以外の組織では内皮細胞間の隙間を通って多くの物質が運ばれるのに対して，脳ではタイト結合により細胞間隙の物質通過が物理的に強く制限される。よって，水溶性の高い物質，高分子化合物の脳移行は著しく制限される。基本的には脂溶性に従った移動が生じる一方で，毛細血管内皮細胞の血液側と脳側の細胞膜には多様なトランスポーターや受容体が発現し，脂溶性が低い物質でも必要な物質は速やかに脳内に輸送することができる。また，脳内で産生された神経伝達物質，メディエーター，代謝物質などが血液側に排出される。

血液脳関門に存在するトランスポーターや受容体（図2）

■グルコーストランスポーター1（GLUT1）

脳における第一のエネルギー源であるグルコースは，GLUT1を介して血液側から脳側へ輸送される。この輸送はエネルギーを必要としない促進拡散により行われ，またインスリン非依存性であり，緊急事態でも作用しやすい。

■モノカルボン酸トランスポーター（MCT1）

グルコースが不足した場合には，脳はケトン体をエネルギー源とする。脂肪酸はBBBを通過できないため脳のエネルギー源とならないが，脂肪酸が肝臓でケトン体となり，ケトン体がMCT1を介して血液側から脳側へ輸送される。

■L型アミノ酸トランスポーター（LAT1）

神経伝達物質の原料となるアミノ酸で大型の中性アミノ酸であるチロシンやフェニルアラニンは，LAT1を介して血液側から脳側へ供給される。

■インスリン受容体，トランスフェリン受容体

受容体介在型トランスサイトーシス経路として，それぞれインスリンやトランスフェリンを，血液側から脳側へ供給する。近年，これらの受容体介在型トランスサイトーシス経路を通じて，医薬品を脳へ効率的に輸送する研究が行われている。

■P-糖タンパク質

脳毛細血管内皮細胞の細胞膜に存在し，脳に有害な物質をATPのエネルギーを利用して血管内皮細胞内から血液側へ排泄することが明らかにされている[5]。P-糖タンパク質による薬物の排出は，薬剤耐性の形成にも寄与している。

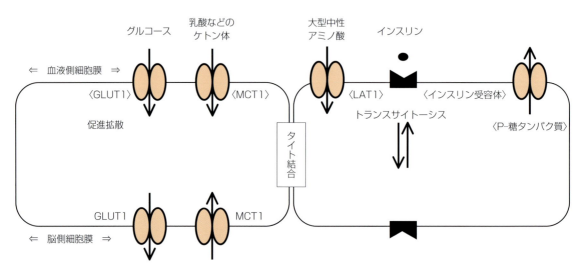

図2　毛細血管内皮細胞に存在するトランスポーターや受容体

促進拡散：トランスポーターを介し，膜をはさんで濃度の濃いほうから薄いほうへ物質が移動すること。トランスサイトーシス：細胞外受容体に結合した物質がエンドサイトーシスによって細胞内に取り込まれ，さらにエキソサイトーシスの過程を経て細胞が形成する層の反対側に輸送されること。

血液脳関門と脳浮腫

■脳浮腫

脳浮腫は，"脳の容積増加を伴う脳への水分の異常集積"と定義できる。脳浮腫による異常な水分貯留は脳組織圧，頭蓋内圧を上昇させ，これが脳血流を低下させ，さらに脳浮腫を増悪させるという悪循環を招く。進行した脳浮腫は脳ヘルニアを引き起こし，重大な神経学的後遺症や死へ直結する可能性があるため，脳浮腫の重症度を見極めることが重要である。

■脳浮腫の成因

古典的な脳浮腫分類として，1967年Klatzoがcytotoxic edemaとvasogenic edemaとに分類することを提唱した（表1）[6]。BBB破綻を伴うのは後者であるが，臨床的にはこの2つの型の明確な区別は困難である。

● cytotoxic edema

血管破綻を伴わない脳浮腫であり，代謝障害により細胞膜のイオンの移動障害や細胞外グルタミン酸濃度上昇が発生し，それらの物質が水とともに脳細胞内に貯留するのが特徴である。

BBBを介した水の移動は，タンパク質などの高分子量物質とイオンなどの小分子量物質の両者によって形成される浸透圧勾配により規定される。そのため，血清浸透圧が低下すると，浸透圧勾配を生じて脳への水の移動が起こる。通常，5%の血清浸透圧の変化により，脳水分量増加が生じるといわれている。

● vasogenic edema

BBBの破綻を伴う脳浮腫であり，脳の毛細血管機能が障害されて血管透過性が亢進し，ナトリウムやタンパク質などの血漿成分が脳へ漏出することにより，水分が主に細胞外腔に貯留するのが特徴である。毛細血管の透過性が亢進する機序には，ブラジキニン，ヒスタミン，アラキドン酸，エンドセリン-1，サイトカイン，一酸化窒素，vascular endothelial growth factor（VEGF），メタロプロテアーゼなど多数の分子が関与している。

■脳浮腫とアクアポリン（aquaporin：AQP）

1992年に米国のPeter Agreら[7]が，アフリカツメガエルの卵母細胞にAQPタンパク質を発現させると細胞膜の水透過性が非常に高くなることを証明した。脳ではAQP4がアストロサイトに高発現しており，

表1 Klatzoの脳浮腫分類

	vasogenic edema 血管性浮腫	cytotoxic edema 細胞性浮腫
損傷部位	脳血管	脳細胞
血液脳関門の破綻	＋	－
形態的変化	細胞外腔拡大 アストロサイト膨張	脳細胞膨張 特にアストロサイト
原因	凍結損傷，外傷，炎症，脳虚血後期	低酸素，代謝異常，水中毒，脳虚血初期

[Reulen HJ. Vasogenic brain oedema. New aspects in its formation, resolution and therapy. Br J Anaesth 1976；48：741-52 より改変引用]

脳浮腫の発生あるいは進行，場合によっては治癒に関与することが報告された[8]。

AQP4ノックアウトマウスでは，cytotoxic edemaによるアストロサイトの膨張と脳水分量増加が緩徐であることが分かっている[9]。またAQP4過剰発現マウスでは，脳浮腫の程度が高度であることが報告されている[10]。以上のことから，AQP4は，cytotoxic edemaにおいては，その発生あるいは進行に関与している可能性が高いと考える。

一方で，AQP4ノックアウトマウスでvasogenic edemaを発症させると，水の排泄が遅延し，脳浮腫の治癒が遅延するといわれている[11]。つまり，AQP4はBBB破綻を伴うvasogenic edemaの治癒過程にも関与している可能性がある。われわれは，アストロサイトだけでなくBBBを形成する毛細血管内皮細胞にもAQP4が発現していることを確認しており[12]，AQP4がBBB機能と密接に関わっている可能性がある。

■BBB傷害と輸液

BBBが傷害されると浸透圧勾配は成立しなくなるため，輸液の種類や量を決定する際，また浸透圧療法を行う際にもBBBの傷害程度は重要な因子である。開腹術などで大量に晶質液を輸液すると，ナトリウムイオンはBBBのないところでは血管壁を通過するため，腸管は腫大し，結膜浮腫も生じる。しかし，脳にはBBBがあり，ナトリウムイオンは脳内へ移行できないため，BBBが正常なら大きな問題はない。しかし，BBBに傷害があると，脳実質にも晶質液中のナトリウムイオンが移行するため，輸液による脳浮腫が起こりやすい。また，BBBの傷害部位ではマンニトール

表2 脳浮腫とMRI所見

撮影法	解釈	検出に向く病変
FLAIR	水抑制 T_2 強調 水＝黒	脳脊髄液に接した病変
拡散強調	脳拡散係数の低い水を検出 （高信号）	細胞性浮腫 高細胞密度（悪性腫瘍）
ADC-map	拡散強調：高信号 ＋ADC-map：低信号 ＝拡散係数低下	病変検出には不向き

も脳実質に移行するため，マンニトールにより局所の浮腫はかえって増強する可能性がある。

■ BBB傷害の評価

臨床的には脳浮腫の程度からBBB傷害の程度を推測するが，実際にはBBB傷害の程度を把握するのは難しい。まずは，頭蓋内圧亢進症の簡易的な評価として，眼底検査で乳頭のうっ血や浮腫の有無を確認する。また，画像診断で脳浮腫の程度を把握する。MRIは脳浮腫の状況やBBBの破綻の有無を，ある程度評価できる（表2）。T_1 強調画像では水は低信号，T_2 強調画像では水は高信号を示す。正中偏位や脳槽の消失が認められる場合はもちろん脳浮腫が強いと判断するが，拡散強調画像や apparent diffusion coefficient (ADC)-map は，脳浮腫の成因やBBBの破綻を推測するのに有用である。特に，拡散係数の低い水（あえていえば動きの悪い水）は，拡散強調画像で高信号，ADC-mapで低信号でとらえられ，細胞性浮腫を疑わせる所見といえる。つまり，BBBの破綻の可能性は低いと判断できる。

さまざまな血清バイオマーカーのうち，血清 S100β の上昇は BBB 透過性亢進の指標になる可能性が示唆されている[13]が，今後の検討が必要である。

● 参考文献

1) Ehrlich P. Das Sauerstoff-Bedürfnis des Organismus. Eine farbenanalytische Studie. Berlin：Hirschward；1885. p.1-167.
2) Goldmann EE. Vitalfärbung am Zentralnervensystem. Beitrag zur Physio-Pathologie des Plexus Chorioideus und der Hirnhäute. Berlin：Verlag der königlichen Akademie der Wissenschaften；1913. p.1-60.
3) Cummins PM. Occludin：one protein, manyforms. Mol Cell Biol 2012；32：242-50.
4) Matter K, Balda MS. Holey barrier：claudins and the regulation of brain endothelial permeability. J Cell Biol 2003；161：459-60.
5) Schinkel AH. P-Glycoprotein, a gatekeeper in the blood-brain barrier. Advanced drug delivery reviews 1999；36：179-94.
6) Reulen HJ. Vasogenic brain oedema. New aspects in its formation, resolution and therapy. Br J Anaesth 1976；48：741-52.
7) Preston GM, Agre P. Isolation of the cDNA for erythrocyte integral membrane protein of 28 kilodaltons：Member of an ancient channel family. Proc Natl Acad Sci USA 1991；88：11110-4.
8) Yamamoto N, Yoneda K, Asai K, et al. Alterations in the expression of the AQP family in cultured rat astrocytes during hypoxia and reoxygenation. Brain Res Mol Brain Res 2001；90：26-38.
9) Manley GT, Fujimura M, Ma T, et al. Aquaporin-4 deletion in mice reduces brain edema after acute water intoxication and ischemic stroke. Nat Med 2000；6：159-63.
10) Yang B, Zador Z, Verkman AS. Glial cell aquaporin-4 overexpression in transgenic mice accelerates cytotoxic brain swelling. J Biol Chem 2008；283：15280-6.
11) Papadopoulos MC, Manley GT, Krishna S, et al. Aquaporin-4 facilitates reabsorption of excess fluid in vasogenic brain edema. FASEB J 2004；18：1291-3.
12) Sobue K, Yamamoto N, Yoneda K, et al. Molecular cloning of two bovine aquaporin-4cDNA isoforms and their expression in brain endothelial cells. Biochim Biophys Acta 1999；1489：393-8.
13) Herrmann M, Curio N, Jost S, et al. Release of biochemical markers of damage to neuronal and glial brain tissue is associated with short and long term neuropsychological outcome after traumatic brain injury. J Neurol Neurosurg Psychiatry 2001；70：95-100.

田村　哲也，祖父江　和哉

V

神経麻酔に求められる脳障害の知識とそのメカニズム

KEY POINT

- 脳障害は，一次性脳損傷（全脳虚血や脳梗塞，頭部外傷，脳内出血やくも膜下出血，髄膜炎や脳炎，痙攣発作）と二次性脳損傷に分けられる。
- 脳保護を行ううえで調節が必要な脳のパラメータ（脳酸素代謝率，脳血流量，脳灌流圧，酸素分圧，動脈血二酸化炭素分圧，温度，血液粘稠度，頭蓋内圧）の特徴を理解する。
- 虚血性脳神経細胞死誘発のメカニズムにおいてMPT（mitochondrial permeability transition：ミトコンドリア内膜透過性亢進）に伴うミトコンドリア機能不全が重要な役割を担う。
- Ca^{2+}依存性酵素のカルシニューリン/イムノフィリン系と細胞死の関係が重要である。
- 神経麻酔における脳保護は，神経変性防御学と神経再生学がその基盤となる。

目的

　麻酔は，麻酔科医にとって欠くことのできないツールである。このツールを駆使してわれわれは，生体を手術という侵襲から守ることを要求される。特に麻酔管理中の脳保護は，繊細な臓器である脳を生体侵襲からいかに保護すべきかを考える神経麻酔学に直結しているといえる。脳虚血における脳保護の成否は，①いかに早期に脳への血流を再開させ，エネルギー代謝を改善することができるかという点（脳機能回復を念頭に置いた脳蘇生法）と，②血流再開後にいかに脳を保護できるかという点（再灌流に伴う脳神経障害から脳を保護する治療法の適用）が大きな柱となる。

　本項では，脳虚血における脳保護戦略に焦点を当て，①基礎研究の成果から得られた脳障害のメカニズム，②脳保護薬の現状，③既存の麻酔薬の脳保護効果および低体温療法の実際，④脳機能モニタリング，⑤麻酔管理のあり方について，知見を述べることを目的とする。

脳障害とは

　脳障害は，一次性脳損傷と二次性脳損傷に分けられる[1]。

　まず一次性脳損傷には，①脳への血流が一時的あるいは永久に途絶して起こる脳虚血（全脳虚血や脳梗塞），②外力によっての組織の構造が圧迫や損傷を受ける場合（脳挫傷，脳内血腫，硬膜外および硬膜下血腫など），③脳血管の破裂に伴う頭蓋内出血（脳内出血やくも膜下出血），④脳への酸素供給の低下によって引き起こされる脳組織障害（低酸素性脳障害），⑤細菌やウイルスによる髄膜炎や脳炎，⑥痙攣発作などが考えられる（図1）。一次性脳損傷によって脳組織に発生する病態を二次性脳損傷（後述）と呼ぶ。

以下に一次性脳損傷を引き起こす病態を示す。

麻酔管理において遭遇する脳虚血を誘発する病態

■全脳虚血

　全脳虚血は，心停止などによって全身血流停止と脳血流停止が起こることに起因する。また，血圧低下に伴う全脳虚血の誘因として延髄血管運動中枢の障害，心不全，ショック，無酸素症や窒息などが挙げられる。さらに，頭蓋内圧亢進を引き起こす病態（脳浮腫，頭蓋内出血，脳腫瘍）によっても脳血流停止が生じる。

　一般的には，大脳皮質，脳幹の順に機能喪失が起こり，心肺停止に至ると考えられている。心肺蘇生によって脳血流停止時間を短くすることができれば，脳障害を伴わずに完全に回復することがある。また，一過性の全脳虚血であっても，時間の経過のなかで脳に細胞死が誘発される現象が起こる。これを，遅発性神経細胞死と呼ぶ[2]。

　全脳虚血では，虚血後の脳血流停止が長時間に及ぶと脳組織全体が壊死に陥り，植物状態から脳死状態に至るなどさまざまな脳障害の様式がある。さまざまな脳障害様式が重篤で脳死に至る可能性の強いときは，ある段階から共通の病態を呈してくることを示唆している。すなわち，①脳温の上昇と低酸素症，②脳浮腫，③頭蓋内圧亢進，④脳ヘルニア，⑤脳幹病変などである。

■脳梗塞

　脳を養っている主要血管あるいはその分枝が血栓や塞栓などで閉塞して，支配領域の脳組織が虚血状態となり，虚血時間によって中心部の組織が壊死になる病態を脳梗塞と呼ぶ[3]。発症機序として①血栓性脳虚血（脳梗塞），②塞栓子が動脈閉塞の原因となる塞栓性脳

V 神経麻酔に求められる脳障害の知識とそのメカニズム

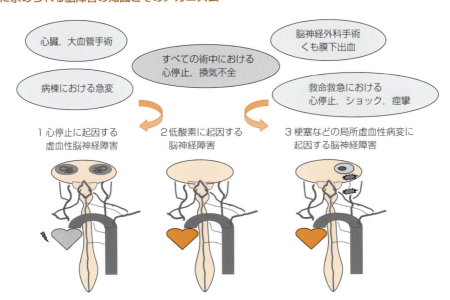

図1　神経集中治療を要する各種病態と誘発しうる脳脊髄神経障害の種類
麻酔科医が日常経験する脳障害誘発の原因と起こりうる脳障害をタイプ別に示した。

虚血(脳梗塞)，③内頸動脈などに高度の狭窄で分水嶺領域の灌流低下を来し脳梗塞へと至る血行動態性脳虚血(脳梗塞)がある。

■頭部外傷[4]

外傷性脳損傷は，局所性脳損傷(focal brain injuries：FBI)とびまん性脳損傷(diffuse brain injuries：DBI)に分類される。脳に外力が加わった場合でも外力が弱く侵襲が軽い場合，すなわち脳の構造や機能に変化を及ぼさない場合には，ほとんど障害を起こすことはない。しかし，強い外力では一過性に脳の機能に乱れが生じ，この状態を脳震盪と呼ぶ。外力と侵襲が大きいときには脳の基本構造の破壊が生じ，神経細胞やグリア細胞の損傷が生じる。このような状態を脳挫傷と呼ぶ。さらに大きい侵襲では，脳血管損傷に伴う硬膜外および硬膜下血腫や脳内血腫などを生じる。

FBIは局所の脳損傷を表し，その代表例として脳挫傷と硬膜外および硬膜下血腫や脳内血腫などが考えられる。出血部周辺では，脳浮腫や脳虚血が生じる。

一方，FBIによる占拠性病変がない例で，意識障害が受傷直後から生じ損傷が脳全体に及んでいる場合がDBIである。その機序は，頭部に加わった回転加速度によって脳内に発生する剪力(shear strain)であるとされている。DBI重症例の損傷の本態はびまん性に生じた軸索損傷であると考えられ，これをびまん性軸索損傷(diffuse axonal injuries：DAI)と呼ぶ[4]。すなわち，脳震盪から昏睡遷延例までを"軸索損傷"という一連の病態としてとらえている。

■くも膜下出血

脳表面や脳溝の動脈が破れて，くも膜下腔に出血した病態をくも膜下出血と呼ぶ。脳動脈瘤や動静脈奇形など，脳の血管に脆い部分があるときに起こりやすいと考えられる。出血後3〜14日目に脳血管攣縮を起こすことがある[5]。脳血管攣縮は，脳虚血から脳梗塞を生じ，神経脱落症状を呈したり重篤な場合は死に至るので，初期の治療が重要となる。

■低酸素脳症

脳への酸素供給が障害されることによって引き起こされる脳障害を低酸素性脳障害と呼ぶ。通常は4型に分類される。すなわち，① stagnant hypoxia：心停止，ショックなどの脳血流低下に基づくもの，② anoxic hypoxia：窒息，呼吸器疾患などによる血中酸素分圧低下によるもの，③ anemic hypoxia：貧血による血中ヘモグロビン濃度の低下やCO中毒などのヘモグロビン酸素結合能の低下によるもの，④ histotoxic hypoxia：シアン中毒などによる細胞内の呼吸酵素系の障害に基づくものが挙げられる。

低酸素性脳障害の重症度は脳への酸素供給低下の程度と持続時間に依存する。短時間では一過性の神経症状(意識レベル低下，頭痛，めまいなど)を呈するのみであるが，長時間の場合には不可逆的な脳障害が生じる(意識障害の遷延，脱髄性変化と脳室の拡大など)。

低酸素による脳障害の後遺症としては，海馬障害に伴う記銘力障害や大脳基底核障害に伴う不随意運動，小脳失調や企図性ミオクローヌスを呈する場合がある。CO中毒では，急性期の意識障害の回復後に再度精神症状が出現する delayed neurological deterioration という病態を示すことがある[6]。

■脳炎，髄膜炎

脳炎，髄膜炎による脳障害を起こす感染症にはウイルス，細菌，寄生虫，真菌，スピロヘータなどがあるが，脳炎は主としてウイルスによる脳実質の障害によって引き起こされる。通常，急性ウイルス脳炎と slow virus infection による脳炎に区別されるが，ここでは，急性ウイルス性脳炎について述べる。

急性ウイルス性脳炎の原因ウイルスはDNAウイルスとRNAウイルスに分けられるが，なかでもDNAウイルスに属するヘルペスウイルス群の単純ヘルペス脳炎が重要である[7]。急性期に髄膜刺激症状，意識障害，痙攣発作を呈する。病変は側頭葉に好発し，幻覚，記憶障害，失語症を認めることがある。致死率も30～50%と高く，高度な意識障害，痙攣重積，脳圧亢進の著明な例では予後不良となる。そのため，早期診断，早期治療がその予後を左右する。

髄膜炎は，細菌性，ウイルス性，結核性，真菌性に分類され，これらの因子によって脳実質が障害を受けて引き起こされる。主要な臨床症状は，発熱，頭痛，悪心，嘔吐，傾眠，項部硬直，痙攣，ケルニッヒ徴候を呈する。意識障害のあるときは脳炎を合併している可能性があるため，注意が必要である。

脳炎，髄膜炎では，脳障害が脳実質の障害によって引き起こされる。そのため，ウイルスの脳への直接浸潤による一次性の脳炎から，さらに免疫反応を介し進展した二次性の脳炎が，中枢神経症状発現と脳障害の惹起に重要な役割を担うとされているが，その詳細は明らかではない。

■痙攣発作

神経細胞の異常興奮によって全身または一部の筋肉が発作的に不随意に収縮する状態を痙攣発作と呼ぶ。通常は，一過性の症状を呈して治まるが，痙攣発作を繰り返したり，長時間痙攣発作が続く場合を痙攣重積と呼ぶ。原因として頭部外傷，脳腫瘍，脳血管障害，頭蓋内感染，代謝異常などが考えられる。痙攣重積状態では，脳だけでなく全身性に障害が起こる。低酸素症，呼吸不全，心不全，横紋筋融解症，頭蓋内圧亢進，代謝性アシドーシス，低血糖，高体温，ショックなどである。そのため，痙攣重積は迅速な治療を必要とする。

脳挫傷などで血腫やその周囲の浮腫が強くなり広範囲に及ぶときや急性硬膜下血腫において血腫が増大したとき，あるいは脳梗塞で梗塞巣が大きく脳浮腫が強いときやくも膜下出血で脳血管が痙攣によって血管内腔が細くなると，脳出血を起こして脳梗塞へと進展する。脳浮腫が強い場合には脳ヘルニアから脳死に至ることもある。

痙攣発作に伴う脳障害のメカニズムでは，痙攣発作早期の脳血流の増加と，晩期の脳血流および血圧の低下を認める。同時に脳における酸素およびグルコース代謝の過剰亢進により，脳内アデノシン三リン酸（ATP）の枯渇と乳酸の急激な増加を伴う脳内代謝の過剰亢進で神経壊死が誘発される[8]。また，フリーラジカルの関与も報告されている[9]。過剰な脳内代謝亢進による脳障害には，細胞外K^+の増加や過剰なグルタミン酸放出に伴う細胞内Ca^{2+}の上昇と，それに伴うミトコンドリア機能不全の関与が指摘され，虚血性神経細胞死のメカニズムと重なる部分もある。

全脳虚血や脳梗塞，くも膜下出血，頭部外傷，低酸素脳症などの病態は，二次的に脳浮腫や頭蓋内圧亢進症状を呈して脳虚血状態を助長すると考えられる。そのため，各一次脳損傷による脳虚血によって引き起こされる脳神経細胞障害の初期病態のメカニズムは，共通のものとなると考えられる。

脳の生理学[10]：脳保護を行ううえで調節が必要な脳のパラメータ

■脳酸素代謝率（CMR_{O_2}）：正常値3.5ml/100g脳組織（成人）

脳代謝は，血液によって運搬されるグルコースおよび酸素に依存している。グルコースの酸化的代謝過程を経て生成されたATPなどの高エネルギーリン酸塩を，脳は貯蔵しない[1]。脳が全酸素供給量の20%を消費する脳酸素代謝率（CMR_{O_2}）は，小児では成人に比較して25%高く，老人では10%低い。体温1℃につき7%のCMR_{O_2}の低下が認められる。麻酔薬，体温や痙攣発作がCMR_{O_2}に影響を及ぼす[10]。

神経代謝活動の維持（CMR_{O_2}の40～45%を要する：グルコースからATPを産生して細胞のタンパク合成，

V 神経麻酔に求められる脳障害の知識とそのメカニズム

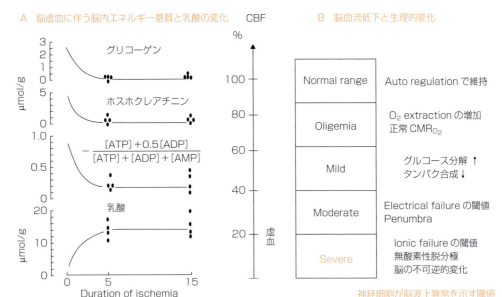

図2 脳内エネルギー基質と乳酸の変化および脳血流の変化
A：前脳虚血時の脳内のグリコーゲン，ホスホクレアチニン，高エネルギーリン酸化合物の消費と乳酸の産生状況．5分以内にエネルギー基質と脳内高エネルギーリン酸化合物はほぼゼロになる．その一方で乳酸の産生が始まり脳内がアシドーシスとなる．
B：脳血流と脳虚血の関係．通常は50 ml/100 g/分であるが，20 ml/100 g/分以下では脳虚血となる．

イオン勾配の維持，細胞膜の安定化，ミトコンドリア機能やCO_2の排出などを行う）や神経機能維持（CMR_{O_2}の55～60％を要する：神経活動の発生や伝達を行い脳波を構成する）には多くの酸素とグルコースを必要とする．
①神経代謝活動の維持：CMR_{O_2}の40～45％
②神経機能維持：CMR_{O_2}の55～60％

■ 脳血流量（CBF）：正常値50 ml/100 g/分（図2）
● 脳血流量

CBFは心拍出量の15％の供給を受けている．正常脳におけるCBFとCMR_{O_2}の比は，およそ14～18と一定である．平均動脈圧が50～150 mmHgの範囲では，CBFは自動調節能（後述）によって一定のレベルに維持される[2]．灰白質（75～80 ml/100g/分）と白質（20～30 ml/100 g/分）の血流の違いは，灰白質が活発に代謝を行う神経細胞体からなり，神経線維からなる白質とは代謝率が異なるためである．CBFと脳代謝は病的状態ではカップリングしない．このような状況下において，CBFは脳灌流圧（CPP），動脈血酸素分圧（Pa_{O_2}），動脈血酸素量（Ca_{O_2}），動脈血二酸化炭素分圧（Pa_{CO_2}），血液粘稠度などの因子の影響を受ける．脳血流が完全に遮断されると10秒以内に意識消失が起こる．以下に脳灰白質と白質の血流量を示す．
①灰白質：75～80 ml/100 g/分
②白質：20～30 ml/100 g/分

正常脳におけるCBFとCMR_{O_2}の比は14～18と一定である．以下に，脳自動調節能とCBF，脳虚血とCBF，および高血圧患者とCBFの関係について述べる．

a. 自動調節能とCBF

平均動脈圧が50～150 mmHgの範囲ではCBFは一定のレベルに維持される．CBFに影響を及ぼす因子を理解する．

b. 脳虚血とCBF

CBFが18～20 ml/100 g/分以下となった状態．CBFが10 ml/100 g/分以下でATP枯渇，細胞の脱分極が起こり，この状態が続くと脳の不可逆的な変性が起こる．

神経細胞機能が脳波上異常を来す閾値は，1分間のCBFが18～20 ml/100 g/分，CPP 50 mmHg以下，Pa_{O_2} 30～35 mmHg以下とされている．

c. 高血圧患者とCBF

自動調節範囲が右方にシフトするので，健常者は正常と考えられている血圧でもCBFが低値となり脳虚血を起こすことがある．

■脳灌流圧と自動調節能(autoregulation)
●脳灌流圧(cerebral perfusion pressure：CPP)

脳血管を介した圧勾配である．正常値はおおよそ100 mmHg前後である．すなわち，脳へ入る部分での平均血圧と頭蓋から出てくる部位での静脈圧との較差を表している．

脳灌流圧(CPP) = 平均血圧 − 平均頭蓋内圧(intra-cranial pressure：ICP)

ICPと静脈圧が低いときは血圧を脳灌流圧と考えてかまわない．健常成人の脳の自動調節能の下限はCPPで50 mmHgで上限は150 mmHgである[5]．ICP亢進が生じ，ICPが平均血圧を上回れば，脳血流が途絶する．このような病態に対して血圧を上げて脳血流を維持しようとする生体反応がクッシング反射である．全身の低血圧による低灌流圧は，高ICPによる低脳灌流圧よりもリスクが大きい．臨床的にはCPPが50 mmHg以下で脳虚血になると考えられている．4つのコンパートメント（動脈，静脈，脳実質，脳脊髄液）のバランスを考えてICPの適正化を行うことが神経麻酔における最重要項目といえる（図3）．

■酸素分圧

CBFと酸素との関係を理解するには，動脈血酸素含量(Ca_{O_2})から考えると理解しやすい．
① 動脈血酸素含量 Ca_{O_2}：16〜20 ml O_2/100 ml 動脈血
② 酸素運搬量（D_{O_2}）：8〜10 ml O_2/100 ml 動脈血
③ Ca_{O_2}=1.34 ×（[ヘモグロビン]×酸素飽和度）+ (Pa_{O_2} × 0.003)
④ D_{O_2}=Ca_{O_2} × CBF

Ca_{O_2}はヘモグロビン濃度と酸素飽和度との積に比例している．Ca_{O_2}とCBFとは反比例の関係にあるため，高度の貧血を来すとCBFは劇的に増大する[6]．ヘモグロビン解離曲線の形状から見て，Pa_{O_2}が約50 mmHgを下回るまでCa_{O_2}はほとんど変化しないが，CBFは著明に増大する．

■動脈血二酸化炭素分圧

脳血管は，生理的範囲の動脈血二酸化炭素分圧(Pa_{CO_2})に感受性がある．Pa_{CO_2}が20〜80 mmHgであれば，Pa_{CO_2}とCBFとは直線関係（Pa_{CO_2} 1 mmHgの変化に対しCBFは1〜2 ml/100 g/分の割合で増減する）にある．Pa_{CO_2}が40 mmHgから20 mmHgに低下すればCBFも50%低下し，Pa_{CO_2}が80 mmHgに上昇すればCBFは倍加する[11]．頭蓋内のコンプライアンスが高ければ，CBFが増加しても，CSFの移動により緩衝される．低コンプライアンス状態では，ごくわずかな高二酸化炭素血症でもICPは著明に上昇する．

■温　度

脳温を適正に保つことは，脳外科手術における脳保護法として重要となる．低体温になるとCBFは1℃につき約6%低下する[12]．

■頭蓋内圧−容積関係（図3）
① 頭蓋内圧(ICP)：正常値は5〜15 mmHg
② 頭蓋内圧亢進：ICPが15 mmHg以上

頭蓋内圧の正常値は5〜15 mmHgである．ICPが15 mmHg以上を頭蓋内圧亢進という．頭蓋内圧−容積関係は，頭蓋内コンプライアンスの点から理解することができる[13]．頭蓋内容積が比較的小さい場合には，このシステムには圧縮の余地があり，容積の増大にも耐え，圧は上昇しない（図3，1〜2）．総頭蓋内容積が増大すると，コンパートメントの圧縮の余地が少なくなり，麻酔，血圧の変動，CO_2蓄積による脳血管拡張に伴うわずかな容積の増大により，ICPも急激に上昇する（図3，3〜4）．

頭蓋内圧亢進の原因である，4つのコンパートメント（脳実質，動脈，静脈，脳脊髄液）を考慮する．

●血管作動薬の影響

血管拡張剤は脳血管を拡張させ，平均動脈圧によってCBFを増加させる．血管収縮薬は体血圧が自己調節の範囲内のとき脳循環に直接的に影響を与えない．

■血液粘稠度

ヘマトクリット30〜35%の範囲を維持する．貧血では，血液粘稠度は低下し，CBFは増大する[14]．すなわち，脳の酸素運搬量に及ぼす影響が，ヘモグロビン濃度低下に伴う動脈血酸素含量(Ca_{O_2})の減少によりある程度相殺されるため，酸素運搬量は低下するが，CBFが増大してCa_{O_2}の減少を代償するという状況があり，脳への酸素運搬量の正味の変化はない．

V 神経麻酔に求められる脳障害の知識とそのメカニズム

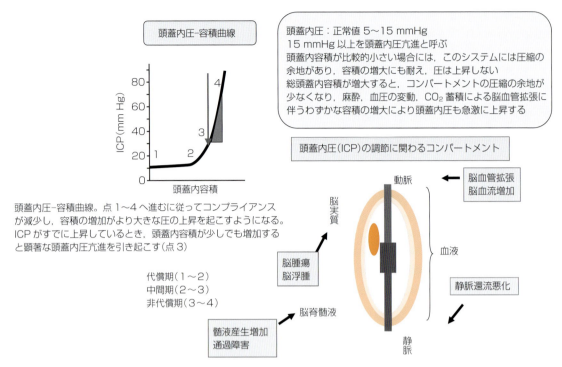

図3 頭蓋内圧-容積曲線
頭蓋内圧が15 mmHg以上を頭蓋内圧亢進と呼ぶ。頭蓋内圧の調節には，①動脈，②静脈，③脳実質，④脳脊髄液が重要な役割を担う。

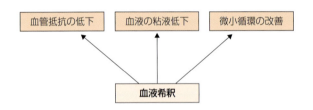

① 脳梗塞発症後の治療として，有用と考えられ，用いられるようになった
② 動物実験からは，局所の酸素運搬能の増加(Ht 30%のとき)，CBFの改善，脳梗塞巣の縮小が認められた
③ ヒトの臨床研究からは，脳梗塞患者での有用性は見いだされなかった
④ 血液希釈によって，生存率や機能予後の改善を認めなかった

図4 血液希釈の影響
[Asplund K. Haemodilution for acute ischamic stroke. Cochrane Database Syst Rev 2002；(4)：CD00103より引用]

血液希釈の影響については図4のようにまとめられる。

脳虚血とは

脳はその重量が体重のわずか2%にすぎないが，脳血流量は心拍出量の15%を占めている。脳のエネルギー代謝は，基本的にはグルコースからアセチルCoAに至る酸素を必要としない嫌気的解糖系と，ミトコンドリア内のTCA回路と電子伝達系と共役する酸化的リン酸化(好気的解糖系)から成り立っている。安静状態での血液からの代謝基質の供給はグルコースが必要量の5～10倍，酸素は必要量の2～2.5倍と考えられ，血流のわずかな変動では影響を受けず，潤沢な代謝予備能が備わっている。覚醒安静時の血液中から脳組織への酸素の取り込み：酸素摂取率は0.4(40%)でグルコースの脳組織への取り込み：グルコース摂取率は0.2(20%)である。

脳虚血とは，正常に機能する脳への血流が急性に低下し，正常な代謝機能を維持するには基質の運搬が不十分となることを示す[15]。虚血とともに脳内エネルギー基質はすべて低下し，5分以内にグリコーゲンとホスホクレアチニン(Pcr)はほぼゼロとなり，脳内リン酸化合物もきわめて低い状態となる。その一方で，脳内乳酸の急激な上昇が起こる。この状態は血流の回復とともに速やかに改善し，エネルギー状態もほぼ元どおりになる[16]。

① 神経細胞機能が脳波上異常を来す閾値は，1分間のCBFが18～20 ml/100 g，CPP 50 mmHg以下，Pa_{O_2}：30～35 mmHg以下とされている。
② CBFが10 ml/100 g以下の虚血が長引くと，神経細胞が不可逆的な損傷を受ける(図3)。

さらに，臨床で得られた結果より，一次性脳損傷時に起こる神経細胞レベルでの障害に続発して，脳組織レベルの損傷（二次性脳損傷）が起こることが明らかとなっている。二次性脳損傷は，脳浮腫，頭蓋内圧亢進，脳虚血，脳温上昇，脳ヘルニア，再灌流障害，血液脳関門の破綻，嫌気性代謝の亢進が考えられる。Hayashiら[17]は，まず神経細胞を保護する治療を行い（一次性脳損傷の治療），二次性脳損傷を治療することの重要性を述べている。さらに，脳温の洗い流し，脳灌流圧の維持，生体侵襲に伴う防御反応としてのカテコラミンの血中への大量放出（カテコラミンサージ）により masking brain hypoxia を是正することの重要性を述べている[17]。

一過性の虚血発作により，部位的に死にやすい神経細胞と死ににくい神経細胞に対する影響が異なってくる。死にやすい神経細胞を"選択的脆弱性"または"易傷害性"を有すると呼ぶ。さらにこれらの神経細胞死は虚血発作の数日後より現れる特徴を有し，遅発性神経細胞死と定義されている。また，脳梗塞の虚血病巣では脳血流が再開しても細胞死を起こすコアと，血流再開によって機能回復を期待できる領域があり，この部位をペナンブラと呼ぶ。ペナンブラは虚血再灌流に対する治療戦略を行ううえで重要である。

虚血性脳神経細胞死誘発のメカニズム（グルタミン酸-Ca^{2+}説に基づく神経細胞死）

虚血性神経細胞死のメカニズムはグルタミン酸-Ca^{2+}説仮説が支持されてきた。すなわち，前述した脳虚血を呈する病態では，脳内での好気的な反応の停止によってATPをADP＋Piに変換させるエネルギー基質の喪失反応を惹起する。次に，嫌気的な反応を促進させて細胞内の乳酸とH^+濃度を上昇させ，脳内アシドーシスへと至る。さらにはATP依存性のイオン恒常性を喪失させるため，細胞外のK^+の増加と細胞内へNa^+の増加を生じて細胞は脱分極を起こし，その結果，電位依存性のCa^{2+}チャネル（VSCCs）を介したCa^{2+}の流入が起こる。シナプス前膜部より細胞外腔への過剰なグルタミン酸放出を誘発し，細胞膜上の受容体（NMDA，AMPAあるいは代謝型受容体）と結合して細胞内への持続的なCa^{2+}流入を惹起し，さらには，細胞内Ca^{2+}濃度（$[Ca^{2+}]_i$）の上昇はCa^{2+}依存性の酵素の活性化（NOS，PLA2，CaMKinaseなど）を介した情報伝達系を賦活化し，膜構成成分の脂質カルジオリピン（cardiolipin）の障害，活性酸素種（reactive oxygen species：ROS）：$O_2^{\cdot -}$（酸素ラジカル），$\cdot OH$（ヒドロキシラジカル），H_2O_2や活性窒素種（reactive nitrogen species：RNS）の産生，ミトコンドリア呼吸鎖の傷害とATP産生不全という過程を引き起こし，これらが引き金となり，急性または遅発性の神経細胞死が誘発されると考える説が，グルタミン酸-Ca^{2+}説である（図5）[18]。

近年，心臓や肝臓を用いた再灌流傷害誘発機構の解析結果から，脳神経細胞死においても虚血再灌流に伴う持続的な$[Ca^{2+}]_i$増加によるミトコンドリア内膜透過性亢進（mitochondrial permeability transition：MPT）誘発によるミトコンドリア機能不全と神経細胞死の可能性が強く示唆され，脚光を浴び始めている[19]。近年，免疫抑制剤の抗虚血作用の実験結果から，虚血後の脳内においてはカルシニューリンとイムノフィリンという全く異なる機能活性を持つ分子作用が複雑に絡み合って，アポトーシスやネクローシス制御に重要な役割を果たしていることが明らかとなった。これらの制御システムがミトコンドリア上に存在し，微妙なバランスを保ちながら細胞の生と死をつかさどっているものと考えられる。今後は脳虚血後のアポトーシスおよびネクローシスの制御機構を解明するために，カルシニューリン／イムノフィリン情報伝達系として総括的にとらえていくことが必要である[20]。

ミトコンドリア機能不全と神経細胞死との連関

虚血に伴うエネルギー代謝障害などは，言い換えるならば，酸素欠乏状態下でのミトコンドリア電子伝達系において最終的に電子の受け渡しを担うシトクロムオキシダーゼ（cytochrome oxidase）に対する酸素不飽和状態とそれに起因するミトコンドリア機能不全（第一次というべきか）が原因となって起こると考えられている。低酸素状態や虚血下ではミトコンドリアによるピルビン酸などの酸化が障害されるため，結果として，ミトコンドリアにおけるATPの産生低下，乳酸とH^+産生，およびCa^{2+}代謝の阻害を招くことになる。

一過性で短時間の脳虚血によるミトコンドリア機能不全は，血流の再開（reperfusion）とともに，虚血に対して脆弱でない部位では回復していく[18]。一方，ある程度の長時間にわたる虚血負荷に伴うミトコンドリア機能不全は，虚血に対して脆弱な部位では血流の再

V 神経麻酔に求められる脳障害の知識とそのメカニズム

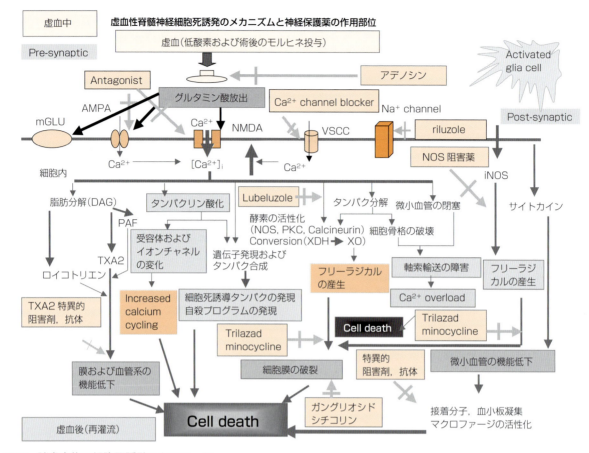

図5 脳虚血後の細胞死誘発のカスケード
脳虚血を呈する病態では ATP 依存性のイオン恒常性を喪失させるため, 細胞外の K^+ の増加と細胞内へ Na^+ の増加を生じ, 細胞は脱分極を起こす。その結果, 電位依存性の Ca^{2+} チャネル (VSCCs) を介した Ca^{2+} の流入が起こり, シナプス前膜部より細胞外腔への過剰なグルタミン酸放出を誘発し, これが細胞膜上の受容体 (NMDA, AMPA, あるいは代謝型受容体) と結合して細胞内への持続的な Ca^{2+} 流入を惹起する。さらには, 細胞内 Ca^{2+} 濃度 ($[Ca^{2+}]_i$) の上昇は Ca^{2+} 依存性の酵素の活性化 (NOS, PLA2, CaMKinase など) を介した情報伝達系を賦活化し, 膜構成成分の脂質カルジオリピンの障害, ROS の産生, ミトコンドリア呼吸鎖の傷害と ATP 産生不全という過程を引き起こし, これらが引き金となって急性あるいは遅発性の神経細胞死が惹発されると考えるグルタミン酸-Ca^{2+} 説が支持されてきた。しかしながら, このカスケードの考えでは真の標的分子がどれなのか不明である。

開 (reperfusion) 後も回復を示すが, それは一時的である。

典型的な例としては, in vitro ですでに報告された結果と類似して, 遅発性神経細胞死の起こる脆弱な部位での二次的な energy failure とミトコンドリア機能不全 (第二次) が, in vivo 虚血モデルにおいて確認されている。さらに, ミトコンドリア機能不全に伴う遅発性のミトコンドリア内のカルシウム濃度の増加, ピルビン酸脱水素酵素複合体および呼吸鎖の一つである Complex IV の部分的な不活化などが報告されている。

虚血後に何がミトコンドリア機能不全を引き起こし神経細胞死を誘発するのかという確実な証拠は in vivo では得られていないが, 細胞内での二次的な $[Ca^{2+}]_i$ の増加が, 前脳虚血や局所脳虚血に伴う虚血-再灌流後の二次的なミトコンドリア機能不全 (以後ミトコンドリア機能不全とする) に起因する神経細胞死において, 重要な役割を担っていると考える[21]。また, 小胞体の機能不全が細胞死に関与するという報告もあるが, 結論には至っていない[22]。

虚血再灌流に伴う脳内 Ca^{2+} の変動とミトコンドリア機能不全

神経細胞が虚血により細胞死に陥る過程においては, 細胞内カルシウムイオン濃度 $[Ca^{2+}]_i$ の上昇が深く関わると考えられる。急性の神経変性疾患は, このような細胞のカルシウム代謝での恒常性喪失と深く関わっている事実が判明している[22]。

特に, これらのカルシウム仮説の中心的な役割を演じる現象として, エネルギー産生不全状態に陥った細

胞での$[Ca^{2+}]_i$の上昇が，重要な因子として注目を集めてきた．これらの増加は，細胞外からのCa^{2+}の流入および細胞内にあるカルシウムを貯蔵する小器官からの放出によると考えられている．

脳虚血中の$[Ca^{2+}]_i$の非生理学的な増加に伴い，細胞内のカルシウム依存性酵素である phospholipase, protease, endonuclease, 多くの kinase, phosphatase および nNOS や eNOS などが活性化される．これらの一連の酵素反応に伴い，タンパク質のリン酸化，脱リン酸化および分解，脂質の分解，DNA の断片化，細胞骨格の傷害などが引き起こされ，虚血後の再灌流とともに，さらにこれらの反応に続発するカスケードが活性化され細胞死が起こると考えられている．

脳虚血中および虚血再灌流直後は$[Ca^{2+}]_i$上昇を伴うが，血流再開とともに$[Ca^{2+}]_i$は徐々に低下していく．虚血再灌流後のある時点より，脳内の$[Ca^{2+}]_i$再上昇が起こることはすでに明らかになっている．局所脳虚血モデル（MCAO モデル）においては虚血再灌流後より$[Ca^{2+}]_i$と脳組織の総Ca^{2+}含有量の増加が報告され，特に，前脳虚血モデルでは虚血に対して脆弱である海馬の CA1 において再灌流数時間後より$[Ca^{2+}]_i$上昇を認めている．

二次的な$[Ca^{2+}]_i$上昇を引き起こす原因は依然として不明であるが，$[Ca^{2+}]_i$上昇に伴って惹起される PLA2 やフリーラジカルが，Ca^{2+}の流入と放出をつかさどっている受容体やイオンチャネルの構成タンパクやリン脂質の機能を障害して透過性の変化を誘発し，細胞内へのCa^{2+}流入（leak）と細胞外への放出（pump）に不均衡が生じ，持続的な$[Ca^{2+}]_i$増加を作り出すのではないかという説もあるが結論には至っていない．前述したように，持続的な$[Ca^{2+}]_i$上昇によるミトコンドリアのCa^{2+}取り込みはミトコンドリア膜電位（$\Delta\psi_m$）の低下および ATP 産生低下を来し，ミトコンドリア機能不全誘発へと至るものと考えられる．

ミトコンドリアにおける Ca^{2+} cycling と MPT の誘発

ミトコンドリアにおけるCa^{2+} cycling では，Ca^{2+}の取り込みは内膜上に存在する uniporter を通して$\Delta\psi_m$を driving force として用いることで行われるが，Ca^{2+}の放出はNa^+/H^+交換系と連動したNa^+/Ca^{2+} antiporter によって行われる．生理的な条件下では，$[Ca^{2+}]_i$はミトコンドリアがCa^{2+}を取り込み緩衝していくのに必要と考えられる濃度の10〜50倍も低い濃度であるため，ミトコンドリアはCa^{2+}を取り込み緩衝していく役割を担わない．ミトコンドリアにおけるCa^{2+} cycling は，生理的な条件下では主にミトコンドリア内のCa^{2+}依存性の酵素であるピルビン酸デヒドロゲナーゼ，オキソグルタル酸デヒドロゲナーゼ，およびイソクエン酸デヒドロゲナーゼの制御を行っている．

uniporter を介したCa^{2+}の取り込みは高容量であるため$[Ca^{2+}]_i$の上昇に比例してミトコンドリアはCa^{2+}を取り込み緩衝していくことが可能であるが，過剰なCa^{2+}の取り込みは$\Delta\psi_m$の低下を招く．これはミトコンドリアにおける uniporter を介したCa^{2+}の取り込みが呼吸鎖における ATP 産生と競合するためである．

Ca^{2+} overload はミトコンドリアの呼吸鎖の uncoupling を引き起こして ATP 産生を低下させる．一方，ミトコンドリアからのカルシウム放出は，低容量のNa^+/Ca^{2+} antiporter を介しているため時間を要するという特徴がある．通常ミトコンドリア内の総Ca^{2+}含有量は 1〜3 nmol/mg of protein であるが脳虚血に伴う再灌流 24 時間後には 6〜9 mol/mg of protein へと増加することが報告されている[23]．これは，脳虚血再灌流後の$[Ca^{2+}]_i$の増加に伴う "Ca^{2+} overload" という状況下において，ミトコンドリアがCa^{2+}を取り込むことにより細胞内Ca^{2+}緩衝作用を発揮して$[Ca^{2+}]_i$上昇に伴う細胞内情報伝達系の過剰な活性化と，それに連動した細胞死の誘発から細胞を保護しようとすることを示唆していると考えられる．ミトコンドリア機能不全と細胞内Ca^{2+}すなわち$[Ca^{2+}]_i$の非生理学的な増加に伴い，細胞内のカルシウム依存性酵素であるホスホリパーゼ，プロテアーゼ，エンドヌクレアーゼ，キナーゼ，ホスファターゼおよび nNOS や eNOS などが活性化される．

これらの酵素活性化による二次的な細胞傷害は神経細胞死へと至ると考えられている．特に近年，神経細胞死はミトコンドリア内膜に対するさまざまな刺激（Ca^{2+}過剰負荷，酸化的ストレス）を誘因とする非特異的な pore の形成に伴う MPT が中心的な役割を果たしていることが報告されてきた[24〜26]．MPT pore は 1.5 kDa 以下の物質の通過が可能なタンパク複合体であり，これまでに外膜の Porin/VDAC，内膜の ANT，マトリックスのシクロフィリン（CypD）が構成タンパクの一部をなしているのではないかと考えられている．さらに，アポトーシス誘発時には，MPT pore が megapore を形成またはそのもの自体の形態の変化を起こしてアポトーシス誘発因子を放出する可能性が指摘された．一方，このような層状の構造を MPT pore がとるという説に批判的な意見もあり，正確な構造はいまだ不明である．辻本と Molkentine らが CypD ノックアウトマウスを作製して，すべての組織にわたって詳細にその特徴を調べた結果，CypD はアポトーシスには全く影響を与えないことが判明した．そのため，MPT からアポトーシスという仮説モデルは姿を消すことになった．その一方で，CypD の欠損した細胞は，活性酸素やカルシウムイオノフォアによって誘導されるネクローシスに対しては有意に耐性となっていることより，CypD はカルシウムや活性酸素が深く関与する虚血再灌流障害で MPT 形成に重要な役割を担うことが明らかとなった[26]．われわれの研究結果から，ヒトの脳内には CypD や Ca^{2+} overload による MPT が存在することが明らかとなっている[27]（図6）．

虚血再灌流に伴う ROS の産生と MPT

ROS は脳虚血のみならず退行変性病変を含めた，さまざまな神経疾患の増悪因子と考えられてきた．特に，脳虚血においては神経細胞障害誘発機序に深く関与するものと思われる．

虚血に陥った臓器に血流が再開された状況を，再灌流（reperfusion）と呼ぶ．血流再開は臓器にとって一見有益に見えるが，虚血再灌流傷害という事態をも誘発する，いわゆる両刃の剣なのである．ミトコンドリアにおける ATP 産生は前脳虚血および局所脳虚血モデルとも，虚血再灌流後は一過性に回復の兆しを示すが，時間の経過とともに二次的な ATP 産生の低下を示す．ATP 産生低下は脳内乳酸のさらなる上昇を伴うことも報告され[16]，血流再開により十分な酸素供給がなされる状況においてミトコンドリアのエネルギー産生系になんらかの障害が生じていることを示唆して

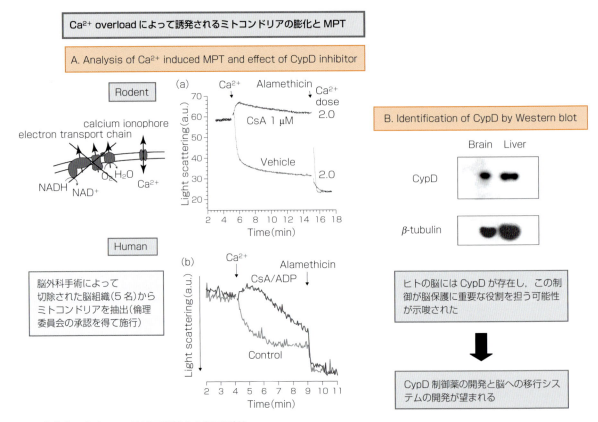

図6 虚血後のミトコンドリア機能と MPT 誘発
さまざまなストレスがミトコンドリアにかかる．特に，Ca^{2+}とフリーラジカルは CypD を介した MPT 誘発因子となる．CypD，ANT，VDAC は複合体となって megapore を形成して MPT を誘発する．MPT が誘発されるとミトコンドリアの膜電位低下とさらにシトクロム C や AIF などの因子が放出され，アポトーシスやネクローシスへと至る．in vitro では 100 nM の $CaCl_2$ をミトコンドリアに加えるとミトコンドリアの膨化と破裂を引き起こす．CsA はミトコンドリアの膨化と破裂を抑制する．ラットの脳もヒトの脳も $CaCl_2$ 負荷による MPT が誘発され，CsA によって抑制される（A）．人の脳や肝臓にも CypD が存在し，CypD を介した MPT 誘発が起こることが明らかとなった．

いる。虚血再灌流に伴う酸素供給は同時にROS (O_2^{-}, $\cdot OH$, H_2O_2) やRNSの発生を生じ、これらのROSやRNSが直接、細胞の脂質、タンパク質、およびDNAを傷害する[18]。さらに虚血再灌流に伴う $[Ca^{2+}]_i$ の増加によりミトコンドリアの Ca^{2+} 取り込みが亢進して、"Ca^{2+} overload" となり、これによるミトコンドリア内のPLA2の活性化が助長されることによりミトコンドリア膜の傷害が引き起こされるのではないかと考えられている。

特に、ミトコンドリアに特異的で呼吸鎖の機能に重要な役割を果たすと考えられているリン脂質であるカルジオリピン (cardiolipin) に対して傷害をもたらす可能性が示唆されている[28]。一方、いくつかの報告より虚血再灌流に伴うROSはミトコンドリアの呼吸鎖の酵素またはピルビン酸デヒドロゲナーゼ複合体 (pyruvate dehydrogenase complex) を標的として傷害するものと考えられる。虚血再灌流に伴うPLA2の活性化やROSの発生により、呼吸鎖を構成する複合体に障害が起こると電子 (e^-) の呼吸鎖複合体での受け渡しが困難となり、過剰に供給される酸素と反応してミトコンドリア内での爆発的なROSの産生が引き起こされる。これにより、MPTが誘発されるとともにミトコンドリアDNAが傷害される。

ミトコンドリアは通常F0-F1 ATPaseを介したH$^+$勾配を通してATPを産生するとともに膜電位を維持している。いったんMPTが誘発されるとH$^+$はMPT poreと呼ばれる非特異的な穴を介して流入し、ATPをADPに分解してミトコンドリアより押し出され、膜電位を維持することができなくなる。そのため、ミトコンドリアの呼吸鎖における酸素消費の増加とATPの消費、いわゆるuncouplingという状況を引き起こし、前述のミトコンドリア内での爆発的なROSの産生につながる[29]。この状態が長く続くことにより、ミトコンドリアは膨化し外膜の破綻を来すが、これにATPの産生停止がさらに加わり細胞はネクローシスへと至る。次の項目では、免疫抑制剤の作用機序から見いだされたもう一つの標的分子であるカルシニューリンについて、その機能と細胞死における役割を概説する。

カルシニューリンと細胞死

カルシニューリンはcalmodulin (CaM) dependent cyclic phosphodiesteraseのinhibitorとしてWangらによって1976年に発見された[30]。その後、この酵素が注目を浴びたほかの理由としては、この酵素が免疫抑制剤の一つであるシクロスポリンA (CsA) およびFK506のターゲットであることが報告され[2]、T細胞活性化に伴う免疫機構制御に不可欠な酵素としてその役割が重要視されてきたことがある。カルシニューリンは牛脳より単離されクローニングされたセリン/スレオニンホスファターゼであり、活性基を持つカルシニューリンA (CnA : MW 61 kDa) と、機能サブユニットであるカルシニューリンB (CnB : MW 19 kDa) のヘテロ2量体である。脳内の分布は海馬、線条体、大脳皮質に多く、細胞内の局在を見るとシナプス後膜の肥厚部およびシナプス前部の神経終末に多く分布している。

カルシニューリンが免疫抑制剤であるCsAやFK506の標的分子となる事実はLiuら[31]により報告されたが、この過程ではCsAやFK506と結合するイムノフィリンと呼ばれる結合タンパクが重要な役割を担う。イムノフィリンはprolyl cis/trans isomerase活性を持ち、CsAやFK506はそれぞれのイムノフィリンと複合体を形成して、カルシニューリンの触媒部位の立体障害を起こし、活性阻害を生じるものと考えられている。

脳虚血の際には Ca^{2+}/カルモジュリン系の反応亢進が誘発されるが、この反応は虚血に対して脆弱な部位で著明で、脳神経細胞死の一因となっていることを示唆している。カルシニューリンは海馬CA1領域に豊富に存在し、一過性の前脳虚血後に海馬CA1領域ではカルシニューリンは強い免疫染色性を示す。虚血後も神経細胞ネクローシスが認められる段階までよく保存され、イムノブロットにて酵素量、分子量とも変化が見られないなどの報告から、虚血後細胞内 Ca^{2+} の上昇する海馬CA1領域では Ca^{2+}/カルモジュリン系の亢進とそれに引き続く脱リン酸化反応の亢進が起こっており、これが遅発性神経細胞死誘発に重要な役割を担うものと思われる。

われわれの実験結果からは、前脳虚血後の海馬組織ごと (DG, CA3, CA1) のカルシニューリン活性上昇と、そこに付随するBadを介する細胞死誘導情報伝達系の活性化およびそれに続くシトクロムCの流出と遅発性神経細胞死との関係が明らかになった。さらに免疫抑制剤であるCSAとFK506が、共通の標的分子であるカルシニューリンの活性上昇と、そこに付随するBadを介する細胞死誘導情報伝達系の活性化を抑制するこ

V 神経麻酔に求められる脳障害の知識とそのメカニズム

とも判明した。さらに小動物用 MRI と病理学的解析に基づく両薬剤の遅発性神経細胞死抑制効果の違いから，遅発性神経細胞死におけるカルシニューリンの重要性に加えてミトコンドリア内のイムノフィリンが重要な鍵を握っていることも明らかとなった[31]。この in vivo の結果は芝崎らが行った in vitro の実験結果とかなり符号しているものと思われる。しかしながら，カルシニューリンと MPT の関係は不明な点が多い。

免疫抑制剤の抗虚血作用からみた虚血性神経細胞死のメカニズム(カルシニューリン/イムノフィリンの細胞死への関与)

免疫抑制剤の抗虚血作用が注目され始めたのは，Sharkey ら[32]が 1994 年に FK506 の梗塞縮小作用を報告したことに端を発する。われわれ[33]は翌年に CsA の前脳虚血に対する抗虚血作用を報告した。これらの免疫抑制剤に共通する点は，カルシニューリン活性抑制を通じてカルシニューリン依存性アポトーシスを抑制していることである。

ところが，前脳虚血モデルに両薬剤を投与してみると FK506 は海馬 CA1 領域の遅発性神経細胞死を平均で 50 ～ 60 ％までにしか抑制しないことが判明した。両薬剤のメカニズムの違いを解析したところ，CsA はミトコンドリアのマトリックスに特異的に発現する CypD に結合し，その活性を抑制して MPT pore の開孔抑制を行っているが，FK506 は MPT pore の開孔抑制作用を有していないことが考えられた。CsA はカルシニューリンの抑制のみならずミトコンドリア機能維持作用を有するために，神経細胞死を劇的に阻止しうるという事実が判明し，虚血性神経細胞死の発生機序解明が大きく前進した。また，CsA に関してはこれまで単離海馬ミトコンドリアでの Ca^{2+} 誘発性の膨化の抑制や低血糖脳障害モデルにおける脳神経細胞死抑制およびミトコンドリア機能維持などの多くのアポトーシス抑制効果が報告されている[34]。特に，CsA は細胞内で CypD と結合してカルシニューリンの活性を抑制し免疫抑制作用を示しているが，CsA 自体が CypD の prolyl *cis/trans* isomerase 活性を阻害して直接または間接的に MPT pore の高次構造を変化させることにより MPT pore 開孔制御を行っていると考えられる[24][25]。

このように，虚血後の脳内においてはカルシニュー

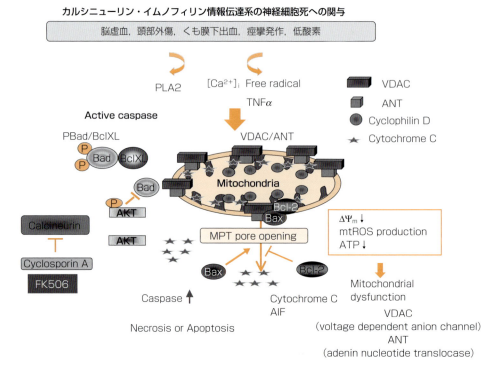

図7 カルシニューリン・イムノフィリン情報伝達系とネクローシス/アポトーシスの連関

神経細胞死は，ミトコンドリアを介して誘発される経路が注目されている(Mitochondrial Central Theory)。シクロスポリン A と FK506 はカルシニューリンを共通の標的とするが，シクロスポリンはカルシニューリンの抑制に加えてイムノフィリン制御を行うことで MPT を介したミトコンドリアの膨化を抑制しうることが明らかとなった。神経保護を考えることは，ミトコンドリアを保護することを考えることにつながる。カルシニューリンの活性化は細胞のアポトーシスやネクローシスを誘発する。

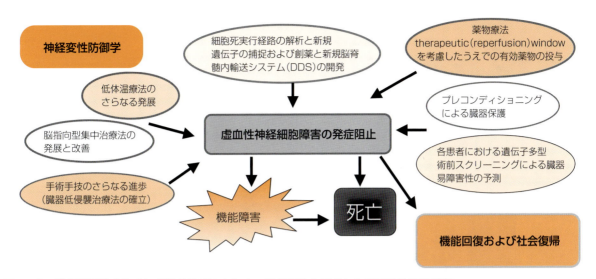

図8　21世紀神経集中治療における治療のあり方：神経再生を考慮した戦略的治療の概略
21世紀の脳保護と薬物療法のありかたを示した。まず、迅速な蘇生の遂行に始まり、再灌流傷害を制御しつつtherapeutic windowを考慮した薬物療法を施行する。細胞死実行経路の特定とそれに基づく創薬（多価標的薬）を目指す。侵襲性の少ない治療法の確立、生体に内在している保護機構の活用、低体温療法の工夫、脳指向型集中治療法の発展と改善、遺伝子解析により患者の易障害性を予測する、などの集学的アプローチにより、脳障害の進展を阻止し、脳保護を目指す。

リンとイムノフィリンという全く異なる機能活性を持つ分子作用が複雑に絡み合って、アポトーシスやネクローシス制御に重要な役割を果たしているものと思われるが、これらの制御システムがミトコンドリア上に存在し、微妙なバランスを保ちながら細胞の生と死をつかさどっているものと考えられる。

今後、脳虚血後のアポトーシスおよびネクローシスの制御機構を解明するためには、カルシニューリン/イムノフィリン情報伝達系として総括的にとらえていくことが必要であると考えられる（図7）。

神経麻酔における脳保護

現実には、酸素供給を増やして酸素需要を減らし、酸素利用効率を最大にすることである。脳虚血を来さないCPPを供給できるCBFを維持して術中、術後の低酸素と低酸素血症の発生を阻止することが重要である。

われわれ麻酔科医は、麻酔管理を行ううえで麻酔薬を用いた脳保護を常々考慮する必要が生じる。麻酔薬の多くのものは、CMR_{O_2}とCBFに影響するので各麻酔薬の特徴を知ったうえで選択をすることが大切である。特に、頭蓋内占拠性病変を有する患者や頭蓋内コンプライアンスの低い患者の非脳外科手術において、脳血管拡張作用を有する麻酔薬の使用によってICP亢進が誘発される危険性があるため注意が必要である。以下、各種麻酔薬のCBFに与える影響および脳保護効果、合併症などについてこれまで分かっていることを記す。

脳保護治療と実際

脳を虚血という侵襲から保護するために、これまでさまざまな方策がとられてきた。脳外科手術における脳保護は、神経変性防御学（脳を保護するための治療法）に包含される8つの項目が鍵となる。すなわち、①手術手技の改善、②血圧および脳圧の制御と脳灌流の維持、③脳保護のための新規薬物の開発、④therapeutic windowを考慮した薬物療法、⑤術中高体温、高血糖の回避、術後低体温療法と再灌流傷害の防止、⑥生体にある脳保護機構（虚血耐性現象）の利用、⑦脳指向型集中治療法のさらなる改善、⑧将来的には遺伝子治療の導入を組み合わせて、虚血性神経細胞障害の発症を完全にまたは最小限に抑えること、である。万が一機能障害が残るときは、神経再生学的なアプローチを行い、失われた神経の再生と機能の回復に努めることになると思われる。

脳保護を目指した麻酔管理のあり方と今後の展望

これまで、虚血性神経細胞死のメカニズムと脳保護

V 神経麻酔に求められる脳障害の知識とそのメカニズム

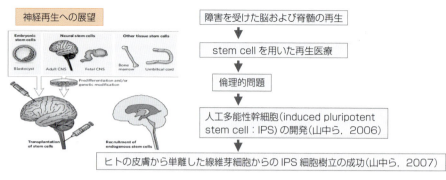
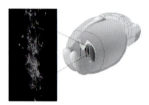

図9 神経再生への展望
虚血性神経細胞障害を起こしている部位の神経再生，機能回復を目的とした治療法の概略である．神経再生に用いるドナー細胞にはES cell（胚性幹細胞），腫瘍細胞，異種細胞，神経前駆細胞，神経幹細胞，ミクログリアなどが候補となる．これらの細胞に特定の神経細胞に分化を誘導したり，神経成長因子や神経伝達物質の分泌を起こさせる遺伝子を，非ウイルスベクターまたはウイルスベクターを用いて遺伝子導入を行う．その後，脳内に直接これらのドナー細胞を移植するか，ミクログリアの場合は直接血管内へ投与する．山中らによって開発された人工多能性幹細胞（induced pluripotent stem cell：IPS）は，その後，ヒトの皮膚から単離した線維芽細胞からもIPS細胞樹立に成功したことで，倫理的な障害が少なくなり，再生医療への期待感が高まっている．

治療薬の現状および麻酔管理における脳保護の実際について述べてきた．"21世紀は脳の時代"といわれてはいるが，これまでの"脳を守る（保護する）"＝"蘇生する"という概念は，脳指向型集中管理法によって神経細胞死をいかに防ぎ，機能温存を図るかということが焦点となってきた．いわば，"神経変性防御学"という言葉が該当するであろう（図8）．

しかしながら，分子生物学の進歩により，成人の脳にも幹細胞が存在し，それを用いた神経の分化や増殖，さらには，iPS細胞などによって作られた各細胞の移植による機能の補填や再構築を積極的に行える可能性が明らかとなった（図9）．さらに現在，世界的な規模で進んでいる遺伝子（トランスクリプトーム解析）およびタンパクレベル（プロテオーム解析）での新規の標的分子の探索から，新たな創薬のseedsが発見される可能性があることは治療法確立のうえでのブレークスルーとなるものと思われる．

●参考文献●

1) 前川剛志，中島 研．脳虚血の治療．天羽敬祐編．集中治療医学最先端の動向10巻．東京：総合医学社；1998．e91-5．
2) Kirino T. Delayed neuronal death. Neuropathology 2000；20（Suppl）：S95-7．
3) BK Siesjö, P Siesjö. Mechanisms of secondary brain injury. Eur J Anesthesiol 1996；13：247-68．
4) Smith DH, Meanev DF, Shull WH. Diffuse axonal injury in head trauma. J Head Trauma Rehabil 2003；18：307-16．
5) Wu CT, Wong CS, Yeh CC, Borel CO. Treatment of cerebral vasospasm after subarachnoid hemorrhage—a review. Acta Anaesthesiol Taiwan 2004；42：215-22．
6) Biagas K. Hypoxic-ischemic brain injury：advancements in the understanding of mechanisms and potential avenues for therapy. Curr Opin Pediatr 1999；11：223-8．
7) 吉川哲史．新しいヒトヘルペスウイルス感染症：HIV-6神経系感染症の病態と治療．臨床神経 2004；44：849-51．
8) Bengzon J, Mohapel P, Ekdahl CT, et al. Neuronal apoptosis after brief and prolonged seizures. Prog Brain Res 2002l；135：111-9．
9) Patel MN. Oxidative stress, mitochondrial dysfunction, and epilepsy. Free Radic Res 2002；36：1139-46．
10) Lassen NA, Christensen MS. Physiology of cerebral blood flow. Br J Anaesthesiol 1976；48：719-34．
11) Albrecht RF, Miletich DJ, Ruttle M. Cerebral effects of extended hyperventilation in unanesthetized goats. Stroke 1987；18：649-55．
12) Carlsson A, Hagerdal M, Siesjö BK. The effect of hyperthermia upon oxygen consumption and organic phosphates glycolytic metabolites, citric acid cycle intermediates and associated amino acids in rat cerebral cortex. J Neurochem 1976；26：1001-36．
13) Leech P, Miller JD. Intracranial volume-pressure relationships during experimental brain compression in primates：effect of induced changes in systematic arterial pressure and cerebral blood flow. J Neurol Neurosurg Psychiatry 1974；37：1099-104．
14) Muizelaar JP, Wei EP, Kontos HA, et al. Cerebral blood flow is regulated by changes in blod pressure and in blood viscosity alike. Stroke 1986；17：44-8．

15) Siesjö BK, (ed). Brain energy metabiolism. New York : John Wiley & Sons ; 1978.
16) Smith ML, Bendek G, Dahlgren N, et al. Models for studying long-term recovery following forebrain ischemia in the rat. 2. A 2-vessel occlusion model. Acta Neurol Scand 1984 ; 69 : 385-401.
17) Hayashi N, Utagawa A, Kinoshita K, et al. Application of a novel technique for clinical evaluation of nitric oxide-induced free radical reactions in ICU patients. Cell Mol Neurobiol 1999 ; 19 : 3-17.
18) Crompton M, Andreeva L. On the involvement of a mitochondrial pore in reperfusion injury. Basic Res Cardiol 1993 ; 5 : 513-23.
19) Uchino H, Elmer E, Uchino K, et al : cyclosporin A dramatically ameliorates CA1 hippocampal damage following transient forebrain ischemia in the rat. Acta Physiol Scand 1995 ; 155 : 469-71.
20) Siesjo BK, Elmer E, Janelidze S, et al. Role and mechanisms of secondary mitochondrial failure. Acta Neurochir Suppl 1999 ; 73 : 7-13.
21) Paschen W, Mengesdorf T. Endoplasmic reticulum stress response and neurodegeneration. Cell Calcium 2005 ; 38 : 409-15.
22) Zaidan E, Sims NR. The calcium content of mitochondria from brain subregions following short-term forebrain ischemia and recirculation in the rat. J Neurochem 1994 ; 63 : 1812-9.
23) Saris NE, Eriksson KO. Mitochondrial dysfunction in ischemia-reperfusion. Acta Aneasthesiol Scand Suppl 1995 ; 107 : 171-6.
24) Bernardi P, Petronilli V. The permeability transition pore as a mitochondrial calcium release channel : a critical appraisal. J Bioenerg Biochembr 1996 ; 28 : 131-8.
25) Siesjö BK, Hu B, Kristian T. Is the cell death pathway triggered by the mitochondrion or the endoplasmic reticulum? J Cereb Blood Flow Metab 1999 ; 19 : 19-26.
26) Baines CP, Kaiser RA, Purcell NH, et al. Loss of cyclophilin D reveals a critical role for mitochondrial permeability transition in cell death. Nature 2005 ; 434 : 658-62.
27) Hansson MJ, Morota S, Chen L, et al. Cyclophilin D-sensitive mitochondrial permeability transition in adult human brain and liver mitochondria. J Neurotrauma 2011 ; 28 : 143-53.
28) Garijalba MT, Vercesi AE, Schreier S. Ca^{2+}-induced increased lipid packing and domain formation in submitochondrial particles. A possible early step in the mechanism of Ca^{2+}-stimulated generation of reactive oxygen species by the respiratory chain. Biochemistry 1999 ; 38 : 13279-87.
29) Moro MA, Cardenas A, Hurtado O, et al. Role of nitric oxide after brain ischaemia. Cell Calcium 2004 ; 36 : 265-75.
30) Wang JH, Desai R. A brain protein and its effect on the Ca^{2+}- and protein modulator-activated cyclic nucleotide phosphodiesterase. Biochem Biophys Res Commun 1976 ; 72 : 926-32.
31) Liu J, Farmer JD Jr, Lane WS, et al. Calcineurin is a common target of cyclophilin-cyclosporin A and FKBP-FK506 complexes. Cell 1991 ; 66 : 807-15.
32) Sharkey J, Butcher SP. Immunophilins mediate the neuroprotective effects of FK506 in focal cerebral ischemia. Nature 1995 ; 371 : 336-9.
33) Uchino H, Minamikawa-Tachino R, Kristian T, et al. Differential neuroprotection by cyclosporin A and FK506 following ischemia corresponds with differing abilities to inhibit calcineurin and the mitochondrial permeability transition. Neurobiol Dis 2002 ; 10 : 219-33.
34) Friberg H, Ferrand-Drake M, Bengtsson F, et al. Cyclosporin A, but not FK 506, protects mitochondria and neurons against hypoglycemic damage and implicates the mitochondrial permeability transition in cell death. J Neurosci 1998 ; 18 : 5151-9.

内野 博之，関根 秀介，原 直美，荻原 幸彦

VI

神経麻酔に求められる脊髄障害の知識とメカニズム

KEY POINT

- 広範囲に及ぶ胸腹部大動脈瘤では，大動脈遮断に伴う脊髄虚血の発生頻度は約20%にも上る。
- 従来の胸腹部大動脈瘤人工血管置換術では，大前根動脈（別名アダムキーヴィッツ動脈）の再建が必須と考えられていたが，最近のcollateral network conceptでは，アダムキーヴィッツ動脈の再建よりむしろ血圧を高めに維持することの重要性が強調されている。
- 外傷性脊髄障害では外傷自体による一次的な傷害に続いて，虚血などの二次的傷害が進行する。二次的傷害に対する治療を行えば，予後を改善できる可能性がある。
- 脊髄では外傷性脊髄障害の回復過程での軸索再生がほとんど起こらない。再生阻害因子として，線維性瘢痕や損傷部のオリゴデンドロサイト，反応性アストロサイト，線維芽細胞などに発現するmyelin-associated glycoprotein (MAG), Nogo-A, olygodendrocyte myelin glycoprotein (OMgp), repulsive guidance molecule (RGM), semaphorin, Wnt, コンドロイチン硫酸プロテオグリカン (CSPG)，ケラタン硫酸プロテオグリカン (KSPG) などがある。

はじめに

麻酔科医が遭遇する脊髄障害は，胸腹部大動脈瘤手術時の虚血性脊髄障害と外傷性脊髄障害が大部分を占める。本項では，虚血性脊髄障害と外傷性脊髄障害に分けて述べる。

虚血性脊髄障害

■ 脊髄血流の特殊性

脊髄への栄養血管は，脊髄に沿って走る1本の前脊髄動脈と2本の後脊髄動脈である。前・後脊髄動脈はそれぞれ脊髄横断面の腹側2/3，背側1/3を栄養する。ともに頭側では左右の椎骨動脈から分枝し，胸部および腰部脊髄では肋間動脈あるいは腰動脈の分枝である，前根動脈あるいは後根動脈がそれぞれ前脊髄動脈，後脊髄動脈に合流する。前・後脊髄動脈は，椎骨動脈の1分枝というよりは，肋間動脈あるいは腰動脈の分枝である根動脈の上行枝と下行枝が互いに吻合しあってできた動脈と考えられている。したがって，血流方向も頭側から尾側へと1方向ではなく，部位によっては尾側から頭側に向かうこともある。

前根動脈のうち腰部脊髄膨大部付近で合流する太い前根動脈は，大前根動脈（別名アダムキーヴィッツ動脈）と呼ばれ，従来，人工血管置換術の際には積極的に再建されてきた。しかし，脊柱管やその周辺には血管のネットワークがあり，そのネットワークから脊髄は血液供給を受けているとするcollateral network conceptという考え方が最近提唱されている[1]。この考え方を主張する研究者らは，脊髄血流は肋間動脈からの分節的な血流のみに頼っているわけではなく，鎖骨下動脈や内腸骨動脈からの血流も重要であると主張し，大動脈を人工血管に置換する場合でも，肋間動脈の再建は不要で，側副血行を維持するための血圧管理が重要であるとしている。人工血管置換後に数日間血圧管理を続けることで，脊髄への新たな血液供給網が確立されてくる可能性のあることが，動物実験で報告されている[2]。

■ 脊髄における選択的脆弱性

脊髄虚血時に，灰白質で虚血性傷害を受けやすい部位はRexed層のⅢ～Ⅶ層で，逆に傷害を受けにくい部位はⅠ，Ⅱ層とⅩ層である（図）。この主な理由は，Rexed層のⅢ～Ⅶ層が前脊髄動脈と後脊髄動脈の灌流領域の境界に位置するためと考えられる。

また，動物実験によると，傷害を受けにくい部位では一酸化窒素合成酵素含有細胞が豊富であることが報告されており，脊髄血流低下時には一酸化窒素の血管拡張作用が灰白質の血流維持に重要な役割を果たしている可能性が示唆されている[3]。事実，一酸化窒素合成酵素阻害薬は虚血性脊髄障害を増悪させる[4]。

比較的弱い虚血侵襲によりⅢ～Ⅶ層が選択的に傷害されると，痙性麻痺となり知覚過敏を呈する。これはこの層に分布する抑制性の介在ニューロンが傷害を受けるためと考えられる。虚血侵襲がさらに強くなると，脊髄前角の運動神経細胞が分布するⅧ，Ⅸ層も傷害を受け，弛緩性の麻痺を呈する。

従来，灰白質と白質では灰白質のほうが，虚血に対して脆弱であると考えられてきたが，ラットの脊髄虚血モデルでは白質のほうがむしろ脆弱であり，痙性麻痺の成因には白質障害が大きく関与しているとの報告もある[5]。しかし，家兎を用いた研究では，灰白質の

VI 神経麻酔に求められる脊髄障害の知識とメカニズム

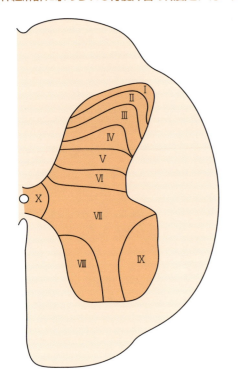

図　脊髄灰白質の Rexed 層
脊髄虚血時に，灰白質で虚血性傷害を受けやすい部位は Rexed 層のⅢ～Ⅶ層で，逆に傷害を受けにくい部位はⅠ，Ⅱ層とⅩ層である。

傷害のほうが強く，運動神経細胞の傷害の程度と運動機能障害の程度には良い相関がある[6]。

■ 運動神経細胞死の特徴

　家兎の一過性の脊髄虚血モデルでは 20 分間以上の虚血を負荷すると回復不可能な急性の対麻痺を生じる。これに対し，13～15 分間の虚血では一過性に対麻痺を生じるが，数時間後，運動機能はいったんほぼ回復し，その 1～2 日後に再び遅発性の後肢運動機能障害を生じる現象が観察される[4)6)7]。これは，遅発性の運動神経細胞死が原因と考えられている。この遅発性運動神経細胞死が，短時間の脳虚血後に海馬で観察される delayed neuronal death と同じ機序で生じているかは明らかではない。しかし，遅発性運動神経細胞死には therapeutic time window が存在する可能性があり，その機序の解明は脊髄保護の新たな戦略となると考えられる。

● 遅発性運動神経細胞死の機序

　家兎一過性脊髄虚血モデルを用いた研究では，虚血再灌流数時間後に血液脊髄関門は破綻し，それによる浮腫が遅発性運動障害の機序である可能性が報告されている[8]。また，DNA 損傷や断片化，Fas 抗原の発現，またカスパーゼ 3 や Akt（serine-threonine kinase）の活性化が報告され，遅発性運動神経細胞死の機序にアポトーシスの関与も示唆されている[9]。すなわち，虚血侵襲が軽度の場合は，生存シグナルと細胞死シグナルの相反する 2 つのカスケードが同時に活性化され，そのパワーバランスの上で細胞の生死がゆっくりと決定され，細胞死となる場合はアポトーシス機構を介すると説明されている。カスパーゼ 3 を欠損させた遺伝子改変マウスを用いた最近の研究もその仮説を支持している[10]。

　しかし，カスパーゼ阻害薬を投与しても保護効果はみられなかったとする報告[11]や，詳細な形態学的観察，さらには DNA の断片化による検討でも，遅発性運動神経細胞死の機序がアポトーシスであるという証拠を見いだすことはできなかったとする報告[12]もあり，どの程度アポトーシスが関与しているか不明である。

● グリア細胞の関与

　一過性脊髄虚血後の後肢運動障害において，アストロサイトとミクログリアの関与が注目されている。アストロサイトの活性化は虚血再灌流後 12～24 時間の間に急激に生じており，この時期に遅発性の運動神経細胞死も生じている[13]。活性化アストロサイトは S-100β タンパクを過剰に産生し，それによりアストロサイト自身の誘導型一酸化窒素合成酵素が活性化され，神経細胞死に至るという機序が脳で提唱されている[14]。一酸化窒素は脊髄血流低下時には血流維持に重要な役割を果たす可能性があるが，虚血再灌流後では一酸化窒素とスーパーオキシドが反応し，より強力な組織傷害力をもつ peroxynitrite anion が産生されると考えられる。活性化アストロサイトが運動神経細胞にとって，敵か味方かは現時点では明らかではないが，なんらかの関与が示唆される。ちなみに，臨床症例でも脊髄虚血を生じた場合には，脳脊髄液中の S-100β タンパクの上昇することが報告されている[15]。

　ミクログリアは虚血再灌流後に biphasic に活性化される[13)16]。最初のピークは虚血再灌流刺激そのものによると考えられ，2 回目のピークは傷害を受けた組織からの何らかの刺激に対する反応と考えられる。動物実験では虚血再灌流後にミクログリアの活性化に伴い炎症性サイトカインであるインターロイキン（interleukin : IL）-1β や IL-6 などが上昇することが報告されている[16]。さらに，ミクログリアの活性を抑制するミノサイクリンを虚血前から投与しておくと虚血性脊

髄障害が抑制される[17]ことから，ミクログリアの活性化に伴い，ミクログリアから放出されるサイトカインが脊髄障害に関与している可能性が示唆される。

● 白質傷害

脳と異なり脊髄では，外側皮質脊髄路や脊髄視床路など長い神経線維があり，神経線維の虚血性傷害も重要である。中枢神経細胞の神経線維は末梢神経細胞の神経線維に比較し，虚血に対して非常に脆弱である。たとえば，末梢神経線維では30分間の虚血でも静止膜電位にも活動電位にも変化が見られないが，中枢神経線維では虚血後すぐに膜は脱分極を起こし，数分後には活動電位もほとんど発生しなくなる[18]。

中枢神経の髄鞘はオリゴデンドロサイトにより，末梢神経の髄鞘はシュワン細胞により形成される。しかし，1つのオリゴデンドロサイトが平均15本，最大で30〜50本の中枢神経線維の髄鞘を形成しているのに比較し，1つのシュワン細胞は1本の末梢神経線維の髄鞘を形成しているのみである。これは，1つのオリゴデンドロサイトの死が30〜50本の神経線維の機能低下につながる可能性があることを意味する。

ランビエ絞輪部には電位依存性ナトリウムチャネルが密集している。しかし，そこに電位依存性カルシウムチャネルやグルタミン酸受容体のサブタイプであるNMDA受容体は存在しない。神経線維が虚血になるとATPの減少に伴いNa^+/K^+-ATPaseが抑制され脱分極が起こる。これに伴い電位依存性ナトリウムチャネルから大量のナトリウムイオンが流入し，これは同時に水の流入を引き起こし神経線維の浮腫が急速に進行する。ナトリウムイオンの増加は細胞膜やミトコンドリアのNa^+-Ca^{2+} exchangerを賦活し，神経線維内のカルシウムイオン濃度が上昇する。また，髄鞘で覆われた部分に存在するグルタミン酸受容体のサブタイプであるAMPA受容体や電位依存性カルシウムチャネルからも脱分極に伴いカルシウムイオンが神経線維内に流入する。そして神経線維内のカルシウムイオン濃度の上昇は小胞体からのカルシウムイオンの流出を引き起こす。細胞内のカルシウムイオンの高度上昇により種々の酵素が活性化されて，虚血性傷害が進行すると考えられている。

家兎を用いた研究では，形態学的には，灰白質の傷害が虚血再灌流後1〜2日で明らかになるのに対し，白質傷害は再灌流後2日目までは明らかでなく，4日以降に傷害が強くなる[19]。白質傷害が遅れて形態学的に観察される理由は現在のところ明らかではない。

外傷性脊髄障害

■ 一次的傷害と二次的傷害

外傷性脊髄障害は外傷自体による一次的傷害とそれに続く二次的傷害によりもたらされる。物理的に挫滅された脊髄の回復は困難であるが，二次的傷害に対する治療を行えば，予後を改善できる可能性がある。

二次的傷害の機序は複雑であるが，脊髄虚血がその病態の中心であると考えられている。脊髄虚血はいくつかの機序で起こると考えられている。外傷に伴うサイトカインや白血球に由来する炎症性メディエータによる血管内皮細胞傷害は，血管攣縮を起こし，微小血栓の形成により脊髄血流を低下させる。また，脊髄は伸縮性に乏しい脊髄軟膜に覆われているため，浮腫により容易に実質内圧が上昇し，脊髄血流が低下する。さらに，外傷部では脊髄血流の自己調節能は破綻していると考えられ，外傷後の脊髄ショック(spinal shock)などによる低血圧は外傷部への血流をさらに低下させる。

二次的傷害の虚血以外の機序では，グルタミン酸毒性が関与している可能性もある。グルタミン酸は脊髄においても主要な興奮性伝達物質であり，傷害された神経細胞から大量のグルタミン酸が放出され，そのグルタミン酸がグルタミン酸受容体に作用し，虚血時のグルタミン酸毒性と同じ作用を生じると考えられる。

■ 脊髄外傷後の組織反応

脊髄損傷部では出血が起こり，血液脊髄関門が破壊される。血液脊髄関門の破壊により24時間後までには血中からマクロファージやリンパ球の脊髄内への侵入が起こり，2〜3日後には灰白質に空洞が形成される。

マクロファージやリンパ球は種々のサイトカインを分泌し炎症反応が進行する。分泌されるサイトカインの中で，IL-1β, IL-6, tumor necrosis factor-α(TNF-α)などの炎症性サイトカインは早期から分泌され，アストロサイトの増殖と活性化を促進する。一方，損傷2日後あたりから増加する抗炎症性サイトカイン transforming growth factor-β1(TGF-β1)は，線維芽細胞の増殖と細胞外マトリックスの合成を促進することが知られている[20]。

ヒトでは脊髄損傷後，軸索再生はほとんど起こらない。組織修復過程における瘢痕形成が，軸索再生を阻止している要因の一つと考えられている。損傷部への

VI 神経麻酔に求められる脊髄障害の知識とメカニズム

線維芽細胞の侵入と増殖は、脊髄損傷後3日で始まり、約1週間で線維性瘢痕が形成される。一方、反応性アストロサイトは損傷後5日までは損傷部の血液脳関門が破壊された領域を取り巻くように分布しているが、血液脊髄関門の修復とともに線維性瘢痕を取り囲んで集積し、損傷後約2週間までにはグリア瘢痕を形成する。以前はグリア瘢痕が軸索再生阻害に関与していると考えられていたが、最近の研究では、線維性瘢痕が軸索再生阻害に関与し、グリア瘢痕はむしろ血液脳関門の修復や損傷部の修復など、組織修復の過程に重要な役割を果たしていることが明らかになりつつある。

軸索再生を抑制するメカニズムは物質レベルでも解明が進んでいる[21]。損傷部位のオリゴデンドロサイトには、myelin-associated glycoprotein（MAG）、Nogo-A、olygodendrocyte myelin glycoprotein（OMgp）のタンパク質が発現する。この3種類のタンパク質は構造的な類似性がないにもかかわらず、神経細胞に発現しているNogo受容体、あるいはpaired immunoglobulin-like receptor B（PirB）に作用して神経突起の伸展を抑制する。ほかにも軸索再生阻害作用を持つ可能性のある物質として、repulsive guidance molecule（RGM）、semaphorin、Wnt、コンドロイチン硫酸プロテオグリカン（CSPG）、ケラタン硫酸プロテオグリカン（KSPG）が現在までに報告されている。

■外傷性脊髄障害に対する薬物治療

外傷性脊髄障害に対する薬物治療として、1980年代から1990年代後半にかけてメチルプレドニゾロン大量療法が精力的に行われた[22〜24]。しかし、現在この治療法は広く支持されていない。

一方、最近では軸索再生を目指した治療法の開発が積極的に行われている。その一つが軸索再生を抑制する物質の一つであるNogo-Aに対する抗体を用いた臨床研究である。欧米で行われた第Ⅰ相試験では50人以上の脊髄外傷患者の脊髄くも膜下腔にNogo-Aの抗体を投与したが、明らかな副作用は認められていない[25]。現在、第Ⅱ相試験が進行中である。

本邦では、外傷性脊髄障害に対して顆粒球コロニー刺激因子（granulocyte colony-stimulating factor：G-CSF）を用いた臨床試験が開始されている。これは、G-CSFにより動員された骨髄由来細胞が脊髄に生着する効果や、神経細胞やオリゴデンドロサイトに対するG-CSFの直接的な保護効果などを期待した治療法である。受傷後48時間以内にG-CSFを5日間連続で静注した結果、従来のメチルプレドニゾロン大量療法を行ったhistorical controlの患者と比較し、運動麻痺が有意に改善し、明らかな副作用も認められなかった[26]。現在、第Ⅲ相試験が開始されている。これらの軸索再生を目指した治療法が一般化するまでにはしばらく時間がかかると思われるが、特にG-CSF療法はG-CSFの静注という、手技としては簡便な治療法なので、効果が認められれば普及する可能性がある。

●参考文献●

1) Griepp RB, Griepp EB. Spinal cord perfusion and protection during descending thoracic and thoracoabdominal aortic surgery : the collateral network concept. Ann Thorac Surg 2007 ; 83 : S865-9.
2) Etz CD, Homann TM, Plestis KA, et al. Spinal cord perfusion after extensive segmental artery sacrifice : can paraplegia be prevented? Eur J Cardiothorac Surg 2007 ; 31 : 643-8.
3) Marsala J, Kluchova D, Marsala M. Spinal cord gray matter layers rich in NADPH diaphorase-positive neurons are refractory to ischemia-reperfusion-induced injury : a histochemical and silver impregnation study in rabbit. Exp Neurol 1997 ; 145 : 165-79.
4) Matsumoto M, Iida Y, Wakamatsu H, et al. The effects of N^G-nitro-L-arginine-methyl ester on neurologic and histopathologic outcome after transient spinal cord ischemia. Anesth Analg 1999 ; 89 : 696-702.
5) Follis F, Scremin OU, Blisard KS, et al. Selective vulnerability of white matter during spinal cord ischemia. J Cereb Blood Flow Metab 1993 ; 13 : 170-8.
6) Utada K, Ishida K, Tohyama S, et al. The combination of insulin-like growth factor 1 and erythropoietin protects against ischemic spinal cord injury in rabbits. J Anesth 2015 ; 29 : 741-8.
7) Nagamizo D, Tsuruta S, Matsumoto M, et al. Tight glycemic control by insulin, started in the preischemic, but not postischemic, period, protects against ischemic spinal cord injury in rabbits. Anesth Analg 2007 ; 105 : 1397-403.
8) Jacobs TP, Shohami E, Baze W, et al. Deteriorating stroke model : Histopathology, edema, and eicosanoid changes following spinal cord ischemia in rabbits. Stroke 1987 ; 18 : 741-50.
9) Sakurai M, Hayashi T, Abe K, et al. Delayed and selective motor neuron death after transient spinal cord ischemia : a role of apoptosis? J Thorac Cardiovasc Surg 1998 ; 115 : 1310-5.
10) Kakinohana M, Kida K, Minamishima S, et al. Delayed paraplegia after spinal cord ischemic injury requires caspase-3 activation in mice. Stroke 2011 ; 42 : 2302-7.
11) Lapchak PA, Araujo DM, Weir CJ, et al. Effects of intrathecal administration of a cell permeant caspase inhibitor, boc-D-fluoromethylketone（BDFMK）, on behavioral deficits following spinal cord ischemia : a dose-response analysis. Brain Res 2003 ; 959 : 183-90.
12) Kiyoshima T, Fukuda S, Matsumoto M, et al. Lack of evidence for apoptosis as a cause of delayed onset paraplegia after spinal cord ischemia in rabbits. Anesth Analg 2003 ; 96 : 839-46.
13) Matsumoto S, Matsumoto M, Yamashita A, et al. The temporal profile of the reaction of microglia, astrocytes, and macrophages in the delayed onset paraplegia after transient spinal cord ischemia in rabbits. Anesth Analg 2003 ; 96 : 1777-84.
14) Matsui T, Mori T, Tateishi N, et al. Astrocytic activation and delayed infarct expansion after permanent focal ischemia in rats.

Part I : enhanced astrocytic synthesis of S-100β in the periinfarct area precedes delayed infarct expansion. J Cereb Blood Flow Metab 2002 ; 22 : 711-22.
15) van Dongen EP, ter Beek HT, Schepens MA, et al. The relationship between evoked potentials and measurements of S-100 protein in cerebrospinal fluid during and after thoracoabdominal aortic aneurysm surgery. J Vasc Surg 1999 ; 30 : 293-300.
16) Smith PD, Puskas F, Meng X, et al. The evolution of chemokine release supports a bimodal mechanism of spinal cord ischemia and reperfusion injury. Circulation 2012 ; 126 : S110-7.
17) Takeda M, Kawaguchi M, Kumatoriya T, et al. Effects of minocycline on hind-limb motor function and gray and white matter injury after spinal cord ischemia in rats. Spine 2011 ; 36 : 1919-24.
18) Stys PK. Anoxic and ischemic injury of myelinated axons in CNS white matter : from mechanistic concepts to therapeutics. J Cereb Blood Flow Metab 1998 ; 18 : 2-25.
19) Kurita N, Kawaguchi M, Kakimoto M, et al. Reevaluation of gray and white matter injury after spinal cord ischemia in rabbits. Anesthesiology 2006 ; 105 : 305-12.
20) 川野　仁，木村-黒田純子，小牟田縁ほか．脊髄損傷後の軸索再生と組織修復―グリア瘢痕と線維性瘢痕の作用．脳21　2011 ; 14 : 114-8.
21) 山下俊英．中枢神経の軸索再生を制御する分子機構．脳21 2011 ; 14 : 108-13.
22) Bracken MB, Collins WF, Freeman DF. Efficacy of methylprednisolone in acute spinal cord injury. JAMA 1984 ; 251 : 45-52.
23) Bracken MB, Shepard MJ, Collins WF, et al. A randomized, controlled trial of methylprednisolone or naloxone in the treatment of acute spinal-cord injury : results of the Second National Acute Spinal Cord Injury Study. N Engl J Med 1990 ; 322 : 1405-11.
24) Bracken MB, Shepard MJ, Holford TR, et al. Administration of methylpredonisolone for 24 or 48 hours or tirilazad mesylate for 48 hours in the treatment of acute spinal cord injury. JAMA 1997 ; 277 : 1597-604.
25) Zorner B, Schwab ME. Anti-Nogo on the go : from animal models to a clinical trial. Ann N Y Acad Sci 2010 ; 1198（Suppl 1）: E22-34.
26) Kamiya K, Koda M, Furuya T, et al. Neuroprotective therapy with granulocyte colony-stimulating factor in acute spinal cord injury : a comparison with high-dose methylprednisolone as a historical control. Eur Spine J 2015 ; 24 : 963-7.

松本　美志也

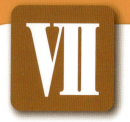

神経麻酔に求められる解剖学の知識

> **KEY POINT**
> - 脳の動脈系は内頸動脈と椎骨動脈から供給され，ウイリス動脈輪により側副血行路が保たれる。
> - 脳の静脈系は，硬膜静脈洞，表在性静脈系，深在性静脈系がある。
> - 脊髄の動脈は分節動脈より分かれる根動脈に始まり，脊髄を縦走する前脊髄動脈と2本の後脊髄動脈の3本により構成される。
> - 中枢神経系の情報伝達は，電気的伝達と，それを受けるシナプスでの化学的伝達による。

脳・脊髄の血管系

■ 脳の血管系

● 動脈系

脳は両側内頸動脈，両側椎骨動脈の4本の大きな動脈で給血されている。ちなみに，内頸動脈系を前方循環，椎骨脳底動脈系を後方循環という。これらは相互に吻合してウイリス動脈輪を形成して，4本の大きな動脈は互いに交通する。すなわち，左右内頸動脈は前交通動脈で吻合する。また，両側椎骨動脈は合流して1本の脳底動脈となり，最後に左右に分かれて後大脳動脈となった後に内頸動脈と後交通動脈を介して吻合する。主幹動脈はウイリス動脈輪を通過した後，しだいに細くなるが，引き続き，くも膜下腔を軟膜に接して走行する。この脳表の細動脈を leptomeningeal artery といい，それら皮質動脈間で吻合してできる側副血行路を leptomeningeal anastomosis という。くも膜下腔走行の途中で分岐して脳実質に入る動脈を穿通枝という。

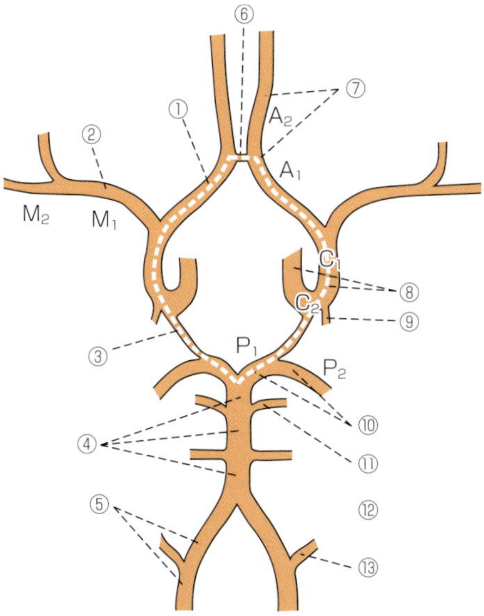

Fisher による分類を示す
〔内頸動脈（internal carotid artery）〕
C_1：前・中大脳動脈に分岐する終末部
C_2：くも膜下腔を後上方に走る（脳槽部）
〔中大脳動脈（middle cerebral artery）〕
M_1：内頸動脈より分かれて外方に水平に走る（蝶形骨部）
M_2：島の表面を後上方に走る（島部）
$M_{3〜5}$：略
〔前大脳動脈（anterior cerebral artery）〕
A_1：内頸動脈より分かれて視神経の上を内前方に走る部分
A_2：前交通動脈分岐脳梁膝部の下まで
$A_{3〜5}$：略
〔後大脳動脈（posterior cerebral artery）〕
P_1：脳底動脈より分かれ後交通動脈分岐部まで
P_2：P_1 に続いて大脳脚に沿って2本の皮質枝に分かれるまで
$P_{3〜5}$：略

① ウイリス〔動脈〕輪（circle of Willis）（白い点線で示した部分）
② 中大脳動脈（middle cerebral artery）
③ 後交通動脈（posterior communicating artery）
④ 脳底動脈（basilar artery）
⑤ 椎骨動脈（bertebral artery）
⑥ 前交通動脈（anterior communicating artery）
⑦ 前大脳動脈（anterior cerebral artery）
⑧ 内頸動脈（internal carotid artery）
⑨ 前脈絡叢動脈（anterior choroidal artery）
⑩ 後大脳動脈（posterior cerebral artery）
⑪ 上小脳動脈（superior cerebellar artery）
⑫ 前下小脳動脈（anterior inferior cerebellar artery）
⑬ 後下小脳動脈（posterior inferior cerebellar artery）

図1 脳の主幹動脈の模式図
脳を除いて上から見ている。
［塩川芳昭. 脳動脈 脳静脈. 児玉南海雄監修. 標準脳神経外科学. 東京：医学書院；2011. p.20-5 より引用］

VII 神経麻酔に求められる解剖学の知識

病態時の脳循環は，脳動脈を皮質枝と穿通枝に分けて考えると理解しやすい。前・中・後大脳動脈の境界領域は，分水嶺(watershed zone)と呼ばれ，脳灌流圧が低下したときに脳梗塞を生じやすい場所である。穿通枝には，レンズ核線条体動脈や視床穿通枝動脈を挙げることができる。レンズ核線条体動脈は中大脳動脈から分枝し，尾状核，被殻，淡蒼球に血液を供給している。視床穿通枝動脈は後交通動脈から分枝し，視床と乳頭体に血液を供給している。穿通枝領域の梗塞は，梗塞範囲が狭くて無症状のこともあるが，内包などでは梗塞範囲が小さくても強い麻痺を生じる(図1,図2)[1〜4]。

●静 脈 系

脳の静脈系は，大きく小脳テント上とテント下(後頭蓋窩)に分けることができ，前者はさらに表在性静脈と深在性静脈に分けられる。大脳の表在性静脈には上矢状洞に注ぐ上行静脈と横静脈洞に注ぐ下行静脈とがある。また，これらの静脈を結ぶanastomotic veinがある。Trolard's veinはシルビウス(Sylvius)裂を走行するsylvian veinと上矢状洞をつなぎ，Labbé veinはsylvian veinと横静脈洞を結んでいる。深在性静脈は大脳基底核や大脳半球内側面の一部からの静脈還流を受けるものであり，主として内大脳静脈や側脳室のsubependymal veinを介してガレン(Galen)大静脈に

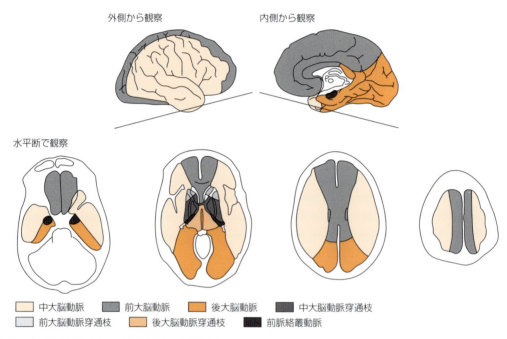

図2 各主幹動脈および穿通枝の支配領域
[塩川芳昭. 脳動脈 脳静脈. 児玉南海雄監. 標準脳神経外科学. 東京：医学書院；2011. p.20-5 より引用]

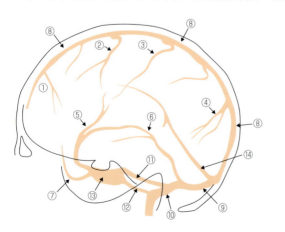

①前頭上行性静脈(frontal ascending vein)
②前頭頭頂静脈[frontoparietal vein(Trolard)]
③中心静脈[central vein(Rolando)]
④後頭上行性静脈(occipital ascending vein)
⑤表在性シルビウス静脈(superficial sylvian vein)
⑥側頭後頭静脈[temporo-occipital vein(Labbé)]
⑦蝶形頭頂静脈洞(sphenoparietal sinus)
⑧上矢状静脈洞(superior sagittal sinus)
⑨横静脈洞(transverse sinus)
⑩S状静脈洞(sigmoid sinus)
⑪上錐体静脈洞(superior petrosal sinus)
⑫下錐体静脈洞(inferior petrosal sinus)
⑬海綿静脈洞(cavernous sinus)
⑭直静脈洞(straight sinus)

図3 表在静脈系
[塩川芳昭. 脳動脈 脳静脈. 児玉南海雄監. 標準脳神経外科学. 東京：医学書院；2011. p.20-5 より引用]

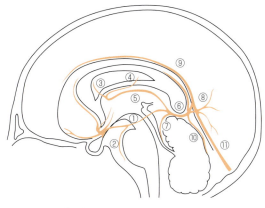

① 脳底静脈(basal vein of Rosenthal)
② 橋静脈(pontine vein)
③ 透明中隔静脈(septal vein)
④ 視床線条体静脈(thalamostriate vein)
⑤ 内大脳静脈(internal cerebral vein)
⑥ Galen 大静脈(great vein of Galen)
⑦ 中心前小脳静脈(precentral cerebellar vein)
⑧ 内後頭静脈(internal occipital vein)
⑨ 下矢状静脈洞(inferior sagittal sinus)
⑩ 上小脳虫部静脈(superior vermian vein)
⑪ 直静脈洞(straight sinus)

図4 深部静脈
[塩川芳昭. 脳動脈 脳静脈. 児玉南海雄監. 標準脳神経外科学. 東京:医学書院;2011. p.20-5 より引用]

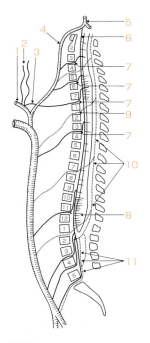
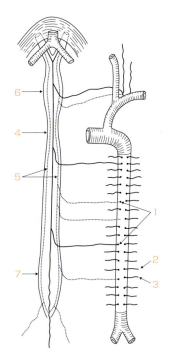

a. 側画像
 1. subclavian artery
 2. ascending cervical artery
 3. deep cervical artery
 4. vertebral artery
 5. basilar artery
 6. anterior spinal artery
 7. anterior radicular(radiculo-medullary)artery
 8. a. radicularis(radiculo-medullaris) magna(artery of Adamkiewicz)
 9. posterior radicular(radiculo-medullary)artery
 10. posterior spinal artery
 11. lumbosacral radicular artery

b. 前後像
 1. anterior and posterior radicular(radiculo-medullary)artery
 2. radicular artery
 3. radicular pial braches
 4. anterior spinal artery
 5. posterior spinal artery
 6. cervical intumescence
 7. thoracolumber intumescence

図5 脊髄の血管系
[永田 泉. 脳脊髄の一般解剖学. 奥村福一郎編. 脳神経外科麻酔ハンドブック. 東京:南江堂;1993. p.1-24, Djindjian R. Angiography of the spinal cord. Baltimore:Univ Park Press;1970 より引用]

VII 神経麻酔に求められる解剖学の知識

注ぎ，さらに直静脈洞により，静脈洞交会部で横静脈洞に流入する。

最終的にはすべての脳からの静脈血は内頸静脈に灌流する。内頸静脈の頭蓋内から出る部分は，内頸静脈球部といわれ，脳血流量の測定や酸素飽和度のモニターのためにカテーテルを留置する部位である。静脈還流量には正常でも左右差があるといわれ，人により優位側は異なる（図3，図4）[1]〜[4]。

■脊髄の血管系

脊髄の動脈は分節動脈より分かれる根動脈に始まり，脊髄を縦走する前脊髄動脈と2本の後脊髄動脈の3本により構成されている。分節動脈は椎骨動脈や，肋間動脈，腰動脈などにより体節性に分岐し，脊椎を栄養する。根動脈は脊椎動脈から分かれ，脊髄神経の

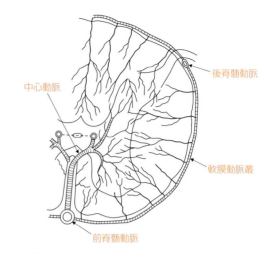

図6 髄内動脈

[永田　泉．脳脊髄の一般解剖学．奥村福一郎編．脳神経外科麻酔ハンドブック．東京：南江堂；1993．p.1-24 より引用]

表　中枢神経系（CNS）における神経伝達物質（neurotransmitters）および神経修飾物質（neuromodulators）

化学物質	産生部位	化学物質	産生部位
acetylcholine	神経筋接合部：自律神経節前線維終末，交感神経節後線維汗腺，筋血管拡張終末，脳の多くの部位，網膜アマクリン細胞	(polypeptideの続き)	
		endomorphins	視床下部，視床，線状体
		dynophons	中脳水道灰白質，膠様質
amine		cholecystokinin (CCK-4 and CCK-8)	大脳皮質，視床下部，網膜
dopamine	交感神経節 SIF 細胞，線条体，視床下部，辺縁系，大脳新皮質，網膜中間ニューロン終末	vasoactive intestinal peptide	節後性コリン作動ニューロン，感覚ニューロン，大脳皮質，視床下部，網膜
noradrenaline	交感神経節後線維終末，大脳皮質，視床下，脳幹，小脳，脊髄	neurotensin	視床下部，網膜
adrenaline	視床下部，視床，脳室周囲灰白質，脊髄	gastrin-releasing peptide	視床下部
serotonin	視床下部，辺縁系，小脳，脊髄，網膜	gastrin	視床下部，延髄
histamine	視床下部，脳のそのほかの部位	glucagon	視床下部
excitatory amino acid		motilin	大脳皮質
glutamate	大脳皮質，脳幹	secretin	視床下部，視床，脳幹，大脳皮質，海馬，線状体
aspartate			
inhibitory amino acid		calcitonin gene-related peptide-α	視床下部，一次性感覚ニューロン終末
glycine	脳，脊髄の抑制性ニューロン		
γ-aminobutyrate (GABA)	小脳，大脳皮質	neuropeptide Y	ノルアドレナリン，アドレナリン神経終末延髄，中脳水道灰白質
polypeptide		activins	脳幹
substance P, other tachykinins	一次性感覚ニューロン終末	inhibins	脳幹
		angiotenisin II	視床下部，扁桃咳，脳幹，脊髄
vasopressin	下垂体後葉，延髄，脊髄	FMRF amide	視床下部，脳幹
oxytocin	下垂体後葉，延髄，脊髄	galanin	視床下部，海馬，中脳，脊髄
CRH	脳下垂体	atrial natriuretic peptide	視床下部，脳幹
TRH	脳下垂体，網膜	brain natriuretic peptide	視床下部，脳幹
GRH	脳下垂体	purines	
somatostatin	脳下垂体，黒質	adenosine	新皮質，海馬，小脳，嗅覚皮質
GnRH	脳下垂体	ATP	自律神経節，小帯
endothelins	下垂体後葉，脳幹	gases	
enkephalines	膠様質，中枢神経全体	nitric oxide(NO), carbon monoxide(CO)	CNS 全体
β-endorphins, other derivatives of pro-opiomelanocortin	視床下部，視床，線状体	lipid	
		anandamide	海馬，基底核，小脳

[土肥修司．脳・脊髄の生理．坂部武史編．脳神経外科手術と麻酔　基礎と臨床．東京：真興交易医書出版部；2002．p.48-63 より改変引用]

前後根に沿う前根動脈と後根動脈になる。

　前根脊髄動脈のうち最大のものはアダムキーヴィッツ動脈と呼ばれ，脊髄のほぼ下1/3の血流を供給している。前脊髄動脈は上方では椎骨動脈から分岐した左右の前脊髄枝が合わさって始まり，前正中裂を下行する。中部胸髄は前根脊髄動脈の分布が少なく，前脊髄動脈も細くなる。この領域は血流の供給に余裕がなく，虚血性病変がもっとも生じやすい領域である。2本の後脊髄動脈は後外側溝を縦走する。その頭側端は，椎骨動脈から分枝する第1頸髄後根脊髄動脈の場合と後下小脳動脈の場合がある。

　前脊髄動脈と後脊髄動脈は，脊髄表面で動脈叢により互いに吻合している。脊髄は前脊髄動脈から分枝する中心動脈と後脊髄動脈や pial arterial plexus からの穿通枝により栄養されている。脊髄の腹側2/3は前脊髄動脈，背側1/3は後脊髄動脈の支配領域である。

　脊髄の静脈系は，髄内静脈，脊髄静脈幹，根静脈，椎骨静脈叢から構築されている。硬膜と脊椎管との間のスペースに存在する静脈叢は豊富で，弁がないためにいずれの方向にも血流が流れ，胸腔・腹腔とも連絡がある。この静脈叢を胸腔圧または腹腔圧により怒張させる（バルサルバ手技）と，脊椎管内において硬膜の筒は圧迫されて，髄液が上方に（頭蓋へ向かって）押し出され，頭蓋内圧が上昇する（図5，図6）[1〜4]。

神経系の情報伝達

　中枢神経系は，末梢神経，ホルモンや血流を介したさまざまな情報を統合して，個々の情報に瞬間的に対応して意識，感覚，運動機能や自律機能を営んでいる。中枢神経系の情報伝達は，電気的伝達（electrical transmission）と，それを受けるシナプスでの化学的伝達（chemical transmission）によっている。アセチルコリン，ノルアドレナリン，アミン類など多くの神経伝達物質が脳の特定の部位で同定されている（表）。

　1つのニューロンは2,000以上のシナプスを形成し，シナプスでの情報伝達はアセチルコリンやセロトニンなどの神経伝達物質を介して行われる。伝達物質には脳・脊髄の部位特異的なものはなく，それぞれの濃度とバランスが特異性を決定している可能性が示唆されている。

　神経伝達物質は，シナプス前ニューロンからシナプス後ニューロンへ興奮性あるいは抑制性の情報を伝える化学物質である。化学伝達物質のなかには，興奮性（グルタミン酸），あるいは抑制性〔γアミノ酪酸（γ-aminobutyric acid：GABA）〕の作用のみを示すものや，受容体の種類と特性により，興奮性や抑制性の両面の作用を持つものもある[5]。

●参考文献●
1) 永田　泉．脳脊髄の一般解剖学．奥村福一郎編．脳神経外科麻酔ハンドブック．東京：南江堂；1993．p.1-24.
2) Djindjian R. Angiography of the spinal cord. Baltimore：Univ Park Press；1970.
3) 松本美志也，坂部武史．脳循環・代謝の生理．坂部武史編．For Professional Anesthesiologists 脳保護・脳蘇生．東京：克誠堂出版；2008．p.15-30.
4) 塩川芳昭．脳動脈　脳静脈．児玉南海雄監．標準脳神経外科学．東京：医学書院；2011．p.20-5.
5) 土肥修司．脳・脊髄の生理．坂部武史編．脳神経外科手術と麻酔　基礎と臨床．東京：真興交易医書出版部；2002．p.48-63.

池田　幸穂

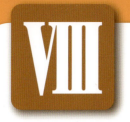

神経麻酔に求められる薬理学の知識

VIII 神経麻酔に求められる薬理学の知識

1 吸入麻酔薬，静脈麻酔薬，筋弛緩薬

KEY POINT
- 吸入麻酔薬は，脳代謝を抑えるが脳血流を低下させないため頭蓋内圧は上昇する。二酸化炭素反応性は温存されることから軽度過換気で管理する。
- 吸入麻酔薬のなかではセボフルランの脳血管拡張作用がいちばん小さい。
- 静脈麻酔薬，特にプロポフォールは，脳代謝を抑え脳血流も低下させるため頭蓋内圧は低下する。二酸化炭素反応性も温存されるが過換気で脳虚血になる可能性がある。
- 筋弛緩薬は，麻酔または鎮静下で脳代謝を抑える可能性がある。筋弛緩薬併用下では麻酔薬や鎮静薬の必要量は低下する。

はじめに

吸入麻酔薬，静脈麻酔薬，筋弛緩薬の脳循環代謝への影響を主に概説する（表1）。また，麻酔薬に関しては，その脳保護作用についても簡単に触れる（表2）。

吸入麻酔薬

脳神経外科手術において必要な麻酔とは，脳代謝の抑制，自己調節能の温存，二酸化炭素反応性の保持，頭蓋内圧亢進の回避と速やかな覚醒を満たすものであると，古くからいわれている[1～3]。吸入麻酔薬は全般に，脳血管を濃度依存的に拡張させて脳血流を増加させ，一方で脳代謝も濃度依存的に抑制する[4)5)]。

最小肺胞濃度（MAC）が1に満たない場合は，代謝抑制に伴う脳血流低下作用が脳血管拡張に伴う脳血流増加作用と相殺されるため，頭蓋内圧に影響しない。しかし，1 MACを超える濃度になると関係がアンバ

表1　麻酔薬の脳循環代謝に対する影響

	脳血流量	脳代謝率	頭蓋内圧	二酸化炭素反応性	自己調節能
亜酸化窒素	↑	↑ または →	↑	→	→
ハロタン	↑↑	↓	↑	→	↓
エンフルラン	↑	↓	↑	→	↓
イソフルラン	↑	↓	↑	→	↓
セボフルラン	↑	↓	↑ または →	→	→ または ↓
デスフルラン	↑	↓	↑	→	↓
プロポフォール	↓	↓	↓	→	→ または ↓
チオペンタール	↓	↓	↓	→	→
ミダゾラム	↓	↓	↓	→	→
デクスメデトミジン	↓	↓	↓	→	↓

表2 麻酔薬の脳虚血に対する脳保護作用

	虚血前投与 局所脳虚血	虚血後投与 局所脳虚血	虚血前投与 全脳虚血	虚血後投与 全脳虚血	長期効果
吸入麻酔薬	効果あり	効果あり	効果あり	効果あり	効果なし？
バルビツレート	効果あり	効果あり	効果なし	効果なし	不明
ベンゾジアゼピン	効果なし	効果あり	効果なし	効果あり	不明
デクスメデトミジン	効果あり	効果なし	効果あり	限定的	不明
プロポフォール	効果あり	効果あり	効果あり	効果なし？	可能性あり

ランスとなり，脳代謝を上回る脳血流のため過灌流（ぜいたく灌流）となる[6]。そのため一般的に頭蓋内圧は上昇する。一般的に考えられる吸入麻酔薬による血管拡張作用による脳血流増加作用の強さはハロタン＞エンフルラン＞デスフルラン～イソフルラン＞セボフルランとされている[7)8)]。このような脳血管拡張，血流増加作用は，頭蓋内圧亢進患者では問題となりうる。

一般には過剰な脳血流の抑制に，脳血管の二酸化炭素反応性が利用される。臨床的に使用される濃度の吸入麻酔においては，二酸化炭素反応性が保たれると報告されている[9]。吸入麻酔薬による血管拡張作用がすでに存在するため高二酸化炭素血症に血管拡張作用は弱いが，低二酸化炭素血症による血管収縮反応は強いと考えられる[9]。

また注意しなければならないのは脳血流の自動調節能に対する影響である。吸入麻酔薬は自動能調節を濃度依存的に抑制させると古くから報告されている[10]。セボフルランは1.5 MACまで自動能調節が温存されると報告されているが，デスフルランやイソフルランでは1 MACまでは温存されるが，1.5 MACでは消失すると報告されている[11)～14)]。亜酸化窒素に関しては，脳代謝にあまり影響を与えないかもしれないが（古くは脳代謝を上昇させるとされてきた）基本的に脳血管拡張作用があるため，単独使用であれ吸入麻酔薬の併用であれ脳血流の増加，頭蓋内圧上昇作用がある[15)～17)]。

吸入麻酔薬の脳保護に関して広く研究が行われているが，本項目では主にイソフルランについて取り上げる。イソフルランは無麻酔やフェンタニル麻酔に比較して，局所モデルでは脳梗塞領域を減少させ，全脳虚血モデルでは海馬神経細胞障害を減少させると報告されている[18)19)]。他の麻酔薬同様，吸入麻酔薬の脳保護作用のメカニズムとしては脳代謝の抑制，興奮性アミノ酸放出の抑制，シナプス伝達抑制系の活性化，細胞内カルシウム上昇抑制などが挙げられる[20)21)]。吸入麻酔薬の研究から，長期的な脳保護効果に疑問が抱かれるようになった。イソフルランは局所脳虚血モデルにおいて脳梗塞領域を，無麻酔に比較し有意に減少させるが，この効果が虚血2日後には見られたが14日後には消失していたという[22]。また，虚血早期には顕著でなかったアポトーシスが後期において発現・進行しており，イソフルランは虚血早期の障害を抑制するがアポトーシスは抑制できず，脳障害の進行を結局抑制できなかったのではないかと推測されている[23]。

イソフルランで早期虚血障害を抑制し抗アポトーシス薬を併用することで，長期効果を確認した報告もある[24]。これは麻酔薬が脳障害の進行を抑えている間に新たな介在治療開始の可能性を示した重要な事象であろう。虚血の強度が軽微な場合やモデルの違いによっては吸入麻酔薬単独で長期保護効果が期待できることを示した報告もあるが，一定の見解を得るまでには至っていない[25)26)]。全脳虚血においてもイソフルランの虚血5日目に見られた海馬神経細胞障害軽減効果は3週間後，3カ月後には見られなかったという[27]。イソフルランに一時的な脳保護効果があることは確実であろう。

吸入麻酔薬の大きな特徴として，臨床使用濃度で脳保護効果が期待できることが挙げられる。脳虚血の可能性のある手術中に使用することで，予防的な効果が期待できる。しかしながら，ヒトでの予後改善効果を見たトライアルは存在しない。

静脈麻酔薬

本項目ではプロポフォール，ベンゾジアゼピン，デクスメデトミジンについて概説する。

■プロポフォール

脳代謝を抑制し脳血流の減少，脳圧の低下をもたらす[28)29)]。二酸化炭素反応性や自動能も比較的よく保たれる[9)30)31)]。プロポフォールではすでに脳血管が収縮しているため低二酸化炭素に対する反応の程度は弱いと考えられる[9]が，過換気にすると内頸静脈球部酸素

飽和度が虚血レベルにまで低下することが報告されている[32)]。この反応は軽度低体温時には増強されるため注意が必要とされる[33)]。

脳保護に関してプロポフォールは，脳代謝を抑制するだけでなくフリーラジカルスカベンジャーとして機能すると報告されている[34)]。最近の研究によると，プロポフォールはその関連タンパク発現を抑制することで，アポトーシスとオートファジーの進行過程を著明に変化させるようである[35)〜37)]。これらの特徴からプロポフォールは局所，全脳虚血の両モデルで脳保護的であることが証明されてきた。プロポフォールの虚血前投与(ただし虚血中に投与しない場合はなんら保護効果を示さないが)，虚血後ただちに，もしくは虚血後1時間してから投与した場合のいずれにおいても，梗塞領域が著明に減少したと報告されている[38)39)]。一方で全脳虚血において脳保護効果を得るには，プロポフォールは，虚血中に投与されていなくてはならないようである[34)〜37)]。

プロポフォールに関しては脳保護効果の持続性についても検討されている。局所脳虚血においては，虚血3日後に見られた梗塞領域減少効果は28日後には見られなかったという報告や，長期にわたって見られたという報告が混在している[40)41)]。全脳虚血においては，壊死およびアポトーシスを減少させる保護効果が虚血28日後まで観察されたと報告されている[37)]。ヒトでの臨床トライアルも存在する[42)]。弁置換術を対象にした研究であるが，術中脳波において burst & suppression を維持するようにプロポフォールを調節して管理し，術後神経精神学的検査を施行したものである。しかしながら，ポジティブな結果は得られなかったようである。

■ バルビツレート

バルビツレートも脳代謝を抑制し脳血流の減少，脳圧の低下をもたらす[43)]。脳代謝を50%低下させる程度のチオペンタールを投与しても脳血流自動能が保たれると報告されている[44)]。また，脳波において burst & suppression を生じるような大量のペントバルビタール投与下で二酸化炭素分圧20〜30 mmHgの変動では脳血流の変化はないが，20〜40 mmHgの変化では二酸化炭素反応性が見られたと報告されている[45)]。これは最大限に脳血管収縮が生じているため，過換気でのさらなる脳血流の低下が生じにくいことを示している。

また脳保護に関して，実験的な局所脳虚血モデルにおいてバルビツレートは，虚血前，虚血中，さらには虚血後に投与された場合においても，脳保護効果を発揮したと報告されている[46)〜48)]。一方，全脳虚血モデルにおいても虚血中に投与された場合脳保護効果を発揮し[49)]，サルを用いたモデルでは，虚血後に大量投与されたチオペンタール脳を保護したと報告されている[50)]。後の研究ではこれと全く逆の結果が報告されており，脳研究の初期には虚血後の全身管理が一定しておらず，薬剤効果を過大評価していた傾向があったものと考えられる。

臨床においては，心停止後の昏睡患者に対しチオペンタールの脳保護効果を検討した多施設ランダム化比較試験が行われた[51)]。チオペンタールは蘇生後10〜50分で投与されたが，標準的治療に比較し1年後の神経学的予後を改善しなかった。局所脳虚血においては人工心肺を用いたバイパス術に対しチオペンタールの効果を見たものが2症例ある。1症例は挿管期間が長く低血圧の頻度が高くなるだけであり，もう一方は脳卒中イベントを減らしたというものである。これが臨床におけるバルビツレートの脳保護効果を示した唯一の報告であるが，短期的な予後の報告であり長期にわたっての保護効果はいまだ不明である[52)53)]。

■ ベンゾジアゼピン

ミダゾラムは脳代謝を抑制し脳血流を減少させる[54)]。ほかの静脈麻酔薬同様二酸化炭素反応性は保たれており，脳血管収縮している分，二酸化炭素増加に対する脳血流増加反応は高い[55)]。したがって，調節呼吸下でない場合ミダゾラムによる脳容積現象作用による脳圧低下作用は，その鎮静による呼吸抑制により容易に逆転されてしまうので，注意が必要である[55)]。同レベルの鎮静状態では，動的な脳血流自動調節能はプロポフォールよりも保たれるという[56)]。

脳保護においてベンゾジアゼピンは，非常にユニークな脳保護的な働きをする。全脳虚血後早期に細胞外γアミノ酪酸(GABA)が増加するが，これは自己防御システムの一つと考えられている。したがってこの虚血後早期には自己防衛的な抑制系システムがすでに働いているため，ベンゾジアゼピンを投与してもベンゾジアゼピン介在のGABA刺激にはさらなる保護効果は期待できない。しかしながら，ベンゾジアゼピン，とりわけジアゼパムはこの時期の後に投与すると絶大な脳保護効果を発揮すると報告されている[57)58)]。局所

脳虚血においても虚血前に投与された場合を除き虚血後投与されたジアゼパムは，梗塞領域を有意に減少させたと報告されている[59]。

これらの報告を基盤にし，ヒトでのトライアルがヨーロッパで行われた。The early GABA-Ergic activation study in stroke（EGASIA）trial という名前で行われ，急性脳卒中患者へのジアゼパムの効果を見るものであった[60]。結果は否定的であったが，虚血性脳卒中に対してはまだ捨てがたいとのコメントが残されている。臨床でもベンゾジアゼピンの耐性によく遭遇する。実験的にもモデルが存在するほどである。

最近，このベンゾジアゼピン耐性下では虚血障害が悪化するだけでなくジアゼパムの脳保護効果も消滅してしまうとの報告がなされている[61]。EGASIAではベンゾジアゼピン耐性患者を含んでいた可能性がある。対象となる患者は中・高齢者であり，睡眠障害からなんらかのベンゾジアゼピンを投与されていた可能性がある。研究では同量のジアゼパムが投与されていたが，このような患者に増量していたら結果は変わっていたであろう。ベンゾジアゼピンも他の麻酔薬同様，長期効果に関しては懐疑的だが短期的でも保護効果が見られるため，他の治療へとつなげるいわゆる therapeutic time window を提供してくれていると期待できる。

■ デクスメデトミジン

デクスメデトミジンは選択性の α_2 受容体アゴニストである。デクスメデトミジンもほかの静脈麻酔薬同様，濃度依存的に脳血流を低下させる[62]。デクスメデトミジンの脳血流低下は直接的脳血管収縮と脳代謝低下に伴う脳血管収縮によるものと考えられるが，脳血流低下に見合うだけの脳代謝低下が生じているのかが懸念される[63]。しかしながら脳血流/脳代謝比の低下は見られず，デクスメデトミジン麻酔下では過換気に対する反応性も減弱しており，懸念されるほどの脳血流/脳代謝比の低下も見られていない[63]。これは脳血管収縮がすでに生じているためであり，逆に高二酸化炭素血症に対する反応性は大きい可能性もある。また，0.2 μg/kg/hr といった低濃度でも動的な脳血流自動調節能は減弱しているとの報告もあり低血圧時には注意が必要である[64]。

デクスメデトミジンは鎮静，鎮痛，交感神経興奮抑制作用があり，虚血時に神経保護作用がある。脳虚血は明らかに循環および細胞外カテコラミン濃度上昇に関連している。さまざまなモデルにおいて，局所であれ全脳虚血であれ虚血による交感神経興奮を抑え神経学的予後を改善したと報告されている[65]〜[67]。おそらく交感神経興奮を抑えて脳酸素需要供給バランスを保つことで，脳保護効果を示すと考えられる。循環中のカテコラミン濃度上昇は抑えるが脳内のノルアドレナリンやグルタミン酸濃度には影響与えないといった報告があり，これはデクスメデトミジンの脳保護作用が脳内ノルアドレナリン，グルタミン酸抑制以外の機構によっているためのではないかとも考えられている[68][69]。最近では，デクスメデトミジンは虚血後のアポトーシスや細胞生存調節因子の発現を変化させると報告されている[70][71]。

虚血後投与のデクスメデトミジンの脳保護作用は，あまり期待できないようである。興味深い報告として，少量でなく虚血後の大量投与で海馬の一部の神経細胞障害を軽減したが，虚血前の大量投与ではその効果もみられなかったというものがある[65]。また，虚血障害が強い場合デクスメデトミジンには脳保護効果が見られないというものもある[72]。また，虚血時と α_2 受容体の特性を考慮し，大量デクスメデトミジンはその血管収縮特性によりさらに脳低灌流を惹起するのではないかと警告する報告もある[73]。これらのことを考慮すると，デクスメデトミジンの脳保護効果を得るには，虚血程度，投与タイミングにより投与量を調節しなければならないといえよう。ヒトでのトライアルは心臓バイパス術に用いられたものがあるが観察期間が24時間，参加人数24人と少なく，結論を出すにはまだ不十分である[74]。

筋弛緩薬

筋弛緩薬はおそらく直接脳に直接影響しない。しかしながら麻酔中二次的に作用することが報告されている。

特にサクシニルコリンに関しては興味深い報告が多い。サクシニルコリン単独で筋弛緩を得る場合，脳血流が上昇し頭蓋内圧も上昇する。しかしながらベクロニウムを投与しておくとサクシニルコリンの脳血流，頭蓋内圧への影響が激減したと報告されている[75]。おそらくサクシニルコリンによる筋線維束攣縮により筋紡錘活動が増加し，脳への求心性入力が増加して脳の活動が活発化し，脳血流の増加，脳圧の上昇が生じたものと考えられる[76]。このことは，筋活動が脳の覚醒

状況に影響を与えることを示唆している。

パンクロニウムによる筋弛緩下では，吸入麻酔薬のMACが約25％低下したと報告されている[77]。また，深鎮静化でのベクロニウム投与はbipectral index（BIS）値に影響を与えないが，浅い鎮静化ではBIS値を低下させたと報告されている[78]。

これらの報告は，筋紡錘からの持続的な脳への刺激が脳覚醒に働き，その刺激を遮断することで脳の覚醒度が低下することを示している。これは鎮静下や麻酔下で生じる現象であり，完全覚醒下では生じない。

おわりに

吸入麻酔薬では一般的に，脳代謝の低下に見合う脳血流の低下は生じることなく，ぜいたく灌流となりやすい。一方，静脈麻酔薬では脳代謝と並行して脳血流も低下するため，頭蓋内圧の低下に役立つ。吸入麻酔薬により脳血流自動調節能は破綻しやすいが二酸化炭素反応性は温存されるため，軽度過換気気味に管理するのが適当と思われる。逆に静脈麻酔の場合脳血流自動調節能は破綻しやすいが二酸化炭素反応性も温存される場合が多い。このため過換気による脳虚血には注意が必要である。

また，ほとんどの麻酔薬は理論的には脳保護効果を発揮すると期待できる。しかしながら虚血後の過程は複雑で，興奮毒性，炎症，アポトーシスといった事象を含み進行し続ける。ある麻酔はこれらの過程の一部には有効に効くかもしれないが，すべてに対してではない。

麻酔薬は万能薬でも魔法の薬でもない。虚血後過程を一時的に抑えている間に，なんらかの策を講じるための時間的余裕（therapeutic window）を与えてくれているのである。したがって，麻酔薬の脳保護効果が期待はずれだったと評価を下すのは時期尚早と考える。麻酔薬はいまだ脳保護において非常に重要な役割を担っていると思いたい。筋弛緩薬に関しては，麻酔薬存在下で脳活動を抑制し麻酔補助役として働いている側面もあると思われる。

● 参考文献 ●

1) Kay B, Stephenson DK：ICI 35868（Diprivan）：a new intravenous anaesthetic. A comparison with Althesin. Anaesthesia 1980；35：1182-7.
2) Talke P, Caldwell JE, Brown R, et al. A comparison of three anesthetic techniques in patients undergoing craniotomy for supratentorial intracranial surgery. Anesth Analg 2002；95：430-5.
3) Weglinski MR, Perkins WJ. Inhalational versus total intravenous anesthesia for neurosurgery：Theory guides, outcome decides. J Neurosurg Anesthesiol 1994；6：290-3.
4) Lutz LJ, Milde JH, Milde LN. The cerebral functional, metabolic, and hemodynamic effects of desflurane in dogs. Anesthesiology 1990；73：125-31.
5) Todd MM, Drummond JC. A comparison of the cerebrovascular and metabolic effects of halothane and isoflurane in the cat. Anesthesiology 1984；60：276-82.
6) Kaisti KK, Långsjö JW, Aalto S, et al. Effects of sevoflurane, propofol, and adjunct nitrous oxide on regional cerebral blood flow, oxygen consumption, and blood volume in humans. Anesthesiology 2003；99：603-13.
7) Eintrei C, Leszniewski W, Carlsson C. Local application of 133Xenon for measurement of regional cerebral blood flow（rCBF）during halothane, enflurane, and isoflurane anesthesia in humans. Anesthesiology 1985；63：391-4.
8) Patel P, Drummond J. 脳生理と麻酔薬・麻酔法の影響・脳血流の調節. RDミラー編. 武田純三監訳. ミラー麻酔科学. 東京：メディカル・サイエンス・インターナショナル；2005. p.639-73.
9) Mariappan R, Mehta J, Chui J, et al. Cerebrovascular reactivity to carbon dioxide under anesthesia：a qualitative systematic review. J Neurosurg Anesthesiol 2015；27：123-35.
10) Miletich DJ, Ivankovich AD, Albrecht RF, et al. Absence of autoregulation of cerebral blood flow during halothane and enflurane anesthesia. Anesth Analg 1976；55：100-9.
11) Gupta S, Heath K, Matta BF. Effect of incremental doses of sevoflurane on cerebral pressure autoregulation in humans. Br J Anaesth 1997；79：469-72.
12) Cho S, Fujigaki T, Uchiyama Y, et al. Effects of sevoflurane with and without nitrous oxide on human cerebral circulation. Transcranial Doppler study. Anesthesiology 1996；85：755-60.
13) Summors A, Gupta A, Matta BF. Dynamic cerebral autoregulation during sevoflurane anaesthesia：a comparison with isoflurane. Anesth Analg 1999；88：341-5.
14) Bedforth NM, Girling KJ, Skinner HJ, et al. Effects of desflurane on cerebral autoregulation. Br J Anaesth 2001；87：193-7.
15) Algotsson L, Messeter K, Rosén I, et al. Effects of nitrous oxide on cerebral haemodynamics and metabolism during isoflurane anaesthesia in man. Acta Anaesthesiol Scand 1992；36：46-52.
16) Deutsch G, Samra SK. Effects of nitrous oxide on global and regional cortical blood flow. Stroke 1990；21：1293-8.
17) Kaieda R, Todd MM, Warner DS. The effects of anesthetics and $PaCO_2$ on the cerebrovascular, metabolic, and electroencephalographic responses to nitrous oxide in the rabbit. Anesth Analg 1989；68：135-43.
18) Miura Y, Grocott HP, Bart RD, et al. Differential effects of anesthetic agents on outcome from near-complete but not incomplete global ischemia in the rat. Anesthesiology 1998；89：391-400.
19) Soonthon-Brant V, Patel PM, Drummond JC, et al. Fentanyl does not increase brain injury after focal cerebral ischemia in rats. Anesth Analg 1999；88：49-55.
20) Kawaguchi M, Furuya H, Patel PM. Neuroprotective effects of anesthetic agents. J Anesth 2005；19：150-6.
21) Elsersy H, Mixco J, Sheng H, et al. Selective gamma-aminobutyric acid type A receptor antagonism reverses isoflurane ischemic neuroprotection. Anesthesiology 2006；105：81-90.
22) Kawaguchi M, Kimbro JR, Drummond JC, et al. Isoflurane delays but does not prevent cerebral infarction in rats subjected to focal ischemia. Anesthesiology 2000；92：1335-42

23) Kawaguchi M, Drummond JC, Cole DJ, et al. Effect of isoflurane on neuronal apoptosis in rats subjected to focal cerebral ischemia. Anesth Analg 2004；98：798-805.
24) Inoue S, Drummond JC, Davis DP, et al. Combination of isoflurane and caspase inhibition reduces cerebral injury in rats subjected to focal cerebral ischemia. Anesthesiology 2004；101：75-81.
25) Pape M, Engelhard K, Eberspächer E, et al. The long-term effect of sevoflurane on neuronal cell damage and expression of apoptotic factors after cerebral ischemia and reperfusion in rats. Anesth Analg 2006；103：173-9.
26) Sakai H, Sheng H, Yates RB, et al. Isoflurane provides long-term protection against focal cerebral ischemia in the rat. Anesthesiology 2007；106：92-9.
27) Elsersy H, Sheng H, Lynch JR, et al. Effects of isoflurane versus fentanyl-nitrous oxide anesthesia on long-term outcome from severe forebrain ischemia in the rat. Anesthesiology 2004；100：1160-6.
28) Van Hemelrijck J, Van Aken H, Plets C, et al. The effects of propofol on intracranial pressure and cerebral perfusion pressure in patients with brain tumors. Acta Anaesthesiol Belg 1989；40：95-100.
29) Ravussin P, Guinard JP, Ralley F, et al. Effect of propofol on cerebrospinal fluid pressure and cerebral perfusion pressure in patients undergoing craniotomy. Anaesthesia 1988；43：37-41.
30) Strebel S, Kaufmann M, Guardiola PM, et al. Cerebral vasomotor responsiveness to carbon dioxide is preserved during propofol and midazolam anesthesia in humans. Anesth Analg 1994；78：884-8.
31) Conti A, Iacopino DG, Fodale V, et al. Cerebral haemodynamic changes during propofol-remifentanil or sevoflurane anaesthesia：transcranial Doppler study under bispectral index monitoring. Br J Anaesth 2006；97：333-9.
32) Jansen GF, van Praagh BH, Kedaria MB, et al. Jugular bulb oxygen saturation during propofol and isoflurane/nitrous oxide anesthesia in patients undergoing brain tumor surgery. Anesth Analg 1999；89：358-63.
33) Kawano Y, Kawaguchi M, Inoue S, et al. Jugular bulb oxygen saturation under propofol or sevoflurane/nitrous oxide anesthesia during deliberate mild hypothermia in neurosurgical patients. J Neurosurg Anesthesiol 2004；16：6-10.
34) Yamaguchi S, Hamaguchi S, Mishio M, et al. Propofol prevents lipid peroxidation following transient forebrain ischemia in gerbils. Can J Anaesth 2000；47：1025-30.
35) Cui D, Wang L, Qi A, et al. Propofol prevents autophagic cell death following oxygen and glucose deprivation in PC12 cells and cerebral ischemia-reperfusion injury in rats. PLoS One 2012；7：e35324.
36) Xi HJ, Zhang TH, Tao T, et al. Propofol improved neurobehavioral outcome of cerebral ischemia-reperfusion rats by regulating Bcl-2 and Bax expression. Brain Res 2011；1410：24-32.
37) Engelhard K, Werner C, Eberspacher E, et al. Influence of propofol on neuronal damage and apoptotic factors after incomplete cerebral ischemia and reperfusion in rats：a long-term observation. Anesthesiology 2004；101：912-7.
38) Gelb AW, Bayona NA, Wilson JX, et al. Propofol anesthesia compared to awake reduces infarct size in rats. Anesthesiology 2002；96：1183-90.
39) Bhardwaj A, Castro III AF, Alkayed NJ, et al. Anesthetic choice of halothane versus propofol：impact on experimental perioperative stroke. Stroke 2001；32：1920-5.
40) Bayona NA, Gelb AW, Jiang Z, et al. Propofol neuroprotection in cerebral ischemia and its effects on low-molecular-weight antioxidants and skilled motor tasks. Anesthesiology 2004；100：1151-9.
41) Wang H, Luo M, Li C, et al. Propofol post-conditioning induced long-term neuroprotection and reduced internalization of AMPAR GluR2 subunit in a rat model of focal cerebral ischemia/reperfusion. J Neurochem 2011；119：210-9.
42) Roach GW, Newman MF, Murkin JM, et al. Ineffectiveness of burst suppression therapy in mitigating perioperative cerebrovascular dysfunction. Multicenter Study of Perioperative Ischemia (McSPI) Research Group. Anesthesiology 1999；90：1255-64.
43) Weglinski MR, Perkins WJ. Inhalational versus total intravenous anesthesia for neurosurgery：Theory guides, outcome decides. J Neurosurg Anesthesiol 1994；6：290-3.
44) Donegan JH, Traystman RJ, Koehler RC, et al. Cerebrovascular hypoxic and autoregulatory responses during reduced brain metabolism. Am J Physiol 1985；249：H421-9.
45) Kassell NF, Hitchon PW, Gerk MK, et al. Influence of changes in arterial pCO_2 on cerebral blood flow and metabolism during high-dose barbiturate therapy in dogs. J Neurosurg 1981；54：615-9.
46) Smith AL, Hoff JT, Nielsen SL, et al. Barbiturate protection in acute focal cerebral ischemia Stroke 1974；5：1-7.
47) Corkill G, Sivalingam S, Reitan JA, et al. Dose dependency of the post-insult protective effect of pentobarbital in the canine experimental stroke model. Stroke 1978；9：10-2.
48) Selman WR, Spetzler RF, Roski RA, et al. Barbiturate coma in focal cerebral ischemia. Relationship of protection to timing of therapy. J Neurosurg 1982；56：685-90.
49) Yatsu FM, Diamond I, Graziano C, et al. Experimental brain ischemia：protection from irreversible damage with a rapid-acting barbiturate (methohexital). Stroke 1972；3：726-32.
50) Bleyaert AL, Nemoto EM, Safar P, et al. Thiopental amelioration of brain damage after global ischemia in monkeys. Anesthesiology 1978；49：390-8.
51) Brain Resuscitation Clinical Trial I Study Group. Randomized clinical study of thiopental loading in comatose survivors of cardiac arrest. N Engl J Med 1986；314：397-403.
52) Zaidan JR, Klochany A, Martin WM, et al. Effect of thiopental on neurologic outcome following coronary artery bypass grafting. Anesthesiology 1991；74：406-11.
53) Nussmeier NA, Arlund C, Slogoff S. Neuropsychiatric complications after cardiopulmonary bypass：cerebral protection by a barbiturate. Anesthesiology 1986；64：165-70.
54) Fleischer JE, Milde JH, Moyer TP, et al. Cerebral effects of high-dose midazolam and subsequent reversal with Ro 15-1788 in dogs. Anesthesiology 1988；68：234-42.
55) Forster A, Juge O, Morel D. Effects of midazolam on cerebral hemodynamics and cerebral vasomotor responsiveness to carbon dioxide. J Cereb Blood Flow Metab 1983；3：246-9.
56) Ogawa Y, Iwasaki K, Aoki K, et al. The different effects of midazolam and propofol sedation on dynamic cerebral autoregulation. Anesth Analg 2010；111：1279-84.
57) Schwartz RD, Yu X, Katzman MR, et al. Diazepam, given postischemia, protects selectively vulnerable neurons in the rat hippocampus and striatum. J Neurosci 1995；15：529-39.
58) Schwartz RD, Huff RA, Yu X, et al. Postischemic diazepam is neuroprotective in the gerbil hippocampus. Brain Res 1994；647：153-60.
59) Aerden LA, Kessels FA, Rutten BP, et al. Diazepam reduces brain lesion size in a photothrombotic model of focal ischemia in rats. Neurosci Lett 2004；367：76-8.
60) Lodder J, van Raak L, Hilton A, et al. EGASIS Study Group. Di-

azepam to improve acute stroke outcome : results of the early GABA-Ergic activation study in stroke trial. a randomized double-blind placebo-controlled trial. Cerebrovasc Dis 2006 ; 21 : 120-7.
61) Iwata M, Inoue S, Kawaguchi M, et al. Effects of diazepam and flumazenil on forebrain ischaemia in a rat model of benzodiazepine tolerance. Br J Anaesth 2012 ; 109 : 935-42.
62) Prielipp RC, Wall MH, Tobin JR, et al. Dexmedetomidine-induced sedation in volunteers decreases regional and global cerebral blood flow. Anesth Analg 2002 ; 95 : 1052-9.
63) Drummond JC, Dao AV, Roth DM, et al. Effect of dexmedetomidine on cerebral blood flow velocity, cerebral metabolic rate, and carbon dioxide response in normal humans. Anesthesiology 2008 ; 108 : 225-32.
64) Ogawa Y, Iwasaki K, Aoki K, et al. Dexmedetomidine weakens dynamic cerebral autoregulation as assessed by transfer function analysis and the thigh cuff method. Anesthesiology 2008 ; 109 : 642-50.
65) Kuhmonen J, Pokorný J, Miettinen R, et al. Neuroprotective effects of dexmedetomidine in the gerbil hippocampus after transient global ischemia. Anesthesiology 1997 ; 87 : 371-7.
66) Maier C, Steinberg GK, Sun GH, et al. Neuroprotection by the alpha 2-adrenoreceptor agonist dexmedetomidine in a focal model of cerebral ischemia. Anesthesiology 1993 ; 79 : 306-12.
67) Matsumoto M, Zornow MH, Rabin BC, et al. The alpha 2 adrenergic agonist, dexmedetomidine, selectively attenuates ischemia-induced increases in striatal norepinephrine concentrations. Brain Res 1993 ; 627 : 325-9.
68) Engelhard K, Werner C, Kaspar S, et al. Effect of the alpha2-agonist dexmedetomidine on cerebral neurotransmitter concentrations during cerebral ischemia in rats. Anesthesiology 2002 ; 96 : 450-7.
69) Kim HK, Zornow MH, Strnat MA, et al. Dexmedetomidine does not attenuate increases in excitatory amino acids after transient global ischemia in the rabbit. J Neurosurg Anesthesiol 1996 ; 8 : 230-6.
70) Eser O, Fidan H, Sahin O, et al. The influence of dexmedetomidine on ischemic rat hippocampus. Brain Res 2008 ; 1218 : 250-6.
71) Engelhard K, Werner C, Eberspächer E, et al. The effect of the alpha 2-agonist dexmedetomidine and the N-methyl-D-aspartate antagonist S(+)-ketamine on the expression of apoptosis-regulating proteins after incomplete cerebral ischemia and reperfusion in rats. Anesth Analg 2003 ; 96 : 524-31.
72) Karlsson BR, Löberg EM, Steen PA. Dexmedetomidine, a potent alpha 2-agonist, does not affect neuronal damage following severe forebrain ischaemia in the rat. Eur J Anaesthesiol 1995 ; 12 : 281-5.
73) Nakano T, Okamoto H. Dexmedetomidine-induced cerebral hypoperfusion exacerbates ischemic brain injury in rats. J Anesth 2009 ; 23 : 378-84.
74) Sulemanji DS, Dönmez A, Aldemir D, et al. Dexmedetomidine during coronary artery bypass grafting surgery : is it neuroprotective?—a preliminary study. Acta Anaesthesiol Scand 2007 ; 51 : 1093-8.
75) Minton MD, Grosslight K, Stirt JA, et al. Increases in intracranial pressure from succinylcholine : prevention by prior nondepolarizing blockade. Anesthesiology 1986 ; 65 : 165-9.
76) Lanier WL, Milde JH, Michenfelder JD. Cerebral stimulation following succinylcholine in dogs. Anesthesiology 1986 ; 64 : 551-9.
77) Forbes AR, Cohen NH, Eger EI 2nd. Pancuronium reduces halothane requirement in man. Anesth Analg 1979 ; 58 : 497-9.
78) Inoue S, Kawaguchi M, Sasaoka N, et al. Effects of neuromuscular block on systemic and cerebral hemodynamics and bispectral index during moderate or deep sedation in critically ill patients. Intensive Care Med 2006 ; 32 : 391-7.

井上　聡己

VIII 神経麻酔に求められる薬理学の知識

2 脳保護薬の現状

KEY POINT
- これまで多くの脳保護薬が開発されたが，臨床で確実な脳保護効果を示す薬剤はほとんどない．
- 動物実験と臨床試験での条件の違いが，有効な脳保護薬の獲得を困難にしている．
- 患者の条件に合わせて薬剤を選択する，作用の違う複数の薬剤を併用するなどの工夫が必要である．

薬剤による脳保護効果

これまでに虚血性神経細胞死誘発のプロセスを標的として，さまざまな脳保護薬の開発が進められた（図1，図2）[1]．しかし臨床にて確実な脳保護効果を示した薬剤はほとんどないのが現状である．また脳虚血治療の薬物投与においては therapeutic window を考慮した方策が大切である．

以下に，現在臨床で使用されている薬物（麻酔薬以外）の脳保護効果と，これまでに開発されてきた脳保護薬の状況を示す（表1）[2〜4]．（各薬剤に関する情報は，PubMed[5]，Cochrane Library[6]，Clinical Trials Registry[7]，Clinical Trials Gov.[8] などから収集した）．

■カルシウムチャネル拮抗薬

脳血管拡張と神経細胞内への Ca^{2+} 流入を抑制することにより脳保護効果を発揮する．ニモジピン（nimodipine）は，くも膜下出血や脳梗塞後に血管攣縮を誘発するリスクを抱えている患者の神経学的スコアを改善すると報告されている．しかし大規模試験ではその有効性が否定され，コクランレビュー（Cochrane Database Syst Rev）ではニモジピンを投与された急性虚血性脳卒中患者において致命率や障害を改善するというエビデンスは見つからなかった．

■マンニトール，フロセミドなどの利尿薬

マンニトールは脳浮腫の軽減，血液粘稠性の低下，局所循環改善，フリーラジカル除去作用が期待されている．急速な投与は中心静脈圧の上昇を引き起こし，低ナトリウム血症にも注意が必要である．コクランレビューでは，脳卒中急性患者におけるマンニトールのルーチン使用を支持するエビデンスはないと述べている．

■組織プラスミノーゲン活性化因子（tissue plasminogen activator：t-PA）

脳梗塞発症後3時間以内の症例では，臨床病型を問わず遺伝子組換え t-PA（rt-PA）の静脈内投与（0.6 mg/kg）を考慮するとしている．しかし therapeutic window を発症後3時間から発症後4.5時間に延長する方

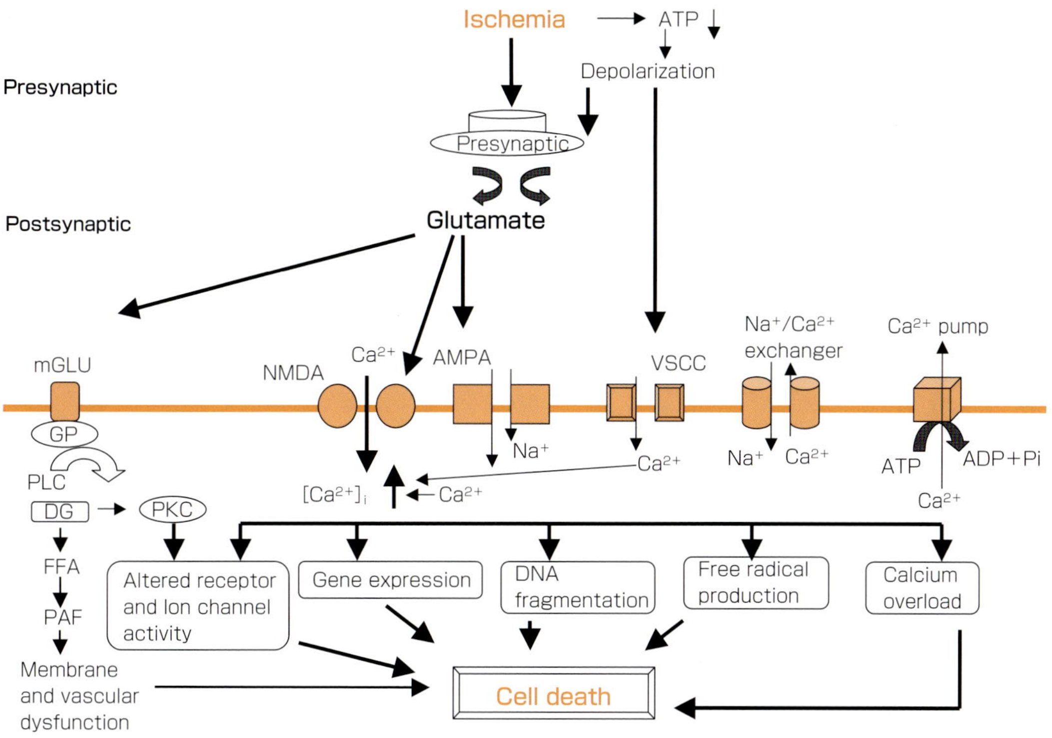

図1 虚血性神経細胞死誘発のメカニズム(細胞外)

グルタミン酸-Ca^{2+}仮説によって模式化された細胞内情報伝達系で，虚血によって細胞外グルタミン酸の放出が誘発され，NMDA，AMPAおよび代謝型グルタミン酸受容体を活性化して細胞内Ca^{2+}濃度を増加させる。
VSCC：voltage-sensitive Ca^{2+} channel, AMPA：amino-hydroxymethyl-isoxalone propionic acid, NMDA：N-methyl-D-aspartic acid, mGlu：metabotropic glutamate, GP：G-protein, PLC：phospholipase C, DG：diacylglycerol, PKC：protein kinase C, FFA：free fatty acid, PAF：platelet activating factor
〔内野博之，平林 剛，横山智仁ほか．脳保護戦略と薬物療法のあり方．東医大誌 2008；66：317-31 より改変引用〕

針を唱えるものもある。

■ナトリウムチャネル拮抗薬

リファリジン(lifarizine)，ホスフェニトイン(fosphenytoin)などが開発されたが，脳保護としての有効性は認めなかった。

■抗酸化薬とフリーラジカルスカベンジャー

チリラザド〔tirilazad(21-aminosteroid)〕は有効性が認められず，試験は中止となった。エブセレン(ebselen)は，脳梗塞発症48時間以内の302症例に投与して12週間後の神経症候と生活機能の有意な改善が認められ，現在，大規模臨床試験が進行中である。またNXY059は動物実験で脳梗塞縮小効果を示し，大規模臨床試験が行われたが効果は認められなかった。

本邦ではエダラボン(edaravone)が開発され，臨床において有用性が多数報告されている。また脳虚血に対する尿酸(uric acid)と rt-PA 併用治療の臨床試験(URICO-ICTUS)が行われ終了しているが，結果はま

だ公表されていない。

■栄養因子

塩基性線維芽細胞成長因子(basic fibroblast growth factor：bFGF)は，非分裂細胞である神経細胞に対しても保護作用を示すことが判明したが，多施設ランダム化比較試験(RCT)で死亡率が高いという結果が得られ，第Ⅲ相試験は中止となった。G-CSFであるAX200は第Ⅱ相試験にて効果なしと判断された。エリスロポエチン(erythropoietin：EPO)に関してrt-PAとの併用治療の調査では死亡率が高かった。またヒト絨毛性ゴナドトロピン(hCG)と EPOの併用(NTx-265)での臨床試験(第Ⅱ相)が行われたが，中止となった。

■マグネシウム

近年，硫酸マグネシウム($MgSO_4$)が注目を集めている。現在は，脳梗塞発症後，病院搬送時に $MgSO_4$ を投与する，Field Administration of Stroke Thera-

VIII 神経麻酔に求められる薬理学の知識

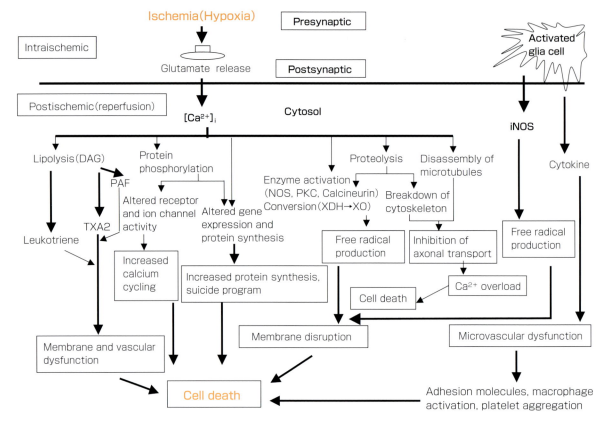

図2 虚血性神経細胞死誘発のメカニズム（細胞内）
細胞内の Ca^{2+} 濃度上昇に伴い，PKC の活性化，遺伝子発現，DNA の分断化，フリーラジカル産生，Ca^{2+} overload，細胞膜の機能障害などが誘発されて細胞死が起こると考えられてきた．現在では，これらの一連の反応の担い手の一つとしてミトコンドリアが注目されている．
DAG：diacylglycerol，PAF：platelet activating factor，NOS：nitric oxide synthase，PKC：protein kinase C，iNOS：inducible nitric oxide synthase
［内野博之，平林 剛，横山智仁ほか．脳保護戦略と薬物療法のあり方．東医大誌 2008；66：317-31 より改変引用］

py-Magnesium trial（FAST-MAG）と呼ばれる大規模試験が行われているが，まだ硫酸マグネシウム治療の優越性は示されていない．

■非競合性 NMDA 受容体拮抗薬

　この種類の拮抗薬はもっとも多く開発されたが，その多くは統合失調症様行動や呼吸抑制などの副作用のため，臨床試験は断念または中止されている．これらの薬剤のなかでもジゾシルピン（dizocilpine：MK801）は，N-メチル-D-アスパラギン酸（NMDA）型受容体拮抗薬の代表的なものとして動物実験にて脳保護的に働き注目されたが，脳内の空砲化や壊死を誘発することが判明し，臨床試験は中止となった．そのほかにデキストロルファン（dextrorphan），アプチガネル（aptiganel）なども開発されたが，副作用があり臨床試験は中止となった．

■競合性 NMDA 受容体拮抗薬

　代表的な薬剤としてセルホテル（selfotel：CGS19755）が挙げられる．第Ⅲ相試験では脳浮腫や脳梗塞の進行による死亡率がセルホテル群に有意に多く見られたため，試験は中止となった．また現在，第Ⅰ相試験を終えた NPS1506 は有効量での副作用を認めず，神経保護作用が確認されている．

■ポリアミン結合部位拮抗薬

　エリプロジル（eliprodil：SL820715）は第Ⅲ相試験では有効性が認められず，試験は中止となった．

■グリシン結合部位拮抗薬

　グリシン結合部位拮抗薬としては ACEA-1021 や gavestinel などがあるが，臨床試験にて十分な有効性は認めなかった．

表1 現在臨床試験が行われている脳保護薬の状況（2015年まで）*

Category, mechanism	Drug name : Clinical output	Category, mechanism	Drug name : Clinical output
Ca^{2+} channel blocker	Nimodipine : VENUS-ineffective	AMPA/KA receptor antagonist	NBQX : discontinued, YM872 : ARTST-results not appeared yet
Antiedemic	Mannitol : ineffective	HMG CoA reductase inhibitor, antioxidant	Rosuvastatin : phase III-results not appeared yet, Simvastatin : phase IV-results not appeared yet
Thrombolytic agents	t-PA : phase III-effective		
Na^+ channel blocker	Lifarizine : ineffective, Lubelezole : ineffective, Phosphenytoin : discontinued	Hemodiluting agent	Albumin : phase III-discontinued
Free radical scavenger	Edaravone : clinical use, Nicaravane : ineffective, Ebselen : phase III-on going, NXY059 : phase III-ineffective, Tirilazad : discontinued, uric acid : phase III-results not appeared yet	Iron chelator	Deferoxamine mesylate : phase II-results not appeared yet
		Metal ion chelator	DP-b99 : phase III-ineffective
		Antibiotic, anti-inflammatory, reduction of microglia activation and MMP-9, anti-apoptotic	Minocycline : phase IV-discontinued
Growth factor	bFGF : phase III-discontinued, AX200 : phase II-discontinued		
Growth factors/oxygen delivery	hCG/Erythropoietin(NTx-265) : phase II-discontinued	Antithrombotic agents	Heparin : effective, Enoxaparin phase IV-effective
Ganglioside	GM1 : ineffective	Antiplatelet agents	Cilostazol : phase III-results awaited, Eptifibatide : phase II-results awaited, Abcximab : phaseIII-terminated, Clopidogrel : phase IV-on going
Antiexcitotoxic, NMDA ion channel blocker	Magnesium sulfate : FAST-MAG trial-on going		
Noncompetitive NMDA antagonist	Dizocilpine(MK801) : discontinued, Dextrorphan : ineffective	GABA agonist	Clomethiazole : ineffective
Competitive NMDA antagonist	Selfotel : phase III-discontinued	Ganglioside	GM1 : ineffectibe
		Membrane stabilizer	Citicoline : ICTUS trial-ineffective
Polyamine receptor antagonist	Eliprodil : phase III-ineffective	Opioid receptor antagonist	Nalmefene : phase III-ineffective
Glycine receptor antagonist	ACEA1021 : ineffective, Gavestinel : ineffective	Others	Piracetam : phase III : ineffective

*これまでに開発されてきた各種脳保護薬と臨床試験の実際（エビデンス）を示した.

■amino-hydroxy-methyl-isoxalone propionic acid（AMPA）受容体拮抗薬

NBQXがこのタイプの薬剤として代表的だが,腎機能傷害のため臨床試験は中止となった. YM872はARTISTと呼ばれる大規模試験が行われていたが,結果はまだ公表されていない.

■HMG-CoA還元酵素阻害薬

HMG-CoA還元酵素阻害薬はスタチン（statin）と呼ばれる薬剤で,コレステロール合成を抑制する.ロスバスタチン（rosuvastatin）は,脳卒中患者での早期投与による再発予防の臨床試験（第Ⅲ相）が2011年に開始されて現在は終了したが,結果はまだ公表されていない.シムバスタチン（simvastatin）は現在第Ⅳ相試験が終了しているが,結果はまだ公表されていない.

■アルブミン（albumin）

アルブミンは,脳腫脹の改善,下位閉塞性微小血管領域の血流増加,脈管開存維持,そして血栓溶解後の再閉塞予防などの機序を通して,神経保護に働く.脳卒中に対するアルブミンの効果を調査する第Ⅲ相試験（ALIAS-Part 2）が進行していたが,有効な治療効果を認めずむしろ肺水腫や脳内出血の危険性が増加する傾向があり,調査は早期に中止となった.

■Iron chelator

虚血/再灌流実験的な脳卒中モデルや虚血性脳卒中患者,特に血栓溶解治療を受けた患者において,鉄過剰が脳損傷の増悪に関係する.デフェロキサミン投与（鉄のキレート剤）は,虚血/再灌流動物モデルで神経保護として働く.現在臨床にて第Ⅱ相試験が終了して

いるが，結果はまだ公表されていない。

■metal ion chelator

DP-b99 は，膜活性性2価の金属イオン(たとえばカルシウムと亜鉛)をキレート化することで新しい治療法とされていたが，臨床での第Ⅲ相試験では治療効果を証明できなかった。

■ミノサイクリン(minocycline)

ミノサイクリンが有するとされる作用は，抗炎症性の効果，ミクログリアの活性化・マトリックスメタロプロテイナーゼ活性・一酸化窒素(NO)生産の抑制，さらにアポトーシスの抑制である。Neuroprotection with Minocycline Therapy for Acute Stroke Recovery Trial が進行していたが，中間解析の結果，現在中止となっている。

■抗血栓薬

未分画ヘパリン(heparin)の超緩徐持続静脈内投与が，進行性脳梗塞患者の神経学的欠損スコアを有意に減少させた。エノキサパリン(enoxaparin)は臨床での第Ⅳ相試験〔The Prevention of VTE after Acute Ischemic Stroke with LMWH (PREVAIL) study〕で長期神経学的予後を改善し，また静脈血栓予防を行った患者での症候性脳内出血の頻度を減少させた。

■抗血小板薬

シロスタゾール(cilostazol)は Cilostazol in Acute Ischemic Stroke Treatment(CAIST Trial)にて脳梗塞患者に対して実用性，効果や安全性においてアスピリンに匹敵すると報告され，また the second Cilostazol Stroke Prevention Study(CSPS 2)においては非心臓塞栓患者に再発予防として使用可能と報告された。現在，頭蓋内血管狭窄患者に対するシロスタゾール-アスピリン治療での再発作に関する臨床調査(第Ⅲ相試験)が終了し，その結果を待っている。

エプチフィバチド(eptifibatide)は glycoprotein (GP)Ⅱb/Ⅲa receptor antagonist として作用するが，現在 rt-PA との併用での臨床調査(CLEAR-ER)が終了し，結果の分析待ちである。アブシキシマブ(abciximab)は第Ⅲ相試験で致命的な脳出血の危険性が高いことから終了となった。クロピドグレルは，シトクロム P450 2C19(CYP2C19)関連脳梗塞患者に対する発作予防効果に関して，triflusal との比較検討する

調査(第Ⅳ相)が進行中である。

■そのほかの薬剤

クロメチアゾール(clomethiazole)を含めた GABA agonist は，脳梗塞に対する治療効果について現在まで臨床調査が行われたが，副作用として傾眠や鼻炎などが問題となっている。GM1(monosialotetrahexosylganglioside)は Na^+/K^+ ATPase や adenylate cyclase を刺激して細胞修復を促すと考えられており，臨床調査が行われたが効果は見いだせなかった。

またピラセタム，シチコリン，ナルメフェンなどが開発されたが，現在のところ明らかな有効性を見いだせていない。

以上のように，さまざまな脳保護薬が開発されているが，単独で決定的な脳保護作用を有するものはない。t-PA などによる血流再開を促す治療とともに，虚血中に脳を保護する薬剤や，血流の再灌流後に生じる弊害を防ぐ薬剤，そして組織回復を強化する薬剤などを適宜併用していくことが重要である。

脳保護薬の開発が進まない理由 [1)~4)9)10)]

① 実験モデルでは虚血後早期に薬物効果を評価するのに対し，臨床治験では虚血後の遅い時期に行動解析を行うというギャップがあるため，薬物効果を反映できていない。
② 脳障害のメカニズムが非常に複雑であるのに，動物実験から得られた1つの標的分子に有効な薬物でヒトを治療しようとする。
③ 遺伝学的に均一な実験動物(多くはげっ歯類)を用いて得られた薬物効果を，遺伝学的に均一でないヒトを対象にして効果を検討しようとしているため無理がある。ヒトの脳の構造に類似した，霊長類を用いた実験が十分に行われていない。
④ 動物で投与した薬物の用量がヒトでは副作用を発現してしまう。また，therapeutic window があまりにも狭く，ヒトに応用するのに困難が伴う。
⑤ すべての脳虚血を同じタイプと考えて薬物治療の対象にしているため(白質あるいは灰白質のどちらが優位な病変であるかを検討していない)。
⑥ 薬物効果の判定方法やその解析の感度が標準化されていない。
⑦ 性別，年齢などの因子の影響を十分に考慮していない。

⑧製薬会社が利益を優先し，drug cocktail という形での開発を行わなかった。
⑨政府の研究機関が脳保護薬開発に無関心であったことなどが指摘されている。

新規の薬物開発においては，基礎的なメカニズムの解明に始まり，標的分子を特定する作業を経て創薬することは当然必要だが，行政主導で臨床試験がなされるという政財官一体となった開発も同時に進める必要がある。

● 参考文献 ●

1) 内野博之, 平林 剛, 横山智仁ほか. 脳保護戦略と薬物療法のあり方. 東医大誌 2008；66：317-31.
2) Sutherland BA, Minnerup J, Balami JS, et al. Neuroprotection for ischaemic stroke：translation from the bench to the bedside. Int J Stroke 2012；7：407-18.
3) Kaur H, Prakash A, Medhi B. Drug therapy in stroke：from preclinical to clinical studies. Pharmacology 2013；92：324-34.
4) Moretti A, Ferrari F, Villa RF. Neuroprotection for ischaemic stroke：current status and challenges. Pharmacol Ther 2015；146：23-34.
5) PubMed. http://www.ncbi.nlm.nih.gov/pubmed (cited 2015. 8. 15)
6) Cochrane Library. http://www.cochranelibrary.com/ (cited 2015. 8. 8)
7) Stroke Trials Registry. http://www.strokecenter.org/trials/ (cited 2015. 8. 8)
8) ClinicalTrials.gov. https://clinicaltrials.gov/ct2/home (cited 2015. 8. 8)
9) Danton GH, Dietrich WD. The search for neuroprotective strategies in stroke. AJNR Am J Neuroradiol 2004；25：181-94.
10) Faden AI. Neuroprotection and traumatic brain injury：theoretical option or realistic proposition. Curr Opin Neurol 2002；15：707-12.

室園　美智博

VIII 神経麻酔に求められる薬理学の知識

3 麻酔薬の神経毒性

KEY POINT
- 最近，麻酔薬に神経毒性があるのではとの話題，特に発達期の脳に対する毒性や術後高次脳機能障害などの話題がクローズアップされてきた。
- ほとんどの麻酔薬が発達期の動物の脳に神経毒性を起こすといっても過言ではない。
- 一方，ヒトに対しては，麻酔薬が発達期の脳に障害を起こすかどうかは分かっていない。
- 術後せん妄や術後高次脳機能障害は実際の臨床でも見られるが，検査法や診断基準の標準化により，今後疫学的評価が変わる可能性がある。
- 麻酔薬が術後せん妄や術後高次脳機能障害の原因となるかどうかも，まだ分かっていない。

はじめに

　麻酔薬は，中枢神経に対する強力な作動薬であることは，疑いの余地はない。もちろん主たる作用は鎮静，鎮痛であるが，それに加えて神経保護作用も期待されてきた。一方，1990年代以降，麻酔薬に神経毒性があるのではという話題がクローズアップされてきた。局所麻酔薬の神経毒性，麻薬の脊髄に対する毒性，亜酸化窒素やケタミンなどのNMDA受容体拮抗薬の神経毒性，そして発達期の脳に対する神経毒性や主に老人に見られる術後高次脳機能障害などである。本項では，特に最近大きな議論となっている最後の2つの話題について概説する。

発達期における麻酔薬の神経毒性

■歴史と現状

　胎生期から発達期にかけてのハロタン使用が，神経毒性をもたらすという報告は1980年代になされていたが，60日間の長期間曝露ということもあってほとんど注目されなかった[1]。この問題が大きく注目されるようになったのは，生後7日のラットに対して，イソフルラン，ミダゾラム，亜酸化窒素の6時間の混合麻酔が脳の広範囲な部分へのアポトーシスを招き，さらに成長後の電気生理学的異常と学習障害を引き起こすことが，2003年にJevtovic-Todorovicら[2]によって発表されて以降である。

　彼女が所属していたOlneyらの研究室では，その少し前から胎児アルコール症候群の原因を調べており，エタノールによって興奮性のNMDA受容体の遮断と，抑制性のGABA受容体の賦活が生じ，その結果発達期の脳に広範囲なアポトーシスを起こすということを発表していた[3]。したがって，同様の効果を示す麻酔薬の組み合わせでも同じことが起こるのではと考えたわけである。

　その数年後から，げっ歯類を中心とした発達期の動物への麻酔薬の神経毒性に関する論文が，年々加速度的に増加している。今では，ほとんどの麻酔薬が発達期の動物の脳に神経毒性を起こすといっても過言ではないほど，数多くの報告がある(表1[4])。

表1 動物実験において発達脳に対する神経毒性が見られた麻酔薬

吸入麻酔薬	ハロタン，イソフルラン，セボフルラン，デスフルラン 亜酸化窒素 キセノン
静脈麻酔薬	ケタミン プロポフォール バルビタール ベンゾジアゼピン モルヒネ（母体摂取の場合）

［森本裕二，橘かおり，加藤 類．発達期の脳に対する麻酔薬の影響．医学のあゆみ 2014；249：1244-8 より引用］

■ 機　序

● アポトーシス

最初に想定された機序は，前述のように興奮性のNMDA受容体の遮断と抑制性のGABA受容体の賦活が生じ，その結果神経細胞に強い抑制がかかり，最終的にアポトーシスのカスケードに信号が入るという説である[5]。しかし，その後NMDA受容体の拮抗薬であるケタミン単独[6]でも，GABA受容体作動薬であるプロポフォール単独[7]でもアポトーシスを生じることが報告されるようになった。さらに，発達期のアポトーシスの程度と，成長後の高次脳機能障害の程度が必ずしも一致しないことが報告され，神経毒性の機序がアポトーシスだけでは説明できない可能性が示唆されるようになった[8]。

実際，発達期に5～70％の脳細胞は自然死することが分かっており，麻酔薬でたとえアポトーシスが生じても，その自然死の一部に含まれてしまう可能性がある[9]。

● 神経機能異常

発達期の脳は，いったん爆発的にシナプスが増加し，その後余剰神経回路の除去や情報伝達の変異など回路の再編成が生じ，成熟した脳へと成長していく。この時期を，brain growth spurt と呼び，ラットではもっとも麻酔薬の神経毒性に対する感受性が高いといわれている生後7～21日後に相当する[10]。この時期に，脳の成長を障害する物質（発達神経毒性物質）に曝露されると，神経回路の発達障害を起こす可能性があり，麻酔薬も同様の機序を有する可能性は否定できない。

a. GABA系神経回路への影響

発達期の脳では，神経細胞内にクロライドを組み入れる輸送体である $N^+-K^+-2Cl^-$ cotransporter isoform 1（NKCC1）が主に発現しており，クロライドをくみ出す輸送体である K^+-Cl^- cotransporter isoform 2（KCC2）の発現が低いため，細胞内クロライド濃度が高く，GABAが興奮性に作用することが知られている[11]。すなわち，発達期の脳では，GABA作動性の麻酔薬が興奮性毒性を有する可能性がある。げっ歯類では，生後5～7日にNKCC1の発現がピークとなる。

GABA受容体作動薬であるペントバルビタールやセボフルランを生後7日のラットに曝露させたところ，成長後に海馬の長期増強現象（long term potentiation：LTP）が抑制され，モリス水迷路試験において学習習得能力の低下が見られた[12][13]。その機序として，発達期の麻酔薬投与によりGABA系神経回路の発達障害を生じ，その結果海馬錐体細胞の興奮性が高まり，高頻度電気刺激に対しても反応しづらい状態，すなわち occlusion もしくは saturation の状態が生じた可能性が示唆された[12]。また，ほかの報告でも，プロポフォールが生後10日までの幼弱ラットの皮質錐体神経細胞樹状突起の spine 密度，すなわちシナプスを減少させた[14]。また，生後3日目のマウス皮質スライスにおいて，イソフルラン，プロポフォール，ミダゾラムなどのGABA受容体作動薬は，Soma3A（セマフォリン3A）による軸索誘導や成長円錐の崩壊を抑制した[15]。これらGABA系を主とした抑制系神経障害の関与を示唆する論文が散見されている。

b. NMDA系神経回路への影響

前述のように，NMDA受容体の拮抗薬であるケタミンがアポトーシスを起こすという報告は多いが，NMDA系神経回路への影響を見た論文はほとんど見受けない。発達期の神経細胞の Ca^{2+} 振動は，神経細胞の分化やシナプス形成を制御する重要な現象であるが，ケタミンがこれを抑制するという報告はなされている[16]。

● そのほかの機序

細胞内のミトコンドリアは融合と分裂という動的な形態変化を繰り返している。発達期におけるイソフルラン，ミダゾラム，亜酸化窒素の麻酔カクテルの負荷は，この形態変化のバランスに影響を与え，神経回路の発達障害やアポトーシスを引き起こすとされる[17][18]。脳由来神経成長因子（brain derived neurotrophic factor：BDNF）は，現存する神経細胞の維持や，神経細胞やシナプスの成長・分化を促す作用がある。イソフルランやプロポフォールはBDNFの産生を抑制し，アポトーシスやシナプス消失を招くとされる[19][20]。そのほか，百花繚乱のごとく，現在まで多く

VIII 神経麻酔に求められる薬学の知識

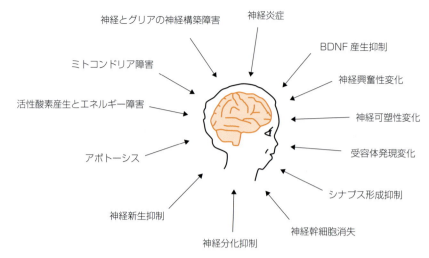

図1 想定されている発達脳への麻酔薬の神経毒性の機序
[Sinner B, Becke K, Engelhard K. General anaesthetics and the developing brain：an overview. Anaesthesia 2014；69：1009-22 より改変引用]

の機序が提唱されている（図1）。

■動物実験の問題点

●呼吸抑制

発達期の動物，特にげっ歯類に人工呼吸を行うことは難しく，今まで報告されたほとんどの研究が自発呼吸下で麻酔薬曝露を行っており，呼吸抑制の影響は避けられない。ペントバルビタール 10 mg 投与時と同程度の高二酸化炭素血症（Pa_{CO_2} 90 mmHg 程度）ならびに軽度低酸素血症（Pa_{O_2} 70 mmHg 程度）に生後7日目のラットを曝露させた研究では，10 mg ペントバルビタール投与と同様の障害が見られた[21]。また，生後14日目のラットに，人工呼吸もしくは自発呼吸下で，吸入麻酔に曝露したところ，自発呼吸下で高二酸化炭素血症，低酸素血症，低血圧を認め，死亡率，神経細胞死，モリス水迷路試験において学習習得能力の低下が見られた[22]。このように，発達期の小動物実験では，麻酔投与による呼吸抑制の影響を念頭に置く必要がある。

●手術の影響

ヒトでは手術や侵襲的な検査を行うために麻酔を施行するのであって，麻酔のみ乳幼児に投与することはない。しかし，今までの動物実験のほとんどが麻酔薬のみの影響を見たものである。生後7日のラットに，ケタミン投与と同時に侵害刺激として足底にフロイント完全アジュバント注射を行うと，ケタミンによるアポトーシスが抑制されたという報告がある[23]。すなわち，麻酔薬だけの投与は，その神経毒性を過大評価している可能性が指摘されている。

●動物とヒトとの発達の相違

前述の brain growth spurt は，ヒトでは妊娠第3期（28週以降）から，生後2, 3年に起こるといわれている[10]。さらに生後7日のげっ歯類は，ヒトでは妊娠32～36週に相当するとされ，最新の神経情報学を使用すると，もっと早く妊娠17～22週に相当するともいわれている[24]。すなわち，ヒトでは子どものときというよりは，胎児期の問題の可能性がある。

さらにラットの寿命を2, 3年と考えると，2時間の麻酔でもヒトでは2, 3日に相当する。通常の手術では，ヒトに2, 3日間麻酔を施行することはほとんどありえない。すなわち，ヒトでは麻酔というよりは，長期間の鎮静に相当する可能性がある。

■ヒトでの知見

すでに乳幼児の大規模コホートのデータを有した施設を中心に，いくつかの後ろ向き研究の結果が発表されている。これらをまとめると，3歳以下で複数回の麻酔を受けた子どもに，将来学習障害や注意欠陥多動障害の発症が多いようである[25]。一方，デンマークでの全国的な研究では，1986～1990年に生まれて1歳以下でヘルニア手術を受けた2,500人以上の子どもを，無作為に選んだ5%の対照群と比較したところ，9年生のときのアカデミックテストの結果に有意差なしという否定的な結果となった[26]。また，未熟児の長期鎮静では，33週以下の超未熟児のときに1週間以上の鎮静/鎮痛を受けた5歳児の認知，運動機能などを，そうでない子どもと比較した EPPAGE Cohort という研究があるが，交絡因子で補正したところ差がなかっ

た[27]）。

最終的にもっとも重要なことは，後ろ向き研究で今後も肯定的な報告がいくら出てきても，それが麻酔単独の影響によるものであり，かつ手術やもともとの疾患が全く影響していないといい切ることは困難であるということである。したがって，前向きの臨床研究結果が現在強く求められており，実際，欧米ではPANDA，GAS，MASK study などが進行中である[28]）。

■ まとめ

この問題のスタートはあくまで動物実験の知見であり，われわれ麻酔科医も，乳幼児期の麻酔が成人になってなんらかの発達障害を引き起こしているかもしれないという臨床的な実感は乏しいのではないかと考える。実際，2016年春までに出された臨床研究からでは，小児への麻酔がなんらかの神経障害の原因になるという確証は，得られていない。今後，まずは現在進行中の前向き研究の結果を待つ必要がある。

術後高次脳機能障害と麻酔薬

■ 歴史と現状

術後の高次脳機能障害は，主に術後1～3日頃に見られる意識障害，幻覚，妄想，失見当識障害などの精神機能異常，すなわち術後せん妄（postoperative delirium：POD）と，術後1週間～数カ月にわたって見られる記憶，認知などの高次脳機能障害（postoperative cognitive dysfunction：POCD）に大別できる。

POD や POCD は，多くの麻酔科医にとっても，実際，臨床上経験したことがあるように，古くからその存在は知られていた。しかし，POCD が世界的に注目され始めたのは，1998年，International Study of Postoperative Cognitive Dysfunction（ISPOCD）group による多施設研究の報告からと思われる[29]）。この研究では，全身麻酔下に非心臓手術を受けた，60歳以上の1,218名を対象とし，術後7日目と3カ月後に，神経心理学的検査を行い，その結果7日目と3カ月後それぞれで25.8％と9.9％の患者にPOCDが見られた。心臓手術では，それ以前から報告はあったが，2001年には，冠動脈バイパス術後，退院時は53％，6カ月後24％，そして5年後に再び増加して，42％にPOCDを認めたと報告された[30]）。

その後も，POCD に関する臨床研究は数多く報告されている。一方では，統一的な診断基準がないため，

表2　POD や POCD の術前危険因子

POD	認知症
	うつ ならびに うつ様症状
	70歳以上の高齢
	術前の麻薬やベンゾジアゼピンの使用
	アルコール飲酒
	過去のせん妄の既往
	視力障害
	重症疾患の合併
	BUN/Cr＞18
	喫煙歴
	注意力障害
POCD	高齢
	認知障害（術前の入院中発症含む）
	身体的障害
	せん妄

［Deiner S, Silverstein JH. Postoperative delirium and cognitive dysfunction. Br J Anaesth 2009；103（Suppl 1）：i41-6 より改変引用］

発生頻度は報告により大きく異なる。また，最近，冠動脈疾患を有する非手術患者を対照群として，冠動脈バイパス患者の術後高次脳機能を6年間観察したところ，その低下度は両者で変わらなかった，すなわち冠動脈バイパス術後の高次脳機能変化は，これらの患者が有する脳血管障害の自然経過にすぎない可能性があると報告された[31]）。このように，今後の検査法や診断基準の標準化，あるいはより適切な対照群の設置により，POCD や POD の疫学的評価は大きく変わる可能性もある[32]）。

危険因子については，現在，表2 にあるような項目が挙げられている[33]）。なかでも，高齢についてはもっとも多くの研究で指摘されている。心臓手術ではさらに，脳の微小塞栓と低灌流の可能性が示唆されている[34]）。一方，表2 から分かるように，麻酔（薬）は危険因子として挙げられていない。実際，臨床において，全身麻酔と局所麻酔で，POCDの発生頻度を比較した臨床研究が数多く報告されているが，両者で差が見られていないものがほとんどである[35]）。2010年に発表された，全身麻酔と非全身麻酔を比較したメタアナリシスでも，POCD発症のオッズ比は前者で1.34 とわずかに高値であったが，有意差は認めなかった[36]）。

■ 機　序
● 手術侵襲

最近注目されているのは，手術侵襲による神経炎症がPOCDを引き起こすという仮説である[37]）。手術侵襲で組織が損傷されると，死細胞やダメージを受け

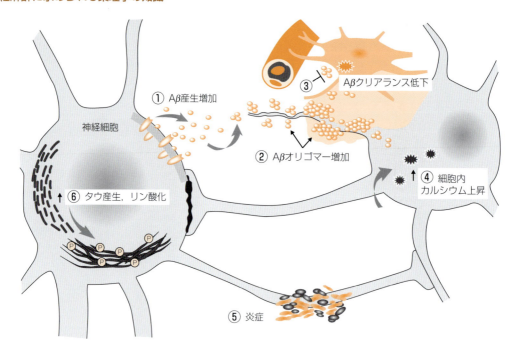

図2　基礎実験で示されている麻酔/手術のアルツハイマー病の病態機序に及ぼす影響
[Berger M, Burke J, Eckenhoff R, et al. Alzheimer's disease, anesthesia, and surgery : a clinically focused review. J Cardiothorac Vasc Anesth 2014 ; 28 : 1609-23 より改変引用]

た細胞から damage-associated molecular patterns（DAMPs）が遊離する。DAMPs はマクロファージなどの骨髄細胞内の NF-κB を活性化し，TNF-α などのサイトカインが分泌される。TNF-α は，血液脳関門の透過性を亢進させ，その結果，末梢のマクロファージが脳内に侵入する。活性化した脳内のマクロファージやミクログリアからは，インターロイキン（IL）-1β などのサイトカインが分泌され，これが神経炎症を起こし，POCD の原因となる。POD でも神経炎症が関与しているとともに，アセチルコリンやドパミンなど神経伝達物質の脳内変化が原因の一つとして指摘されている[38]。

術後痛も POD や POCD の原因となるが，痛みが除去されると，速やかに改善される[32]。術中の貧血や出血は POD の原因となるが，POCD との関係は明らかではない[33]。

● 麻酔薬の影響

前述のように，POD や POCD の原因として，麻酔が関与している確固たる証拠は臨床では得られていない。麻酔負荷後の高次機能を見た動物実験においても一定の見解が得られていない。一方，アルツハイマー病の機序として重要な，アミロイドβ（Aβ）の蓄積やタウのリン酸化などに麻酔薬がどのような影響を与えるかという知見は，最近増加している。

a. Aβ の蓄積と麻酔薬

アミロイド前駆タンパク質の変異やプレセニリンの変異によって，凝集性の高い Aβ が産生される。この細胞外に蓄積し凝集した Aβ こそが毒性を有し，アルツハイマー病の発症機序において引き金となる分子であるというアミロイドカスケード仮説が，今日広く支持されている[39]。また，凝集中間体の Aβ オリゴマーもシナプスや神経細胞毒性を有する。いまだインビトロ（in vitro）の実験がメインであるが，吸入麻酔薬が Aβ オリゴマー化を促進し，Aβ の産生を増加させることが報告されている[39]。臨床では，イソフルラン麻酔で髄液中の Aβ が増加し，デスフルラン麻酔で逆に Aβ が減少したと報告されている[40]。一方，セボフルランやプロポフォール麻酔では変化がなかったという報告もある[41]。

b. タウのリン酸化と麻酔薬

アルツハイマー病では，神経細胞内に，高度にリン酸化され凝集したタウからなる神経原線維変化を生じる[39]。当初，イソフルランやペントバルビタールは，麻酔による低体温で，マウスにおいてタウリン酸化の亢進を起こすことが報告された[42]。しかし，その後，常温下でもセボフルランの反復投与でリン酸化タウの増加が認められている[43]。臨床では，健常人のセボフルランやプロポフォール麻酔では髄液中の，総タウと

リン酸化タウ濃度が増加したという報告[41]がある一方，イソフルランやデスフルラン麻酔では変化がなかったという報告もある[40]。

また麻酔薬による細胞内 Ca^{2+} 増加や神経炎症が上記病態を修飾する。これらを図2にまとめた[44]。このように，麻酔はPODやPOCDの危険因子というより，アルツハイマー病に代表される認知症の悪化，もしくはその原因ならびに症状発現を早める可能性がある。

それでは，臨床ではどのような知見が得られているだろうか。15のケースコントロール研究のメタアナリシスでは，全身麻酔はアルツハイマー病の危険因子とならないことが報告されている[45]。その後台湾から，全身麻酔と認知症とのポジティブな関係を示した大規模の後ろ向き研究が2編報告されたが，一方では否定的な報告もあり，いまだ結論に至っていない[44]。

■まとめ

PODやPOCDに代表される術後高次脳機能障害は，臨床上でもすでにその存在は認められているが，最近の関心の高さに相応して，過大視されている可能性も否定できない。今後，診断基準の世界的標準化や，適切な対照群の設置などにより，その疫学的評価はよりはっきりしてくるもの思われる。また，麻酔薬との因果関係は，動物実験でも臨床研究でもいまだ明らかになっておらず，神経炎症や術後痛などの生体侵襲が，むしろその原因となっている可能性もある。

一方，基礎実験では，麻酔薬は，Aβ産生増加，オリゴマー化の促進，タウリン酸化の促進と，アルツハイマー病に代表される認知症の病態悪化・促進の可能性がある。最近の大規模臨床研究でも，過去の麻酔/手術の経験と認知症発症の関係性が指摘されているが，麻酔自体が認知症発症の危険因子となるかは依然不明である。

おわりに

これまで解説してきたように，2010年以降，特に麻酔科領域で大きな議論となっている麻酔薬の発達期の脳に対する影響や，術後高次脳機能障害や認知症に対する影響については，2016年春現在，臨床ではいまだ不明な点が多い。すなわちヒトで，麻酔薬が本当に神経毒性を有するかどうかは，さらなる研究結果の蓄積を待つ必要がある。

●参考文献●

1) Uemura E, Levin ED, Bowman RE. Effects of halothane on synaptogenesis and learning behavior in rats. Exp Neurol 1985；89：520-9.
2) Jevtovic-Todorovic V, Hartman RE, Izumi Y, et al. Early exposure to common anesthetic agents causes widespread neurodegeneration in the developing rat brain and persistent learning deficits. J Neurosci 2003；23：876-82.
3) Ikonomidou C, Bittigau P, Ishimaru MJ, et al. Ethanol-induced apoptotic neurodegeneration and fetal alcohol syndrome. Science 2000；287：1056-60.
4) 森本裕二，橘かおり，加藤 類. 発達期の脳に対する麻酔薬の影響. 医学のあゆみ 2014；249：1244-8.
5) Olney JW, Young C, Wozniak DF, et al. Anesthesia-induced developmental neuroapoptosis. Does it happen in humans? Anesthesiology 2004；101：273-5.
6) Soriano SG, Liu Q, Li J, et al. Ketamine activates cell cycle signaling and apoptosis in the neonatal rat brain. Anesthesiology 2010；112：1155-63.
7) Cattano D, Young C, Straiko MM, et al. Subanesthetic doses of propofol induce neuroapoptosis in the infant mouse brain. Anesth Analg 2008；106：1712-4.
8) Stratmann G, May LD, Sall JW, et al. Effect of hypercarbia and isoflurane on brain cell death and neurocognitive dysfunction in 7-day-old rats. Anesthesiology 2009；110：849-61.
9) Loepke AW, Soriano SG. An assessment of the effects of general anesthetics on developing brain structure and neurocognitive function. Anesth Analg 2008；106：1681-707.
10) Vutskits L. General anesthesia：a gateway to modulate synapse formation and neural plasticity? Anesth Analg 2012；115：1174-82.
11) Ben-Ari Y. Excitatory actions of gaba during development：the nature of the nurture. Nat Rev Neurosci 2002；3：728-39.
12) Tachibana K, Hashimoto T, Kato R, et al. Long-lasting effects of neonatal pentobarbital administration on spatial learning and hippocampal synaptic plasticity. Brain Res 2011；1388：69-76.
13) Kato R, Tachibana K, Nishimoto N, et al. Neonatal exposure to sevoflurane causes significant suppression of hippocampal long-term potentiation in postgrowth rats. Anesth Analg 2013；117：1429-35.
14) Briner A, Nikonenko I, De Roo M, et al. Developmental Stage-dependent persistent impact of propofol anesthesia on dendritic spines in the rat medial prefrontal cortex. Anesthesiology 2011；115：282-93.
15) Mintz CD, Barrett KM, Smith SC, et al. Anesthetics interfere with axon guidance in developing mouse neocortical neurons in vitro via a γ-aminobutyric acid type A receptor mechanism. Anesthesiology 2013；118：825-33.
16) Sinner B, Friedrich O, Zink W, et al. The toxic effects of s(+)-ketamine on differentiating neurons in vitro as a consequence of suppressed neuronal Ca^{2+} oscillations. Anesth Analg 2011；113：1161-9.
17) Sanchez V, Feinstein SD, Lunardi N, et al. General Anesthesia Causes Long-term Impairment of Mitochondrial Morphogenesis and Synaptic Transmission in Developing Rat Brain. Anesthesiology 2011；115：992-1002.
18) Boscolo A, Milanovic D, Starr JA, et al. Early exposure to general anesthesia disturbs mitochondrial fission and fusion in the developing rat brain. Anesthesiology 2013；118：1086-97.
19) Head BP, Patel HH, Niesman IR, et al. Inhibition of p75 neurotrophin receptor attenuates isoflurane-mediated neuronal apopto-

19) sis in the neonatal central nervous system. Anesthesiology 2009 ; 110 : 813-25.
20) Pearn ML, Hu Y, Niesman IR, et al. Propofol neurotoxicity is mediated by p75 neurotrophin receptor activation. Anesthesiology 2012 ; 116 : 352-61.
21) Tachibana K, Hashimoto T, Takita K, et al. Neonatal exposure to high concentration of carbon dioxide produces persistent learning deficits with impaired hippocampal synaptic plasticity. Brain Res 2013 ; 1507 : 83-90.
22) Wu B, Yu Z, You S, et al. Physiological disturbance may contribute to neurodegeneration induced by isoflurane or sevoflurane in 14 day old rats. [Erratum appears in PLoS One 2014 ; 9 : e84622.]
23) Liu JR, Liu Q, Li J, et al. Noxious stimulation attenuates ketamine-induced neuroapoptosis in the developing rat brain. Anesthesiology 2012 ; 117 : 64-71.
24) Loepke AW, McGowan FX Jr, Soriano SG. CON : the toxic effects of anesthetics in the developing brain : the clinical perspective. Anesth Analg 2008 ; 106 : 1664-9.
25) Hansen TG. Anesthesia-related neurotoxicity and the developing animal brain is not a significant problem in children. Paediatr Anaesth 2015 ; 25 : 65-72.
26) Hansen TG, Pedersen JK, Henneberg SW, et al. Academic performance in adolescence after inguinal hernia repair in infancy : a nationwide cohort study. Anesthesiology 2011 ; 114 : 1076-85.
27) Roze JC, Denizot S, Carbajal R, et al. Prolonged sedation and/or analgesia and 5-year neurodevelopment outcome in very preterm infants : results from the EPIPAGE cohort. Arch Pediatr Adolesc Med 2008 ; 162 : 728-33.
28) Sinner B, Becke K, Engelhard K. General anaesthetics and the developing brain : an overview. Anaesthesia 2014 ; 69 : 1009-22.
29) Moller JT, Cluitmans P, Rasmussen LS, et al. Long-term postoperative cognitive dysfunction in the elderly ISPOCD1 study. ISPOCD investigators. International Study of Post-Operative Cognitive Dysfunction. Lancet 1998 ; 351 : 857-61.
30) Newman MF, Kirchner JL, Phillips-Bute B, et al. Longitudinal assessment of neurocognitive function after coronary-artery bypass surgery. N Engl J Med 2001 ; 344 : 395-402.
31) Selnes OA, Gottesman RF, Grega MA, et al. Cognitive and neurologic outcomes after coronary-artery bypass surgery. N Engl J Med 2012 ; 366 : 250-7.
32) Nadelson MR, Sanders RD, Avidan MS. Perioperative cognitive trajectory in adults. Br J Anaesth 2014 ; 112 : 440-51.
33) Deiner S, Silverstein JH. Postoperative delirium and cognitive dysfunction. Br J Anaesth 2009 ; 103(Suppl 1) : i41-6.
34) Bartels K, McDonagh DL, Newman MF, et al. Neurocognitive outcomes after cardiac surgery. Curr Opin Anaesthesiol 2013 ; 26 : 91-7.
35) Davis N, Lee M, Lin AY, et al. Postoperative cognitive function following general versus regional anesthesia : a systematic review. J Neurosurg Anesthesiol 2014 ; 26 : 369-76.
36) Mason SE, Noel-Storr A, Ritchie CW. The impact of general and regional anesthesia on the incidence of post-operative cognitive dysfunction and post-operative delirium : a systematic review with meta-analysis. Journal of Alzheimers Dis 2010 ; 22(Suppl 3) : 67-79.
37) Terrando N, Eriksson LI, Ryu JK, et al. Resolving postoperative neuroinflammation and cognitive decline. Ann Neurol 2011 ; 70 : 986-95.
38) Strom C, Rasmussen LS, Sieber FE. Should general anaesthesia be avoided in the elderly? Anaesthesia. 2014 ; 69(Suppl 1) : 35-44.
39) 井原涼子, 井原康夫. アルツハイマー病の病態と全身麻酔薬. 医のあゆみ. 2014 ; 249 : 1225-30.
40) Zhang B, Tian M, Zheng H, et al. Effects of anesthetic isoflurane and desflurane on human cerebrospinal fluid Abeta and tau level. Anesthesiology 2013 ; 119 : 52-60.
41) Tang JX, Baranov D, Hammond M, et al. Human Alzheimer and inflammation biomarkers after anesthesia and surgery. Anesthesiology 2011 ; 115 : 727-32.
42) Planel E, Richter KE, Nolan CE, et al. Anesthesia leads to tau hyperphosphorylation through inhibition of phosphatase activity by hypothermia. J Neurosci 2007 ; 27 : 3090-7.
43) Le Freche H, Brouillette J, Fernandez-Gomez FJ, et al. Tau phosphorylation and sevoflurane anesthesia : an association to postoperative cognitive impairment. Anesthesiology 2012 ; 116 : 779-87.
44) Berger M, Burke J, Eckenhoff R, et al. Alzheimer's disease, anesthesia, and surgery : a clinically focused review. J Cardiothorac Vasc Anesth 2014 ; 28 : 1609-23.
45) Seitz DP, Shah PS, Herrmann N, et al. Exposure to general anesthesia and risk of Alzheimer's disease : a systematic review and meta-analysis. BMC Geriatr 2011 ; 11 : 83.

森本　裕二

VIII 神経麻酔に求められる薬理学の知識

4 全身麻酔のメカニズム

KEY POINT
- 全身麻酔は複数の要素によって成り立つ複雑な現象で,かつ可逆的である。
- 全身麻酔のメカニズム解明は古くから試みられているが,いまだ明快な結論に至っていない。
- 現在は,麻酔薬が膜タンパク質に直接結合してその効果が現れるという考え方(膜タンパク質仮説)が広く支持されている。
- 最近の画像解析技術の発達により麻酔薬の効果が可視化され,脳局所の神経活動との関連について研究が進められている。
- メカニズム解明により,麻酔の安全性の確立,新規薬物の開発,脳機能の解明などが期待できる。

全身麻酔とそのメカニズム

"全身麻酔"というのは単純な現象ではない。つまり意識消失,鎮痛,健忘,不動化,自律神経の抑制など複数の要素によって成り立つ,複雑な現象である。しかも臨床では麻酔薬の中止に伴い"覚醒"する必要があるため,この現象は可逆的でなければならない。麻酔薬が脳や脊髄に作用することでこの現象を生み出すことは間違いない。しかし19世紀半ばのエーテルの麻酔作用発見以来,さまざまな麻酔薬が発見・合成され,世界中で広く臨床使用されてきたにもかかわらず,その本質となるメカニズムはいまだ解明されていない。特に吸入麻酔薬については,これまで分子レベルから細胞レベル,個体レベルに至るまで,物理化学,生化学,薬理学,電気生理学などのあらゆる分野から解明が挑まれてきたが,いずれも現象すべてを説明できる結論には至っていない。

現在の全身麻酔管理はただ1種類の薬剤で行われるものでないが,いわゆる全身麻酔薬とは,先述の複合的な現象を生み出すことのできる薬剤のことを指し,投与経路から大きく分けて吸入麻酔薬と静脈麻酔薬(筋肉や直腸の経由を含む)に分類される。このうち,本項では吸入麻酔薬について歴史的経過をふまえ,これまでに考えられている作用メカニズム(静脈麻酔薬に共通する点もあるが)を概説する。

メカニズムの分子理論

麻酔薬の物理化学的な性質あるいは生体構造物との相互作用から,メカニズムを明らかにするために分子レベルで探求していく方法は,古くから多くの研究者が試みたアプローチであり,現在もなお主流である。

■Meyer-Overtonの法則

この法則は,麻酔薬の強度(potency)がオリーブ油への溶解度ときわめて良い相関を示すという物理化学的性質の発見から見いだされた[1]。1900年前後にMeyerとOvertonによって相次いで報告された事象であるが,この関係は麻酔薬の作用部位(疎水性部位)が単一であることを示しているにすぎず,作用機序そ

VIII 神経麻酔に求められる薬理学の知識

のものを表しているわけではない。さらにこの法則に従わない，いくつかの例外が存在する。

たとえば，炭素鎖が長くなるほど脂質溶解度が増し麻酔作用が強くなるはずであるが，"カットオフ現象"は，ある長さに達した時点から麻酔作用がなくなる現象である。また，イソフルランとエンフルランは互いに構造異性体で油/ガス分配係数がほとんど同じであるにもかかわらず，麻酔効力価が異なっている。さらに，法則に従うと脂溶性の高さから十分と考えられる以上の濃度で投与しても麻酔作用を示さないハロゲン化合物も発見されており，なかには痙攣を誘発するものもある。

これらのことから，現在ではこの法則のみで麻酔作用を説明することはできないと考えられている。しかし，この理論がその後の麻酔のメカニズムに関する研究の発展に大きな足跡を残したことは間違いなく，これを基に細胞の疎水性部位に着目した分子学的研究が注目を浴び，麻酔薬と膜脂質の関連を示すいろいろな仮説が提唱されるようになった。

■膜脂質説

膜脂質説とは，Meyer-Overtonの法則に基づき，麻酔薬は神経細胞の膜脂質に作用することで効果を示すという仮説の総称で，20世紀後半まで麻酔理論の中心となった。主たるものを示す。

●臨界容積仮説[2]

これは，一定量以上の麻酔薬分子が細胞の疎水性領域に溶け込むことで，この部位の容積が増大し麻酔が生じるという説である。麻酔の圧拮抗現象から発展した仮説であり，実際に in vivo でも多くの麻酔作用が高圧によって拮抗されることが知られている。膜脂質の膨張が，膜の各種チャネルの機能や，ニューロンやシナプスの電気生理的な作用に影響を及ぼす可能性は否定できない。しかし，膜に溶け込む脂溶性物質がすべて麻酔薬として作用するわけではないことや，麻酔薬によっても圧拮抗が一様でないこと，低体温ではむしろ麻酔必要量を低下させる（温度下降は膜を縮小させる）などの矛盾から異論が唱えられた。

●相転移温度仮説[3]と相分離仮説[4]

これらの説は，膜の無秩序性や流動性に着目したものである。つまり，麻酔薬が生体膜の相転移温度（膜の構造変化をもたらす温度）に影響を及ぼすことで，膜の流動性が高まり麻酔作用が現れるという説である。しかし，後に臨床濃度の麻酔薬による膜の構造変化は，ごくわずかな温度変化（1℃の上昇）によって生じる変化と同程度であることが判明し，麻酔メカニズムの説明には十分でないとされた。

■水和物結晶説[5]

麻酔薬の疎水性を根拠にした説が多い一方で，親水性に着目した説も唱えられた。麻酔薬は分子内に一部非疎水性を示す部位もあることから，水和物結晶を形成することでシナプスにおける電気活動を変化させて，麻酔作用を引き起こすという仮説である。膜の界面にある麻酔薬分子を近傍の水分子が取り囲み，膜チャネルにおけるイオン透過性を変化させる可能性が指摘された。しかし，水和物の結晶生成能と麻酔薬の強度との相関性が低いことから，現在では根本的なメカニズムとは考えられていない。

■膜タンパク質仮説

かつては多くの研究者が考えていた膜脂質説における矛盾は，しだいに膜タンパク質仮説への流れに変化するきっかけとなった。特に1980年代に入り，ルシフェラーゼ（ホタル由来の発光タンパク質）を利用した研究[6]で，脂質が存在しなくとも麻酔薬が発光を抑制することが明らかにされ，膜タンパク質との関連に着目した研究が一気に加速した。この説は麻酔薬が生体膜に溶け込むのではなく，膜タンパク質に直接結合することで膜機能を抑制して麻酔作用が現れるという考え方で，現在では広く支持されている。

●タンパク質分子構造変化説[7]

Eyringら[8]は麻酔薬が非特異的にタンパク質の疎水性部分に結合して，そのタンパク質分子の構造変化をもたらすという説を唱えた。これまでには，モデル膜タンパク質を用いた研究で，揮発性麻酔薬がタンパク質の高次構造を濃度依存的に変化させることも示されている。しかし，ヒト血清アルブミン（ハロタンの結合部位が3か所同定されている）では，ハロタンが結合しても構造変化がほとんど起こらないとの知見もあり，すべての麻酔薬結合タンパク質に当てはまるわけではなさそうである。

●タンパク質受容体説[8]

タンパク質の種類によって麻酔薬の感受性が異なることから，FranksとLieb[8]は，麻酔薬は生体膜上の特異的な受容体やイオンチャネルに結合し，これらとの相互作用の結果，麻酔作用を示すのではないかと考えた。この説に従えば，麻酔薬の"濃度依存性"は，麻

酔薬の濃度を上げれば結合部位の占拠率が上がり麻酔作用が強くなることで示されると考えられる。また、Meyer-Overtonの法則では説明できない"カットオフ現象"は、炭素鎖が長い麻酔薬が結合スペースに入り込めない（麻酔作用がなくなる）ことで起こると説明される。

ただし、現在では後述のごとく、さまざまな受容体やイオンチャネルとの相互作用が明らかにされ、単一の標的タンパク質だけで麻酔メカニズム理論を論ずるのは難しいとの考えが主流である。

"非特異説"と"特異説"

先述の紹介例のように、これまでに提唱されてきた説は数多くあるが、麻酔メカニズムを考えていくうえで、これらは大きく2つの流れに分かれている。つまり、非特異説と特異説である。いまだ最終的な結論には至っていない。

■非特異説

麻酔薬の影響は生体全般に及び、複雑な麻酔状態を作り出すという考え方であり、麻酔薬は、あらゆる臓器の細胞（細胞膜）に非特異的に作用し膜構造を変化させて、その細胞の機能を非特異的に抑制するという説である。脂質溶解度や圧拮抗などの物理化学的性質と麻酔薬との関係から唱えられたが、矛盾点も指摘されている。

■特異説

麻酔薬は、他の多くの薬物と同様、特定の機能タンパク質（イオンチャネルや受容体）との相互作用により麻酔作用を発揮するという考え方で、これを証明する研究結果が相次いでおり、現在はこの特異説が優勢である。しかし、麻酔現象そのものが複合現象であることやさまざまな構造と分子量の物質が麻酔作用を示すことから、麻酔薬分子が単一のタンパク質と相互に作用する（標的部位がただ1つに限られている）という理論に対しては否定的である。

麻酔薬とタンパク質の相互作用

タンパク質受容体説を基に、これまで麻酔薬分子の標的部位としていろいろな膜タンパク質が候補に挙がり、それらと麻酔薬の相互作用が徐々に明らかになってきている。しかし、麻酔作用との直接の関係が証明されたものはまだ多くない。代表的な標的タンパク質を示す。

■リガンド依存性イオンチャネル

●GABA_A受容体

多くの揮発性麻酔薬が臨床濃度で抑制性の$GABA_A$受容体に結合して塩素イオンの移動をうながし、イオン電流を増大させることが明らかとなっている。静脈麻酔薬であるプロポフォールやバルビツレート、ベンゾジアゼピンでも同様の現象が起こることが判明し、一時は全身麻酔に共通する性質と考えられた（現在は麻酔作用に関与する多種のイオンチャネルの一つと考えられている）。この受容体は5つのサブユニット（2つのα、2つのβ、1つのγあるいはδ）からなるが、構成によって脳における分布が異なり、生理学的・薬理学的性質も変わってくる。生理機能を有するためにはαおよびβサブユニットが重要で、また、各サブユニット（それぞれ4回膜貫通ドメインを持つ）のうち第2・第3ドメインは、吸入麻酔薬の麻酔作用に必須であることが示された[9]。最近はシナプス領域外の$GABA_A$受容体との関連も指摘されている。

●NMDA受容体

NMDA受容体は、哺乳類の中枢神経系における代表的な興奮性神経伝達物質グルタミン酸の受容体の一つで、ケタミンがこの興奮性シナプス受容体に対し拮抗的に作用することは有名である。非ハロゲン化吸入麻酔薬であるキセノンや亜酸化窒素、シクロプロパンも$GABA_A$受容体にはほとんど作用しないが、その一方でNMDA受容体を抑制してグルタミン酸伝達を阻害する。この知見は、揮発性麻酔薬とガス麻酔薬では作用のメカニズムが異なる可能性を示唆している。

■電位依存性イオンチャネル

これらは、神経細胞の電位伝導やシナプスでのイオン流入などを制御する一群のイオンチャネルで、構造も類似している。Na^+チャネル、Ca^{2+}チャネル、K^+チャネルが含まれ、麻酔薬の重要な作用部位と考えられているが、その影響はさまざまで、チャネルの分布やサブタイプ、組織の種類によって薬理作用が異なることが分かっている。最近は神経細胞や心筋のペースメーカ機能に関連するHCN（hyperpolarization-activated cyclic nucleotide-gated）チャネルや、中枢神経系に広く分布し神経興奮性にも関与するK_{2P}（two-pore domain K⁺ channel)ファミリー(TASK-1, TASK-2, TREK-1)への影響も指摘されている。

■細胞内情報伝達系

細胞膜上のGタンパクは，神経伝達物質やホルモン，サイトカインなどの受容体と共役しており，間接的に細胞内目標にシグナルを伝達する。また，プロテインキナーゼCはタンパクのリン酸化に寄与し，イオンチャネルや麻酔薬感受性受容体の制御を行う。麻酔薬に対するこれらの反応は多彩である。麻酔薬の作用が広きにわたることから，効果発現部位として有望と考えられているがいまだ十分な理解には至っていない。

麻酔薬による遺伝子発現への影響も報告されている。なかには麻酔薬(イソフルラン，亜酸化窒素)への曝露中止後も，しばらくその発現変化が遷延する場合があり，麻酔状態からの回復との関連が指摘されている[10]。

介入による麻酔作用への影響

ここまで分子レベルでの理論について概説したが，少し視点を変えてみる。遺伝学的な介入を行ったり生体がおかれた環境や生理的条件を変えることで，個体が麻酔薬に対していかに影響を受けるか感受性を調べる試みが進められている。麻酔メカニズムの本質的な解明には，これらの現象が説明されなければならない。

■遺伝学的介入

遺伝学的手法を用いる研究では，げっ歯類のほかに線虫やショウジョウバエが用いられる。特に線虫やショウジョウバエはすべてのゲノムが解読され，神経系を含むいろいろな系も持ち合わせるにもかかわらず，系そのものは単純であるため扱いやすい。また最小肺胞濃度(minimum alveolar concentration：MAC)に相当する力価が評価されている。変異株(種)では麻酔薬の種類によって感受性の増大や低下が判明しているが，測定する麻酔作用(たとえば，協調運動，不動化，外的刺激に対する反応など)によっても異なる。げっ歯類では系統の違いによる感受性の差がみられるが，どのような遺伝学的原因があるかは判明していない。また遺伝子欠損マウスを用いた研究も進められ，感受性に影響する麻酔分子の標的タンパク質が複数報告されている。

ただ，GABA_A受容体の各サブユニット遺伝子をノックアウトさせても予想される感受性の変化は小さいなどの知見(ただし，プロポフォールやエトミデートなどの静脈麻酔薬は比較的はっきりしている)から，さらなる実験手法の導入が期待される(ノックインなど)。また，より単純な生物での評価結果を，ヒトの複雑な麻酔現象の説明に直接当てはめられるかという点については議論の余地がある。

■環境・生理的条件の変化による影響

脂質説が優勢だった時期に，食餌によって脂肪酸組成や含有量を変化させた場合の麻酔効果が調べられている。たとえば，脂肪を含まない餌をあたえられたラットでは，脳の脂肪酸組成が変化し，イソフルランやハロタンなど一部の麻酔薬の強度(MAC)が低下する[11]。また，前述の圧拮抗現象は，単純な生物(発光バクテリアやオタマジャクシ)だけでなく，哺乳類でも観察される。マウスでは100気圧の高圧下では正向反射を消失させるための麻酔必要量が増加する[12]。さらに体温，電解質(脳脊髄中や血中のNa⁺，Mg²⁺，K⁺など)によっても麻酔効果が変化する場合があり，年齢の影響もよく知られている。

ヒトにおけるMACは生後しばらくしてピークを示した後，加齢とともに減少する。最近幼若脳に対する麻酔薬の神経毒性の可能性も指摘されている[13]が，これらの年齢の推移に伴う麻酔薬感受性の変化は臨床上も重要である。

画像生理学的アプローチ

最近の画像解析技術の発達によって，麻酔薬の脳への影響，特に局所の神経活動とそれらの相互関連がある程度視覚化されるようになった。PETやfunctional MRI(fMRI)，magnetoencephalography(MEG)は脳機能イメージングとして活用されている。

近年，麻酔薬(静脈麻酔薬を含む)のdefault mode network(DMN)と呼ばれる領域(定常状態では持続的に活動しているが，特定の脳活動が生じると逆に活動が低下する領域)や，視床−大脳皮質間のネットワークへの影響が示唆されている。また，脳波解析による研究も進み，最大で256チャンネル電極を用いた高密度脳波計(high-density EEG)を利用して，意識や記憶のメカニズムとともに，麻酔薬による脳の局所間の相互関連への影響について，より詳細な解析が試みられている。

脊髄への作用

麻酔薬の作用部位は脳だけではない。ラットの前脳を視床などとともに除去しても，イソフルランのMACが変化しないという知見[14]から，麻酔の要素のうち不動化はそれより下位の部分，つまり脊髄が麻酔薬の作用部位の一つであることが示唆された。その後，脳と同様に分子レベルで標的部位を同定する研究が進められているが，結論には至っていない。たとえば，$GABA_A$受容体と不動化の関連を重要視する知見もあるが，はっきりしない。

これまでに判明していることは，少なくとも麻酔状態を示す各要素について，麻酔薬が作用する部位が上位中枢と脊髄とに分かれている可能性があるということである。つまり，意識消失や健忘は上位中枢における作用である一方，不動化は脊髄における作用というように，異なる機序があると見られている。

メカニズム解明に向けて

麻酔科医があたり前のように扱う麻酔薬であり，患者もその恵沢を十分に享受しているが，いまだメカニズムの完全解明に至っていないのが現状である。多くの研究者は，複合的な麻酔現象で観察される各要素には程度の差があるが，どれも同じ"全身麻酔"をもたらす麻酔薬について，分子構造が多様であるため(しかし構造そのものは単純であるからこそ)，体内の単一部位と単一の作用様式，つまり統一理論(unitary theory)によって説明することは難しいと考えている。麻酔薬はさまざまな標的物質(部位)に作用し，それぞれに異なった機序で反応するのである。

体内の麻酔薬分子の標的物質を明らかにするためには，①臨床濃度で標的物質の可逆的な機能が現れること，②標的物質が麻酔作用を示すうえで解剖学的に適切な場所で発現すること，③麻酔薬による立体選択性(反応生成物が特定の立体異性体に偏る性質)が *in vivo* と *in vitro* で一致すること(薬理学的な妥当性になる)，④麻酔薬と非麻酔薬で感受性もしくは非感受性が適切であること，⑤標的分子に対する遺伝学的手法(ノックアウトやノックイン)によって期待される効果が得られること，などが必要とされる[15]。

全身麻酔のメカニズムが明らかになることにより，麻酔の安全性の確立，標的を絞った新規薬物や拮抗薬の開発などの道が開ける。また根本的な"意識"や"記憶"についての謎が解明されるきっかけとなることも期待できる(因果が逆となる可能性もありうるが)。全身麻酔は，まだミステリアスな現象である。

●参考文献●

1) Perouansky M. The quest for a unified model of anesthetic action: a century in Claude Bernard's shadow. Anesthesiology 2012; 117: 465-74.
2) Miller KW, Paton WDM, Smith RA, et al. The pressure reversal of general anesthesia and the critical volume hypothesis. Mol Pharmacol 1973; 9: 131-43.
3) Lee AG. Interactions between anesthetics and lipid mixtures. Normal alcohols. Biochemistry 1976; 15: 2448-54.
4) Trudell JR. A unitary theory of anesthesia based on lateral phase separations in nerve membranes. Anesthesiology 1977; 46: 5-10.
5) Pauling L. A molecular theory of general anesthesia. Science 1961; 134: 15-21.
6) Franks NP, Lieb WR. Do general anaesthetics act by competitive binding to specific receptors? Nature 1984; 310: 599-601.
7) Eyring H, Woodbury JW, D'Arrigo JS. A molecular mechanism of general anesthesia. Anesthesiology 1973; 38: 415-24.
8) Franks NP, Lieb WR. Molecular mechanisms of general anaesthesia. Nature 1982; 300: 487-93.
9) Mihic SJ, Ye Q, Wick MJ, et al. Sites of alcohol and volatile anaesthetic action on GABA(A) and glycine receptors. Nature 1997; 389: 385-9.
10) Culley DJ, Yukhananov RY, Xie ZC, et al. Altered hippocampal gene expression 2 days after general anesthesia in rats. Eur J Pharmacol 2006; 549: 71-8.
11) Evers AS, Elliott WJ, Lefkowith JB, et al. Manipulation of rat brain fatty acid composition alters volatile anesthetic potency. J Clin Invest 1986; 77: 1028-33.
12) Smith RA, Dodson BA, Miller KW. The interactions between pressure and anaesthetics. Philos Trans R Soc Lond B Biol Sci 1984; 304: 69-84.
13) Sinner B, Becke K, Engelhard K. General anaesthetics and the developing brain: an overview. Anaesthesia 2014; 69: 1009-22.
14) Rampil IJ, Mason P, Singh H. Anesthetic potency (MAC) is independent of forebrain structures in the rat. Anesthesiology 1993; 78: 707-12.
15) Franks NP, Lieb WR. Molecular and cellular mechanisms of general anaesthesia. Nature 1994; 367: 607-14.

森下　淳

IX 神経麻酔に求められる術前評価の知識

IX 神経麻酔に求められる術前評価の知識

1 神経麻酔に求められる神経学的評価の知識と必要な画像の知識

KEY POINT
- 意識の構成には，覚醒度，運動反応，意識内容の3要素が存在し，これらを定量化して意識レベルとして表現している。
- 意識障害は，生体侵襲の警告サインであり，Japan coma scale (JCS) や Glasgow coma scale (GCS) で客観的に評価することが重要である。
- 意識障害の原因は，頭蓋内病変に限らず，全身疾患でも生じうる。AIUEO-TIPSで，鑑別を行う。
- MRIで理解すべき信号変化は，T_1強調画像の高信号，T_2強調画像の低信号，梗塞・出血の信号強度変化である。
- 脳灌流圧低下による脳循環代謝諸量の変化の理解は，脳虚血性疾患の麻酔や手術において重要である。

意識障害の評価

■ "意識" とは

"意識" という概念には哲学的あるいは精神的要素が含まれており，医学的には "覚醒" と "自分自身と周囲の環境の認識" の2つの要素が関わる。"覚醒" は，上行性網様体賦活系に対応し，自己や周囲からの情報や刺激に対する受容に関する注意が保たれ，目が覚めている状態である。"自分自身と周囲の環境の認識" は，受容した情報や刺激を統合し反応する機能で，両側の広範な大脳皮質に対応する。

古くから，①清明(alert)，②傾眠(somnolence)：放っておくと眠っているが刺激で目を覚まし反応する，③昏迷(stupor)：痛みや大きい音や強い光などに反応する，④半昏睡(semicoma)：強い痛みや刺激を加えると反応する，⑤深昏睡(deep coma)：刺激で反応しない，といった分類がなされ，現在も使用されることが多い。また，意識狭窄および意識変容は，意識の質・内容が変化した状態である。

■ 意識の評価方法

臨床現場では，意識を評価可能な形に置き換えるために，覚醒度，運動反応，意識内容の3要素に対応して，それぞれをスコアリングし，意識レベルとして表現している。その評価方法には，Japan coma scale (JCS) と Glasgow coma scale (GCS) の2種類があり，いずれも本邦では一般に用いられている。それぞれを表1[1]と表2[2]に示す。これらの評価は，神経救急の現場では意識レベルの評価方法として使われるだけではなく，急性期脳梗塞患者に対する血栓溶解療法（t-PA静注療法）の適応を判断するために必要なNIHSS (National Institute of Health Stroke Scale) スコアやくも膜下出血の重症度を分類するWFNS (World Federation of Neurological Surgeon Committee) 分類とも関連しており，しっかりと理解しておくことが必要である（後述）。

■ 意識の質・内容の障害

意識の質・内容の障害には，注意力障害，理解力障害，せん妄，興奮，錯乱などの認知，言語，行動や感

表1 Japan coma scale

Ⅲ．刺激をしても覚醒しない状態（3桁の点数で表現） (deep coma, coma, semicoma)
300．痛み刺激に全く反応しない
200．痛み刺激で少し手足を動かしたり顔をしかめる
100．痛み刺激に対し，払いのけるような動作をする

Ⅱ．刺激すると覚醒する状態（2桁の点数で表現） (stupor, lethargy, hypersomnia, somnolence, drowsiness)
30．痛み刺激を加えつつ呼びかけを繰り返すと辛うじて開眼する
20．大きな声または体を揺さぶることにより開眼する
10．普通の呼びかけで容易に開眼する

Ⅰ．刺激しないでも覚醒している状態（1桁の点数で表現） (delirium, confusion, senselessness)
3．自分の名前，生年月日が言えない
2．見当識障害がある
1．意識清明とはいえない

R：restlessness（不穏），I：incontinence（失禁），A：apallic state または akinetic mutism
たとえば"30R"または"30不穏"，"20I"または"20失禁"として表す．

［太田富雄，和賀志郎，半田 肇ほか．急性期意識障害の新しい grading とその表現法．(いわゆる3-3-9度方式)．第3回脳卒中の外科研究会講演集 1975；p.61-9 より改変引用］

表2 Glasgow coma scale

1. 開眼(eye opening, E)	E
自発的に開眼	4
呼びかけにより開眼	3
痛み刺激により開眼	2
なし	1
2. 最良言語反応(best verbal response, V)	V
見当識あり	5
混乱した会話	4
不適当な発語	3
理解不明の音声	2
なし	1
3. 最良運動反応(best motor response, M)	M
命令に応じて可	6
疼痛部へ	5
逃避反応として	4
異常な屈曲運動	3
伸展反応（除脳姿勢）	2
なし	1

正常ではE，V，Mの合計が15点，深昏睡では3点となる．
［Teasdale G, Jennett B. Assessment of coma and impaired consciousness. A practical scale. Lancet 1974；2：81-4 より引用］

情の異常として現れる．これらは，意識レベルを主体としたスケールでは評価しにくいが，患者の状態把握には重要である．また，特殊な形の意識障害として，失外套症候群(apallic syndrome)，無動性無言(akinetic mutism)，閉じ込め症候群(locked in syndrome)がある．失外套症候群は，両側の広範な大脳皮質の障害により生じ，徐皮質姿勢をとることが多い．無動性無言は，前頭葉（両側帯状回）や間脳の障害で生じ，対象を注視したり追視したりすることがある．閉じ込め症候群は，意識は清明で，精神活動は正常であるものの，眼の開閉，垂直眼球運動，輻輳以外に意思を伝える方法がなく，無動無言で閉じ込められた状態であり，基本病巣は橋上部2/3の両側底部である．

脳卒中における神経学的評価法

■ NIHSS スコア（表3）[3]

NIHSS スコアは，脳卒中神経学的重症度の評価スケールで，世界共通に使用されている．全部で15項目についてリストの順に評価を行う．t-PA を用いた，血栓溶解療法では5～22点が治療の適応となり，23点以上では慎重投与となるため，NIHSS スコアによる評価が重要である．

■ くも膜下出血における重症度分類

くも膜下出血患者の治療方針を決定するにあたっては，その重症度の判定が重要である．深昏睡の状態では，grade Ⅴ となり，原則として再出血予防の外科的手術の適応は乏しく，状態の改善が認められた場合に外科的処置が行われる．くも膜下出血の重症度分類はいくつかあるが，その中で WFNS 分類（表4）[4] や Hunt and Kosnik 分類（表5）[5] が主に用いられている．

意識障害の鑑別診断

意識障害患者の診療にあたっては，その原因が頭蓋内にあると決めつけることはできない．脳自体のダメージによる意識障害では，片麻痺，言語障害，失調症状，複視，瞳孔不同などの神経学的左右差や巣症状を認める場合や，頭痛や嘔吐などの頭蓋内圧亢進症状がある場合に疑い，原因は脳血管障害，頭部外傷，脳腫瘍，脳炎，髄膜炎，てんかんなどが挙げられる．

一方，脳以外の全身疾患に伴う意識障害は，脳細胞の代謝や脳血流の障害による二次的な機能低下が原因となるもので，表6に示す AIUEO-TIPS（アイウエオチップス）による鑑別が便利である．

表3 NIHSS score

項目	評価
1a. 意識水準	☐0：完全覚醒　　☐1：簡単な刺激で覚醒 ☐2：繰り返し刺激，強い刺激で覚醒　　☐3：完全に無反応
1b. 意識障害－質問 （今月の月名および年齢）	☐0：両方正解　　☐1：片方正解　　☐2：両方不正解
1c. 意識障害－従命 （開閉眼，「手を握る・開く」）	☐0：両方正解　　☐1：片方正解　　☐2：両方不可能
2. 最良の注視	☐0：正常　　☐1：部分的注視視野　　☐2：完全注視麻痺
3. 視野	☐0：視野欠損なし　　☐1：部分的半盲 ☐2：完全半盲　　☐3：両側性半盲
4. 顔面麻痺	☐0：正常　　☐1：軽度の麻痺 ☐2：部分的麻痺　　☐3：完全麻痺
5. 上肢の運動（右） *仰臥位のときは45度右上肢 　☐9：切断，関節癒合	☐0：90度*を10秒保持可能（下垂なし） ☐1：90度*を保持できるが，10秒以内に下垂 ☐2：90度*の挙上または保持ができない ☐3：重力に抗して動かない ☐4：全く動きがみられない
上肢の運動（左） *仰臥位のときは45度左上肢 　☐9：切断，関節癒合	☐0：90度*を10秒間保持可能（下垂なし） ☐1：90度*を保持できるが，10秒以内に下垂 ☐2：90度*の挙上または保持ができない ☐3：重力に抗して動かない ☐4：全く動きがみられない
6. 下肢の運動（右） 　☐9：切断，関節癒合	☐0：30度を5秒間保持できる（下垂なし） ☐1：30度を保持できるが，5秒以内に下垂 ☐2：重力に抗して動きがみられる ☐3：重力に抗して動かない ☐4：全く動きがみられない
下肢の運動（左） 　☐9：切断，関節癒合	☐0：30度を5秒間保持できる（下垂なし） ☐1：30度を保持できるが，5秒以内に下垂 ☐2：重力に抗して動きがみられる ☐3：重力に抗して動かない ☐4：全く動きがみられない
7. 運動失調 　☐9：切断，関節癒合	☐0：なし　　☐1：1肢　　☐2：2肢
8. 感覚	☐0：障害なし　　☐1：軽度から中等度　　☐2：重度から完全
9. 最良の言語	☐0：失語なし　　☐1：軽度から中等度 ☐2：重度の失語　　☐3：無言，全失語
10. 構音障害 　☐9：挿管または身体的障壁	☐0：正常　　☐1：軽度から中等度　　☐2：重度
11. 消去現象と注意障害	☐0：異常なし ☐1：視覚，触覚，聴覚，視空間，または自己身体に対する不注意，あるいは1つの感覚様式で2点同時刺激に対する消去現象 ☐2：重度の半側不注意あるいは2つ以上の感覚様式に対する半側不注意

［Lyden P, Lu M, Jackson C, et al. Underlying structure of the National Institutes of Health Stroke Scale：results of a factor analysis. NINDS tPA Stroke Trial Investigators. Stroke 1999；30：2347-54 より引用］

IX 神経麻酔に求められる術前評価の知識

表4 WFNS grade

Grade	GCS score	主要な局所神経症状（失語あるいは片麻痺）
I	15	なし
II	14〜13	なし
III	14〜13	あり
IV	12〜7	有無は不問
V	6〜3	有無は不問

[Report of World Federaton of Neurological Surgeons Committee on a Universal Subarachnoid Hemorrhage Grading Scale. J Neurosurg 1988；68：985-6 より引用]

表5 Hunt and Kosnik grade

Grade 0	未破裂の動脈瘤
Grade I	無症状か，最小限の頭痛および軽度の項部硬直を見る
Grade I a	急性の髄膜あるいは脳症状を見ないが，固定した神経学的失調のあるもの
Grade II	中等度から強度の頭痛，項部硬直を見るが，脳神経麻痺以外の神経学的失調は見られない
Grade III	傾眠状態，錯乱状態，または軽度の巣症状を示すもの
Grade IV	昏迷状態で，中等度から重篤な片麻痺があり，早期除脳硬直および自律神経障害を伴うこともある
Grade V	深昏睡状態で除脳硬直を示し，瀕死の様相を示すもの

[Hunt WE, Kosnik EJ. Timing and perioperative care in intracranial aneurysm surgery. Clin Neurosurg 1974；21：79-89 より引用]

神経麻酔に必要な画像の知識

■集中治療や神経救急に用いられる診断機器

●超音波検査

超音波検査は非侵襲的で，ベッドサイドでも繰り返し行えることが利点である．しかし，主観的診断方法でもあり，施行者の技量に左右される欠点がある．頸動脈エコー検査，心エコー検査は，虚血性脳血管障害患者に幅広く用いられ，病態を早期に解明することに役立つ．

●経頭蓋ドプラー検査

脳血管の狭窄・閉塞の診断，脳血管に流入する微小栓子（microembolic signals：MES）の検索，くも膜下出血後の脳血管攣縮の評価などに用いられる．注意点は，高齢・女性・アジア人では骨の超音波透過性が低く，経頭蓋的な超音波照射が困難な場合がある．また，血流速度の絶対値評価は慎重に行うべきである．

●CT

CTは，救急診断においては基本となる診断機器である．近年普及が著しいmultidetector-row CTでは，造影剤を使用して，従来の血管造影に迫る診断能を有し，三次元の再構成画像やmulti-planar reconstruction（MPR）やmaximum intensity projection（MIP）などの画像が短時間で作成可能で，高精度の画像診断が

表6 AIUEO-TIPS（意識障害の鑑別診断）

A	Alcohol	急性アルコール中毒，ビタミンB_1欠乏症（ウェルニッケ脳症）
I	Insulin	低血糖，糖尿病性ケトアシドーシス，高浸透圧性昏睡
U	Uremia	尿毒症
E	Encephalopathy	肝性脳症，高血圧性脳症
	Endocrinopathy	甲状腺クリーゼ，粘液水腫（甲状腺機能低下症），副甲状腺クリーゼ（機能亢進），副腎クリーゼ（急性副腎不全）
	Electrolytes	Na，K，Ca，Mgの異常
O	Opiate/Overdose	麻薬，薬物中毒
	O_2 & CO_2	低酸素血症，一酸化炭素中毒，高二酸化炭素血症
T	Trauma	脳挫傷，急性硬膜下血腫，急性硬膜外血腫，慢性硬膜下血腫
	Tumor	脳腫瘍
	Temperature	低体温，高体温（熱中症，悪性症候群）
I	Infection	頭蓋内感染症，敗血症
P	Psychogenic	ヒステリー，過換気症候群，重症うつ
S	Seizure	てんかん
	Stroke	脳卒中，胸部大動脈解離，椎骨脳底動脈解離
	Senile	老人（脳循環不全や脱水，感染，心不全）
	Shock	ショック状態

容易になってきている。造影剤を用いた，perfusion CT 検査では，大まかな脳血流の評価が可能である。

● MRI

MRI は，侵襲が少なく，脳梗塞の診断などには鋭敏な検査であるが，検査に時間がかかり，患者の状態によっては，安定した画像が得られず，急性期の診断には適さないことがある。

● 血管撮影

血管撮影は脳脊髄血管障害疾患の評価の最も正確な診断法であり，gold standard であるが，侵襲的で多量の造影剤の使用や，被曝量の増加，検査時間が長いなどの欠点がある。最近では，三次元での血管構築が可能である。

● 核医学検査

positron emission tomography（PET）は，所有している施設が限られているため，single photon emission CT（SPECT）が使用されることが多い。検査には時間を要し，救急の現場では適さない。しかし，脳の血流や代謝に関する情報を画像として得るには，核医学検査以外の検査では，いまだ不十分な状況である。

特に，PET における脳灌流圧低下による脳循環代謝諸量の変化（図1）[6]）に対する理解は，虚血性脳血管障害の手術・麻酔において大変重要である。すなわち，脳血流は脳血流自動調節能により，脳灌流圧が変化しても脳血管抵抗が変化することで，ほぼ一定に保たれる。脳灌流圧が低下すると，まず脳血管が拡張し〔脳血液量（CBV）が増加〕，CBF（脳血流量）と CMR_{O_2}（脳酸素代謝量）を維持する（Stage I）。さらに脳灌流圧が低下して CBF を維持できなくなると，OEF（酸素摂取率）を上昇させ，CMR_{O_2} を維持する（Stage II）。さらに，脳灌流圧が低下すると CMR_{O_2} が維持できず，組織は細胞死（梗塞）に陥る。

■ 急性期脳梗塞の画像診断

急性期脳梗塞の画像診断は，t-PA などの血栓溶解療法に対する適応があるかないかの判断において，大変重要である。CT 検査では，早期 CT 所見を見逃さないことが重要である。具体的には，①レンズ核の不明瞭化（obstruction of the lentiform nucleus），②灰白質/白質の境界不明瞭化（loss of gray-white differentiation），③島皮質の不明瞭化（loss of insular ribbon），④脳溝の消失・狭小化（effacement of the cortical sulci），⑤閉塞動脈の高吸収域（hyperdense artery sign）などが認められる。

MRI では，拡散強調画像（diffusion-weighted imaging：DWI）で高信号を呈す。DWI は，脳虚血急性期

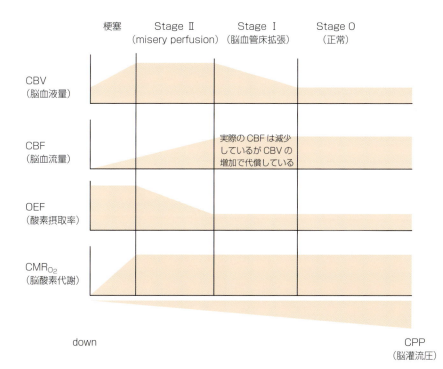

図1 Powers の hemodynamic stage

［Powers WJ, Grubb RL Jr, Darriet D, et al. Cerebral blood flow and cerebral metabolic rate of oxygen requirements for cerebral function and viability in humans. J Cereb Blood Flow Metab 1985；5：600-8 より引用］

組織障害（細胞性浮腫）の早期検出に有効で，発症後30分〜1時間で信号変化が出現する．T_2が著明に延長するとこれがDWIに反映され，急性期脳梗塞でなくても高信号を呈すること（T_2 shine through）があるので注意する．脳梗塞のMRI所見の経時的変化を**表7**にまとめる．拡散係数画像（ADC map）や fluid attenuated inversion recovery（FLAIR）画像を加えて評価する．続いて magnetic resonance angiography（MRA）で，脳主幹動脈の狭窄や閉塞を評価する（**図2**）．

■ 脳出血の画像診断

急性期脳出血は，CTで明瞭な高吸収域を呈し（**図3**），診断そのものは容易である．診断のポイントとなることは，意識障害があり血腫が大きい場合には，脳ヘルニアの有無を評価し，また出血が脳室に穿破している場合には，急性水頭症を呈しているか評価して，外科的手術が必要かどうかを判断する．MRIでは，経時的な信号変化を呈する（**表8**）．

表7　脳梗塞のMRI所見

病　期	DWI	ADC map	T_2強調像
発症直後（0〜1時間）	所見なし	所見なし	所見なし
超急性期（1〜24時間）	高信号	低信号	所見なし
急性期（1〜7日）	高信号	低信号	高信号
亜急性期（1〜3週間）	高信号から低信号へ	低信号から高信号へ	高信号
慢性期（1カ月〜）	低信号	高信号	高信号

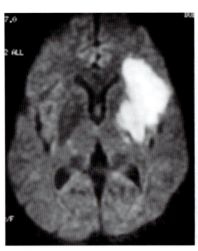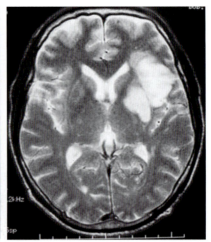

図2　脳梗塞のMRI
左：拡散強調像（発症2時間後），右：T_2強調像（発症1病日）

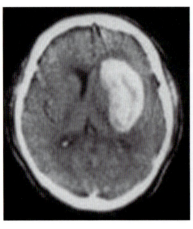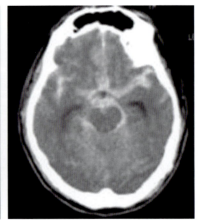

図3　出血性病変のCT画像
左：被殻出血　右：くも膜下出血

表8 MRIにおける血腫信号変化

		T₁強調像	T₂強調像
超急性期 (〜24時間)	オキシヘモグロビン	軽度低	軽度高
急性期 (1〜3日)	デオキシヘモグロビン	軽度低	低
亜急性期早期 (3日〜1カ月)	血球内 メトヘモグロビン	高	低
亜急性期後期 (3日〜1カ月)	血球外 メトヘモグロビン	高	高
慢性期 (1カ月〜)	ヘモジデリン	軽度低	低

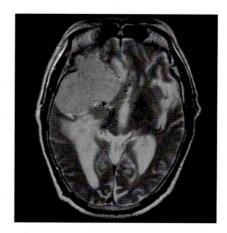

図4 髄膜腫のMRI画像（T₂強調像）
腫瘍の周囲や内部に，血管がflow voidとして低信号に描出されている．

■MRIの読影において知っておくべきこと

●アーチファクト
MRIの撮影にあたっては，種々のアーチファクトが出現する可能性がある．以下に，読影における注意点を挙げる．

① 上下のスライスをよく見て，他の撮影法・方向と比較し，2つ以上の画像で同一部位に病変があるか見極める必要がある．
② 部分体積効果（partial volume）に注意する．たとえば，上下に脳溝の入り込みや頭蓋底の骨の突出などがあると，partial volumeが生じる．
③ flow artifactに注意する．脳脊髄液の拍動によって，橋前漕や第三脳室にアーチファクトが生じたり，位相エンコード方向に血管や髄液の流れがあるとアーチファクトが生じる．
④ 動きによりアーチファクトが生じることがある．
⑤ う歯の治療後にアーチファクトが生じることがある．

●T₁強調画像で高信号を呈するもの
一般に頭蓋内病変では，T₁強調像で灰白質と比べ軽度低信号から等信号を示すことが多い．高信号を呈するものには，以下のようなものがある．

① 脂肪：脂肪腫，類皮嚢腫，類表皮腫，奇形腫，骨髄など
② 出血：亜急性期（約2週〜数カ月）のメトヘモグロビン，すなわち，脳内出血，硬膜外血腫，血管腫，出血性梗塞，腫瘍周囲の出血，下垂体卒中，血栓
③ 悪性黒色腫
④ 高タンパク溶液
⑤ 血流：スライスに流入する血流（in flow）
⑥ Ca：石灰化初期（surface effect）
⑦ 下垂体後葉：尿崩症では消失する．
⑧ laminar necrosis：層状壊死（脳梗塞後などの皮質の変化）

●T₂強調像で低信号を呈するもの
一般に，頭蓋内病変ではT₂強調像において，灰白質と比べて等信号から軽度高信号を呈することが多い．低信号を呈するものには，以下のようなものがある．

① 出血：急性期血腫におけるデオキシヘモグロビン（細胞内メトヘモグロビン），陳旧性血腫におけるヘモジデリン
② 鉄：ヘモジデリンやフェリチン．生理的鉄沈着が淡蒼球，黒質網様層，赤核，小脳歯状核に生じる．
③ 石灰化・骨化：腫瘍の石灰化や骨腫瘍
④ 血流：速い血流は無信号（flow void，図4）

●参考文献●
1) 太田富雄，和賀志郎，半田 肇ほか．急性期意識障害の新しいgradingとその表現法．（いわゆる3-3-9度方式）．第3回脳卒中の外科研究会講演集 1975；p.61-9.
2) Teasdale G, Jennett B. Assessment of coma and impaired consciousness. A practical scale. Lancet 1974；2：81-4.
3) Lyden P, Lu M, Jackson C, et al. Underlying structure of the National Institutes of Health Stroke Scale：results of a factor analysis. NINDS tPA Stroke Trial Investigators. Stroke 1999；30：2347-54.
4) Report of World Federaton of Neurological Surgeons Committee on a Universal Subarachnoid Hemorrhage Grading Scale. J Neurosurg 1988；68：985-6.
5) Hunt WE, Kosnik EJ. Timing and perioperative care in intracranial aneurysm surgery. Clin Neurosurg 1974；21：79-89.
6) Powers WJ, Grubb RL Jr, Darriet D, et al. Cerebral blood flow and cerebral metabolic rate of oxygen requirements for cerebral function and viability in humans. J Cereb Blood Flow Metab 1985；5：600-8.

神保 洋之

IX 神経麻酔に求められる術前評価の知識

2 血液凝固線溶系異常患者と抗血栓薬内服患者の術前評価と対応

KEY POINT
- プロトロンビン時間（prothrombin time：PT），活性化部分トロンボプラスチン時間（activated partial thromboplastin time：APTT）に影響を及ぼす病態・疾患を把握する。
- 抗血栓薬の術前休薬によるリスクを評価する。
- 抗血栓療法中の区域麻酔施行時は出血の危険性を考慮する。

はじめに

術前検査により血液凝固線溶系異常の有無を判定し，異常がある場合は，その病態の把握を行わなければならない。リスク評価のもとに適切な麻酔法を選択し，重篤な周術期合併症を回避することが重要である。

高齢化社会に伴い，術前に抗血栓薬を内服している患者が増加している。出血を避けるために術前の休薬を必要とするが，一方では休薬による血栓塞栓症発症のリスクが高まる。周術期の抗血栓療法をいかに行うかは，出血と塞栓症の両者の危険性を検討して判断する必要がある。

血液凝固線溶系の異常

■凝固線溶系検査

- プロトロンビン時間（prothrombin time：PT）と活性化部分トロンボプラスチン時間（activated partial thromboplastin time：APTT）

PTは凝固機能の外因系凝固経路を評価する際に用いられ，第I（フィブリノゲン），第II，第V，第VII，第X因子の低下によって延長する。用いる試薬や機器による差異をなくすためにプロトロンビン時間国際標準比（prothrombin time-international normalized ratio：PT-INR）も表示するのが一般的で，ワルファリン内服量の調節の際に応用される。

APTTは凝固機能の内因系凝固経路を評価するもので，フィブリノゲン，第II，第V，第VIII～第XII因子の低下により延長する。表1にPT，APTTが延長する病態・疾患を示す。

- 活性凝固時間（activated clotting time：ACT）

血液凝固能を測定する一つの方法で，未分画ヘパリンの抗凝固作用の評価が行える。ヘパリン拮抗薬であるプロタミンのヘパリン中和能の判定にも使用される。全血を使用し，簡便で測定結果がすぐに判明するため，広く普及している。

- フィブリノゲン

凝固反応の最終産物であるフィブリンの前駆体で，凝固血栓形成に不可欠である。大量出血や播種性血管内凝固（DIC），重度の肝疾患では低値を示す。大量出

表1 PT, APTT が延長する病態・疾患

		APTT	
		正常	延長
PT	正常	先天性 　第XIII因子欠乏症 薬剤性 　低分子量ヘパリン 　第Xa因子阻害薬(フォンダパリヌクス, リバーロキサバンなど)	先天性 　第VIII因子欠乏症(血友病A) 　第IX因子欠乏症(血友病B) 　第XI, XII因子欠乏症 　von Willebrand病 　抗リン脂質抗体症候群 後天性 　後天性血友病 薬剤性 　未分画ヘパリン(低用量)
	延長	先天性 　第VII因子欠乏症 後天性 　播種性血管内凝固 　肝不全 薬剤性 　ワルファリン	先天性 　フィブリノゲン欠乏・異常症 　プロトロンビン欠乏症 　第V, X因子欠乏症 後天性 　播種性血管内凝固 　肝不全 　ビタミンK欠乏症 　大量出血・血液希釈 薬剤性 　未分画ヘパリン(高用量) 　トロンビン阻害薬(アルガトロバン, ダビガトランなど) 　ワルファリン

血での凝固障害にはフィブリノゲンの補充療法が重要との認識が高まっている[1]。

- **フィブリン分解物(fibrin degradation product：FDP)とD-ダイマー**

FDPはフィブリンとフィブリノゲンがプラスミンにより分解された産物の総称で, 線溶亢進の指標となる。D-ダイマーは, このうち架橋形成をした安定化フィブリンの最終分解産物で, D-ダイマーが上昇した場合はDICもしくは血栓症が存在すると考えてよい。

抗血栓薬内服とその取り扱い

■術前評価

抗血栓療法中の患者の術前評価にあたっては, ハイリスク症例の見極めが重要となる。抗血栓薬のうち抗凝固薬は, 深部静脈血栓症, 肺塞栓症, 心房細動など主に静脈系血栓症に対して使用される。一方抗血小板薬は, 心筋梗塞, 脳梗塞, 末梢動脈血栓など主に動脈系血栓症に対して使用される。

これらの薬剤は麻酔科が関与する以前に処方されていることが多いが, 麻酔科術前外来の普及に伴い, 薬剤の中止や継続, 他剤への変更などの方針決定に麻酔科医が関与する機会が増えてきている。休薬期間を長くするほど出血のリスクは減少するが, 逆に血栓症のリスクは増大する。原疾患の状態を把握し, 外科医と連携を密にして対応することが求められる。

■薬物中止のあり方

- **抗凝固薬**

2004年に発表された日本麻酔科学会を含む計8学会による肺血栓塞栓症/深部静脈血栓症(静脈血栓塞栓症)予防ガイドライン[2]に, 脳神経外科手術における静脈血栓塞栓症の予防法が記載されている(表2)。基本的なリスクレベルに, 表3のような個々の症例の付加的な危険因子や合併症の危険性を加味して, 最終的な予防方法を決定する。

術前使用薬剤への対応をどのようにするか, 具体例を以下に示す。ワルファリン内服患者では, 血栓のリスクが高い場合, 手術3〜5日前の休薬を必要とし, APTT, PT-INR測定を併用して未分画ヘパリンに置換する。未分画ヘパリン投与は手術2〜6時間前に中

IX 神経麻酔に求められる術前評価の知識

表2 脳神経外科手術における静脈血栓塞栓症の予防

リスクレベル	脳神経外科手術	予防法
低リスク	開頭術以外の脳神経外科手術	早期離床および積極的な運動
中リスク	脳腫瘍以外の開頭術	弾性ストッキング あるいは 間欠的空気圧迫
高リスク	脳腫瘍の開頭術	間欠的空気圧迫 あるいは 低用量未分画ヘパリン
最高リスク	(静脈血栓塞栓症の既往や血栓性素因のある)脳腫瘍の開頭術	(低用量未分画ヘパリンと間欠的空気圧迫法の併用) あるいは (低用量未分画ヘパリンと弾性ストッキングの併用)

(低用量未分画ヘパリンと間欠的空気圧迫法の併用)や(低用量未分画ヘパリンと弾性ストッキングの併用)の代わりに,用量調節未分画ヘパリンや用量調節ワルファリンを選択してもよい.
血栓性素因:先天性素因としてアンチトロンビン欠損症,プロテインC欠損症,プロテインS欠損症など,後天性素因として抗リン脂質抗体症候群など
1. 大量のステロイドを併用する場合には,さらにリスクが高くなるものと考える.
2. 低用量未分画ヘパリンでの予防は,手術後なるべく出血性合併症の危険性が低くなってから開始する.特に頭蓋内での出血は重篤な障害を招く可能性があるため,手術後の止血をCTなどにより十分確認の後,投与開始するのが望ましい.
3. 出血の危険性が高い高リスクの手術では,間欠的空気圧迫法を用いることができない場合に,弾性ストッキング単独での予防も許容される.
4. 最高リスクにおいては抗凝固療法が基本となるが,出血の危険が高い場合には,止むを得ず間欠的空気圧迫法で代替することも考慮する.
[肺血栓塞栓症/深部静脈血栓症(静脈血栓塞栓症)予防ガイドライン作成委員会.肺血栓塞栓症/深部静脈血栓症(静脈血栓塞栓症)予防ガイドライン ダイジェスト版 第2版. http://www.ja-sper.org/guideline2/13_page.html より引用]

表3 静脈血栓塞栓症の付加的な危険因子の強度

危険因子の強度	危険因子
弱い	肥満 エストロゲン治療 下肢静脈瘤
中等度	高齢 長期臥床 うっ血性心不全 呼吸不全 悪性疾患 中心静脈カテーテル留置 癌化学療法 重症感染症
強い	静脈血栓塞栓症の既往 血栓性素因 下肢麻痺 下肢ギプス包帯固定

血栓性素因:先天性素因としてアンチトロンビン欠損症,プロテインC欠損症,プロテインS欠損症など,後天性素因として抗リン脂質抗体症候群など
[肺血栓塞栓症/深部静脈血栓症(静脈血栓塞栓症)予防ガイドライン作成委員会.肺血栓塞栓症/深部静脈血栓症(静脈血栓塞栓症)予防ガイドライン.東京:Medical Front International Limited;2004. p.8 より引用]

表4 主な抗血栓薬と休薬期間

一般名	商品名	休薬期間の目安
抗凝固薬		
ワルファリン	ワーファリン	3〜5日
ダビガトラン	プラザキサ	1〜2日
リバーロキサバン	イグザレルト	1日
エドキサバン	リクシアナ	1日
アピキサバン	エリキュース	1〜2日
抗血小板薬		
アスピリン	バイアスピリン	7日
クロピドグレル	プラビックス	14日以上
アスピリン・クロピドグレル	コンプラビン配合剤	14日以上
アスピリン・ランソプラゾール	タケルダ配合錠	7日
チクロピジン	パナルジン	10〜14日
シロスタゾール	プレタール	3日
イコサペント酸エチル	エパデール	7日
ベラプロストナトリウム	ドルナー	1〜2日
サルポグレラート	アンプラーグ	1〜2日
ジピリダモール	ペルサンチン	1〜2日
リマプロストアルファデクス	オパルモン,プロレナール	1〜2日
トラピジル	ロコルナール	1〜2日
プラスグレル	エフィエント	14日以上
塩酸ジラゼプ	コメリアンコーワ	2日
オメガ-3脂肪酸エチル	ロトリガ粒状カプセル	7日

表5 周術期の抗血小板療法の考え方

			手術の出血リスク		
			高リスク	中リスク	低リスク
			閉鎖腔の手術	輸血の可能性がある手術	輸血の可能性が少ない手術
			頭蓋内手術, 脊椎手術, 眼科後房手術	消化器, 心臓外科, 整形外科, 泌尿器科, 婦人科手術など	体表, 形成外科, 生検, 小整形外科手術, 内視鏡, 眼科前房手術, 歯科手術
患者の塞栓リスク*	高リスク	・PCI, BMS, CABG, ACS, AMI, 脳梗塞＜6週間 ・上記疾患で合併症がある場合＜12週間 ・DES＜6カ月	・手術延期を考慮 ・延期できない時はアスピリンのみ継続 ・クロピドグレルを5日前に休薬し, ヘパリン, tirofiban, eptifibatide 静注（ブリッジング）	・手術延期を考慮 ・延期できない時は休薬しない ・CABGの場合, クロピドグレルを5日前に中止	・手術延期を考慮 ・延期できない時は休薬しない
	中リスク	・PCI, BMS, CABG, 脳梗塞＞6～12週間 ・ACS, AMI＞6～24週間 ・DES＞6～12カ月	・手術延期を考慮 ・延期できない時はアスピリンのみ継続 ・クロピドグレルを5日前に休薬 ・手術後24時間以内に再開	・手術延期を考慮 ・延期できない時は休薬しない ・CABGの場合クロピドグレルを5日前に中止	・休薬しない
	低リスク	・PCI, BMS, CABG, 脳梗塞＞3カ月 ・ACS, AMI＞6カ月 ・DES＞12カ月	・1週間前に休薬 ・手術後24時間以内に再開	・アスピリンは継続し, クロピドグレルは患者ごとの血栓リスクにより判断	・アスピリンは継続し, クロピドグレルは患者ごとの血栓リスクにより判断

*患者が心不全, 糖尿病, 腎不全を合併している場合や, 血栓内膜除去術, 末梢動脈バイパス術を行う場合は, 患者の血栓リスクがさらに増大する.
PCI：経皮的冠動脈インターベンション, BMS：ベアメタルステント留置術, CABG：冠動脈バイパス術, ACS：急性冠症候群, AMI：急性心筋梗塞, DES：薬剤溶出性ステント留置術
[中嶋康文, 小川 覚, 溝部俊樹. 新規抗血栓薬と今後のブリッジング療法. LiSA 2013；20：240-6 より引用]

止する. 低分子量ヘパリン, ダナパロイド（オルガラン®）, フォンダパリヌクス（アリクストラ®）が投与されている場合も未分画ヘパリンに変更する. これらは一般的に行われている標準的な方法の一つではあるが, 絶対的な方法ではなく, 個々の薬剤については施設によって対応が異なることがある（表4）.

● 抗血小板薬

冠動脈ステント留置後の血栓閉塞予防のため, チクロピジンもしくはクロピドグレルとアスピリンとの併用が必要である. 2007年に発表された ACC/AHA ガイドライン[3]では, 薬剤溶出性ステント（drug eluting stent：DES）で最低12カ月間, ベアメタルステント（bare metal stent：BMS）で最低1カ月の内服が推奨されている. しかしアスピリン併用投与に関して, 期間や投与量についての本邦におけるエビデンスは十分ではない.

非心原性脳梗塞の再発予防には抗血小板薬の投与が推奨されるが, 周術期の休薬により血栓症のリスクが高くなる. 周術期の抗血小板療法をいかに行うかは, 血栓リスクと手術出血リスクを評価（表5）し, 両者のリスクとベネフィットから判断する必要がある[4].

区域麻酔と抗血栓療法

術前から抗血栓薬による治療を行っている患者への区域麻酔の施行は, 合併症である脊髄硬膜外血腫やくも膜下出血を回避することを, 最優先にしなければならない. 術前抗凝固薬使用時の硬膜外麻酔施行例を図に示す. また, 胸腹部大動脈手術での脊髄虚血予防のための脊髄ドレナージにおいても, 同様に施行前には抗血栓薬使用の有無確認が必要である.

末梢神経ブロックに関しては, 局所浸潤麻酔や表在のブロックでは出血リスクは比較的低いが, 深部のブロックほど危険性が高くなる. 胸部傍脊椎ブロックや

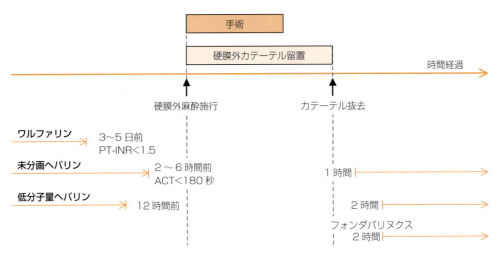

図 抗凝固薬使用時の硬膜外カテーテルの留置および抜去時期

腰神経叢ブロックでは大量出血の危険性があり，抗血栓薬の中止を検討する必要がある。

●参考文献●

1) Kozek-Langenecker SA, Afshari A, Albaladejo P, et al. Management of severe perioperative bleeding: guidelines from the European Society of Anaesthesiology. Eur J Anaesthesiol 2013；30：270-382.
2) 肺血栓塞栓症/深部静脈血栓症（静脈血栓塞栓症）予防ガイドライン作成委員会．肺血栓塞栓症/深部静脈血栓症（静脈血栓塞栓症）予防ガイドライン．東京：Medical Front International Limited；2004. p.8, p.66.
3) Anderson JL, Adams CD, Antman EM, et al. ACC/AHA 2007 guidelines for the management of patients with unstable angina/non-ST-Elevation myocardial infarction: a report of the American College of Cardiology/American Heart Association Task Force on Practice Guidelines (Writing Committee to Revise the 2002 Guidelines for the Management of Patients With Unstable Angina/Non-ST Elevation Myocardial Infarction) developed in collaboration with the American College of Emergency Physicians, the Society for Cardiovascular Angiography and Interventions, and the Society of Thoracic Surgeons endorsed by the American Association of Cardiovascular and Pulmonary Rehabilitation and the Society for Academic Emergency Medicine. J Am Coll Cardiol 2007；50：e1-157.
4) 中嶋康文，小川 覚，溝部俊樹．新規抗血栓薬と今後のブリッジング療法．LiSA 2013；20：240-6.

平木　照之，牛島　一男

IX 神経麻酔に求められる術前評価の知識

3 呼吸器合併症を有する患者の術前評価

KEY POINT

- 神経系疾患の患者では正確な呼吸機能評価をするのが困難である。
- 詳細な問診や追加検査で適正な術前評価を行う。
- 神経疾患特有の呼吸器合併症に注意する必要がある。

通常の術前呼吸機能評価

　全身麻酔の術前評価においては，術前に明らかな呼吸器系合併症を有していなくても，呼吸機能を適正に判断する必要がある。

　まず問診により日常生活の活動性（ADL）や喫煙歴および喀痰の有無などを確認しておく。胸部X線写真においては，肺野の異常陰影についての評価を加え，そのほか無気肺，気胸，ブラなどの有無についても確認しておく。胸部X線写真において異常を認めた場合には，胸部CT検査を追加することで原因検索を行っていく。

　呼吸機能検査では，拘束性障害では％肺活量の低下（％肺活量80％以下），閉塞性障害では1秒率の低下（1秒率70％以下）が見られる。特に1秒量が1lを下回るような高度の閉塞性機能障害がある症例では，術後呼吸機能不全のリスクが増大するため，術後管理に特に注意を要するだけでなく，全身麻酔の適応そのものも検討しておく必要がある。

　小児や高齢者，また意識障害などで理解力に問題のある患者では呼吸機能検査結果を正確に測定できないことも多く，施行できたとしてもその結果の正確性判定に注意が必要である。また脳圧が亢進している場合や，もやもや病やてんかんの患者では，検査により病態の増悪が予測されるため検査は通常避けられる。肺機能検査が実施困難な場合には動脈血ガス分析を施行し現在のガス交換能の評価を行う。また慢性の呼吸器疾患を有する患者における呼吸困難の程度を評価する指標としては，Hugh-Jones分類（表1）が広く用いられている。

術前呼吸器合併症を有する患者の評価

■気管支喘息

　喘息を合併する患者は増加傾向にあり，術前に他科より全身麻酔の可否，周術期管理方針といったコンサルトを受けることも多いため，適正な術前評価を行うことが求められる。

　まず問診により，発作の頻度や重症度，また薬剤による治療歴と治療反応性を確認する。最終発作がいつ

表1 Hugh-Jonesの分類（呼吸困難度の分類）

I度 （正常）	同年齢の健康人と同様に仕事ができ，歩行，坂道，階段の昇降も変わらない
II度 （軽度の息切れ）	平地では同年齢の健康人と同様に歩行できるが，坂道や階段は同様には登れない
III度 （中等度の息切れ）	平地でも健康人なみには歩けないが，自分のペースなら1km以上歩ける
IV度 （高度の息切れ）	休み休みでないと50m以上歩けない
V度 （きわめて高度の息切れ）	話したり，着物を脱いでも息切れがする

Hugh-Jones分類はイギリス人のFletcherにより考案され，Hugh-Jonesにより紹介された。呼吸困難のスケールとして本邦では広く使用されている。

であったか，また上気道感染を合併していないかによって手術時期を決定していく必要がある[1]。また薬剤による医原性合併症を防ぐためにもアスピリン喘息の有無は聴取しておく。

呼吸機能検査では1秒率やピークフロー値の低下により重症度が分類されているが，検査値と自覚症状は相関しないことも多いため注意が必要である。動脈血ガス分析では病態が進むにつれ換気血流比の不均衡により低酸素血症がみられ，二酸化炭素分圧は初期には代償性の過換気により低下するが，重症化に伴い増加していく。

■慢性閉塞性肺疾患

慢性閉塞性肺疾患は，周術期管理において多くの注意点を要するが，未診断の患者も多く存在するため十分な術前評価を行う。

問診では喫煙歴を中心に生活歴を聴取する。聴診上は閉塞性の気流障害があれば狭窄音が聴取され，肺の気腫性変化が増大しているときは打診で鼓音を呈する。胸部X線検査では重症化するまで気腫性変化を確認することは困難であるため，胸部CT検査にて気腫性変化に加えてブラや無気肺の有無，気管の壁肥厚をチェックするのも有用である。

呼吸機能検査では1秒率の低下によって気流閉塞の重篤度が評価されるが，気流制限，肺弾性収縮力低下が進行するにつれ機能的残気量が増加していく。

動脈血ガス分析では安静時の動脈血二酸化炭素分圧とpHおよび重炭酸濃度を確認しておく。陽圧呼吸管理下では肺の過膨張や圧損傷を防ぐために気道内圧を低めに設定し管理していくが，二酸化炭素分圧の貯留は脳外科手術においては頭蓋内圧上昇や脳浮腫を助長する危険性もある。pHは慢性の経過では代償性の代謝性アルカローシスで維持されていることも多いが，動脈血ガスによる評価は，現在の呼吸性，代謝性といった酸・塩基平衡状態を確認し，術中の呼吸管理方針のためにも有用である。

特殊な疾患時に注意すべき呼吸器合併症

■くも膜下出血の患者

くも膜下出血の患者の重篤な呼吸器系合併症の一つに神経原性肺水腫がある。これはくも膜下出血の患者の約23％に発症し，重症度が高いほど致命的となりやすく約6％が重症例であったと報告されている[2]。

神経原性肺水腫の病態としては，①脳への侵害刺激により炎症性サイトカインが産生され，血管透過性が亢進することによって生じる，②たこつぼ型心筋症に代表されるように過剰なカテコラミン放出により肺うっ血を来して生じる，の2つの発症機序が考えられており，さらに両者が合併した病態もある。

特異的な症状はないが，くも膜下出血発症後において，頻呼吸，泡沫痰の増加，湿性ラ音の聴取，著明な低酸素血症，胸部X線検査にてbutterfly shadow様のスリガラス陰影を見たときには，本疾患の発症を予測する。

■もやもや病やてんかんを有する患者

もやもや病患者では過換気によって動脈血中二酸化炭素分圧が低下すると，脳血流の低下により意識障害，運動障害，感覚障害などの症状が出現する。またてんかん患者も過呼吸により痙攣発作が誘発される。

したがってこれらの疾患を有する患者では，術前に呼吸機能検査を施行することが困難である。動脈血ガス分析や胸部X検査から総合的に呼吸機能を評価するとともに，日常の活動性や痙攣発作出現時の状況などを本人や家族から聴取するのが重要である。発作の頻度や直近の発作から手術までの期間が周術期発作の発生に相関するとの報告もあり[3,4]，術前診察においては発作がコントロールされているかを確認することも重要である。

表2 呼吸機能障害を生じる神経筋疾患

障害部位	疾患
中枢神経	多発性硬化症，筋萎縮性側索硬化症，パーキンソン病，フリードライビ運動失調症，全身性エリテマトーデス
神経筋接合部	重症筋無力症，イートン・ランバート症候群，ボツリヌス中毒
末梢神経	ギラン・バレー症候群，フィッシャー症候群，クロウ・深瀬症候群，糖尿病性神経障害
筋	筋ジストロフィ，筋強直性ジストロフィ，ミトコンドリア脳筋症，ミオパチー

神経筋疾患は障害部位によって4つ（中枢神経，神経筋接合部，末梢神経，筋）に大別でき，それぞれの疾患における呼吸機能障害の特徴を術前評価する必要がある。

■神経筋疾患を有する患者

神経筋疾患を有する患者では，自律神経障害や呼吸機能障害を合併していることが多くある。主な神経筋疾患としては表2のようなものがあり，それぞれの疾患における障害部位によって生じる呼吸機能障害を適切に評価する必要がある。

●中枢神経系疾患

多発性硬化症は中枢神経白質と視神経における脱髄が時間的，空間的に多発する疾患である。術前呼吸機能検査で異常が指摘されてなくとも，手術における身体的および精神的ストレスによって容易に増悪する可能性がある[5]。術前診察では病態の安定度を確認するとともに，本人，家族へ十分なムンテラを施行しておく必要がある。

筋萎縮性側索硬化症は上位・下位運動ニューロンがともに障害を受け，進行性の筋力低下，球麻痺，線維束性収縮などの症状を示す。球麻痺による嚥下障害のため誤嚥性肺炎を起こしやすいので，術前胸部X線写真で肺炎像の有無や聴診時の異常音を確認しておく。呼吸筋の筋力低下，筋萎縮により呼吸機能は低下している場合が多く，また術後増悪のリスクも高いため，残存する呼吸予備能を評価しておく必要もある。

パーキンソン病は黒質線条体ドパミン性神経細胞の変性により発症する。胸部X線検査，呼吸機能検査，動脈ガス分析に加えて，嚥下障害による誤嚥性肺炎の既往や気道分泌物の量を確認し，深呼吸や喀痰排出が自力で十分可能であるかなどの理学的所見も確認しておく。本疾患の治療薬は麻酔薬と相互作用を持つものがあるので術前投与薬剤は確認しておく。特にL-ドーパは突然の中止によって，骨格筋固縮による換気困難や悪性症候群を来す可能性があるので，手術当日まで確実に内服指導する必要がある。

●神経筋接合部疾患

重症筋無力症は神経筋接合部における自己抗体（アセチルコリン受容体抗体，筋特異的チロシンキナーゼ抗体）が原因となる自己免疫疾患である。症状としては日内変動を認め，初期には骨格筋の易疲労性，筋力低下，眼瞼下垂，複視といった眼症状が中心である。病態が進行すると嚥下や発語も困難となり，呼吸困難を来す症例も出てくる。

術後の人工呼吸を必要とする可能性には，%肺活量の低下，球麻痺や胸腺腫瘍の有無，合併症やクリーゼの既往，ピリドスチグミンの投与量が関係するとの報告もあり[6]，これらの項目を術前チェックするとともに，症状の安定性や日常での筋無力症状の程度，出現パターンなども確認しておく。術前の血漿交換や免疫グロブリン療法などの免疫抑制療法は，作用時間は短いが劇的な効果を発揮する場合もあるが，術中筋弛緩薬に逆に抵抗性を示すこともある。

●梢神経系疾患

ギラン・バレー症候群は運動神経，感覚神経といった自律神経のすべてが障害される多発ニューロパチーである。球麻痺症状による誤嚥性肺炎を術前胸部X線検査で確認する。病状が進行しADLが低下した症例では，深部静脈血栓症を有している場合もあり，周術期の肺梗塞のリスクを考慮し，下肢エコーによる血栓の検索を行うとともに，必要に応じて抗凝固療法や静脈フィルター留置を行う。

●筋疾患

筋ジストロフィは筋力低下を主体とするが，型によって筋委縮の症状，程度は異なる。また骨格筋のみならず，心筋や脳にも異常を有し，心不全，歩行障害，精神発達遅滞などを伴うこともあるため，呼吸機能だけでなく全身状態の検索も必要である。

努力肺活量が30%以下の場合は，術後の人工呼吸管理や呼吸器補助の可能性が高くなるといわれている[7]。また喀痰の排出力や咳反射の低下は，術後無気肺の危険因子となるため確認しておく。

●参考文献●
1) 日本アレルギー学会喘息ガイドライン専門部会監：喘息予防・管理ガイドライン2009．東京：協和企画；2009．p.107．
2) Baumann A, Audibert G, McDonnell J, et al. Neurogenic pulmonary edema. Acta Anaesthesiol Scand 2007；51：447-55．

3) Niesen AD, Jacob AK, Aho LE, et al. Perioperative seizures in patients with a history of a seizure disorder. Anesth Analg 2010 ; 111 : 729-35.
4) Kopp SL, Wynd KP, Horlocker TT, et al. Regional blockade in patients with a history of a seizure disorder. Anesth Analg 2009 ; 109 : 272-8.
5) Heesen C, Mohr DC, Huitinga I, et al. Stress regulation in multiple sclerosis : current issues and concepts. Mult Scler 2007 ; 13 : 143-8.
6) 阿部修治, 天羽敬祐, 松澤吉保ほか. 重症呼吸管理に関する府中病院スコアの有用性. 臨床麻酔 1998 ; 22 : 1401-4.
7) Birnkrant DJ, Panitch HB, Benditt JO, et al. American College of Chest Physicians consensus statement on the respiratiry and related management of patients with Duchennne muscular dystrophy undergoing anesthesia or sedation. Chest 2007 ; 132 : 1977-86.

森山　孝宏, 上村　裕一

IX 神経麻酔に求められる術前評価の知識

4 心血管系合併症を有する患者の術前評価

KEY POINT

- "非心臓手術における合併心疾患の評価と管理に関するガイドライン"を参考に術前評価を進める。
- 周術期の心合併症発症のリスク評価にはRevised Cardiac Risk IndexやNSQIP Surgical Risk Calculatorを用いる。
- 運動耐容能が4 METs以上あるかを確認する。
- active cardiac conditionでは，緊急手術でなければ，併存心疾患の治療を優先する。
- 循環器内科医，外科医，麻酔科医が緊密に情報を交換したうえで，周術期の治療方針の決定を行う。

はじめに

　高齢化社会の進行に伴い，潜在的あるいは顕在性の心血管合併症を有する患者の手術機会が増えている。そのため術前のリスク評価は必須であり，周術期に発生する心血管イベントのリスクを術前に予測して適切な検査を行い，予防的な対策を含めた総合的な治療方針を立てることが必要となる。
　"非心臓手術における合併心疾患の評価と管理に関するガイドライン"が，ACC（米国心臓病学会）/AHA（米国心臓協会）[1]とESC（欧州心臓病学会）/ESA（欧州麻酔科学会）[2]，および日本循環器学会をはじめとする合同研究班[3]から発表されている（最新版はいずれも2014年改訂版）。本項ではこれらのガイドラインに沿って心血管系合併症を有する患者の術前評価の考え方を示す。

リスク分類（周術期の心合併症予測）

　術前評価では，米国麻酔学会の全身状態分類（ASA-PS）が用いられる。中等度以上の心血管合併疾患を有する患者が相当するClass Ⅲ以上では周術期死亡率が高くなる[4]。しかしASA-PSは心血管合併症に焦点を当てたリスク分類ではない。
　周術期の主要心合併症の発生予測という観点からのリスク分類には，Revised Cardiac Risk Indexが広く用いられている[5]。表1に挙げる6つの危険因子の有無からリスクを判断するもので，周術期心合併症発生率は因子の数が増えるほど上昇する。
　手術自体の侵襲の程度に応じたリスク分類も提唱されている[2,6]。手術は心合併症発生率に基づき低リスク，中等度リスク，高リスクに分類され，30日以内の心臓死や致命的でない心筋梗塞の発生を示す心イベント率は，それぞれ1％未満，1～5％，5％超と報告されている。さらに緊急手術ではリスクが2～5倍に上昇する[7]。脳外科手術の多くはこのうち中等度リスクに分類される。
　最近，リスク評価をウェブ上で行う新たな方法がACS NSQIP（米国外科学会の手術の質改善プログラム）から提唱された[8]。最新のACC/AHA[1]および

IX 神経麻酔に求められる術前評価の知識

表1 Revised Cardiac Risk Index

危険因子	オッズ比
高リスク手術（開胸・開腹・大血管手術）	2.8
虚血性心疾患（心筋梗塞の既往，運動負荷試験で陽性，虚血によると考えられる胸痛の存在，亜硝酸薬の使用，異常Q波）	2.4
心不全の既往	1.9
脳血管疾患（一過性脳虚血発作，脳血管障害）の既往	3.2
インスリン治療を必要とする糖尿病	3.0
腎機能障害（血清クレアチニン＞2.0 mg/dl）	3.0

危険因子の数	MACE発生率
0	0.5%
1	1.3%
2	3.6%
3以上	9.1%

MACE：major adverse cardiac event（主要心合併症）：心室細動，心停止，完全房室ブロック，急性心筋梗塞，肺水腫
〔Lee TH, Marcantonio ER, Mangione CM, et al. Derivation and prospective validation of a simple index for prediction of cardiac risk of major noncardiac surgery. Circulation 1999；100：1043-9 より引用〕

表2 active cardiac condition

状態	例
不安定な冠動脈疾患	不安定もしくは高度の狭心症（CCS Class Ⅲ，Ⅳ） 最近の心筋梗塞（発症後7〜30日）
非代償性心不全	NYHA Class Ⅳ，心不全の悪化もしくは新たな心不全
重篤な不整脈	高度房室ブロック MorbitzⅡ型房室ブロック 3度房室ブロック 症状のある心室性不整脈 心拍数コントロール不良（＞100 bpm）の上室性不整脈（心房細動を含む） 症状のある徐脈 新たに判明した心室頻拍
高度の弁膜疾患	高度大動脈弁狭窄症（平均圧格差＞40 mmHg，AVA＜1.0 cm² または症状があるもの） 症状のある僧帽弁狭窄症（進行性の労作性呼吸困難や，労作時失神，心不全）

CCS：Canadian Cardiovascular Society，NYHA：New York Heart Association，AVA：aortic valve area（大動脈弁口面積）

ESC/ESA[2]のガイドラインでは，このNSQIP Surgical Risk Calculator（http://riskcalculator.facs.org/）の使用を推奨している。

上記以外にもさまざまなリスク分類が提唱されている。しかし，心血管イベントのリスクに影響を与える因子は患者因子だけでなく，手術侵襲の程度，緊急度，体位，術者因子などさまざまなものがあり，組み合わせにより症例ごとのリスクの見積もりが複雑になるため，一律に扱うことは不可能である。したがって，症例ごとに周術期リスクを総合的に評価し対策をとる必要がある。

術前評価の実際

■問診・身体所見

まずは問診で，患者や近親者に心疾患の有無を聴くことから始める。具体的には以下の項目を聴取する。①狭心症，心筋梗塞の既往（特に最近6カ月以内の心筋梗塞），②息切れ，胸痛，動悸などの症状の有無，③日常生活の活動度，④危険因子（喫煙，アルコール，肥満，高血圧，糖尿病，閉塞性・拘束性呼吸器疾患）の有無。

特に日常の活動をどの程度行えるかという評価は，心血管系の予備力を知るうえできわめて重要である。無症状で4 metabolic equivalents（METs）以上の運動耐容能がある患者では，多くの施設で術前スクリーニング検査とされている胸部X線写真と安静時12誘導心電図以上の検査を行うことは無意味なことが多い。一方，4 METs以下の低運動耐容能の患者では周術期に心合併症を起こすリスクが高い。したがって，検査以前に十分な問診と病歴を聴取することが非常に重要である。

なお4 METsの運動とは，"2階まで階段を上がることができ，坂道を登ることができる" "平地を急ぎ足で歩ける"などである。

次に身体診察で以下の所見をとる。①血圧，脈拍，心拍数，②頸静脈の怒張と拍動，③頸動脈の緊張度と雑音，④胸部と腹部の触診・聴診，⑤四肢の浮腫，血管病変の有無である。

以上の病歴聴取と身体所見より，顕性もしくは潜在性の合併心疾患の疑いがあるかを考える。

■安静時12誘導心電図

安静時12誘導心電図所見では，ST低下と陰性T波に注目する。これらの所見は，左室肥大，高血圧症，

心筋虚血，心筋梗塞，脚ブロック，心不全，弁疾患，僧帽弁疾患，陳旧性心外膜炎，心筋炎などで観察される。しかし心筋虚血に対する特異性は高くない。したがって，病歴聴取と身体所見とあわせて，必要な場合はさらなる検査を行い，鑑別を試みる。なお，脚ブロックでは右脚ブロックは必ずしも異常を示唆しないが，左脚ブロックは病的意義を持つことが多いため，さらなる精査が望ましい。

不整脈では，多源性または連続性の心室性期外収縮，2度・3度房室ブロック，洞不全症候群などを認める場合には，精査が必要となる。

■active cardiac condition

心疾患を合併している場合には，それがactive cardiac condition（重症度の高い活動性心臓状態）であるかどうかを判断する[6]。active cardiac conditionとは，①不安定狭心症，②非代償性心不全，③重篤な不整脈（高度房室ブロックなど），④高度の弁膜疾患の存在，である（表2）。これらの危険因子があれば，緊急手術でなければ延期あるいは中止し，心血管系の精査・治療を行い，存在する心疾患の状態を可及的に改善し，耐術可能となった段階で手術を実施するという方針とする。

アルゴリズムに沿った心臓リスクの評価

ACC/AHAのガイドラインでは，術前心機能評価

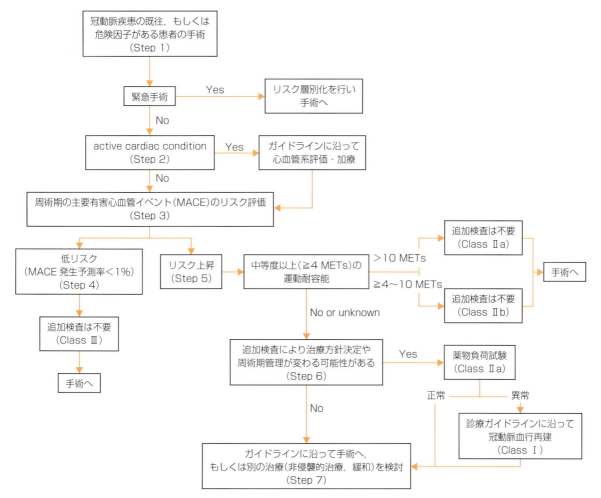

図1 非心臓手術における心臓リスク評価とケアのアルゴリズム
MACE：major adverse cardiac event（心血管イベント）
推奨度＝Class Ⅰ：すべき，Class Ⅱa：推奨，Class Ⅱb：考慮してよい，クラスⅢ：利益なし，または害
[Fleisher LA, Fleischmann KE, Auerbach AD, et al. 2014 ACC/AHA guideline on perioperative cardiovascular evaluation and management of patients undergoing noncardiac surgery：a report of the American College of Cardiology/American Heart Association Task Force on Practice Guidelines. Circulation 2014；130：e278-333 より引用]

と治療方針の検討のためのアルゴリズムを示している[1]。上記のことを踏まえたうえで，患者は図1に示すフローチャートに従って進む。このアルゴリズムから精査が必要であると判断された場合には，さらなる検査や治療を考慮する。非侵襲検査としては，ホルター心電図，負荷心電図，負荷心筋画像診断，心エコー検査（経胸壁，経食道，運動負荷，ドブタミン負荷），冠動脈CT，心臓MRI，脳性ナトリウム利尿ペプチド（BNP）測定などが有用である。

抗血栓薬の管理

■抗血小板薬

虚血性心疾患患者で，冠動脈ステント留置を含む経皮的冠動脈インターベンション（percutaneous coronary intervention：PCI）を受けている患者では，抗血小板療法に注意する。出血に伴うリスクと，内服中止に起因する血栓塞栓などのリスクを十分に考慮したうえで周術期管理方針を決定しなければならない。PCI療法後患者に対するアルゴリズムを図2に示す[1]。原則としてアスピリンは継続して手術を施行する，という点に留意する。

日本循環器学会の"循環器疾患における抗凝固・抗血小板療法に関するガイドライン（2009年改訂版）"[9]によると，ステント留置後のアスピリンは一生継続すること，またクロピドグレル（プラビックス®）との併用療法（dual antiplatelet therapy：DAPT）を，ベアメタルステント（bare metal stent：BES）で最低30日，薬剤溶出性ステント（drug-eluting stent：DES）で最低12カ月続けることが推奨されている。したがって，新たにPCIを施行する患者で12カ月以内に手術が予定されている場合には，DES留置は選択しにくい。一方，近年のもっとも新しい欧州の指針[10]によれば，DESの種類によってはより早期のDAPT中止が可能となる場合もあり，個々の症例においては循環器インターベンション医と相談することも必要となる。

■抗凝固薬

心房細動を合併する患者や弁置換後の患者などでは，ワルファリンや新規経口抗凝固薬（novel oral anticoagulant：NOAC）が投与されていることがある。予想される出血量と止血操作の容易さによって継続も

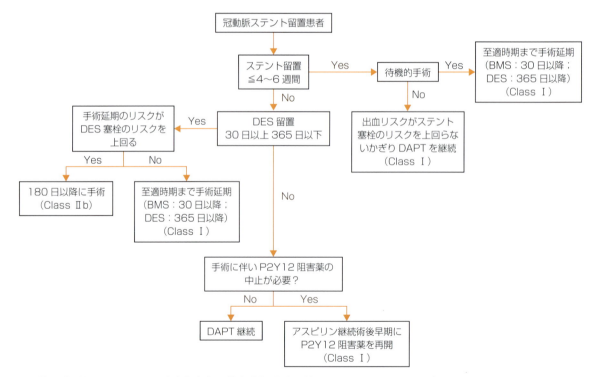

図2 非心臓手術におけるPCI療法後患者の抗血小板療法を管理するためのアルゴリズム
P2Y12阻害薬：クロピドグレル（プラビックス®），プラスグレル（エフィエント®）など
［Fleisher LA, Fleischmann KE, Auerbach AD, et al. 2014 ACC/AHA guideline on perioperative cardiovascular evaluation and management of patients undergoing noncardiac surgery：a report of the American College of Cardiology/American Heart Association Task Force on Practice Guidelines. Circulation 2014；130：e278-333 より引用］

しくは中止を検討する．中止する場合には必要に応じてヘパリン置換を開始し，APTTを対照の1.5〜2.5倍に延長するように投与量を調整する．手術の4〜6時間前にヘパリンを中止するかプロタミンでヘパリンの効果を中和し，術前にAPTTを確認する．また，術後は早期に再開するように術前より計画を立てておく．

おわりに

ガイドラインに則って心血管合併症を有する患者の術前評価に関して述べた．しかし，ガイドラインはあくまで"指針"であり，最終的には循環器内科医，外科医，そして麻酔科医が緊密に情報を交換したうえで，個々の患者の原疾患および心血管合併症の病態や緊急度に応じた術前評価，そして周術期の治療方針の決定がなされなければならない．また，今後もガイドラインは継続的に改訂が行われる予定である．最新の情報にも留意して日々の臨床に臨んでいただきたい．

●参考文献

1) Fleisher LA, Fleischmann KE, Auerbach AD, et al. 2014 ACC/AHA guideline on perioperative cardiovascular evaluation and management of patients undergoing noncardiac surgery：a report of the American College of Cardiology/American Heart Association Task Force on Practice Guidelines. Circulation 2014；130：e278-333.
2) Kristensen SD, Knuuti J, Saraste A, et al. 2014 ESC/ESA Guidelines on non-cardiac surgery：cardiovascular assessment and management：The Joint Task Force on non-cardiac surgery：cardiovascular assessment and management of the European Society of Cardiology（ESC）and the European Society of Anaesthesiology（ESA）. Eur Heart J 2014；35：2383-431.
3) 2012-2013年度合同研究班報告．非心臓手術における合併心疾患の評価と管理に関するガイドライン（2014年改訂版）．
4) Sankar A, Johnson SR, Beattie WS, et al. Reliability of the American Society of Anesthesiologists physical status scale in clinical practice. Br J Anaesth 2014；113：424-32.
5) Lee TH, Marcantonio ER, Mangione CM, et al. Derivation and prospective validation of a simple index for prediction of cardiac risk of major noncardiac surgery. Circulation 1999；100：1043-9.
6) Fleisher LA, Beckman JA, Brown KA, et al. ACC/AHA 2007 guidelines on perioperative cardiovascular evaluation and care for noncardiac surgery：a report of the American College of Cardiology/American Heart Association Task Force on Practice Guidelines（Writing Committee to Revise the 2002 Guidelines on Perioperative Cardiovascular Evaluation for Noncardiac Surgery）：developed in collaboration with the American Society of Echocardiography, American Society of Nuclear Cardiology, Heart Rhythm Society, Society of Cardiovascular Anesthesiologists, Society for Cardiovascular Angiography and Interventions, Society for Vascular Medicine and Biology, and Society for Vascular Surgery. Circulation 2007；116：e418-99.
7) Mangano DT. Perioperative cardiac morbidity. Anesthesiology 1990；72：153-84.
8) Cohen ME, Ko CY, Bilimoria KY, et al. Optimizing ACS NSQIP modeling for evaluation of surgical quality and risk：patient risk adjustment, procedure mix adjustment, shrinkage adjustment, and surgical focus. J Am Coll Surg 2013；217：336-46. e1.
9) 循環器病の診断と治療に関するガイドライン（2008年度合同研究班報告）．循環器疾患における抗凝固・抗血小板療法に関するガイドライン（2009年改訂版）．
10) Authors/Task Force members；Windecker S, Kolh P, Alfonso F, et al. 2014 ESC/EACTS Guidelines on myocardial revascularization：The Task Force on Myocardial Revascularization of the European Society of Cardiology（ESC）and the European Association for Cardio-Thoracic Surgery（EACTS）Developed with the special contribution of the European Association of Percutaneous Cardiovascular Interventions（EAPCI）. Eur Heart J 2014；35：2541-619.

辛島　裕士，外　須美夫

IX 神経麻酔に求められる術前評価の知識

5 薬物療法を実施している患者の術前評価と対応

KEY POINT
- 術前投与されている麻薬は，オピオイド換算表に従ってフェンタニル持続静注に変更するとよい。
- 術前の降圧薬はカルシウム拮抗薬とβ遮断薬を除き，当日の朝は原則的に中止する。
- 利尿薬は当日は中止するが，慢性的使用による循環血液量減少や，効果遷延により尿量が保たれることに注意する。
- ステロイドはプレドニゾロン換算で5 mg/日を超える場合にはステロイドカバーを考慮する。
- 抗痙攣薬はステロイド性筋弛緩薬の効果が減弱する可能性がある。

はじめに

術前使用薬の継続や中止については，その利益と危険性を考慮すべきである。そのため，薬物の作用機序や作用時間，適応や副作用などの基本的知識が必要となる。さらに，麻酔薬との相互作用や代替薬物，副作用や相互作用が起きた場合の治療法についてもよく理解することが求められる。また，周術期を通した管理が必要であるため，再開時期の決定も重要である。

麻　薬

■オピオイドの作用と特徴

オピオイドの作用機序は，脊髄後角のオピオイド受容体を介し，シナプス前の一次求心性神経終末からのグルタミン酸やサブスタンスPなどの神経伝達物質遊離を抑制するとともに，シナプス後の脊髄後角神経に作用し，上行する痛覚刺激伝導系を抑制する。また，中脳水道周囲灰白質，延髄網様体，大縫線核に作用して，脊髄後角までのアドレナリンおよびセロトニン作動性神経系の下行性抑制系を賦活化することによる。

そのほか，延髄呼吸中枢の直接抑制による呼吸抑制作用，孤束核咳中枢への知覚入力抑制による鎮咳作用，延髄化学受容器引き金帯(chemoreceptor trigger zone：CTZ)への直接作用による催吐作用などの中枢神経系作用や，アセチルコリン遊離抑制による消化管運動抑制作用などの末梢神経系作用がある。

オピオイドの副作用としては，呼吸抑制，嘔気・嘔吐，腸管蠕動抑制，そう痒，シバリングなどがあるが，副作用の発現には術中，術後のオピオイドの使用量や投与経路が関与する。オピオイドは静注，筋注，経口投与，硬膜外投与，くも膜下投与，貼付など，さまざまな経路から投与されるが，使用量を減らすには，脊髄くも膜下麻酔や硬膜外麻酔を含む区域麻酔，末梢神経ブロック，局所浸潤麻酔などを併用することが大切になる。

■周術期の使用法と注意点

術前からオピオイドを使用している患者では，手術によって術前の痛みが取り除かれる場合と新たに痛

表1 オピオイド換算表

剤形	オピオイド	用量
経口	モルヒネ	60 mg/日
経口	オキシコドン	40 mg/日
坐剤	モルヒネ	40 mg/日
持続静注，皮下注	フェンタニル	0.6 mg/日
持続静注，皮下注	モルヒネ	30 mg/日
持続静注，皮下注	オキシコドン	30 mg/日
貼付	デュロテップMT® フェンタニル3日用 フェントス® ワンデュロ®	4.2 mg/3日 4.2 mg/3日 2 mg/日 1.7 mg/日

が加わる場合があるため，術後鎮痛法に注意し，術前，手術中，術後と痛みを最小限に抑えながらスムーズにオピオイドを変更していく必要がある。

最近，術中は神経ブロックや硬膜外麻酔を併用しつつ，レミフェンタニルやフェンタニルで鎮痛を図ることが多くなっているため，術前と術後はフェンタニル持続静注をする方法がよく用いられる。周術期は経口投与できないことが多いので，表1のオピオイド換算表に従って術前の経口投与からフェンタニル持続静注へ変更し，術後は逆に経口投与や貼付剤に戻していく。また，ナロキソンやペンタゾシンによりwithdrawal syndrome（離脱症候群）を起こす可能性があるので，これらは投与しないほうがよい。

血管作動薬

■アンジオテンシンⅡ受容体拮抗薬（angiotensin Ⅱ receptor blocker：ARB）とアンジオテンシン変換酵素阻害薬（angiotensin converting enzyme inhibitor：ACE-I）

ARBはアンジオテンシンⅡタイプ1（AT1）受容体に結合してアンジオテンシンⅡ（ATⅡ）と拮抗し，ATⅡによる血管収縮作用を抑制する。ACE-Iはアンジオテンシン変換酵素を阻害して，ATⅡの生成を抑制する。

ARBやACE-Iは降圧作用のみならず，心不全などにおける臓器保護作用も期待されるが，麻酔導入後に高度の低血圧を起こしやすく，治療抵抗性であることがいわれている。そのため，手術当日は原則中止にするのが一般的である。緊急手術などで継続したままの場合には，麻酔導入後の血圧低下を避けるため，十分な輸液と麻酔薬の減量や昇圧薬の準備などをする。

なお，ACE-Iについては空咳など呼吸器合併症の問題があり，周術期使用を控えるという考えもあるが，これに対する反論が出されている[1]。

■β遮断薬

β遮断薬は長期投与するとβ受容体数が増加するため，突然の中止で反跳性高血圧が起きたり，心筋虚血が悪化する場合があり，手術当日まで継続することが推奨される。

Manganoらの研究で，周術期のβ遮断薬投与による患者予後改善の可能性が示され[2]，2002年の米国心臓病学会（ACC）/米国心臓協会（AHA）ガイドラインでは冠動脈疾患患者へのβ遮断薬投与が強く推奨された[3]。しかし，2007年と2009年の改定ではβ遮断薬投与推奨の対象は限定されてきた[4,5]。

多施設二重盲検ランダム化比較試験のPerioperative Ischemic Evaluation（POISE）studyでは，β遮断薬は冠動脈疾患を減少させたが，脳血管疾患を増加させ，患者アウトカムを結果的に悪化させた[6]。それ以後もβ遮断薬は投与の継続は良いが，新たに導入するメリットは限定的とされた。さらに，日本人に多い冠攣縮性狭心症はβ遮断薬が予後を悪化させるため，注意を必要とする。

■カルシウム拮抗薬

カルシウム拮抗薬は手術当日も継続する。手術当日のARBやACE-I中止に伴う高血圧には調節性の良い静注用カルシウム拮抗薬で代用する。

利尿薬

■術前利尿薬の注意点

利尿薬は心不全や高血圧の治療に使用されることが多い。術前から投与されている場合の注意点は，慢性的な使用により循環血液量の減少や電解質異常が起こることである。また，術中は循環血液量が減少していても尿量が保たれるため，輸液管理で判断を誤る危険性がある。術前は，心不全に対して投与されている場合には継続したほうがよいが，そのほかは中止したほうがよい。

表2　各種利尿薬の特徴

利尿薬	特徴
炭酸脱水酵素阻害薬：ダイアモックス	近位尿細管で炭酸脱水酵素を阻害し，Na^+と水の再吸収が抑制され，尿量が増加する．また，H^+の排泄が減少すると生体は代謝性アシドーシスとなり，換気ドライブにより，呼吸性アシドーシスを改善する作用が働く
ループ利尿薬：フロセミド	ヘンレ上行脚でNa^+，Cl^-の再吸収を抑制する．循環血液量低下による血圧低下や，低K血症に注意する．作用時間は短い．腎血流や糸球体濾過量を減少させないため，腎機能障害時にも使用できるが，約65％が未変化体のまま尿中排泄されるため，排泄半減期は延長する
サイアザイド系利尿薬：トリクロルメチアジド	遠位尿細管でのNa^+，Cl^-の再吸収を抑制する．低K血症に注意．骨粗鬆症に有益．Cre 2 mg/dl以上には無効で用いない
抗アルドステロン薬：スピロノラクトン	カリウム保持性利尿薬で，アルドステロンと競合的に拮抗して水とNa^+の排泄を促進する
バソプレシンV2受容体拮抗薬：トルバプタサン	バソプレシンV2受容体の阻害により，電解質に影響を与えずに水だけを排泄させる．内服薬のみ
心房性Na利尿ペプチド：hANP	グアニル酸シクラーゼに結合してcyclic guanosine monophosphate(cGMP)を産生し，心臓の前負荷と後負荷を軽減する血管拡張作用を示すとともに，糸球体と集合管にも作用し利尿効果を発揮する．糸球体では輸入細動脈を拡張させ，輸出細動脈を収縮させて，糸球体の静水圧を上昇させることにより糸球体濾過量を増やす．また，集合管ではバソプレシンやアルドステロンに拮抗して水やNa^+の再吸収を阻害してNa利尿効果を示す

表3　ステロイドカバーのガイドライン

侵襲度	内科的・外科的侵襲	ステロイド投与量
低	鼠径ヘルニア修復術，大腸内視鏡検査，軽度発熱，軽度〜中等度の嘔気・嘔吐，胃腸炎	術当日のみ，ヒドロコルチゾン25 mgまたはメチルプレドニゾロン5 mg静注
中等度	開腹胆嚢摘出術，結腸半切除術，重度発熱，肺炎，重症胃腸炎	当日にヒドロコルチゾン50〜75 mgまたはメチルプレドニゾロン10〜15 mg静注．1〜2日で通常量まで漸減
重度	主要心肺手術，Whipple手術，肝切除術，膵炎	当日にヒドロコルチゾン100〜150 mgまたはメチルプレドニゾロン20〜30 mg静注．1〜2日で通常量まで漸減
重篤疾患	敗血症性の低血圧やショック	ショックが回復するまでヒドロコルチゾン50〜100 mgを6〜8時間ごとに静注するか，0.18 mg/kg/hrの持続静注にフルドロコルチゾン50 μg/日を加える．以後，緩徐に漸減

[Coursin DB, Wood KE. Corticosteroid supplementation for adrenal insufficiency. JAMA 2002；287：236-40より引用]

■各種利尿薬

各種の利尿薬の特徴について，表2に示した．

ステロイド

ステロイド（グルココルチコイド）は，長期投与や，短期でも高用量だと，視床下部・脳下垂体・副腎系（hypothalamic pituitary-adrenal axis：HPA axis）がネガティブフィードバックにより抑制される．健常成人のグルココルチコイドの1日産生量は，ヒドロコルチゾン20〜30 mgやプレドニゾロン5〜7 mgに相当する．グルココルチコイドの産生は侵襲によって増大し，平常時の5〜10倍にまで達するとされる．

プレドニゾロン5 mg/日の継続投与では副腎皮質機能は維持されると考えられ，通常は維持投与量にステロイドカバーを加える必要はないが，それ以上ではステロイドカバーを考慮する．

表3に一例を示す．手術などの侵襲に対する副腎皮質の反応性は，ステロイドの投与量と投与期間に依存して異常を示す．過剰なステロイド投与は，免疫能低下による易感染性と創傷治癒遅延をもたらすので注意すべきである．

浸透圧利尿薬

■グリセリン

グリセリンは，腎糸球体で濾過された後，腎尿細管で再吸収されないため管腔内浸透圧を上昇させ，Na

表4　代表的な抗てんかん薬の特徴

一般名	略称	商品名	薬剤選択	特徴
従来薬				
カルバマゼピン	CBZ	テグレトール	部分	部分発作の第一選択 皮膚症状の出現頻度高い
エトスクシミド	ESM	エピレオプチマル	全般	欠神発作に有効
クロナゼパム	CZP	リボトリール	全般	
フェノバルビタール	PB	フェノバール	全般	半減期が長い
クロバザム	CLB	マイスタン	全般	
フェニトイン	PHT	アレビアチン	全般・部分	血中濃度の調節が難しい
ゾニサミド	ZNS	エクセグラン	全般・部分	
バルプロ酸	VPA	デパケン	全般・部分	全般発作の第一選択 LTGなどの血中濃度を上げる
新世代薬				
ラモトリギン	LTG	ラミクタール	全般・部分	皮膚症状の出現頻度高い
レベチラセタム	LEV	イーケプラ	全般・部分	大半が腎排泄 薬剤相互作用が少ない
トピラマート	TPM	トピナ	全般・部分	
ガバペンチン	GBP	ガバペン	部分	ほぼ腎排泄 薬剤相互作用が少ない

や水の血管側への再吸収を抑制して尿量増加作用を発現する。静脈内投与により10〜20％が腎臓から排泄され，80〜90％が肝臓で代謝されてエネルギーとして利用される。

　頭蓋内圧亢進，頭蓋内浮腫の治療および脳外科手術中・術後などの脳容積の縮小を必要とする場合に主に使用され，投与2時間後に頭蓋内圧は最低となり，持続時間は6時間程度である。D-マンニトールに比べるとリバウンド現象は少ないが，大量投与で水・電解質の異常を来し，乳酸アシドーシス，溶血，心不全などの副作用に注意が必要で，ほかの副作用として頭痛，口渇，悪心・嘔吐，倦怠感，血圧上昇，血尿などがある。

■ **マンニトール**
　マンニトールは，薬理学的に不活性なため細胞膜を通過せず，血液の浸透圧が上昇して組織中の水分が血管内に引き寄せられて尿量が増加する。このような細胞内から細胞外への水分移動で脳の容積が縮小し，脳圧降下作用をもたらす。体内でほとんど代謝されず，腎糸球体から濾過されて尿中に排泄される。即効性はあるが，持続時間は短く，投与後30分で効果発現し，最大効果は約1時間後で，3〜4時間持続する。

　代謝性アシドーシス，高カリウム血症，低ナトリウム血症などの電解質異常を来すことや，血液脳関門に障害があると血管外に漏出して脳浮腫を助長する可能性がある。

抗痙攣薬

　痙攣は発作的に生じる不随意な骨格筋の収縮で，原因は脳の器質的障害，全身性疾患による二次的な障害，末梢神経・筋の異常，および心因性がある。
　てんかんは大脳皮質神経細胞の過剰興奮で起こる。欠神発作や脱力発作など，運動発作である痙攣を起こすものが痙攣性てんかんで，痙攣を起こさないものが非痙攣性てんかんである。
　麻酔薬では，吸入麻酔薬，静脈麻酔薬ともに多くは抗痙攣作用と痙攣誘発作用を併せ持つが，ケタミンは痙攣誘発作用があるとされるため，てんかん患者への使用は避ける。抗てんかん薬を服用している患者では，ロクロニウムやベクロニウムなどのステロイド性筋弛緩薬の効果が減弱する可能性があるので注意する[7]。
　主な抗てんかん薬とその特徴を**表4**に示す。抗てんかん薬はさまざまな機序で神経細胞の興奮を抑制し，シトクロムP450（CYP）やグルクロン酸転移酵素（GT）で代謝されるものが多いため，これらを誘導または阻害する薬剤との併用で血中濃度が変動する。多くはCYPやGTを誘導し，薬物の血中濃度を下げる。しかし，バルプロ酸（VPA）はこれらの酵素を阻害し，

薬剤の血中濃度を上げる。

　周術期の抗てんかん薬中止により，これら酵素の誘導や阻害が減弱し，抗てんかん薬だけでなく他の薬剤の血中濃度に変化をもたらすことにも注意が必要である。術前は原則として手術当日まで服用し，術後も早期に再開し，血中濃度を維持するよう努める。術後，内服できないときには注射剤のあるフェノバルビタールやフェニトインを用いることを考慮する。また，長時間手術では血中濃度が低下するおそれがあるため，術中投与を考慮する。

● 参考文献 ●

1) Turan A, You J, Shiba A, et al. Angiotensin converting enzyme inhibitors are not associated with respiratory complications or mortality after noncardiac surgery. Anesth Analg Layug EL, Wallace A, 2012；114：552-60.
2) Mangano DT, Layug EL, Wallace A, et al. Effect of atenolol on mortality and cardiovascular morbidity after noncardiac surgery. Multicenter Study of Perioperative Ischemia Research Group. N Engl J Med 1996；335：1713-20.
3) Eagle KA, Berger PB, Calkins H, et al. ACC/AHA guideline update for perioperative cardiovascular evaluation for noncardiac surgery — executive summary. Circulation 2002；105：1257-67.
4) Fleisher LA, Beckman LA, Brown KA, et al. ACC/AHA 2007 guidelines on perioperative cardiovascular evaluation and care for noncardiac surgery：executive summary. Circulation 2007；116：1971-96.
5) Fleisher LA, Beckman LA, Brown KA, et al. 2009 ACCF/AHA forced update on perioperative beta blockade incorporated into the ACC/AHA 2007 guidelines on perioperative cardiovascular evaluation and care for noncardiac surgery. Circulation 2009；120：e169-276.
6) POISE Study Group；Devereaux PJ, Yang H, Yusuf S, et al. Effects of extended-release metoprolol succinate in patients undergoing non-cardiac surgery（POISE trial）：a randomized controlled trial. Lancet 2008；371：1839-47
7) Kim MH, Hwang JW, Jeon YT, et al. Effects of valproic acid and magnesium sulphate on rocuronium requirement in patients undergoing craniotomy for cerebrovascular surgery. Br J Anaesth 2012；109：407-12.

〈板橋　俊雄〉

IX 神経麻酔に求められる術前評価の知識

6 内分泌疾患を有する患者の術前評価と対応

KEY POINT
- 糖尿病症例の麻酔管理上の本質的な問題点は血管障害であると考えられる。
- 血糖管理は（空腹時血糖 80 ～ 140 mg/dl，尿中ケトン体陰性）を行うことが，術前処置としては妥当であろう。
- 甲状腺機能低下に副腎機能不全と合併した場合はハイリスクである。
- 周術期にステロイドカバーの際にはステロイドの副作用に留意する必要がある。
- 重篤な副腎機能不全は現在でも高い死亡率を示している。

はじめに

　内分泌疾患は，呼吸器系，循環器系などに比べ症状，所見が地味なことが多く，ともすれば術前評価上，見過ごされがちな分野である。しかしこの系はCannonが前世紀に指摘した[1]ように，生体の恒常性を維持するために必須の系であり，個体の生存に欠かせない。細胞は外見上きわめて安定しているように見えるが，内面はその安定を維持するため目まぐるしく動いている。内分泌系はこの調節の要である。

　この項では代謝・内分泌疾患を有する患者の術前評価と管理について糖尿病，甲状腺機能異常，下垂体機能異常，副腎機能異常の4項目にわたり概説する。各項目の管理に共通する考え方では，急速に生じたものに対してはただちに対処したほうがよいが，慢性に生じたものに対しては緩徐に対応したほうがよいということと，いわゆる正常値と個人の正常値は異なることもあるということが挙げられる。

　術前には個々の症例の正常値を把握しておくことが望ましい。管理のよりどころになるからである。

糖尿病

　糖尿病症例の麻酔管理上の本質的な問題点は，血管障害であると考えられる。血管障害は細血管障害と，大血管障害とに大別される。細血管障害には糖尿病網膜症，糖尿病腎症，糖尿病神経障害が含まれる。大血管障害は動脈硬化に伴って発症するもので，糖尿病が危険因子である，心筋梗塞などの心血管障害と脳梗塞などの脳血管障害がある。

■病態の評価，血糖値の管理
　麻酔管理は全身管理であるから，複雑な病態を有する症例の管理にあたっては，要素別に対処するのも一法である。たとえば以下のように分類し，各項目ごとの対策を立て，優先度の高い項目から対処していく。ここでいう優先度の高い項目とは，対応を誤ると生命の危機が生じうる項目である。

●血管病変
　血管病変は，糖尿病の症例の麻酔管理上の本質的な問題点であると考えられる。術前評価に際しては，冠

—117—

動脈，脳血管，大動脈などの血管病変を画像診断，生理学的検査などで把握しておくことが望ましい．必要なら循環器内科にコンサルトすべきである．

- ●血糖管理

血糖値の管理に関しては，2001年にvan den Berghe らがsurgical ICUにおいて，80～110 mg/dlに厳密に管理した群と180～200 mg/dlの標準的な血糖値で管理した群では，厳密に管理した群のほうが予後が良いと報告していた[2]が，その後の大規模な臨床研究(the NICE-SUGAR study, 6,104人を対象)では厳密管理群(目標81～108 mg/dl，平均115 mg/dl)と標準管理群(目標144～180 mg/dl，平均144 mg/dl)における90日後の死亡率はむしろ厳密管理群のほうが高かったという結果になった[3]．現時点では標準的な血糖管理(空腹時血糖80～140 mg/dl，尿中ケトン体陰性)を行うことが，術前処置としては妥当であろうと考えられる．

甲状腺機能異常

甲状腺ホルモンはさまざまなタンパク質の合成を通じて呼吸，循環などの機能を維持する作用を有する．機能異常には機能亢進と機能低下があるが，体重の増減などの臨床症状のほかに甲状腺刺激ホルモン，トリヨードサイロニン(T3)，サイロキシン(T4)などのホルモンの動向から診断される．麻酔管理上問題になるのは，心房細動などを含む循環器系の症候である[4]．甲状腺ホルモンによりβ受容体が増加する[5]．

■甲状腺機能亢進

機能亢進においては，あたかもβ受容体刺激薬を投与したような状態に近い症候を示す．すなわち頻脈，高血圧などである．高齢の症例では代償作用が劣るため，心房細動や，心不全を合併する危険もある．非緊急症例では可能なかぎり，内科的に甲状腺機能をコントロールしておくことが望ましい[6]が，緊急の症例では循環作動薬で対症的に対応する．

また，肥大した甲状腺により気管が圧排され，気道確保が困難に陥る危険も念頭に置かなくてはならない．米国麻酔科学会(ASA)のプロトコル(Airway, 2003 #19)や，日本麻酔科学会のガイドラインを参考に[7]，適切な対処法をとる必要がある．手術を契機に急激な増悪をきたす(甲状腺クリーゼ)こと[8]があるため，術後は綿密な経過観察が大切である．

甲状腺機能亢進症に心房細動が合併することが知られている[9]．この際には心房内血栓により他臓器の血栓症を引き起こすことが問題となる．術前に超音波検査で心房内血栓の存在を検査することが望ましい．慢性の心房細動では除細動は避け，脈拍数の調整を主眼に管理したほうがよい．

■甲状腺機能低下

甲状腺機能低下症は成人の0.3～5％に見られるという[10]．まれな疾患ではないが，確定診断には内分泌的検査が必須であるため，すべての症例で診断がついているわけではない．機能亢進と相反する症候が見られるが，初期には特異的な症候が見られず，診断が難しい面もある．

軽度の甲状腺機能低下症においては，全身麻酔によって病態が悪化することはないとされる[11]．症例の麻酔管理上問題になるのは，心不全の合併である．緊急ではない症例においては，甲状腺機能が正常化した後に手術に臨むほうがよい．また，重篤な甲状腺機能低下症では粘液水腫性昏睡というきわめて重篤な状態になる危険もあるため，注意を要する[12]．特に副腎機能不全と合併した場合はハイリスクである．

下垂体機能異常

下垂体前葉から，成長ホルモン(GH)，副腎皮質刺激ホルモン(ACTH)，プロラクチン，甲状腺刺激ホルモンおよびゴナドトロピンが分泌され後葉からは抗利尿ホルモン(ADH，バソプレシン)とオキシトシンが分泌される．

機能亢進ではこれらのホルモンの生理作用が増強される病態になる．たとえばGH過剰では末端肥大症，高血圧，糖尿病の評価が必要である．ACTH過剰ではクッシング症候群を来す．ACTH欠乏では副腎皮質機能低下と類似の病態を示し，TSH欠乏では甲状腺機能低下に類似する．下葉の機能異常ではADH過剰がADH不適合分泌症候群(SIADH)を引き起こし[13]，ADH欠乏では中枢性の尿崩症になる[14]．どちらも体液と電解質の補正が必要になる．

副腎機能異常

副腎は解剖学的に皮質と髄質に分かれ，両者は異なる機能を有する．ここでは皮質の機能亢進としてクッ

シング症候群を，髄質の機能亢進として褐色細胞腫を取り上げる．また，皮質の機能低下に対する処置としてステロイドカバー（グルココルチコイド）を取り上げる．

■副腎機能亢進（クッシング症候群）

　グルココルチコイド過剰状態であり，高血圧，高血糖，電解質異常，血管内用量の補正が術前に必要である．また，表皮の脆弱性も指摘され，輸液路確保，気管チューブのテープ固定の際には表皮の剝離に留意する必要がある．

■褐色細胞腫

　褐色細胞腫は副腎髄質の腫瘍から過剰に分泌されるカテコラミンによって引き起こされる症状，すなわち高血圧，頻脈，不整脈，循環血液量低下などの循環系の異常が主な症状である[15]が，そのほか糖代謝の異常，脂質代謝の異常，腎機能異常，内分泌異常などを合併していることが多く，術前の状態を十分に把握することが必要である．

　第一選択は腫瘍摘出で，術前に$α_1$遮断薬を主体とする降圧と輸液による脱水補正を行う．正常血圧の場合も$α_1$遮断薬を投与する．頻脈，不整脈併発時は$β$遮断薬を用いるが，本薬の単独投与は禁忌で，併用する際は$α_1$遮断薬開始3日目以降とする．降圧不十分例ではカルシウム拮抗薬を追加する．麻酔時にはケタミン，アトロピンなど交感神経優位となる薬剤は避け，抑制作用のあるプロポフォール，レミフェンタニルを用いるのがよい．

■副腎機能低下

　副腎皮質からはアンドロゲン，グルココルチコイド，ミネラルコルチコイドが分泌される．そのうち，グルココルチコイドの分泌調節はACTHおよびコルチコトロピン放出ホルモン（CRH）によりなされている．この系は視床下部・下垂体・副腎系（いわゆるHPA axis）を形成し手術侵襲などに対応する生体のストレス反応に主要な役割を果たす．生体は手術などの侵襲に対し，内部の恒常性を維持する方向に神経系，免疫系，内分泌系を動員して対処する．HPA axisはこれらの活動を統合する役割を担う．

　副腎機能不全はHPAの機能不全の一つであり，侵襲に対する生体の防御反応が低下した状態となる．健常成人では通常は1日あたり20〜30 mgのグルココルチコイドが産生されている[16]が，感染や手術に対応して産生の増加が見られ，1日あたり75〜150 mgに及ぶこともある[16]．長期間のステロイド投与患者や副腎機能不全の場合は，周術期にステロイドカバーとして1日あたり25〜100 mg程度のヒドロコルチゾンが投与されている．ステロイドの投与法について確固とした方法はいまだ確立されていない[17]が，通常は侵襲が加わる前，すなわち，麻酔導入前にあらかじめ投与することが望ましいであろう．場合によっては術後に再び投与することもあるが，ステロイドの副作用に留意する必要がある．

　特に高血糖，易感染性，消化管潰瘍は予後に影響する重大な副作用である．重篤な副腎機能不全は現在でも高い死亡率を示している[18]ため，術前のコントロールが肝要である．

●参考文献●

1) Goldstein DS. Adrenal responses to stress. Cell Mol Neurobiol 2010；30：1433-40.
2) van den Berghe G, Wouters P, Weekers F, et al. Intensive insulin therapy in critically ill patients. N Engl J Med 2001；345：1359-67.
3) Finfer S, Chittock DR, Su SY, et al. Intensive versus conventional glucose control in critically ill patients. N Engl J Med 2009；360：1283-97.
4) Deegan RJ, Furman WR. Cardiovascular manifestations of endocrine dysfunction. J Cardiothorac Vasc Anesth 2011；25：705-20.
5) Klein I, Danzi S. Thyroid disease and the heart. Circulation 2007；116：1725-35.
6) Cooper DS. Antithyroid drugs. N Engl J Med 2005；352：905-17.
7) Japanese Society of Anesthesiologists. JSA airway management guideline 2014：to improve the safety of induction of anesthesia. J Anesth 2014；28：482-93.
8) Smallridge RC. Metabolic and anatomic thyroid emergencies：a review. Crit Care Med 1992；20：276-91.
9) Osman F, Gammage MD, Franklyn JA. Hyperthyroidism and cardiovascular morbidity and mortality. Thyroid 2002；12：483-7.
10) Lindsay RS, Toft AD. Hypothyroidism. Lancet 1997；349：413-7.
11) Bennett-Guerrero E, Kramer DC, Schwinn DA. Effect of chronic and acute thyroid hormone reduction on perioperative outcome. Anesth Anal 1997；85：30-6.
12) 正宗大士，松川　隆．甲状腺機能異常．麻酔 2010；59：879-82.
13) Peri A, Giuliani C. Management of euvolemic hyponatremia attributed to SIADH in the hospital setting. Minerva Endocrinol 2014；39：33-41.
14) Fenske W, Allolio B. Clinical review：Current state and future perspectives in the diagnosis of diabetes insipidus：a clinical review. J Clin Endocrinol Metab 2012；97：3426-37.
15) Njoku MJ. Patients with chronic endocrine disease. Med Clin North Am 2013；97：1123-37.
16) Coursin DB, Wood KE. Corticosteroid supplementation for adrenal insufficiency. JAMA 2002；287：236-40.
17) Broersen LH, Pereira AM, Jorgensen JO, et al. Adrenal Insufficiency in Corticosteroids Use：Systematic Review and Meta-Analysis. J Clin Endocrinol Metab 2015；100：2171-80.

18) Puar TH, Stikkelbroeck NM, Smans LC, et al. Adrenal crisis: still a deadly event in the 21 century. Am J Med 2015.[Epub ahead of print]

櫛方　哲也

X

モニタリング

X モニタリング

1 脳循環代謝モニター

KEY POINT

- 近赤外線分光法（NIRS）と経頭蓋超音波ドプラー（TCD）は，ともに低侵襲でリアルタイムに脳循環を評価できる。
- NIRSは専用のセンサーを前額部に貼付するだけで情報が得られ測定値も比較的容易に解釈可能である（施行者間で解釈に差が少ない）。
- TCDでは中大脳動脈が描出困難な患者が一定数存在することに加え，検査施行者の熟練度により検査結果に差が出ることがある。
- 頭蓋内圧（ICP）モニタリングは侵襲的であり，その有用性については議論の分かれるところである。

近赤外線分光法

近赤外線分光法（near-infrared spectroscopy：NIRS）による酸素飽和度測定は，波長700〜950 nmの近赤外線を用い非侵襲的に体内の酸素化状態を反映することができ，広く臨床応用されている。主に脳内局所酸素飽和度（regional cerebral oxygen saturation：$rScO_2$）の測定がなされており，発光部と受容部を持つ専用のセンサーを前額部に貼付することで簡便に結果を得ることができる。本邦で多く用いられている近赤外線脳酸素モニターにはINVOS®（COVIDIEN）とNIRO®（浜松ホトニクス）がある。上記2つ以外に現在発売されているNIRSモニターにはTOS-OR（フジタ医科器械）やFORE-SIGHT®（CAS Medical Systems）ある。

INVOSは2波長の近赤外線を用いて，局所酸素飽和度（rSO_2）や測定開始時を基準としたHb量の経時的変化を示す血液量係数（BVI）を表示する。NIROは4波長の近赤外線を使用することで酸化ヘモグロビン（O_2Hb），還元ヘモグロビン（HHb），全ヘモグロビン（cHb），組織酸素指標（TOI）などが測定可能である。NIRSの測定，解釈にはいくつか問題点がある[1]。INVOSとNIROでは$rScO_2$を算出するアルゴリズムが異なっており，その値を単純に比較することはできない。また，測定値には個人差があるため絶対値で評価および比較することは困難であり，センサー貼付直下の$rScO_2$しか反映しない。さらに，rSO_2は血圧や頭蓋骨，脳脊髄液層，ヘモグロビン値に影響を受けるが，TOIはこれらの影響を受けにくい[2]。またノルアドレナリンの投与によりrSO_2は低下するが，その理由として，外頸静脈系の血管収縮によるcHbの減少や頭蓋内の動脈成分の減少が挙げられている[3]。NIRSのパラメータの変化と理論上の生体内変化を**表1**に示す。

現在，NIRSの使用頻度が高い手術には心臓血管外科手術や脳神経外科手術〔内頸動脈内膜剝離術（carotid endarterectomy：CEA），頸動脈ステント留置術など〕，脳血管合併症の危険因子を多く有する患者の手術などがある。

心臓血管外科では主に術中のdecision making[4)5)]と

表1 NIRSにおけるパラメータ変化と評価・要因

脳内局所酸素飽和度	初期値からの全Hbの変化	評価	要因
↓	↓	血流低下，酸素消費量減少なし	虚血，出血
↓	→	血液量不変，酸素消費量増大	代謝亢進
↓	↑	静脈血流のうっ帯	うっ血
↑	→	血液量不変，酸素消費量減少	代謝低下
↑	↑	血流増加，酸素消費量増加なし	血流増加

NIRS：near-infrared spectroscopy，Hb：ヘモグロビン

表2 Murkin Interventional Protocol[7)8)]

- 頭部位置を確認する
- 動脈血二酸化炭素分圧を 40 mmHg 以上に保つ
- α-stat で管理する
- 平均動脈圧を 60 mmHg より高く保つ
- 灌流指標を増加させる
- 脳灌流圧を 50 mmHg より高く保つ
- ヘマトクリットを 20%以上に保つ
- 拍動流を併用する
- 酸素濃度を増加させる

術後の脳障害の予防[6)7)]のために使用されている。冠動脈バイパス術中に rSO_2 値がベースラインから 25% 以上下回った場合は，15 秒以内に Murkin Interventional Protocol（表2）と呼ばれる介入を行うことが術後脳血管障害軽減のために勧められている[7)8)]。

脳神経外科領域では，CEA における頸動脈遮断中の脳血流評価やシャント挿入有無の判断，術後の過灌流症候群（cerebral hyperperfusion syndrome：CHS）の発見，くも膜下出血後（subarachnoid hemorrhage：SAH）の脳血管攣縮の早期発見と予防に，利用されている。

局所麻酔下で CEA を受けた患者の rSO_2 値を計測し，基準値から 20%の rSO_2 値の低下をカットオフ値とすると術後神経症状の有無に対し感度，特異度がおのおの 80%であることが示された[9)10)]。全身麻酔下でCEA が行われる場合は患者の意識がなくなるため，神経モニタリングはより重要な役割を担うことになる。全身麻酔下では rSO_2 値の基準値から 11.7%の低下をカットオフ値とすると感度，特異度は 75%，77%となり，カットオフ値を 20%とすると感度は 30%，特異度は 100%であった[11)]。頸動脈遮断により低灌流が疑われた場合はシャント挿入を考慮すべきであり，①基準値から 20%以上の低下，②基準値から 25%以上の低下，または血圧を上げても 3 分以内に変化率が 20%以内にならないもの，が基準として知られている[12)]。

CHS の予測にも有用であり，全身麻酔下で CEA を受けた患者で CHS を発症した群と発症しなかった群の rSO_2 値を比較すると，前者で術後の rSO_2 値が術前値よりも有意に増加していた[13)]。局所麻酔下で頸動脈ステント留置術を施行された患者群においても，CHS を発症した患者では再灌流後と 3 分後に術前値と比較したところ，24%以上増加していた。遮断解除直後で 18%，3 分後で 10%の増加があれば CHS が発症しやすいのではないかと結論づけられた[14)]。

SAH の術後合併症の一つに脳血管攣縮があり，脳血管攣縮の予測にも rSO_2 値が役立っている。動脈瘤破裂による SAH でコイル塞栓術が施行された患者において rSO_2 値と脳血管攣縮の関係を調べた報告によると，脳血管攣縮を起こした患者では動脈瘤と同側の rSO_2 値が 3.5（2.13〜4.03）%低下しており，脳血管攣縮の程度が重症であった患者は rSO_2 値が大きく低下していた[15)]。

経頭蓋超音波ドプラー

頭蓋骨に超音波を照射し頭蓋内血管の血流をリアルタイムで評価する方法である。頭蓋骨は超音波を透過しにくいため経頭蓋超音波ドプラー（transcranial Doppler：TCD）に用いる超音波の周波数は 2 MHz と低い。頭蓋骨のどこに当ててもよいわけではなく，cranial window と呼ばれる超音波が通過可能な所にプローブを置く必要がある。cranial window には経側頭，経眼窩，経大後頭骨孔があるが，通常は経側頭アプローチで中大脳動脈の血流速度が計測される。TCD を行うにはある程度の技術が必要であることは当然であるが，患者によっては cranial window が存在しないケースもあり，その場合は測定不可能である。脳梗塞患者では 65%しか TCD が計測できなかったということ[16)]や熟練者が施行しても 20%の患者では TCD が計測不可能であったこと[10)17)]が報告されている。

TCD では，cranial window により測定可能な動脈が異なる（図1）[18)]。麻酔中に用いられることが多いのは経側頭窓アプローチで評価される中大脳動脈であり，比較的径が太く，血圧や動脈血二酸化炭素分圧，麻酔薬の影響を受けにくいため脳血流速度の変化は脳血流の変化と相関し，脳血流自動調節能や二酸化炭素

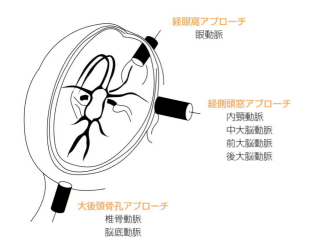

図1 経頭蓋超音波ドプラーのアプローチ法の違いによる評価可能な血管[8]

- 経眼窩アプローチ
  眼動脈
- 経側頭窓アプローチ
  内頸動脈
  中大脳動脈
  前大脳動脈
  後大脳動脈
- 大後頭骨孔アプローチ
  椎骨動脈
  脳底動脈

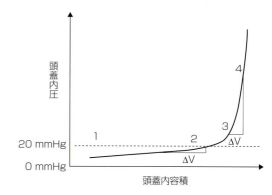

図2 頭蓋内の圧容量曲線
ΔV：頭蓋内容量の変化量
1〜2 代償期：頭蓋内の3つの構成要素の代償機構が機能し頭蓋内圧はほぼ一定に保たれる
2〜3 中間期：ΔVの増加により頭蓋内圧は緩徐に増加する
3〜4 非代償期：ΔVの増加により頭蓋内圧は急激に増加する

反応性の評価も可能である。

　TCDは微小塞栓の検出や脳血流の評価，さらにCEA中の内頸動脈遮断前後の血流を評価する場合にのみ用いられている。人工心肺中の脳血流評価にTCDを用いた研究では，人工心肺中は血液希釈，血管径の変化，灌流量などにより脳血流とTCDの相関が乏しく，その有用性は限られると結論づけられている[19]。微小塞栓と術後高次機能障害やせん妄の関連が注目されていたが，現時点ではその関連性は不明である[20]。その理由として，TCDでは微小血栓はmicro-embolic signal（MES）としてとらえられるが，MESが気泡性か固形性かを鑑別できていないことが考えられている。

　CEA中に内頸動脈遮断前後の血流速度を評価することで，シャント挿入有無の判断に利用されることがあり，中大脳動脈の速度が内頸動脈遮断前の20〜50%以下まで低下した場合，シャントが必要な危険域とされている。術後の神経合併症を予測するツールとしても利用されており，症候性患者において脳血管抵抗を反映するpulsatility index〔（収縮期の血流速度−拡張期の血流速度）/平均血流速度〕が術前に0.8以下，つまり術前の脳血管抵抗が低い患者では，術後1日目での認知機能の改善率が高いこと[21]がいわれている。また，中大脳動脈の血流速度のカットオフ値を50%とすると神経学的異常に対し感度100%，特異度86%となるが，偽陽性を避けるためにはカットオフ値を70%にするのがよいともされている。ただし，カットオフ値を70%にした場合，感度は78%まで低下する[10]。

　最近，CHSの予測因子として，中大脳動脈の速度変化に血圧上昇比を加味したvelocity blood pressure index〔VBI，VBI＝（術後体血圧/術前体血圧）×（術後中大脳動脈速度/術前中大脳動脈速度）〕が提唱された。術後の血圧上昇はCHSの独立した危険因子であり，本研究では手術30分後に測定されている。VBIのカットオフ値を2.0%とした場合，感度が83%，特異度が98%であり，中大脳動脈速度の変化率だけで予測するよりも良い結果が導かれた[22]。

頭蓋内圧センサー

　頭蓋内圧（intracranial pressure：ICP）とはテント上の脳脊髄圧である。頭蓋内腔は頭蓋骨で囲まれた閉鎖腔であり，構成要素は脳実質（頭蓋内容積の70%），血液（15%），脳脊髄液（15%）である。おのおの，脳浮腫，脳血液量増加，脳脊髄液貯留により頭蓋内容量を増加させる。頭蓋内容量の増大が起きても上記の3要素が移動，縮小することでICPは一定の範囲内に保たれる（代償期）。代償機構が破綻するとICPは増大し，頭蓋内圧亢進を引き起こす（非代償期）（図2）。一方，脳灌流圧および脳血液量は，脳灌流圧＝平均動脈圧−頭蓋内圧，脳血流量＝脳灌流圧/脳血管抵抗で表され，頭部外傷などでICPが上昇すると脳灌流圧および脳血流が低下することが分かる。脳灌流圧および脳血流が低下すると，糖や酸素が不足し脳浮腫を誘発する。そこでICPの上昇を素早く認識し脳浮腫を予防するために，ICPモニタリングが施行される。

　頭蓋内圧測定は頭蓋内にカテーテルを留置すること

X モニタリング

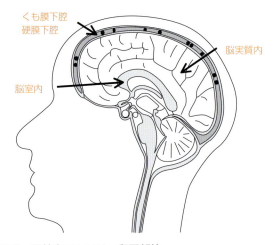

図3 頭蓋内圧センサー留置部位

表3 頭蓋内圧センサー挿入部位と合併症, 信頼性, コストの関係

モニター部位	細菌感染	脳出血	閉塞, 機能不全	信頼性	コスト
脳室内	10〜17%	1.1%	6.3%	高い	安価
脳実質	14%	2.8%	9%		高価
硬膜下腔	4%	0%	10%		高価
くも膜下腔	5%	0%	16%	低い	安価

[Brain Trauma Foundation；American Association of Neurological Surgeons；Congress of Neurological Surgeons. Guidelines for the management of severe traumatic brain injury. J Neurotrauma 2007；24：S1-106 より改変引用]

で，その場所の圧が測定可能となる。カテーテルの留置場所には脳室内, 脳実質内, 硬膜下腔, くも膜下腔などがあり (図3), 各部位により信頼性や合併症の発生率が異なる (表3)[23]。脳室内モニタリングは信頼性が高く髄液ドレナージも施行可能であるが, 侵襲的で出血や感染などの危険性が高い。脳室の偏位や圧排, 狭小化がある場合は穿刺が困難となる。脳実質内モニタリングは信頼性が高く, 脳室の偏位や圧排, 狭小化がある場合でも容易に挿入できるが, 出血や感染の危険性に加えマイクロトランスデューサが必要となるため, コストが高くなる。硬膜下腔モニタリングは低侵襲で脳出血の危険性はないが, カテーテルが細いため閉塞し機能不全が生じることがある。また挿入時にICPが高い患者では挿入できないこともある。くも膜下腔モニタリングも低侵襲で脳出血の危険性はなく髄液が採取可能である。しかし, 閉塞などの危険性とともにカテーテルが細いため圧波形の観察は困難である。

2007年の米国のガイドライン[23]において, 重症頭部外傷患者では脳灌流圧を50 mmHg以上, ICPを20 mmHg以下に保つことが推奨されている。ICPに関してエビデンスレベルの高い研究は少なく, 2012年に多施設多国間のランダム化比較試験が発表された。ボリビアとエクアドルでGlasgow coma scaleが8点以下の患者324人を対象にICPを指標に治療介入する群と画像や神経学的所見で治療を進める群に分けて研究を進めたが, 3カ月後, 6カ月後の生存率や神経予後には差がなくICPモニタリングの有用性を示すことはできなかった[24]。ICPモニタリングに関しては質の高い研究が少なく, その有用性については議論の分かれるところである。

●参考文献●

1) Zheng F, Sheinberg R, Yee MS, et al. Cerebral near-infrared spectroscopy monitoring and neurologic outcomes in adult cardiac surgery patients：a systematic review. Anesth Analg 2013；116：663-76.
2) Yoshitani K, Kawaguchi M, Miura N, et al. Effects of hemoglobin concentration, skull thickness, and the area of the cerebrospinal fluid layer on near-infrared spectroscopy measurements. Anesthesiology 2007；106：458-62.
3) Sørensen H, Secher NH, Siebenmann C, et al. Cutaneous vasoconstriction affects near-infrared spectroscopy determined cerebral oxygen saturation during administration of norepinephrine. Anesthesiology 2012；117：263-70.
4) Vernick WJ, Oware A. Early diagnosis of superior vena cava obstruction facilitated by the use of cerebral oximetry. J Cardiothorac Vasc Anesth 2011；25：1101-3.
5) Santo KC, Barrios A, Dandekar U, et al. Near-infrared spectroscopy：an important monitoring tool during hybrid aortic arch replacement. Anesth Analg 2008；107：793-6.
6) Colak Z, Borojevic M, Bogovic A, et al. Influence of intraoperative cerebral oximetry monitoring on neurocognitive function after coronary artery bypass surgery：a randomized, prospective study. Eur J Cardiothorac Surg 2015；47：447-54.
7) Murkin JM, Adams SJ, Novick RJ, et al. Monitoring brain oxygen saturation during coronary bypass surgery：a randomized, prospective study. Anesth Analg 2007；104：51-8.
8) Harilall Y, Adam JK, Biccard BM, et al. The effect of optimising cerebral tissue oxygen saturation on markers of neurological injury during coronary artery bypass graft surgery. Heart Lung Circ 2014；23：68-74.
9) Samra SK, Dy EA, Welch K, et al. Evaluation of a cerebral oximeter as a monitor of cerebral ischemia during carotid endarterectomy. Anesthesiology 2000；93：964-70.
10) Moritz S, Kasprzak P, Arlt M, et al. Accuracy of cerebral monitoring in detecting cerebral ischemia during carotid endarterectomy：a comparison of transcranial Doppler sonography, near-infrared spectroscopy, stump pressure, and somatosensory evoked potentials. Anesthesiology 2007；107：563-9.
11) Mille T, Tachimiri ME, Klersy C, et al. Near infrared spectroscopy monitoring during carotid endarterectomy：which threshold value is critical? Eur J Vasc Endovasc Surg 2004；27：646-50.
12) Nielsen HB. Systematic review of near-infrared spectroscopy determined cerebral oxygenation during non-cardiac surgery. Front Physiol 2014；5：93.

13) Pennekamp CW, Immink RV, den Ruijter HM, et al. Near-infrared spectroscopy can predict the onset of cerebral hyperperfusion syndrome after carotid endarterectomy. Cerebrovasc Dis 2012 ; 34 : 314-21.
14) Matsumoto S, Nakahara I, Higashi T, et al. Near-infrared spectroscopy in carotid artery stenting predicts cerebral hyperperfusion syndrome. Neurology 2009 ; 72 : 1512-8.
15) Bhatia R, Hampton T, Malde S, et al. The application of near-infrared oximetry to cerebral monitoring during aneurysm embolization : a comparison with intraprocedural angiography. J Neurosurg Anesthesiol 2007 ; 19 : 97-104.
16) Kwon JH, Kim JS, Kang DW, et al. The thickness and texture of temporal bone in brain CT predict acoustic window failure of transcranial Doppler. J Neuroimaging 2006 ; 16 : 347-52.
17) Ali AM, Green D, Zayed H, et al. Cerebral monitoring in patients undergoing carotid endarterectomy using a triple assessment technique. Interact Cardiovasc Thorac Surg 2011 ; 12 : 454-7.
18) Fujioka KA, Douville CM. Anatomy and freehand examination techniques, Transcranial Doppler. In : Newwell DW, Aaslid R, editors. New York : Raven Press ; 1992. p.41-9.
19) Weyland A, Stephan H, Kazmaier S, et al. Flow velocity measurements as an index of cerebral blood flow. Validity of transcranial Doppler sonographic monitoring during cardiac surgery. Anesthesiology 1994 ; 81 : 1401-10.
20) Kruis RW, Vlasveld FA, Van Dijk D. The (un)importance of cerebral microemboli. Semin Cardiothorac Vasc Anesth 2010 ; 14 : 111-8.
21) Heyer EJ, Mergeche JL, Connolly ES Jr. Middle cerebral artery pulsatility index and cognitive improvement after carotid endarterectomy for symptomatic stenosis. J Neurosurg 2014 ; 120 : 126-31.
22) Lai ZC, Liu B, Chen Y, et al. Prediction of Cerebral Hyperperfusion Syndrome with Velocity Blood Pressure Index. Chin Med J (Engl) 2015 ; 128 : 1611-7.
23) Brain Trauma Foundation ; American Association of Neurological Surgeons ; Congress of Neurological Surgeons. Guidelines for the management of severe traumatic brain injury. J Neurotrauma 2007 ; 24 : S1-106.
24) Chesnut RM1, Temkin N, Carney N, et al. A trial of intracranial-pressure monitoring in traumatic brain injury. N Engl J Med 2012 ; 367 : 2471-81.

位田　みつる，川口　昌彦

X モニタリング

2 脳機能モニタリング

KEY POINT
- 術後神経合併症の予防に脳機能モニタリングが行われる。
- 脳波や誘発電位が，術中のリアルタイムな脳機能モニタリングとして使用できる。
- 誘発電位により運動，体性感覚，視覚，聴覚，脳神経など多様な神経伝道路をモニタリングできる。
- 脳波や誘発電位を抑制しない麻酔薬を選択する必要がある。
- 信頼性の高い脳機能モニタリングの実施には，術式，解剖，電気生理学に関する知識も求められる。

はじめに

　全身麻酔下の患者の神経機能を客観的に評価することによって，術後神経学的合併症を回避することはわれわれ麻酔科医に求められる責務である。術中脳神経機能の評価として脳波や誘発電位による神経機能モニターが臨床使用されている。脳神経外科の脳腫瘍摘出術や脳動脈クリッピング術，整形外科の脊椎脊髄手術，心臓血管外科の胸腹部大動脈手術などで神経機能モニターの重要性が認識されている。
　本項では，脳波，そして誘発電位の中でも運動誘発電位，体性感覚誘発電位，視覚誘発電位，聴覚脳幹反応，顔面神経運動誘発電位について概説する。

脳波（electroencephalogram：EEG）

　脳波は，大脳皮質の錐体細胞に発生する後電位の総和を頭皮上から記録したものである。記録電極は皿電極や針電極を使用し，国際10-20法に基づいて頭皮上に設置する。それぞれの電極は直下の情報だけを表し，脳波の波形は周波数の小さいものからデルタ（δ）波，シータ（θ）波，アルファ（α）波，ベータ（β）波に分類される。

■全身麻酔下での脳波

　術中脳波は脳の酸素化や代謝率の指標として，また術後の神経機能予後の予測に用いられてきた[1]。記録や評価が煩雑であることから一般的な術中脳モニターとしては普及していないが，内頸動脈内膜剥離術などの限られた症例では有用である。経時的変化や左右差などの明らかな脳波変化が認められると警告を出す。脳虚血時には脳波の徐波化と振幅低下が起こる。ただし，術中は麻酔深度，麻酔薬の種類，血行動態などの生理的変化によっても脳波が変化するため，評価は慎重に行う必要がある。
　麻酔薬による浅い鎮静では低振幅の速波（β波）が主体であり，麻酔薬濃度の上昇に伴い睡眠紡錘波（α波）が優位となり振幅が増大する。鎮静がさらに深くなると，周波数の低いδ波やθ波が主体となる。つまり麻

酔薬濃度の上昇とともに，脳波は高振幅徐波化する．より深い鎮静レベルでは，平坦脳波と高振幅徐波が繰り返し出現する burst and suppression パターンとなり，鎮静が深くなるにつれて平坦部分が増加し，やがて脳波は完全に平坦化する．

■ 脳波解析による麻酔深度モニター

脳波を解析して患者鎮静度を数値化する bispectral index(BIS)が普及しているが，近年では SedLine®(マシモ社，米国)の4チャンネル脳波データから算出される patient state index(PSI)値も使用されている．BIS や PSI などの麻酔深度モニターは麻酔薬濃度に依存した脳波変化を前頭部に貼付した専用のセンサーで測定し，脳波データベース解析より得られた係数を用いて数値化している．全身麻酔中には BIS 値は40～60程度に，PSI 値は25～50程度に維持するように勧められているが，数値のみを指標に麻酔薬を調整するのではなく実際の脳波波形を確認することが重要である．

運動誘発電位(motor evoked potential：MEP)

MEP モニターとは，経頭蓋的または直接的に脳表から大脳皮質運動野を電気刺激し，脊髄や筋肉で活動電位を記録する下行性運動経路のモニターである．運動機能障害が危惧される術中に使用される．随意運動をつかさどる下行性運動経路は錐体路(皮質脊髄路)とも呼ばれ，大脳皮質一次運動野→内包後脚→中脳大脳脚→延髄錐体交叉→脊髄側索または前索→脊髄前角細胞→α運動神経→骨格筋へと至る．

■ 運動野刺激方法

全身麻酔下では，麻酔薬の影響で運動ニューロンの興奮性シナプス後電位(excitatory post-synaptic potential：EPSP)が抑制され，単発の刺激では十分な筋誘発電位が得られないため運動野刺激には4～6連のトレイン刺激(400～600 Hz)を用いる．EPSP の持続時間(7～10 msec)より速い速さでトレイン刺激を加えることで EPSP の蓄積が起こり，運動ニューロンの発火閾値を超えやすくなる[2]．

運動野の電気刺激方法には，経頭蓋刺激または直接脳表刺激，閾値上刺激または最大上刺激などの選択肢がある．基本的には，脊椎脊髄手術では，経頭蓋的に最大上刺激を加える．開頭脳腫瘍摘出術や脳動脈瘤クリッピング術では，大脳皮質に限局して刺激する必要があるので経頭蓋または直接脳表から閾値上刺激(後述)を加える．

● 経頭蓋刺激と直接脳表刺激

a. 経頭蓋刺激

スクリュー電極または皿電極を用い，頭皮上の C3/C4(国際10-20法)を電気刺激することで上下肢から電位を得ることができる．上肢からの電位をより正確に得たい場合は，そこから1～2 cm 前方で刺激する．経頭蓋刺激では電気刺激が頭皮や脳脊髄液へ流れるため，広い範囲が刺激される．

b. 直接脳表刺激

直接的に脳表から電気刺激を行う方法で，大脳皮質に限局した刺激を与えることができる．刺激強度は閾値上刺激とする．大脳皮質運動野が露出して硬膜下に刺激電極を挿入できる開頭手術で適用される．グリッド電極またはストリップ電極を運動野近傍の硬膜下に挿入し，至適位置にある電極を陽極，前頭部(Fz)に置いた電極を陰極として単極刺激を行う．

陽極の至適位置とは，脳表電極を一つずつ順番に刺激を行い，もっとも大きな MEP 波形が得られる電極の位置とする．刺激電極の挿入に伴う出血や脳損傷に注意が必要である．

● 最大上刺激と閾値上刺激

a. 最大上刺激

脊椎脊髄手術や胸腹部大動脈手術などで，両側上下肢のすべての記録筋から電位を記録する場合に用いる．最大上刺激とは，最大筋収縮力を出すために必要な刺激強度以上の刺激である．最大上刺激では全身の強い筋収縮が誘発されるため，大きな体動が誘発され術操作の妨げや咬傷による舌，口唇，歯牙損傷の原因となるので，刺激前の術者への声かけやバイトブロックの使用が必要である．

b. 閾値上刺激

脳腫瘍摘出術や脳動脈クリッピング術では，術野よりも深部まで通電するような強すぎる電気刺激を行うと直接的に脳幹や脊髄が刺激されて，運動障害の原因となる虚血や物理的損傷が発生しても，MEP 変化を検出できない．運動野に限局した刺激を行うために閾値上刺激を選択する．

電位が記録できる最小の刺激強度を閾値といい，閾値上刺激は閾値より20％程度強い刺激強度で行う．閾値上刺激では，患側の運動野を刺激し，対側の末梢

筋からのみ電位を記録する．刺激強度が強すぎると両側刺激となり，記録筋の MEP だけでなく対側の筋からも MEP が描出されてしまうので，注意が必要である．

■ 記録方法

記録方法には大きく分けて，筋肉からの電位を測定する筋誘発電位（myogenic MEP）と脊髄硬膜外にカテーテルを挿入し電位を記録する脊髄誘発電位（spinal MEP）がある（表1）．

● 筋誘発電位（myogenic MEP）

記録電極には針電極または表面電極を用いる．針電極は波形感度が高いが侵襲的である．上肢は短母指外転筋，下肢では前脛骨筋，母趾外転筋，腓腹筋が記録筋として選択されることが多い．麻酔薬や血圧，体温などの循環動態の変動による波形変化との鑑別のために，術操作に影響を受けない上位の筋でのモニタリングも必要である．筋からの電位は振幅が大きいので加算は必要ない．筋誘発電位は筋弛緩薬の影響を強く受けるため，術中は高用量のレミフェンタニル使用のもとで，筋弛緩薬を使用せずに，あるいは少量を持続投与して，筋弛緩強度を一定に保つ．

● 脊髄誘発電位（spinal MEP）

大脳皮質運動野を刺激すると，大脳皮質下の錐体ニューロンの軸索が直接刺激され発生する direct（D）wave と，大脳皮質下の錐体ニューロンにシナプス結合している介在ニューロンが刺激されて発生する数発の indirect（I）wave が錐体路を下降する．脊髄近傍の硬膜外腔，またはくも膜下腔に設置した電極で D wave を記録する．脊髄腫瘍摘出術では術野から電極の留置が容易なため，選択されやすい．

脊髄誘発電位は脊髄のモニタリングであるため，錐体路のうち索路（脊髄側索または前索）を評価しているにすぎず，脊髄虚血に弱いとされる錐体路末梢側の脊髄前角細胞の機能が反映されていない点に注意する．そのため，物理的に索路が障害されやすい脊髄・脊椎手術には良い適用とされるが，胸腹部大動脈手術などの脊髄虚血が問題となる手術では有効性が低い．

■ MEP 波形の評価

警告基準として統一された見解はなく，myogenic MEP では基準振幅と比較して 50～80% 以上低下した場合とする施設や，MEP が消失した場合とする施設もある．spinal MEP では D wave の警告基準は基準振幅から 50% 以上の低下とするのが一般的である．MEP 振幅が変化した場合は，誘発電位装置のセッティング，麻酔深度や血圧，体温などに変化がないかを確認したうえで術者に警告する．警告の遅れは不可逆的な神経損傷のリスクを高めるが，早すぎる警告も手術の進行を妨げるおそれがあるため，術者とのコミュニケーションは重要である．

■ MEP と麻酔方法

ほとんどの全身麻酔薬はシナプス伝導を抑制するため MEP を減衰させる．特に吸入麻酔薬や亜酸化窒素により容易に抑制される．もっとも影響が少ないのはケタミンであるが，術後の覚醒遅延には注意が必要である．プロポフォールは吸入麻酔薬と比較すると MEP 抑制効果は少ないが，高用量では MEP を抑制する．レミフェンタニルやフェンタニルも比較的影響が少ない[3]．MEP モニター時はプロポフォール，レミフェンタニル，フェンタニルによる全静脈麻酔が基本となる．プロポフォールは BIS などの脳波モニターを指標にして投与速度を調整する．低用量であればデクスメデトミジンの使用も許容されるが，高用量では MEP を有意に抑制する[4]．

筋弛緩薬は，筋活動電位を記録する myogenic MEP を容易に抑制するため使用しないか，少量を持続投与するにとどめる．術中に筋弛緩薬を使用する場合は，筋弛緩モニターを使用して単収縮反応の振幅（T1）強度がコントロール（麻酔導入前）と比較して 25～50% 程度になるよう維持する．一方，spinal MEP で記録する D wave はシナプスを介さないため，筋弛緩薬の効果を受けない．術中の体温によっても MEP は影響を受けるが，28℃ 程度までの低体温では測定が可能である[5]．しかし，低体温により薬物代謝が変化するため，プロポフォールや筋弛緩薬などの麻酔薬の血中濃度の変化には注意が必要である．

表1 筋誘発電位と脊髄誘発電位

	筋誘発電位	脊髄誘発電位
刺激	経頭蓋	経頭蓋
記録	筋肉（複合筋活動電位）	脊髄硬膜外（D-wave）
加算	不要	必要
吸入ガス麻酔薬	↓↓↓	— or ↓
プロポフォール	↓	— or ↓
筋弛緩薬	なし，少量持続	使用可
脊髄虚血	反応速い（2分で消失）	反応遅い（10分以上）

体性感覚誘発電位(somatosensory evoked potential：SEP)

SEPは上肢または下肢の感覚神経を刺激することで，大脳皮質の体性感覚野に誘発される電位である。SEPモニターは体性感覚のうち主に末梢神経から脊髄，脳幹，大脳皮質に至る深部知覚系の伝導路の機能評価に用いられる。SEPは刺激によって体動が発生せず，手術の進行を妨げることなく連続モニターができるという利点がある。

SEPは，記録される誘発電位の種類によって遠隔電場電位(far-field potential：FFP)と近接電場電位(near-field potential：NFP)に分類され，また導出される潜時によっても短潜時(＜30 msec)，中潜時(30〜100 msec)，長潜時(＞100 msec)に分類される。短潜時SEPは中潜時や長潜時のSEPと比較して安定した波形が得られるため，神経学的診断に多く用いられている。

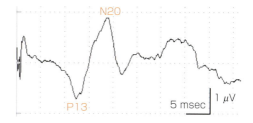

図1 SEP波形
右正中神経刺激により記録されたSEP波形(記録電極：C3'，基準電極A2)。潜時が13 msecで陽性波(P13)を，20 msecで陰性波(N20)を認める。

表2 SEP波形と起源・評価(上肢)

波形	起源	評価
N9	上腕神経叢	末梢神経
N11	頸髄後索	下部頸椎
P13	楔状束核	上部頸椎頸髄機能
P14	内側毛帯	下部延髄機能
N18	視床	視床機能
N20	大脳皮質感覚野	大脳皮質機能

■遠隔電場SEPと近接電場SEP

SEPにおける遠隔電場電位(FFP)とは，皮質下の感覚伝導路で生じた電位変化が生体組織に広く分布し，頭皮上電極まで伝わった電位である。FFPは神経伝導路により記録電極に到達しているのではなく，感覚伝導路で発生した電位が容積伝導により発生とほぼ同時に記録電極に記録された電位であるため，潜時は刺激開始から電位発生までの時間となり，短潜時である。また，電位が発生した部位からは頭皮上のどの部位でも等電位となるため，非頭部基準電極を用いる必要がある。一般的には両側耳朶を結合し基準電極としている。

近接電場電位(NFP)とは，電位が発生した部位のすぐ近くの電極より記録された電位であり，SEPでは大脳皮質感覚野の電位変化を記録している。NFPでは電極が移動すると電位も大きく変化する。記録電極が電位発生源から近いため，記録電位の振幅は大きい。NFPは主に神経伝導により電位が記録される。

■刺激方法と記録方法

刺激神経は上肢では正中神経または尺骨神経を手関節部で電気刺激し，下肢では脛骨神経を足関節内側で刺激する。記録電極は国際10-20法の配置法で行い，上肢の場合は，手の感覚野であるC3，C4の後方2 cmのC3'，C4'を用い，下肢の場合はCz後方2 cmのCz'におく。記録電位は刺激と反対側の感覚野から測定する。SEPの電位は小さいため平均加算を用いて記録し，FFPはNFPよりも小さい電位のためより多くの加算が必要となる。

■SEP波形の評価

波形は潜時と振幅により記述される(例：潜時20 msecの陰性波はN20と表記)。上肢刺激により記録される代表的なSEP波形を図1に示す。各波形成分の起源とその評価について表2にまとめた[6]。当施設では，脊髄伝導路モニターとしてP13もしくはP14を，大脳皮質モニターとしてN20を用いている。P13・P14はFFPであり，N20はNFPである。下肢刺激の場合は，基準電極を置く位置によって誘発される波形の潜時が異なる。基準電極を耳朶(A1，A2)に設置し，脊髄伝導路モニターとしてFFPであるP31を，大脳皮質モニターとしてNFPであるP38もしくはN46を用いている。術中の警告基準としては，各波形における潜時の延長，もしくはコントロール波形と比較して50％以下の振幅の低下としている。

■SEPと麻酔方法

麻酔薬はシナプス伝導を抑制し誘発電位に影響するため，刺激部位から記録部位までの間にシナプスが介在しなければ，麻酔薬の影響はほとんど受けない。そ

X モニタリング

表3 SEPへの麻酔薬の影響

大	チオペンタール 吸入ガス麻酔薬 亜酸化窒素
小	フェンタニル レミフェンタニル
なし	プロポフォール ケタミン 筋弛緩薬

のため先述したFFPである上肢SEPのP13・P14や下肢SEPのP31は麻酔薬の影響を受けない。一方，NFPである皮質SEPはシナプスを介するため麻酔薬の影響を受ける可能性がある。

SEPへの麻酔薬の影響について表3にまとめた。筋弛緩薬はSEPには影響しない[3]。SEPモニタリング施行時の麻酔方法もプロポフォールとレミフェンタニル・フェンタニルによる全静脈麻酔が基本となる。

視覚誘発電位(visual evoked potential：VEP)

VEPとは，網膜への刺激が視神経，視交叉，視索，外側膝状体，視放線を経て大脳皮質視覚野まで伝わる電位で，後頭部に設置された電極で記録される。VEPモニタリングは視覚路に障害が及ぶ可能性がある術式が対象となり，特に脳神経外科手術では下垂体腺腫，頭蓋咽頭腫，鞍結節部髄膜腫などの視交叉部腫瘍の摘出術や視神経，視放線，後頭葉近傍の脳腫瘍の摘出術，また眼動脈の血流を障害するリスクのある内頸動脈瘤クリッピング術などに適用となる。術前から重度の視野欠損や視力低下などの視機能障害を認める症例では，VEP波形の再現性が低く記録困難となる。そのため術前の視機能もVEPモニターの適用を決めるうえで重要である。

■刺激方法と記録方法

全身麻酔下でのVEPモニターでは，光刺激で網膜を刺激する。LSF-101 II (ユニークメディカル社)は，高輝度LEDを埋め込んだシリコン性の光刺激パッドを有する光刺激装置で，強い光刺激を網膜に与えることができる。

手順はまず，光刺激パッドを両眼瞼上に，眼球を圧迫しないように設置する。記録電極には針電極を用いて，後頭結節から上4 cmのOz，その左右にそれぞれO1，O2(国際10-20法)に設置する。基準電極は耳朶(A1，A2)に置く。VEP記録時には，同時に網膜電図(electroretinogram：ERG)の記録を行い，光刺激が確実に網膜に到達していることを確認する。VEP，ERGの電位は非常に小さいため加算平均法を用いて処理する。光刺激は最大上刺激で行うため，20,000 lxから刺激強度を下げていき，VEP振幅が減衰する光刺激強度よりも少し強く設定する。

■VEP波形の評価

光刺激後に少なくとも7波形が認められる(図2)。最初の3波形はしだいに増幅していくが，そのうち最初の2波形は振幅も小さく，背景ノイズに埋もれて識別不能になることが多いが，第Ⅲ波は全症例で確認できる波形である。これらの初期の3波形は早期成分，そのあとのⅣ～Ⅶ波の成分は後期成分といわれる。

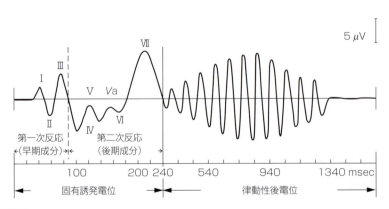

図2 VEP波形の模式図
光刺激後に3波形の早期成分とⅣ～Ⅶ波の後期成分からなる固有誘発電位が見られ，そのあとに律動性後電位が続く。
[Ciganek L. The EEG response (evoked potential) to light stimulus in man. Electroencephalogr Clin Neurophysiol 1961；13：165-72より改変引用]

表4　視覚誘発電位への麻酔薬の影響

吸入ガス麻酔薬	イソフルラン	↓↓
	セボフルラン	↓↓
	デスフルラン	↓↓
	亜酸化窒素	↓↓
静脈麻酔薬	バルビツレート	↓↓
	プロポフォール	↓
	フェンタニル	− or ↓
	レミフェンタニル	− or ↓
	ケタミン	↓↓
筋弛緩薬	ベクロニウム	−
	ロクロニウム	−

↓↓：過度の抑制，↓：中等度の抑制，−：抑制なし

VEP波形の評価は第Ⅲ波と第Ⅳ波，つまりN75（75 msec付近の陰性波）とP100（100 msec付近の陽性波）の頂点間振幅で行う。頂点間振幅が基準振幅より50％以上低下する場合を警告基準としている。

■VEPと麻酔方法

視経路には網膜から大脳皮質視覚野までに外側膝状体を含む3つのシナプスを介するため，麻酔薬の影響を強く受ける（表4）。麻酔薬の中でも，特に吸入ガス麻酔薬は低濃度でもシナプスの伝導を抑制し，用量依存的にVEPを抑制し，潜時を延長させる[3]。VEPモニタリング時には，プロポフォール，フェンタニル，レミフェンタニル，筋弛緩薬による全静脈麻酔を選択する。ただし，プロポフォールでも投与量が多くなればVEPを抑制するため，BISモニターなどで麻酔深度を調節する必要がある。

聴性脳幹反応（auditory brainstem response：ABR）

ABRは，音刺激に誘発される聴覚誘発電位の短潜時成分であり，蝸牛神経→蝸牛神経核→上オリーブ核→外側毛帯→中脳下丘→内側膝状体→上側頭回へと至る聴覚路に由来する。術中ABRモニタリングは聴覚機能・脳幹機能を客観的に評価し，術後の難聴・脳幹障害を未然に防ぐ目的で行われる。聴神経腫瘍摘出術や脳幹近傍の腫瘍摘出術，微小血管減圧術などに適用となる。

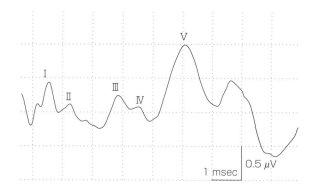

図3　ABR波形
Ⅰ・Ⅱ波は蝸牛神経−蝸牛神経核，Ⅲ波は上オリーブ核，Ⅳ・Ⅴ波は外側毛帯−中脳下丘がそれぞれ関与している。

■刺激方法と記録方法

音刺激用のイヤホンを外耳道に挿入し，基準電極を耳朶（A1，A2），記録電極を頭頂部（Cz）に設置する。刺激音圧が低いと潜時延長，低振幅傾向となるため，刺激設定は最大音圧のクリック音を用いる。刺激が骨伝導により対側に伝わり誘発反応が生じるのを防ぐ目的で，刺激と反対側にはホワイトノイズでマスキングを行う。

刺激方法には，鼓膜を押す方向に刺激を入れるcondensation（Cond），鼓室内が圧縮される方向（鼓膜を引く方向）に刺激を入れるrarefaction（Rare），これらを交互に繰り返すalternation（Alt）がある。通常はノイズを除去するためにAltを使用するが，Ⅰ波や，波形の分離が不明瞭な場合にはRareまたはCondを選択する。ABRの振幅は小さく，加算平均法を用いて記録する。

■波形の評価

ABR（図3）のⅠ・Ⅱ波は蝸牛神経−蝸牛神経核，Ⅲ波は上オリーブ核，Ⅳ・Ⅴ波は外側毛帯−中脳下丘がそれぞれ関与している。Ⅰ・Ⅱ波は近接電場電位であるが，Ⅲ〜Ⅴ波は遠隔電場電位である。ABR波形のうちⅠ波，Ⅴ波を主として反応の指標とする。ABRでは波形消失の前にⅤ波に潜時延長が見られ，多くの場合，潜時延長と同時に振幅の低下も起こる。Ⅰ波はⅤ波の延長直前に波形の台形化（持続時間延長：2峰化現象）が見られることが多いため，Ⅴ波と同時に観察する[7]。

術前聴力が正常な場合の多い微小血管減圧術などの症例と，術前からすでにⅤ波の潜時が延長し，聴力に機能低下が見られていることが多い脳幹部腫瘍摘出術

などの症例では，警告基準は異なる．われわれの施設では，微小血管減圧術の場合，1.5〜2.0 msec の潜時延長を警告基準としているが，脳幹部腫瘍摘出術では 0.5 msec の潜時延長を警告基準としている．

■ABR と麻酔方法

ABR は脳幹や皮質下の活動を反映しているため，麻酔薬(吸入ガス麻酔薬，プロポフォール，チオペンタール)，麻薬，筋弛緩薬の影響をほとんど受けない[3]．

顔面神経運動誘発電位(facial nerve motor evoked potential：facial MEP)

頭蓋底腫瘍や多数の脳神経が錯綜する部位である小脳橋角部の腫瘍，特に前庭神経鞘腫などの手術では，顔面神経機能を保つことが課題となる．術中の顔面神経機能モニターとして経頭蓋的に電気刺激を行う facial MEP が行われる[8]．

■刺激方法と記録方法

刺激電極は陰極を Cz から前方 2 cm，陽極を C3 または C4 に設置する．記録電極として針電極を両側の眼輪筋と口輪筋に刺入する．トレイン刺激を用いて，脳表の浅い部分に刺激を限局させるため閾値上刺激を行う．患側刺激で同側の筋肉の活動電位が発生しない刺激強度，たとえば右側の経頭蓋電気刺激で左側だけからの筋記録になるようにする．

■波形の評価

多相性の波形の場合が多く，振幅は peak to bottom で計測する．警告基準については統一的な見解はなく，われわれの施設では基準振幅と比較して 50％以上の低下としているが，25〜30％としている施設もある．

■Facial MEP と麻酔方法

myogenic MEP と同様に，プロポフォールを用いた全静脈麻酔で行う．筋弛緩薬は使用しない．

● 参考文献 ●

1) Mahla ME, Black S, Cucchiara RF. 神経系のモニタリング．ロナルド D. ミラー編．武田純三訳．ミラー麻酔科学(第 1 版)．東京：メディカル・サイエンス・インターナショナル；2007. p.1179-209.
2) Jones SJ, Harrison R, Koh KF, et al. Motor evoked potential monitoring during spinal surgery：responses of distal limb muscles to transcranial cortical stimulation with pulse trains. Electroencephalogr Clin Neurophysiol 1996；100：375-83.
3) Banoub M, Tetzlaff JE, Schubert A. Pharmacologic and physiologic influences affecting sensory evoked potentials：implications for perioperative monitoring. Anesthesiology 2003；99：716-37.
4) Mahmoud M, Sadhasivam S, Salisbury S, et al. Susceptibility of transcranial electric motor-evoked potentials to varying targeted blood levels of dexmedetomidine during spine surgery. Anesthesiology 2010；112：1364-73.
5) Sakamoto T, Kawaguchi M, Kakimoto M, et al. The effect of hypothermia on myogenic motor-evoked potentials to electrical stimulation with a single pulse and a train of pulses under propofol/ketamine/fentanyl anesthesia in rabbits. Anesth Analg 2003；96：1692-7.
6) Grundy BL. Monitoring of sensory evoked potentials during neurosurgical operations：methods and applications. Neurosurgery 1982；11：556-75.
7) 小林昌弘．聴性脳幹反応．川口昌彦，中瀬裕之編．術中神経モニタリングバイブル．東京：羊土社；2014. p.207-10.
8) Acioly MA, Liebsch M, de Aguiar PH, et al. Facial nerve monitoring during cerebellopontine angle and skull base tumor surgery：a systematic review from description to current success on function prediction. World Neurosurg 2013；80：271-300.

小川　裕貴，林　　浩伸，川口　昌彦

X モニタリング

3 マイクロダイアリシスと内頸静脈血酸素飽和度

KEY POINT

- マイクロダイアリシスは，脳局所の細胞外液の化学モニタリングで，lactate/pyruvate比，ブドウ糖，グルタミン酸，グリセロール濃度をベッドサイドで評価する。
- lactate/pyruvate比は虚血による細胞内酸化還元状態の変化，ブドウ糖はエネルギー供給量および脳代謝変化，グルタミン酸は細胞傷害，グリセロールは脳細胞膜破綻を，それぞれ反映する。
- マイクロダイアリシスは頭蓋内圧・脳灌流圧モニタリングなどと併用して，頭部外傷，くも膜下出血，心停止後症候群の脳内病態の評価に使用される。
- 内頸静脈血酸素飽和度は脳循環代謝バランス（脳血流量/脳代謝量）の指標であり，＜50％は虚血，＞90％は重度脳障害を示す。
- 内頸静脈血酸素飽和度は全脳のモニタリングである。

略号のまとめ

MD：microdialysis（マイクロダイアリシス）
SAH：subarachnoid hemorrhage（くも膜下出血）
TBI：traumatic brain injury（頭部外傷）
Glt：glutamate（MDにより測定した脳グルタミン酸値）
Glu：glucose（MDにより測定した脳ブドウ糖値）
Lac：lactate（MDにより測定した脳乳酸値）
Pyr：pyruvate（MDにより測定した脳ピルビン酸値）
Gly：glycerol（MDにより測定した脳グリセロール値）
Sc_{O_2}：oxygen saturation in the brain（脳酸素飽和度）
CBF：cerebral blood flow（脳血流量）
CPP：cerebral perfusion pressure（脳灌流圧）
CMR_{O_2}：cerebral metabolic rate for oxygen（脳酸素消費量）
CMR_{glu}：cerebral metabolic rate for glucose（脳ブドウ糖消費量）
CBV：cerebral blood volume（脳血液量）
MABP：mean arterial blood pressure（平均動脈圧）
ICP：intracranial pressure（頭蓋内圧）
OEF：oxygen extraction fraction（酸素摂取率）
PCAS：postcardiac arrest syndrome（心停止後症候群）
ROSC：return of spontaneous circulation（心拍再開）
Hb：hemoglobin（ヘモグロビン）
TH：therapeutic hypothermia（低体温療法）
Ca_{O_2}：oxygen content in the arterial blood（動脈血酸素含量）
Sa_{O_2}：oxygen saturation in the arterial blood（動脈血酸素飽和度）
Pa_{CO_2}：partial pressure of carbon dioxide in the arterial blood（動脈血二酸化炭素分圧）
Cj_{O_2}：oxygen content in the jugular venous blood

X モニタリング

（内頸静脈血酸素含量）

Sj_{O_2}：oxygen saturation in the jugular venous blood（内頸静脈血酸素飽和度）

Pj_{O_2}：partial pressure of oxygen in the jugular venous blood（内頸静脈血酸素分圧）

Sv_{O_2}：oxygen saturation in mixed venous blood（混合静脈血酸素飽和度）

Cv_{O_2}：oxygen content in the mixed venous blood（混合静脈血酸素含量）

Hb_{O_2}：oxy-hemoglobin（酸素化ヘモグロビン）

はじめに

MDおよびSj_{O_2}は脳の酸素需給バランスおよび代謝障害のモニタリングであるが，比較的侵襲的でもあり普及していない．ただ，病態理解には重要である．

マイクロダイアリシス

■総　括

MDは，脳内に挿入した微小な透析膜プローブを利用して，毛細血管の機能，つまり透析の原理により脳組織の細胞外液を一定の時間間隔で採取して，その中の物質濃度を測定する生化学的モニタリングである．損傷された脳組織の代謝変化をMDにより連続的にベッドサイドで把握することができる．ヒト用のMDプローブ（従来，薬事承認された保険適用材料であったが現在は輸入されていない）は，重篤な合併症を起こすことなく安全に長期間の留置が可能である．MD施行時には，病院倫理委員会の承認後，家族に目的や合併症などに関して十分に内容を説明し同意を得ることが必要である．

■MDの基本

●MDプローブおよび透析方法

MDプローブは2層構造で先端部が半透膜になっており，これを脳組織内に挿入することで，透析の原理により脳細胞外液中に存在する種々の化学物質が半透膜を透過しプローブ内をゆっくり流れる透析液（Lac, Gluを共に含まない細胞外液組成のもの：生理食塩液あるいは酢酸化リンゲル液）中に浸透圧差で回収される（図1）．使用されるMDプローブ（CMA 70®，CMA

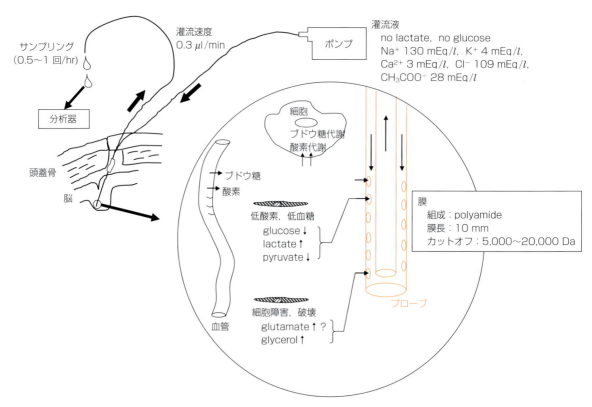

図1　マイクロダイアリシス概要
灌流ポンプにより灌流液がマイクロダイアリシスカテーテルを0.3 μl/minの速度で流れる．カテーテルの先端では，脳細胞外液中の高濃度の物質は半透膜を通して透析液と平衡する．透析液はマイクロバイアルにため，ベッドサイドにある分析装置により約10分後には結果が得られる．

Microdialysis 社，ストックホルム，スウェーデン）は，外径 1 mm，透析膜長 10 mm であり，採取可能な化学物質は，プローブの半透膜の孔のサイズで規定され，CMA 70® では 20 kDa が分子量のカットオフ値である。灌流ポンプ（CMA 106®，CMA Microdialysis 社）の一般的な流速は 0.3 μl/min であり，この条件下では回収率（透析回収液中濃度/細胞外液濃度）は約 70 %である[1]。流速が可変であるポンプも存在し，流速を 2.0 μl/min まで増加させ 10 分ごとにサンプリングした報告[2]もある。回収率は主に半透膜の長さ（表面積）および形状，透析液の流速および組成，温度，プローブ留置期間に依存して変動し，膜が十分長く，かつ透析液の流速が遅い場合には回収率は 100 %に近くなる。しかし，当然ながら施行中に回収率は把握できない。自験例のプローブ留置期間は PCAS で最長 191時間，重症 TBI で最長 287 時間であったが，プローブ留置による脳浮腫の増悪，出血，感染などの合併症はなかった。

なお，薬事未承認であるが，欧米では分子量カットオフ値が 100 kDa の MD プローブ（CMA 71®，CMA Microdialysis 社）が臨床使用されており，アルブミン，デキストランを含む灌流液を使用して，脳内サイトカイン（インターロイキン 6：IL-6）濃度が測定されている[3]。このプローブを使用すればタンパク質を回収しプロテオミクスも可能になる。

● MD プローブの挿入部位

MD は局所脳モニタリング法であり，プローブ先端の近傍（数ミリメートル）の領域の代謝変化や神経化学変化のみ評価できる[4]。このためプローブ留置部位が測定結果に大きく影響を与える。TBI 患者では，その病態が時間的にも空間的にも多様であることの反映として，MD で測定される化学物質の濃度がプローブ留置部位あるいは測定のタイミングにより大きく異なることが報告されている[5,6]。

MD プローブの至適な留置部位としては，二次的脳損傷の発生が危惧される部位，たとえば脳挫傷周辺ペナンブラ（penumbra）領域や SAH 後に脳血管攣縮が発症する危険性の高い血管の支配領域，あるいは脳梗塞では watershed zone が選択される（図 2）[1,7,8]。局所性病変ではペナンブラ領域および正常組織両方にMD プローブを留置して値を比較するほうが，障害部の正確なモニタリングとなる[9]。両方に留置し比較することで挫傷域を切除するかどうかを判断する際に，MD を使用できる可能性がある。

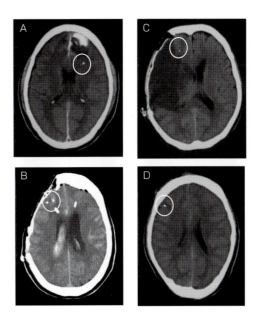

図 2 病態別のマイクロダイアリシスカテーテルの位置
カテーテルは先端が金メッキされ，CT で可視化される。カテーテル先端は虚血が起こる確率が高い領域に留置する。
A：脳挫傷周囲に留置（局所性脳損傷）
B：脳血管攣縮の可能性がある破裂脳動脈瘤の当該血管支配領域に留置（破裂脳動脈瘤によるくも膜下出血）
C：ペナンブラ領域に留置（脳梗塞）
D：右前頭葉に留置（心拍再開後昏睡症例，びまん性脳損傷）

MD プローブは，壊死に陥っている挫傷部位あるいは血腫の中に留置してはならない。びまん性脳損傷例においては，非優位側の前頭葉に留置される（図 2）。PCAS においても脳病変の局在は少ないと考えられ，MD プローブは非優位側の前頭葉に留置する（図 2）。

MD プローブ先端は頭部 CT にて描出可能であり，測定を開始する前に挿入された部位を確認する必要がある。また，MD プローブ挿入直後は操作に伴って組織損傷が起こる。その影響を除外するために，留置後最低 1 時間待ってからサンプリングを開始する[1]。この根拠の一つは手術中での検討で，Glt はプローブ挿入直後 10 倍に増加するが，約 30 分後にこの増加が正常化するという報告である[10]。ただし，Glt には MDプローブ挿入操作によると思われる影響がより長期化（数時間程度とされる）することが経験される。

● 測定装置および基準値

一般的に 1 時間（15 分，30 分などの報告もあり）ごとに採取し，回収透析液中の化学物質の濃度を，微量のサンプルから MD アナライザー（ISCUS®，MCA Microdialysis 社）を用いて簡便にベッドサイドで測定する。MD アナライザーの原理は酵素法と比色法の組み合わせであるため，測定できる化学物質は Glu，

X モニタリング

表 正常時および脳虚血時のMD各パラメータの値

背景(灌流速度)	glucose (mmol/l)	lactate (mmol/l)	pyruvate (μmol/l)	lactate/pyruvate ratio	glycerol (μmol/l)	glutamate (μmol/l)
麻酔中(1.0 μl/min)	1.2 ± 0.6	1.2 ± 0.6	70 ± 24	22 ± 6	28 ± 16	17 ± 12
覚醒時(1.0 μl/min)	0.9 ± 0.6	1.4 ± 0.9	103 ± 50	21 ± 6	42 ± 29	7 ± 5
覚醒時(0.3 μl/min)	1.7 ± 0.9	2.9 ± 0.9	166 ± 47	23 ± 4	82 ± 44	16 ± 16
脳虚血(0.3 μl/min)	0.1 ± 0.2	8.9 ± 6.5	31 ± 47	458 ± 563	573 ± 427	381 ± 236

Mean ± SD

[Stahl N, Mellergard P, Hallstrom A, et al. Intracerebral microdialysis and bedside biochemical analysis in patients with fatal traumatic brain lesions. Acta Anaesthesiol Scand 2001；45：977-85. Reinstrup P, Stahl N, Mellergard P, et al. Intracerebral microdialysis in clinical practice：baseline values for chemical markers during wakefulness, anesthesia, and neurosurgery. Neurosurgery 2000；47：701-9；discussion 9-10 より改変引用]

Lac, Pyr, Glt, Gly の5種類に限定されるが, 高感度液体クロマトグラフィでの測定結果と一致する信頼性の高い測定方法である[11]。5項目の測定には計20分程度を要する。回収された透析液は－70℃に凍結保存すると3カ月後でも化学物質の濃度を安定的に測定可能である[11]。

ヒト正常時におけるMDで測定される化学物質の濃度が報告[12]されている（表）。覚醒時で比較すると透析液速度が0.3 μl/min の場合は1.0 μl/min に比べて平均値が高くなっており, 透析液の流速が遅い場合には回収率が増加していることの反映と推定される。またLac/Pyr比（L/P）は, "比"であるため灌流速度あるいは回収率の影響を受けにくいことが表から推定され, L/PはLac, Pyrよりも正確な指標であると考えられる。一方, 脳虚血時のMD値としては, 重症TBI患者で測定されたMD致死値（表）[6]が参考となる。

● MDの適応疾患

神経集中治療におけるMDに関するエキスパート会議が2002年に開催され, MD施行時のコンセンサスが2004年に報告された[1]。ここでMDはICPやCPPの測定が必要な重症TBIとSAH患者に適応があり, 測定の目的は脳虚血による二次的脳損傷の早期検出であるとされている。実際, MDに関する論文の大半は重症TBIとSAH（脳血管攣縮の予防など）を対象としている。

ただ, MDは脳虚血を伴うほかの重症脳障害の病態把握にも使用されており, 中大脳動脈閉塞に伴う大きな脳梗塞[2,13], 痙攣[14], 脳腫瘍[15], PCAS[16,17]にMDを施行した結果も報告されている。この Consensus Statement は2014年の会議で再検討されている[18]。

■ MDで測定できる物質とその意義

● Lac, Pyr, L/P

LacおよびPyrは, 組織における酸素とブドウ糖の供給と消費のバランスを反映する指標で組織の酸化還元状態を表す。L/Pは上記したように, LacとPyrそれぞれの値より比を求めることで, 回収率の影響を相殺できる指標として用いられる[12]。組織におけるL/Pは15～20と一定で, 25以上は組織の虚血状態を反映すると考えられている[8,12,19]。酸素が供給されている状況ではGluは解糖系によりPyrとなり, アセチルCoAを経てクエン酸回路に入り, 酸化的リン酸化によりアデノシン三リン酸（ATP）が得られる（図3）。

脳虚血で十分な酸素の供給が得られないと, 有酸素過程でのATP産生が行われず, これを補うために嫌気的解糖へとシフトする（図4）。酸素不足によるATP不足を細胞のブドウ糖の取り込み増加で是正することにもなる。嫌気的糖代謝においてNADHからNAD$^+$への変換過程でPyrからLacへの変換が促進され, Pyrの著明な低下とLac増加によりL/Pが上昇する（タイプ1のL/P増加）[20]。TBI患者においてICPの亢進が起こる前にL/Pの増加が認められることが報告されており[6,21], CPP低下に伴う脳虚血によりGlu代謝に必要な十分な酸素が供給されないために, 嫌気的糖代謝へシフトした結果と考えられる。またSAH患者での検討では, L/Pはポジトロン断層撮影法（positron emission tomography：PET）で診断されたMDプローブ近傍の虚血所見を最高の感度・特異度で判別できるMDパラメータである[22]。

L/Pの増加は, 脳血流が適切に維持されていてもGluの相対的な供給低下や解糖系の機能障害によりPyr生成が低下することによっても起こる（タイプ2のL/P増加, 図4）[20]。この場合, Lacの増加を認め

ないこともある．TBI 患者においてタイプ 2 の L/P 増加，つまり虚血を伴わない L/P 増加の存在を示す次のような 3 編の報告がある．①脳挫傷周辺部において L/P 40 以上の領域は測定部位の 25％に認められるのに対し，PET で認められた脳虚血の領域はわずか 2.4％であった[23]．② TBI 患者において CPP と関連しない L/P の増加が認められる[24]．③ TBI 患者において局所脳組織酸素分圧（brain tissue oxygen tension：Pbt_{O_2}）の低下を伴わない L/P の増加が認められる[25]．

さらに，TBI 患者の脳内で血流が維持されていてもミトコンドリアの機能障害が認められる領域の存在が報告されており[26]，これは脳血流が維持されていても ATP 産生は低下することを示す．TBI 患者におけるタイプ 2 の L/P 増加，つまり虚血を伴わない L/P 増加が，二次的脳損傷に与える影響は不明であるが，L/P の増加が必ずしも特異的に脳虚血状態を意味するのではないことに注意しなければならない．

● Glu

ブドウ糖は脳組織におけるエネルギー源として唯一のものであるので，Glu は脳代謝の重要な指標となる．一般的に Glu は，細胞における供給と消費のバランスで決まり，その低下は 2 つの原因が考えられる．

第一の原因は，脳虚血により十分なブドウ糖が組織に供給されないことである．実験動物において ICP 亢進による CPP 低下が Glu の著明な低下をもたらすことが報告されている．しかし，TBI 患者において PET で認められる脳虚血と Glu の低下には強い相関関係は認められず[23]，Glu の低下が脳虚血による供給

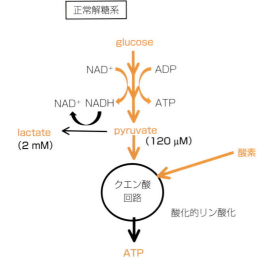

図 3 正常解糖系
酸素とブドウ糖が供給され ATP が産生される．

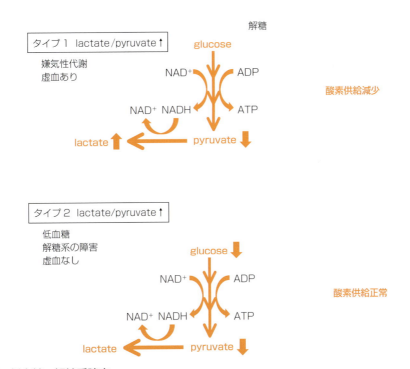

図 4 嫌気性解糖，低血糖，解糖系障害
酸素がないとクエン酸回路から ATP 産生ができない．嫌気性解糖でエネルギーを産生するために，NADH が NAD^+ に変換されることで pyruvate から lactate が産生され，以上から lactate が増加する．虚血が継続すればブドウ糖の供給も減少し pyruvate 産生も低下することから lactate/pyruvate 比が増加する（タイプ 1）．このほか酸素供給は正常でも，低血糖時あるいは解糖系の障害で pyruvate が低下することによる lactate/pyruvate 比増加（タイプ 2）も想定される．この 2 つを区別することはマイクロダイアリシスモニタリングだけではできない．

X モニタリング

低下ですべて説明できるわけではない。

第二の原因は、局所における代謝が亢進し細胞内へのブドウ糖の取り込みが増加することにより、相対的に供給が不足することである。十分な血流が維持されていても、重症脳損傷では酸化的糖代謝は障害され、ATP産生効率の非常に悪い嫌気的代謝へシフトする。これにより大量のブドウ糖が消費され、結果的にGluは低下する[23]（図4）。さらにTBI急性期には、ペントースリン酸経路などほかのブドウ糖代謝経路が亢進することも報告されており[27]、種々の経路による代謝の競合がさらにGluを減少させる可能性がある。また損傷部周囲の大脳皮質において、皮質拡延性抑制（cortical spreading depression：CSD）様の脳波異常が一過性のGlu低下と密接に関連して認められたという報告があり[28]、繰り返す脱分極性電気活動による糖代謝亢進もGlu低下の原因となる。

● Glt

グルタミン酸をはじめとする興奮性アミノ酸による神経細胞の興奮毒性は、二次的脳損傷を引き起こす大きな要因の一つと考えられてきた。正常時のグルタミン酸濃度は細胞内 10 mM、血液 0.1 mM、細胞外液 < 1 μM であり、細胞内/細胞外比は > 1,000、血液/細胞外比は > 100 である。よって、細胞膜が物理的に損傷されれば神経細胞やグリア内に存在する高濃度のグルタミン酸が細胞外へ大量に放出される[29]。また脳虚血による神経細胞の脱分極は、細胞外へのグルタミン酸放出を促す。放出されたグルタミン酸は、シナプス後膜の特異的受容体に結合し、各種イオンの透過性を亢進させ、神経細胞内への流入を増加させる。Na^+ の急激な流入は、細胞腫脹による細胞壊死の原因となり、また Ca^{2+} の流入は、遅発性の神経細胞死の引き金となる。

TBIに伴う脳損傷近傍部での Pbt_{O_2} の極度の低下に伴うGltの上昇が報告され[25]、脳虚血の指標としてのGltの有用性が示唆されている。しかし、TBI患者において、過換気により挫傷周辺部のGltは上昇するがMDプローブ近傍にthermodiffusionプローブを挿入して測定した局所脳血流量は低下していないとの報告[30]や、Gltの上昇はICP亢進と関連しないとの報告[21]がある。Gltが虚血細胞破壊の直接的な指標になりにくいとすればその理由は、もともとmetabolic poolとしての多量に存在するグルタミン酸により、脳障害に起因する細胞外液中Glt増加がマスクされる可能性である。脳虚血とGltの関連についてはさらなる検討が必要である。

重症SAH患者において、脳動脈瘤の再破裂による瞳孔散大およびICP上昇とほぼ同時に、Gltが著明に増加したとの症例報告[31]がある。

● Gly

グリセロールは細胞膜に不可欠な構成成分である。虚血による細胞外グルタミン酸の増加は、Ca^{2+} の細胞内流入を起こす。これによりホスホリパーゼが活性化され、細胞膜の二重構造を形成するグリセロリン脂質が分解され、その結果、細胞膜が破壊されてグリセロールが細胞外腔に遊離される。中大脳動脈閉塞モデルにおいてGlyは、脳虚血の程度とよく相関し、虚血中心部では著明な増加を示す。一方ペナンブラ領域では、その増加は再灌流により可逆的であることが示されている[32]。Gly増加を引き起こす細胞膜障害の原因は、虚血以外にも外傷による専断力、フリーラジカルなどが考えられている。TBI患者において、CPPが70 mmHg以下に低下した場合や Pbt_{O_2} が10 mmHg以下になった場合に、Glyが有意に増加することが報告され[33]、Glyは虚血や低酸素に伴う細胞傷害の有用な指標と考えられている。一般的に、Glyは一次的損傷に伴う細胞破壊により受傷後24時間以内に増加し、その後2～3日かけて徐々に低下する[33]。また重症TBIにおいてICP亢進に先立ってGlyは増加し[6]、二次的脳損傷も鋭敏に検出できる可能性が示されている。

ただし、TBI患者において、Gly増加を伴わない低CPPエピソードもしくは Pbt_{O_2} 低下はたびたび観察され、Glyと転帰との明らかな関係はないと報告されている[33]。また、重症TBI患者においてGly増加と、転帰やパラメータがうまく調節できなかった事象（CPP < 70 mmHgが30分以上継続、Sa_{O_2} < 95%）とは無関係との報告がある[34]。

浸透圧利尿薬グリセロール（分子量92）を投与するとGlyが変化する。Bergerら[2]は脳梗塞患者において浸透圧利尿薬グリセロール25gの投与によりGlyが前値74 μMから一過性に増加（350%）、ICP（前値25 mmHg）は50%減少、その効果は70 min持続したと報告している。浸透圧利尿薬グリセロール使用時、Glyの解釈には注意が必要である。

■ 頭部外傷患者の神経集中治療におけるMD

● 循環管理とMD

CPPが50 mmHg以下に低下すると正常領域と比較

して挫傷部周辺におけるLacとL/Pの増加が認められることが報告されている[9]。それによると，虚血による二次的脳損傷を防ぐためにもCPP＞50 mmHgを維持することが必要であることが示され，脳血流の自己調節下限の推定にMDが利用できる可能性が示唆されている[9]。一方，昇圧薬を用いてのCPPの上昇（70 mmHgから90 mmHg）は，前頭葉におけるPbt_{O_2}増加およびPETによる局所脳血流量（regional cerebral blood flow：rCBF）増加と局所酸素摂取率（regional oxygen extraction fraction：rOEF）低下をもたらすが，LacやL/Pの有意な変化を伴わず，CPP上昇がそのまま局所脳循環代謝の改善を来すものではないことも報告されている[35]。

● 呼吸管理とMD

ICPコントロールの目的で行われる過換気療法において，受傷後急性期の短時間の過換気療法（Pa_{CO_2}≈25 mmHg）では，rCBFの有意な低下を認めることはないが，Glt，Lac，L/Pが上昇し，二次性脳損傷を引き起こす危険性が示されている[30]。しかし，受傷後急性期の短時間の過換気療法（平均7 mmHgのPa_{CO_2}低下）は，PETで測定したrOEFの増加とGluの低下をもたらすが，ほかの脳虚血のパラメータであるGltやL/Pの増加を認めず，脳循環代謝に明らかな悪影響はなかったとの報告もある[19]。

Tisdallら[36]は60分間の常気圧下の100％酸素療法により脳挫傷周辺部のPbt_{O_2}が平均54 mmHg増加し，それに伴いLac，L/Pの低下を認めたとして，酸素療法により好気的代謝が改善し予後改善につながる可能性を報告している。

● 手術とMD

脳浮腫に対する減圧開頭術により，CPPの有意な改善を認め，またGluの上昇とL/Pの低下を示し，脳虚血状態が改善されることが示されている[37]。また，急性硬膜下血腫除去後に，挫傷や梗塞など遅発性の二次性脳損傷を起こした症例においては，術後Pbt_{O_2}の低下とL/Pの上昇を認め，一方遅発性の脳損傷を起こさなかった症例においては，パラメータに有意な変化を認めなかった。このことより，二次的脳損傷が起こりうる危険部位でのPbt_{O_2}とMD測定は，脳損傷の発生を警告する手段として有用である可能性が報告されている[38]。

さらに，急性硬膜下血腫の術後において，血腫直下大脳皮質と正常脳組織のGltを15分ごとに比較し，虚血の指標としてGltがICPよりも鋭敏であった2症例が報告されている[39]。この報告では，急性硬膜下血腫で血腫を除去した直下の大脳皮質におけるbiochemical penumbra zone[40]つまり"エネルギー代謝が障害され細胞破壊のサインがみられる領域で，無治療では二次性脳障害に陥るが，治療が奏効し生理学的に回復すれば生化学的に正常化できる領域"の存在が示唆され，神経集中治療におけるMDモニタリングの意義が示されている。

● 転帰とMD

MDパラメータと予後評価に関して，虚血に関連しないGluの強度の低値（0.2 mmol/l）やGlt高値が認められ，それぞれ転帰不良と関連することが示されている[29,41]。一方で，Glyは細胞傷害の指標として重症度とは関連するが，転帰を予測する新たな情報を与えるものではない[33]ともされている。MDパラメータの転帰予測に関する意義については検討が必要である。前頭葉におけるL/Pの持続性高値と受傷6ヵ月後の前頭葉の脳萎縮に関連があるとの報告があり，受傷後より長期間持続する代謝障害が大脳皮質の神経細胞死を引き起こすと考えられている[42]。

■ まとめ

MDにより，特にTBIにおいてはICPやCPP，Pbt_{O_2}，CBFなどのモニタリングと併用することで，損傷部周辺にペナンブラ領域の存在が確認されたことから，二次的脳損傷による臨床症状が出現する前に脳循環代謝の異常を検出できる可能性がある。ただ，MDは侵襲的モニタリングであり，またMD値の解釈において，プローブ留置部位の適切性および回収率の問題から，ワンポイントの絶対値や短時間の異常値変動が示す臨床的な意義についての評価は困難である。MDにより二次的脳損傷を軽減し予後の改善につなげるための比較試験も実施されていないため，治療方針決定のツールとしての意義はいまだ確立されていない[20]。現状におけるMDは，ほかのモニタリングと併用したトレンドモニターとして，病態の解明に使用できると考えられる。

内頸静脈血酸素飽和度

■ Sj_{O_2}理解のための脳循環代謝の基礎，CBFの調節機構

CBFは全脳で54 ml/100 g/minであり局所差がある[43]。CBFはCPPによって駆動され（図5），CPPは

X モニタリング

MABPとICPの差である。CBFとCPPの関係はCBF＝CPP/脳血管抵抗で表される。脳血管抵抗は，血管径（の4乗の逆数），脳血管長（一定），血液粘度で決定される。血液粘度はHb濃度に左右される（図5）。

CMR_{O_2}は3.6 ml/100 g/min[43]で，全酸素消費量の20％を占める。脳局所の機能が亢進すると局所のCMR_{O_2}およびCBFが増加する。酸素は主にHbで運搬されるので，溶存酸素を無視するとCMR_{O_2}はFickの原理で図6のように計算される。

脳はブドウ糖を基質として好気的なエネルギー代謝を行い，CBFが病的に変化してもCMR_{O_2}とCMR_{glu}は脳機能を反映する。健常人では，CBF, CMR_{O_2}, CMR_{glu}は灰白質で高く，白質はその半分程度である[43]。OEFは全脳で均一である。CMR_{glu}はCBFと同様の分布を示す。

図5に脳血管の自己調節能を示す。CBFには，それを駆動しているCPPが変動しても，脳血管径を変化させることによりCBFを一定に保つ作用があり，これを自己調節能という。脳はエネルギーの貯蔵に乏しく，CBFが維持され常にブドウ糖や酸素が供給されることが必要となる。自己調節能により，血圧が変動してもCBFが一定に保たれ脳機能が安定する。自己調節能が障害されると，CBFが血圧に比例して変動する（図5）。

■ Sj_{O_2}モニタリングと脳酸素需給バランス

Sj_{O_2}は，内頸静脈から逆行性に球部（通常は右側）に挿入したオキシメトリカテーテル（4～5.5 Fr）の先端に組み込まれたセンサーで連続モニタリングされる。内頸静脈には脳全体からの血液が還流するので，Sj_{O_2}は全脳のモニターとなる（図6）。

Fickの原理からSj_{O_2}はSa_{O_2}に依存し，CMR_{O_2}と"Hb×CBF"の比により変化する。Sj_{O_2}はCBF/CMR_{O_2}に比例し，脳代謝に見合う脳血流が流れているかについての指標であり，Sj_{O_2}＜50％はdesaturationといって虚血の指標である。

一方，Sj_{O_2}＞90％は脳死など重症脳障害の状態を示唆する（図6）。重症脳障害においては，CMR_{O_2}がきわめて低い，あるいはCMR_{O_2}に比して CBFが相対的に高い，さらに脳ヘルニアの場合CBFが流れず頭蓋外血流が内頸静脈球部に逆流する，などの理由によりSj_{O_2}がきわめて高くなる可能性がある。THあるいはバルビツレート療法ではCMR_{O_2}が低下するためSj_{O_2}は上昇する[44]。

■ Sj_{O_2}と各パラメータ

● HbとSj_{O_2}

Hbが増加すればSj_{O_2}は上昇する（図6）が，一方血液粘度が上昇すればCBFが低下し（図5），Sj_{O_2}は低

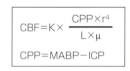

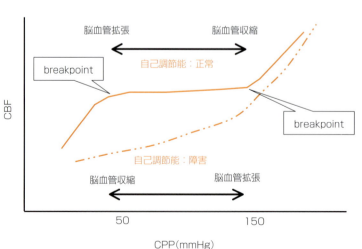

図5　CBFの自己調節とその障害
脳灌流圧50～150 mmHgの間では脳血管の収縮・拡張により脳血流量は一定に維持される（自己調節）。自己調節が障害されると脳血流量は脳灌流圧に依存する。K：係数，r：血管径，L：脳血管長，μ：血液粘度

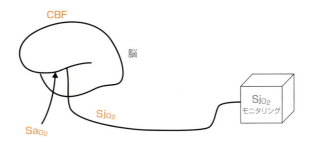

$$CMR_{O_2} = CBF \times (Ca_{O_2} - Cj_{O_2})$$
$$= CBF \times 1.34 \times Hb \times (Sa_{O_2} - Sj_{O_2})$$

$$Sj_{O_2} = Sa_{O_2} - \frac{CMR_{O_2}}{CBF \times 1.34 \times Hb}$$

Sj_{O_2}(%)	
虚血	<50
虚血(疑い)	50〜60
正常	60〜80
充血	80〜90
脳死	90<

図6 Fickの原理
CMR_{O_2}とSj_{O_2}の関係を示す。

下する．したがってHb変動のSj_{O_2}への影響は一様でなく，Sj_{O_2}モニタリングの際にはHb変動は少ないほうがよい．PCASのROSC後TH施行時において，血液粘度が上昇すれば中央脳動脈血流速度が低下することが報告され[45]，ROSC後には血液粘度を適正化することがCBFの維持，ひいては二次性の脳損傷の予防につながると考察されている．

● Pa_{CO_2}とSj_{O_2}

Pa_{CO_2}を低下させると脳血管は収縮する（図7）．CBFは血管内径の4乗に比例して変化するので（図5），Pa_{CO_2}を低下させるとCBFが低下して，Sj_{O_2}も低下する（図6）．一方，CBFの低下によりCBV（＝CBF×平均通過時間）の減少を介してICPが低下した場合にはCPPが上昇する（図5）ことになるため，自己調節能が障害されている場合（図5）では，むしろCBFが上昇しSj_{O_2}が上昇する可能性もある．したがってPa_{CO_2}のSj_{O_2}への影響も一様ではない．

過換気療法ではCBF低下による脳虚血の危険性があるので，重症脳障害に対して過換気療法をルーチンに行うことは推奨されていない．過換気療法においてSj_{O_2}が正常であっても虚血領域が拡大しているという報告[46]がある．これは，Sj_{O_2}が脳局所ではなく全脳のモニタリングである（＝局所変化を反映できない）ことを示している．したがって，PCASなどのびまん性脳障害においては，"脳局所を反映できないSj_{O_2}"であってもその能力を発揮できることになる．

● MABPとSj_{O_2}

MABPが上昇した場合，脳血管の自己調節能が正

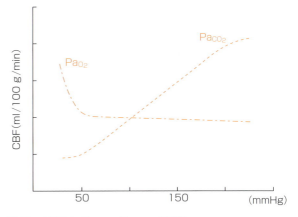

図7 CBFとPa_{O_2}，Pa_{CO_2}の関係

常であればCBFは変化せず（図5），Sj_{O_2}の変化はない．自己調節能が障害されている状態において脳酸素化を改善しようとしてCPPを上昇させるとCBFが上昇し（図5），Sj_{O_2}が上昇していく（図6）．一方，自己調節能が障害されている状態では血圧が上昇するとCBFが増加し，CBVが増加するため脳の容積が増えてICPが上昇してしまう．その結果，かえってCPPが低下してCBF低下が起こり，Sj_{O_2}が低下する可能性もある．したがってMABPのSj_{O_2}への影響も一様ではない．

● 脳酸素飽和度とSj_{O_2}

最近頻用されている近赤外線分光法によるSc_{O_2}測定は，前額部という局所脳のモニタリングであり，その算出アルゴリズムも複雑であるが，Sj_{O_2}との類似点もある．Sc_{O_2}の一種であるrS_{O_2}（regional saturation of oxygen)は，Sj_{O_2}と健常人ボランティアにおいて脳内動脈血液量25％，静脈血液量75％という仮定の下では良く相関することが報告されている[47]。ただ，PCASの昏睡患者での検討によると，$Sj_{O_2}<60\%$ではrS_{O_2}はむしろ高値，$Sj_{O_2}>60\%$ではrS_{O_2}はむしろ低値となり，rS_{O_2}とSj_{O_2}とは相関しないとの報告もある[48]。Sc_{O_2}はSj_{O_2}ほどには脳酸素需給バランスを反映しないと思われる。注目すべきは，胸骨圧迫時の$rS_{O_2}>40\%$が90日後の神経学的転帰良好と関連があることを示したall Japanの心停止レジストリJ-POP registryにおいて，神経学的転帰不良症例の中にrS_{O_2}高値の症例も含まれていることである[49]。これは上記したSj_{O_2}の特徴と一致するところがあり，これらのパラメータでPCASの脳障害の重症度を把握できれば，それは有用なモニタリングになる。

■まとめ

Sj_{O_2}モニタリングは最近報告が少ない。上記したように各因子が複雑に影響していることもその原因であろう。またSj_{O_2}カテーテルが血管壁に当たったりして値を連続的にうまく表示できないこともあろう。さらに1日に数回採血して値を較正する必要があり，面倒であることも使用されなくなった理由と思われる。ただSj_{O_2}測定は脳酸素需給バランスの評価法であり，病態の理解には有用である。

Sj_{O_2}はそれ単独ではなく，ほかのモニタリングパラメータを組み合わせて判断することが推奨される。また脳血管の自己調節能あるいは脳血流の二酸化炭素反応性などを同時に評価することも推奨される。

●参考文献●

1) Bellander BM, Cantais E, Enblad P, et al. Consensus meeting on microdialysis in neurointensive care. Intensive Care Med 2004；30：2166-9.
2) Berger C, Sakowitz OW, Kiening KL, et al. Neurochemical monitoring of glycerol therapy in patients with ischemic brain edema. Stroke 2005；36：e4-6.
3) Hillman J, Aneman O, Anderson C, et al. A microdialysis technique for routine measurement of macromolecules in the injured human brain. Neurosurgery 2005；56：1264-70.
4) Saveland H, Nilsson OG, Boris-Moller F, et al. Intracerebral microdialysis of glutamate and aspartate in two vascular territories after aneurysmal subarachnoid hemorrhage. Neurosurgery 1996；38：12-9；discussion 9-20.
5) Engstrom M, Polito A, Reinstrup P, et al. Intracerebral microdialysis in severe brain trauma：the importance of catheter location. J Neurosurg 2005；102：460-9.
6) Stahl N, Mellergard P, Hallstrom A, et al. Intracerebral microdialysis and bedside biochemical analysis in patients with fatal traumatic brain lesions. Acta Anaesthesiol Scand 2001；45：977-85.
7) Tisdall MM, Smith M. Cerebral microdialysis：research technique or clinical tool. Br J Anaesth 2006；97：18-25.
8) Ungerstedt U, Rostami E. Microdialysis in neurointensive care. Curr Pharm Des 2004；10：2145-52.
9) Nordstrom CH, Reinstrup P, Xu W, et al. Assessment of the lower limit for cerebral perfusion pressure in severe head injuries by bedside monitoring of regional energy metabolism. Anesthesiology 2003；98：809-14.
10) Hillered L, Persson L, Ponten U, et al. Neurometabolic monitoring of the ischaemic human brain using microdialysis. Acta Neurochir（Wien）1990；102：91-7.
11) Hutchinson PJ, O'Connell MT, Al-Rawi PG, et al. Clinical cerebral microdialysis：a methodological study. J Neurosurgery 2000；93：37-43.
12) Reinstrup P, Stahl N, Mellergard P, et al. Intracerebral microdialysis in clinical practice：baseline values for chemical markers during wakefulness, anesthesia, and neurosurgery. Neurosurgery 2000；47：701-9；discussion 9-10.
13) Dohmen C, Bosche B, Graf R, et al. Prediction of malignant course in MCA infarction by PET and microdialysis. Stroke 2003；34：2152-8.
14) Thomas PM, Phillips JP, Delanty N, et al. Elevated extracellular levels of glutamate, aspartate and gamma-aminobutyric acid within the intraoperative, spontaneously epileptiform human hippocampus. Epilepsy Res 2003；54：73-9.
15) Melani A, De Micheli E, Pinna G, et al. Adenosine extracellular levels in human brain gliomas：an intraoperative microdialysis study. Neurosci Lett 2003；346：93-6.
16) Bauer R, Gabl M, Obwegeser A, et al. Neurochemical monitoring using intracerebral microdialysis during cardiac resuscitation. Intensive Care Med 2004；30：159-61.
17) Nordmark J, Rubertsson S, Mortberg E, et al. Intracerebral monitoring in comatose patients treated with hypothermia after a cardiac arrest. Acta Anaesthesiol Scand 2009；53：289-98.
18) Hutchinson PJ, Jalloh I, Helmy A, et al. Consensus statement from the 2014 International Microdialysis Forum. Intensive Care Med 2015；41：1517-28.
19) Hutchinson PJ, Gupta AK, Fryer TF, et al. Correlation between cerebral blood flow, substrate delivery, and metabolism in head injury：a combined microdialysis and triple oxygen positron emission tomography study. J Cereb Blood Flow Metab 2002；22：735-45.
20) Hillered L, Persson L, Nilsson P, et al. Continuous monitoring of cerebral metabolism in traumatic brain injury：a focus on cerebral microdialysis. Curr Opin Crit Care 2006；12：112-8.
21) Belli A, Sen J, Petzold A, et al. Metabolic failure precedes intracranial pressure rises in traumatic brain injury：a microdialysis study. Acta Neurochir（Wien）2008；150：461-9；discussion 70.
22) Enblad P, Valtysson J, Andersson J, et al. Simultaneous intracerebral microdialysis and positron emission tomography in the detection of ischemia in patients with subarachnoid hemorrhage. J Cereb Blood Flow Metab 1996；16：637-44.
23) Vespa P, Bergsneider M, Hattori N, et al. Metabolic crisis without brain ischemia is common after traumatic brain injury：a combined microdialysis and positron emission tomography study. J Cereb Blood Flow Metab 2005；25：763-74.
24) Vespa PM, O'Phelan K, McArthur D, et al. Pericontusional brain tissue exhibits persistent elevation of lactate/pyruvate ratio independent of cerebral perfusion pressure. Crit Care Med 2007；35：1153-60.

25) Hlatky R, Valadka AB, Goodman JC, et al. Patterns of energy substrates during ischemia measured in the brain by microdialysis. J Neurotrauma 2004 ; 21 : 894-906.
26) Signoretti S, Marmarou A, Aygok GA, et al. Assessment of mitochondrial impairment in traumatic brain injury using high-resolution proton magnetic resonance spectroscopy. J Neurosurg 2008 ; 108 : 42-52.
27) Dusick JR, Glenn TC, Lee WN, et al. Increased pentose phosphate pathway flux after clinical traumatic brain injury : a [1,2-$^{13}C_2$] glucose labeling study in humans. J Cereb Blood Flow Metab 2007 ; 27 : 1593-602.
28) Parkin M, Hopwood S, Jones DA, et al. Dynamic changes in brain glucose and lactate in pericontusional areas of the human cerebral cortex, monitored with rapid sampling on-line microdialysis : relationship with depolarisation-like events. J Cereb Blood Flow Metab 2005 ; 25 : 402-13.
29) Bullock R, Zauner A, Woodward JJ, et al. Factors affecting excitatory amino acid release following severe human head injury. J Neurosurg 1998 ; 89 : 507-18.
30) Marion DW, Puccio A, Wisniewski SR, et al. Effect of hyperventilation on extracellular concentrations of glutamate, lactate, pyruvate, and local cerebral blood flow in patients with severe traumatic brain injury. Crit Care Med 2002 ; 30 : 2619-25.
31) 守谷 俊, 大西敦子, 櫻井 淳ほか. くも膜下出血発作直後における脳内グルタミン酸濃度の変化. 日集中医誌 2004 ; 11 : 139-42.
32) Enblad P, Frykholm P, Valtysson J, et al. Middle cerebral artery occlusion and reperfusion in primates monitored by microdialysis and sequential positron emission tomography. Stroke 2001 ; 32 : 1574-80.
33) Clausen T, Alves OL, Reinert M, et al. Association between elevated brain tissue glycerol levels and poor outcome following severe traumatic brain injury. J Neurosurg 2005 ; 103 : 233-8.
34) Peerdeman SM, Girbes AR, Polderman KH, et al. Changes in cerebral interstitial glycerol concentration in head-injured patients ; correlation with secondary events. Intensive Care Med 2003 ; 29 : 1825-8.
35) Johnston AJ, Steiner LA, Coles JP, et al. Effect of cerebral perfusion pressure augmentation on regional oxygenation and metabolism after head injury. Crit Care Med 2005 ; 33 : 189-95 ; discussion 255-7.
36) Tisdall MM, Tachtsidis I, Leung TS, et al. Increase in cerebral aerobic metabolism by normobaric hyperoxia after traumatic brain injury. J Neurosurg 2008 ; 109 : 424-32.
37) Boret H, Fesselet J, Meaudre E, et al. Cerebral microdialysis and P(ti)O2 for neuro-monitoring before decompressive craniectomy. Acta Anaesthesiol Scand 2006 ; 50 : 252-4.
38) Hlatky R, Valadka AB, Goodman JC, et al. Evolution of brain tissue injury after evacuation of acute traumatic subdural hematomas. Neurosurgery 2004 ; 55 : 1318-23 ; discussion 24.
39) 向山剛生, 守谷 俊, 宮下直也ほか. 急性硬膜下血腫術後管理に脳内グルタミン酸測定が有用であった2症例. 日集中医誌 2011 ; 18 : 89-93.
40) Stahl N, Schalen W, Ungerstedt U, et al. Bedside biochemical monitoring of the penumbra zone surrounding an evacuated acute subdural haematoma. Acta Neurol Scand 2003 ; 108 : 211-5.
41) Vespa PM, McArthur D, O'Phelan K, et al. Persistently low extracellular glucose correlates with poor outcome 6 months after human traumatic brain injury despite a lack of increased lactate : a microdialysis study. J Cereb Blood Flow Metab 2003 ; 23 : 865-77.
42) Marcoux J, McArthur DA, Miller C, et al. Persistent metabolic crisis as measured by elevated cerebral microdialysis lactate-pyruvate ratio predicts chronic frontal lobe brain atrophy after traumatic brain injury. Crit Care Med 2008 ; 36 : 2871-7.
43) 黒田泰弘, 山下 進, 中村丈洋ほか. 蘇生後脳症における脳循環代謝. 日救急医会誌 2006 ; 17 : 167-76.
44) Nemoto EM, Klementavicius R, Melick JA, et al. Suppression of cerebral metabolic rate for oxygen (CMRO2) by mild hypothermia compared with thiopental. J Neurosurg Anesthesiol 1996 ; 8 : 52-9.
45) Bisschops LL, Pop GA, Teerenstra S, et al. Effects of viscosity on cerebral blood flow after cardiac arrest. Crit Care Med 2014 ; 42 : 632-7.
46) Coles JP, Fryer TD, Coleman MR, et al. Hyperventilation following head injury : effect on ischemic burden and cerebral oxidative metabolism. Crit Care Med 2007 ; 35 : 568-78.
47) Kim MB, Ward DS, Cartwright CR, et al. Estimation of jugular venous O2 saturation from cerebral oximetry or arterial O2 saturation during isocapnic hypoxia. J Clin Monit Comput 2000 ; 16 : 191-9.
48) Buunk G, van der Hoeven JG, Meinders AE. A comparison of near-infrared spectroscopy and jugular bulb oximetry in comatose patients resuscitated from a cardiac arrest. Anaesthesia 1998 ; 53 : 13-9.
49) Ito N, Nishiyama K, Callaway CW, et al. Noninvasive regional cerebral oxygen saturation for neurological prognostication of patients with out-of-hospital cardiac arrest : a prospective multicenter observational study. Resuscitation 2014 ; 85 : 778-84.

黒田　泰弘, 河北　賢哉, 一二三　亨

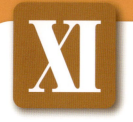

周術期管理

XI 周術期管理

1 体　　　位

KEY POINT

- 長時間に及ぶ脳神経外科手術では，体位設定が頭蓋内圧に影響を及ぼすことがある。
- 全身麻酔下では，限局した部位への過度の荷重や圧迫，関節の過伸展，血行障害などに充分留意する必要がある。
- 頭位回旋，頸部屈曲，腹圧上昇などによる静脈灌流障害に注意する。
- 脳神経外科手術のアプローチと体位設定のバリエーションを理解する必要がある。

脳神経外科手術体位の特徴

　脳神経外科手術においては，健常な脳組織への侵襲を最小限にし，いかに頭蓋内病巣へ到達するかを考えて，アプローチの方法が選択される。また，顕微鏡を用いた手術では，その光軸が垂直方向から術者側に約15°傾けた位置が基本[1]であり，これを維持することで，術者は長時間に及ぶ手術を無理のない体勢で行うことが可能になる。

　そのため，患者はしばしば非生理的ともいえる特殊な体位に固定されて，仰臥位，腹臥位，側臥位などの体位をとり，頭位は回旋・屈曲した状態で固定される。患者は長時間にわたってその体位を強いられることが多く，限局した部位への過度の荷重や圧迫，関節の過伸展，血行障害などを生じ，末梢神経障害や褥瘡の形成を生じることが懸念される。

　また，頸動脈や頸静脈灌流に障害をもたらし，気道内圧の上昇や脳循環灌流障害は，頭蓋内圧を上昇させ，術野展開にも影響を与える可能性がある。

　これらの点に注意して，手術体位を決定することが重要である。

手術体位の決定と確認

　体位の設定の前に，手術台，手術顕微鏡，機械台，頭部固定装置，ナビゲーションやモニタリング機器，および麻酔器の配置を考慮して，それぞれの操作性や可動性に配慮しておくことが必要である。

　体位の設定において，基本となる頭部と体幹の位置関係は，総じて頭部が心臓の位置より高くなるように手術台を調整することである。頭部を挙上することで，頭蓋内の静脈灌流が低下し，頭蓋内圧も下がり，術中の静脈性出血を減少させる効果が期待できる。実際に体位を設定した後は，上肢台，肩支持器，体幹の側部固定器を用いて，体幹部や四肢を確実に手術台に固定し，荷重や圧迫される部位を確認し，パッドや枕などの緩衝物を当てがい荷重や圧迫を分散・緩和させる。

　すべての設定が終了した後に，手術台のローテーションテストを行い，可能な範囲で手術台を横転・縦転させ，不具合が生じないか，周辺機器と干渉しないか確認する。一度手術が始まってしまうと，患者は布片で覆われてしまい，確認が不可能になるので，手術開始前の確認が重要である。

XI 周術期管理

脳神経外科の基本的体位

■仰臥位（図1）

適応：前頭部，側頭部，頭頂部の前半，側脳室，第三脳室，前頭蓋底，中頭蓋底，後頭蓋窩の上部などの頭蓋内病変，下垂体病変，頸椎病変や頸動脈病変に対応できる。

仰臥位の場合，他のポジショニングに比べて圧迫によるトラブルは少ないが，上肢は回外位にしておき，手術台などによる肘部の圧迫で生じる尺骨神経麻痺を回避する。また，上腕外側の圧迫での橈骨神経麻痺や頸部の過伸展，頭部の回旋による腕神経叢麻痺に配慮する必要がある。頭部を回旋する場合には，気管内チューブに無理な力が加わらないようにし，特に肥満の患者においては，頸部のねじれによる静脈灌流障害を生じないように，肩枕を適宜使用して，過度のねじれを避けるようにする。前屈位においては，気管チューブの屈曲，押し込みによる片肺換気に，後屈位においては逆にチューブの抜けに注意する。

■腹臥位（図2）

適応：頭頂葉，後頭葉，脳梁後半部，松果体部，小脳，小脳橋角部，第四脳室，脳幹，頭蓋頸椎移行部などの病変，および脊椎後方進入。

手術前に，患者自身に術中想定される体位と頭位をとってもらい，四肢のしびれや呼吸抑制などの脳幹や頸髄の圧迫症状がないか確認しておく必要がある。特に，頭蓋頸椎移行部の手術では重要である。また，頸部の安全な可動域の確認をしておく。

搬送用ストレッチャーの上で麻酔を導入し，気道確保，バルーンカテーテルの留置，観血的動脈圧モニタリング後に体位を変換する。麻酔科医は，体位変換時にモニターの脱着を順序良く行い，モニタリングが空白となる時間をできるだけ少なくするよう配慮する。

頭部固定を用いない脊椎手術においては，頭部顔面支持器による眼球圧迫に伴った眼球内圧上昇に注意する。網膜の虚血と静脈うっ血は失明を生じる可能性がある。手術中も頭部や頸部の動きの後には，眼球に圧迫が加わっていないことを確認すべきである。他の注意すべき圧迫点には，腋下や胸部，腸骨稜，大腿骨，性器，膝がある。胸部や骨盤部にパッドあるいは厚い枕を敷き，呼吸運動が楽になるように腹壁に可動性を与える。

後頭蓋の手術では，頭蓋内の静脈圧を低く保つため

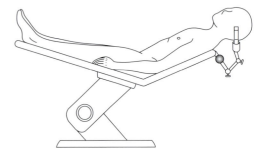

図1　仰臥位の基本体位

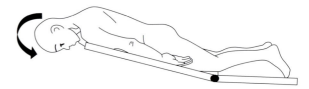

図2　腹臥位

に，頭部を心臓より高く保つ必要があり[2]，上体が10～30°挙上するようにベッドの背板を傾斜させる。術中の視野を良くするためにさらに頸部を前屈させて固定すると，頭部がより低くなり，さらに上体を挙上することが必要となるが，45°以上になると空気塞栓のリスクが生じる。また，前屈が強くなると，下咽頭の前後径が狭くなり，長時間の手術においては，気管チューブなどの異物による舌基部の圧迫に伴った虚血が生じ，抜管後に再灌流後浮腫による急速な気道閉塞を生じることがあり注意を要する。下顎部と頸部に約1横指分の隙間を残し，挿管チューブはスパイラルチューブを利用する。

胸・腰椎手術の場合には下大静脈の圧迫を減少させることが必要である。下大静脈の灌流障害により硬膜外静脈叢圧が上昇し，椎弓切除に伴う出血を増量させる可能性がある。このため，脊椎手術時においては，腹圧を逃がして下大静脈の圧迫を避けるために，脊椎手術用フレームが有効である。

■側臥位（図3，図4）

適応：側頭開頭による各種アプローチ，後頭蓋窩や小脳橋角部病変，松果体病変，頸椎への側方到達法，胸椎や腰椎に対する経胸あるいは後腹膜到達法などがある。側臥位の変法として，park-bench position，lateral oblique position，three-quarter prone position，三叉神経痛や顔面痙攣に対するJanetta体位（semilateral position）などがある

下位肩の加重軽減，下位上肢の血行障害防止のため

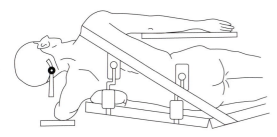

図3 側臥位(park bench position)

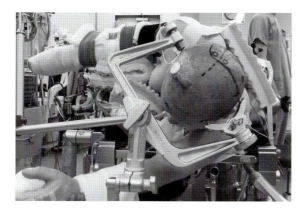

図4 park bench positionの実際

に腋下に枕を敷く．下位下肢は屈曲位に上位下肢は伸展位にして，両下肢の間にパッドを入れる．患者の体幹の固定には，側部固定器を用いる．腹側は，胸骨と恥骨を支持し，背側は，胸椎部，骨盤，臀部を支持する．park-bench positionにおいては，下位上肢は，手術台と頭部固定器の間に置かれたarm restに固定する．下位肩関節が過度に外転しないようにし，肘関節も軽度屈曲させ余裕を持たせる．さらに，患者の上半身を挙上し，腰を中心に折り曲げられたようなjack-knife体位にすることで，頭蓋内とともに下肢からの静脈灌流を保つことができる．

側臥位でも上半身を30°以上挙上した場合には，静脈洞内圧は心房内圧に比べて陰圧となり，空気塞栓が発生することがある[3]．小脳橋角部へのアプローチにおいて，上位の肩が障害となることがあるため，尾側に牽引することがあるが，このときに，肩関節に過度の牽引を行うと腕神経叢麻痺の原因となるので注意する．

腹臥位と同様で，側臥位でも顔面が床面に向かうことが多く，唾液やチューブ自体の重力で，気管チューブの固定が剥がれやすいので固定を確実にする．頸部の回転・屈曲を加える頭部固定に伴い，気管チューブのカフ圧は上昇しやすく，カフ圧過剰が持続すると気管チューブによる反回神経麻痺が生じることがあり，注意を要する．

● 参考文献 ●
1) 京島和彦．ポジショニングの一般的注意および仰臥位と変法．山浦 晶編．脳神経外科手術アトラス上巻．東京：医学書院；2004. p.50-5.
2) Luyendijik W. The operative approach to the posterior fossa. In : Krayenbuhl H, editor. Advances and technical standards in neurosurgery. Wien : Springer-Verlag ; 1976. p.81-101.
3) 小林茂昭，杉田虔一郎．解剖を中心とした脳神経手術手技．脳神経外科 1985；13：357-64.

神保 洋之

XI 周術期管理

2 周術期輸液・輸血管理

KEY POINT
- 輸液管理は周術期患者の予後に影響する重要な治療である。
- 輸液製剤の選択は，他の医薬品と同様に，適応・投与量・禁忌・合併症などを考慮して行う。
- 輸血の開始基準は一般的にはヘモグロビン（Hb）＜7g/dlであるが，高齢者や重篤な状態の場合はHb＜10g/dlで開始することも許容される。
- 輸血に際してはHbだけではなく，患者のバイタルサイン，術野の出血にも目を配る。
- 輸血に伴う合併症には重症化するものもあり，輸血開始後の異常についても注意する。

周術期の輸液

　周術期における輸液管理は麻酔科が行う患者管理のうち，麻酔の3要素（鎮痛・鎮静・筋弛緩）と並んでもっとも重要な要素の一つである[1]。場合によっては周術期の輸液管理が患者の予後に影響することもあるため，麻酔科医は周術期の輸液について習熟している必要がある。

　周術期の輸液の目的は脱水を予防し循環血液量を確保すること，それをもって組織灌流を維持することにある。そのためには，輸液の生理学的な側面を理解しなければならない。

■輸液の生理学

　人体における水分は年齢や性別によってばらつきがあるものの，体重の約60％を占めている。この水分は，大きく2つのコンパートメント，細胞内液（intracellular fluid：ICF）と細胞外液（extracellular fluid：ECF）に分けられる。これらのコンパートメントの内訳を図に示す。

　また表1に示すように，細胞内液と細胞外液では電解質の組成が大きく異なっている。このため，電解質組成が細胞外液に近い輸液（例：リンゲル液，生理食塩液）が投与されると，ほぼ全量，機能的細胞外液コンパートメントに分布する。しかし，内訳（図）から分かるように血管内に残るのは1/4〜1/3程度となる（例：理論上は，リンゲル液1lの投与で血管内にとどまるのは1,000 ml × 1/4 = 250 ml程度）。このため，周術期において出血や血管内脱水を補正する際は，その3〜4倍の輸液が必要になる。

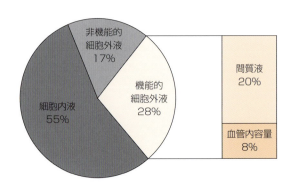

図　体内における細胞外液・細胞内液コンパートメントの内訳

■輸液製剤について[2]

主な輸液製剤の種類を示す(表2)。輸液は、生理食塩液(0.9%塩化ナトリウム溶液)と5%ブドウ糖液から始まり、それらの混合と緩衝液(buffer)、そのほかの電解質〔カリウム(K)、カルシウム(Ca)、マグネシウム(Mg)、リン酸(P)〕、多糖類などを加えて調整することにより、今日の多種多様な製剤ができ上がっている。

●細胞外液補充液(晶質液):乳酸リンゲル液,酢酸リンゲル液,重炭酸リンゲル液

細胞外液成分に類似した電解質を含有しており、細胞外液の補充を行うのに適し、周術期の輸液でもっとも多く使用される輸液製剤である。出血量が循環血液量の20%以下であればこれのみでも循環血液量の補充が可能であり、低容量に伴う代謝性アシドーシスの補正にも役立つ。乳酸イオンは肝代謝(Cori cycle)、酢酸イオンは全身の組織で、また重炭酸イオンは主に腎で代謝されるが、いずれも緩衝液として機能する。これにブドウ糖を付加した製剤もある。注意点としては、カルシウムを含むため、リン酸イオンおよび炭酸イオンを含む製剤と混合すると沈殿が生じること、またクエン酸が添加されている血液製剤と混合すると凝結塊が生じることが挙げられる。

●生理食塩液

広義には細胞外液補充液に分類される輸液製剤。もっとも古くからある輸液製剤であり、コストも安いため、現在でも広く使用されている。しかし、ナトリウム(Na)、クロール(Cl)が人体の正常値よりも高く、そのほかの電解質も含んでいないため、大量輸液で電解質異常、特に高Na血症・低K血症・高Cl性代謝性アシドーシスを来す。

反面、ほかの静注製剤との混合で沈殿物を形成するリスクがないため、大量輸液用ではない静脈ラインの輸液として使用されることも多い。

●5%ブドウ糖液

生理食塩液と同様に、以前より利用されている輸液製剤である。投与されると、ブドウ糖は体内で利用され、後は完全な自由水となり細胞内液に移行すると考えられている。このため、血漿増量効果はほとんどない。周術期では不感蒸泄の補充、少量のエネルギー補給として使用される。

●開始液(1号液)

生理食塩液と5%ブドウ糖液を1:1で混合したものに緩衝液を加え調整したもの。電解質濃度が血漿浸透圧の2/3に相当し、高張・低張いずれの脱水にも比較的安全に使用でき、患者が腎不全に陥った場合でもKを含まないため、最初の輸液として好んで用いられる。

●維持液(3号液)

成人の水分排泄量は1日あたり約2,000〜2,500ml

表1 細胞外液と細胞内液の電解質組成の違い

電解質		細胞外液		細胞内液
		血漿	組織間液	
陽イオン(mEq/*l*)	Na$^+$	142	144	15
	K$^+$	4	4	150
	Ca^{2+}	5	2.5	2
	Mg^{2+}	3	1.5	27
	計	154	152	194
陰イオン(mEq/*l*)	Cl$^-$	103	114	1
	HCO$_3^-$	27	30	10
	HPO$_4^{2-}$	2	2	100
	SO$_4^{2-}$	1	1	20
	有機酸	5	5	
	タンパク質	16	0	63
	計	154	152	194

表2 主な輸液製剤の電解質組成

輸液製剤	電解質濃度 (mEq/*l*)					電解質濃度 (%)	
	Na	K	Ca	Mg	Cl	乳酸	ブドウ糖
細胞外液補充液	130〜135	4	3		109〜113	28 (酢酸,重炭酸の場合もあり)	
生理食塩液	154				154		
5%ブドウ糖液							5
開始液	90				70	20	2.6
維持液	35	20		0〜3	35〜38	20	4.3〜10

であり，これに伴って Na 40～70 mEq，K 20～60 mEq が排泄される．これの喪失分を補うことを目的とした組成となっている．割合としては，生理食塩液と5％ブドウ糖液を1：2で混合したものにK を付加したものといえる．ブドウ糖濃度は4％程度であり，2,500 ml 輸液すると糖分として100 g あたり400 kcal のエネルギー補給となり，基礎代謝量の1/3～1/2を補うことができる．

- **膠質輸液：ヒドロキシエチルデンプン配合剤**

膠質浸透圧の，多糖類（ヒドロキシエチルデンプン）付加による上昇，またコロイドの血液滞留時間により血漿増量効果が持続するため，周術期における血圧低下時，特に出血性ショック時に用いられる．1回2～3 l が上限の目安となる（通常は1 l）．注意点としては腎機能障害や出血傾向を来す可能性があり，大量投与時には注意する．

周術期における過剰な晶質液輸液は手術部位の浮腫を増大させ，術後の悪心・嘔吐，ひいては疼痛，創傷治癒にも影響を及ぼすとされている．これを受け，early goal direct therapy（EGDT）として，膠質輸液を併用する輸液管理が提唱されるなど，さまざまな臨床研究が行われている．

■ 輸液計画

周術期，特に術中輸液の計画を立てる際に考慮すべき要素は以下の3つである．

- **平常な状態でも体内から失われる水分の補充**

人間は何もしなくても1日あたり約2,000～2,500 ml の水分を排泄する．当然，周術期でもこの失われる水分量は補充されなければならない．この水分量は，基本的には［尿量＋不感蒸泄］－［代謝水］で表されるが，年齢や体重，および手術侵襲などで尿量や不感蒸泄は変化する．このため，簡易式として4-2-1ルールがよく用いられ，以下の計算式で表される．

　｛4×（10 kg までの体重）｝＋｛2×（10 kg から20 kg までの体重）｝＋｛1×（20 kg 以降の体重）｝
　例）体重60 kg －（4×10）＋（2×10）＋（1×40）＝100 ml/hr
　　体重18 kg －（4×10）＋（2×8）＝56 ml/hr
　　（子どもにも適用できる）

この式で算出された輸液速度に，術前の禁飲食による喪失分（通常2～3時間で補正）も加えた分が周術期における維持輸液と考えられ，通常，細胞外液補充液か，維持液（3号液）で補正される．

- **周術期特有の環境で失われる水分の補充**

周術期には，下記のようなさまざまな原因で体内から水分が喪失される．

①麻酔薬導入における末梢血管拡張
②手術侵襲による third spacing：間質への体液移動
③術野からの水分蒸発
④基礎疾患（例：発熱，イレウスなど）によるもの
⑤利尿剤（例：脳外科手術におけるマンニトール投与など）によるもの

これらの水分喪失については，水分蒸発以外は基本的に細胞外液主体の喪失であるため，細胞外液補充液で補正する．目安としては，小手術で2～4 ml/kg/hr，中手術で4～6 ml/kg/hr，大手術で6～12 ml/kg/hr と考えられている．

- **出　血**

外科手術では当然のことながら，患者の体からの出血は不可避である．循環血液量の20％以下の出血であれば，細胞外液補充液が第一選択であるが，それ以上の出血を来す場合には膠質輸液やアルブミン製剤が用いられる．また，循環血液量の30％以上の出血や，出血性ショックの症例では輸血を開始する．

■ 神経麻酔との関連[3]

元来，脳血流には自己調節能があり，血液脳関門は電解質や高分子の物質の出入りを制限して脳内の恒常性を維持している．しかし，脳疾患（腫瘍，感染，外傷など）はこれらの調節機構を毀損するため，より慎重な輸液管理が必要となる．以下にポイントを示す．

- **バイタルサインを維持する**

脳血流は脳灌流圧（平均動脈血圧－頭蓋内圧）が60～140 mmHg の範囲では大きく下がることはないといわれている．このため，脳疾患，特に頭部外傷や脳浮腫などの頭蓋内圧に影響が出やすい病態の場合は脳灌流圧（60～70 mmHg を維持）の管理に細心の注意が必要である．低酸素血症やショック状態のときには積極的に治療する．もちろん過剰輸液には注意しなければならないが，バイタルサインの異常は脳灌流圧の保持を難しくし，二次性脳損傷（secondary brain injury）を引き起こし患者の予後に直接影響するので，ショックバイタルの際は治療のための輸液をためらってはならない．

- **低ナトリウム（Na）血症を避ける**

Na は以下の計算式からも分かるように，血漿浸透

圧を決定する重要な因子である。

$$血漿浸透圧 = 2 \times [Na] + 血糖値/18 + BUN/2.8$$
[Na]：ナトリウムの血中濃度，BUN：血中尿素窒素

浸透圧が低下すると，間質に浮腫を来す。脳組織も例外ではなく，低Na血症は脳浮腫を増悪させるリスク要因である。そして細胞外液補充液のNa濃度は130 mEq/lと正常値より低い。輸液によって低Na血症を来さないよう注意が必要である。

- ブドウ糖液の投与を避ける

前の項目でも述べたように，ブドウ糖液は体内で速やかに代謝され，自由水となり細胞内へ移行する。このため，ブドウ糖液は脳疾患の患者において脳浮腫のリスクを高めるため，頭蓋内圧亢進のリスクがある場合，周術期の投与を避けるべきである。

周術期の輸血[4]

手術はコントロールされた外傷環境でもあり，多くの定時手術では出血は術者によってコントロールされ，輸血を要するほどの出血はそれほど多くはない。しかし，緊急手術や心臓・大血管もしくは血行が豊富な腫瘍の手術など，侵襲の大きいものでは輸血は不可欠な治療法である。

■ 適　用

輸血の目的は，酸素運搬能の改善，血管内容量の増加，そして失われた血液成分の補充である（このうち，血管内容量の増加は晶質液や膠質液でも達成可能）。

輸血は一般的にヘモグロビン（Hb）が7 g/dl以下になった場合に開始されることが多い。通常は，Hbが7～8 g/dlあれば酸素供給は問題ないはずであるが，冠動脈疾患などの心疾患，あるいは重篤な肺機能障害，脳循環障害のある患者ではHbを10 g/dl程度に維持することが推奨されている。

以下に周術期で使用する代表的な血液製剤を示す。1単位の血液製剤は200 mlの全血に由来している。

■ 血液製剤の種類[5]
● 赤血球濃厚液（RCC）

手術における出血・貧血における補充療法として頻用されている血液製剤である。1単位中に約30 gのHb（14～15 g/dl）を含んでいる。投与する際には，あらかじめ1単位の赤血球輸血でどの程度Hbが上昇するかを推定しておく。そうすることで，実測のHbとの差から患者の出血が持続しているのか，止血しているのかを判断する際の一助となる。赤血球濃厚液で改善されるHb値は以下の式から推定できる。

$$予測 Hb(g/dl) = 投与 Hb 量(g)/循環血液量(dl)$$
循環血液量：70 ml/kg

例）体重60 kgの成人（循環血液量4.2 l）に赤血球濃厚液2単位（Hb 60 g）を輸血すると，Hb値は上記の式より60/42（4.2 l = 42 dl）で約1.4 g/dl上昇することになる。

● 血小板濃厚液（PC）

血小板成分の補充を目的として使用される。10単位製剤には約2.0×10^{11}個の血小板が含まれている。周術期における血小板輸血の開始基準としては，術前は5万/μl以下，術中・術後は3万/μl以下が一般的な基準とされている。しかし，人工心肺使用時や，出血傾向を認める際は，血小板を5万以上に保つようにする。

● 新鮮凍結血漿（FFP）

凝固因子の補充のために用いられる血液製剤。PT-INRが2.0以上，もしくはAPTTが基準値上限の2倍以上で輸血を開始する。L-アスパラギナーゼ投与後や播種性血管内凝固（DIC）の際にはフィブリノゲン値が100 mg/dl未満のとき，また大量出血時の凝固因子欠乏の際にもFFP投与の適応となる。

● アルブミン製剤

人体の血漿中における最多のタンパク質でもある，アルブミンを含むことによる膠質浸透圧の維持により，晶質液よりも効率の良い血漿増量効果を発揮する。本邦には5％製剤と25％製剤があり，5％製剤が出血性ショック＋低アルブミン血症の場合などに手術室で用いられ，25％製剤は主に慢性期の低アルブミン血症の治療に用いられる。

● 自己血

同種血輸血による合併症を回避し，血液資源を節約するために行われる[6]。主に，術前自己血貯血と，術中・術後血液回収の形で行われる。

■ 大量出血時の輸血の注意点

手術室では，しばしば予期せぬ出血に遭遇する。大量の活動性出血では，Hbが下降する前に輸血の開始を判断しなければならないことがある。なぜならHb

XI 周術期管理

表3 主な急性輸血副作用

合併症	原因	検査	臨床症状	治療	発症時間
ABO不適合輸血	不適合赤血球と抗体との反応	・患者血液型とバッグの血液型との再確認 ・溶血・DICの確認 ・腎機能のチェック	・発熱 ・呼吸困難 ・ショック ・輸血部位の疼痛 ・背部痛 ・血尿	・輸血中止 ・適合血輸血 ・支持療法(含 DIC治療)	輸血開始直後から50〜100 mlのRCC輸血後
輸血関連急性肺障害(TRALI)	製剤中の白血球抗体と患者白血球との反応	・製剤中の白血球抗体(HLA抗体)と,患者リンパ球,好中球との交差試験 ・患者のHLA抗原,HNA抗原検査 ・胸部X線,CTなど	・呼吸困難 ・発熱 ・低血圧 ・頻呼吸	・支持療法(含 人工呼吸)	輸血中,または輸血後6時間以内
輸血関連循環過負荷(TACO)	過剰な輸血量・速度によるvolume-overload	B-natriuretic peptide (BNP),胸部X線,心エコーなど	・呼吸困難 ・頻脈 ・血圧上昇(心不全症状)	・輸血中止 ・利尿薬 ・酸素	輸血後6時間以内(目安)
アレルギー反応	患者側のIgEと輸血製剤中の抗原との反応	患者血中の血漿タンパク質抗体(抗IgA, ハプトグロビン抗体など),IgE値チェック,(TRALIとの鑑別)胸部X線,血液ガス	・蕁麻疹 ・低血圧 ・呼吸困難	・輸血中止 ・輸液負荷 ・アドレナリン ・抗ヒスタミン ・支持療法	重篤なもの(アナフィラキシー)は輸血開始直後に発症
発熱性非溶血性輸血副作用(FNHTR)	白血球抗体とリンパ球・顆粒球などの表面抗原との反応,製剤中のサイトカイン	(他疾患との鑑別のため)血液型再確認,患者血液の培養,(TRALIとの鑑別)胸部X線,血液ガス	発熱(38℃以上,輸血前より1℃以上の体温上昇)	・輸血中止 ・解熱剤 ・支持療法	輸血中〜輸血後数時間
細菌感染	輸血製剤への最近混入	製剤:グラム染色,培養,エンドトキシン測定 患者血液:培養,エンドトキシン測定,(TRALIとの鑑別)胸部X線,血液ガス	発熱(39℃以上,輸血前より2℃以上の上昇),悪寒,頻脈,バイタルサインの変化	・輸血中止 ・輸液負荷 ・抗生物質 ・血管作動薬(ノルアドレナリン)	輸血後4時間以内(目安)

(藤井康彦.免疫性副作用の原因・対応・リスク管理.Medical Technology 2011;39:1578-83より改変引用)

は出血後,間質からの水分が血管内に移動して初めて低下するからである。検査値に頼らず,患者のバイタルサイン,術野の出血のようすから適応を判断できるようにしておくことが重要である。

大量の輸血が必要な場合(24時間以内に循環血液量と等量もしくはそれ以上)には,早期からRCCに加え,FFP, PCの投与を開始する(外傷患者の大量輸血においてRCC, FFP, PCの比率を1:1:1とすることにより生存率の改善を認めたとする報告もある)。心停止が切迫している危機的出血の場合には異型輸血(O型)も考慮すべきである[7]。

■輸血の合併症

輸血は自己血輸血を除き,他人の血液を投与する一種の臓器移植ともいえる。このため,さまざまな合併症を発症する危険性があり,なかには患者の予後に重大な影響を及ぼすものもある。輸血が必要な手術に臨む際には,前もって対処法を整理しておくことが必要である。表3[8]に主な急性合併症を示す。

■神経麻酔との関連

脳外科の定時手術では輸血が必要になるものは多くはない。しかし緊急手術,特に頭部外傷の手術では輸血が必要になることがある。その際は,前の項目でも述べたように,患者の脳灌流圧を保つために必要であるならば,迅速に輸血を開始する。また,頭部外傷においては,アルブミン製剤の使用が予後を悪くしたという研究がある[9]。現時点では,アルブミン製剤は頭部外傷の患者に対しては避けたほうが無難であろう。

●参考文献●

1) Mark RE, Michael PWG. Perioperative fluid and electrolyte therapy. In：Miller RD, editor. Miller's anesthesia. 8th ed. Philadelphia：Elsevier；2015. p.1767-810.
2) 日本麻酔科学会. 7 輸液・電解質液. 麻酔薬および麻酔関連薬使用ガイドライン第3版第4訂. 2015.
3) Stevens R, Huff JS, Duckworth J, et al. Emergency neurological life support：intracranial hypertension and herniation. Neurocrit Care 2012；17(Suppl 1)：S60-5.
4) Ronald DM. Patient blood management：transfusion therapy. In：Miller RD, editor. Miller's anesthesia. 8th ed. Philadelphia：Elsevier；2015. p.1830-67.
5) 厚生労働省医薬食品局血液対策課. 輸血療法の実施に関する指針 血液製剤の使用指針. 血液製剤の使用にあたって 第4版. 東京：じほう；2009.
6) Lawrence TG. Patient blood management：autologous blood procurement, recombinant factor VIIa therapy, and blood utilization. In：Miller RD, editor. Miller's anesthesia. 8th ed. Philadelphia：Elsevier；2015. p.1881-96.
7) 日本麻酔科学会，日本輸血・細胞，治療学会. 危機的出血への対応ガイドライン. 2007.
8) 藤井康彦. 免疫性副作用の原因・対応・リスク管理. Medical Technology 2011；39：1578-83.
9) Myburgh J, Cooper J, Finfer S, et al. Saline or albumin for fluid resuscitation in patients with traumatic brain injury. N Engl J Med 2007；357：874-84.

小林　忠宏，川前　金幸

XI 周術期管理

3 脳圧管理

KEY POINT
- 頭蓋内圧（intracranial pressure：ICP）の正常値は 15 mmHg 以下である。
- 脳内の脳実質：髄液：血液の比はおよそ 8：1：1 であるが，頭蓋内はほぼ閉鎖空間でその容積は一定であり，腫瘍・出血・脳浮腫などで容積が増加した場合，ほかの要素を減らして ICP を一定に保とうとする緩衝作用が働く。これをモンロー・ケリーの法則（Monro–Kellie doctrine）と呼ぶ。
- 麻酔科側から介入・治療できるのは脳血液量（cerebral blood volume：CBV）と体液部分のコントロールである。
- 脳血流（cerebral blood flow：CBF）と CBV は異なる。
- 脳圧管理は脳灌流圧（cerebral perfusion pressure：CPP）の維持を念頭に置いて行う。

総論

　頭蓋内圧（intracranial pressure：ICP）の正常値は外耳孔の高さをゼロ点としたときに 15 mmHg 以下である。圧力の単位は水銀柱（mmHg）や水柱（cmH₂O）で表記されるが，換算は 1 mmHg ＝ 13.6 mmH₂O ＝ 1.36 cmH₂O となり，水柱（cmH₂O）の値を 1.36 で割ったものが水銀柱（mmHg）の値となる。ICP を測定するには脳室内や脳実質内，硬膜下に圧力カテーテルセンサーを留置する方法や脳室ドレナージが行われている場合は，液面の高さを水銀柱に変換して算出する[1〜3]。

　脳内の脳実質：髄液：血液の比はおよそ 8：1：1 であるが，頭蓋内はほぼ閉鎖空間でその容積は一定であり，腫瘍・出血・脳浮腫などで容積が増加した場合，ほかの要素を減らして ICP を一定に保とうとする緩衝作用が働く。これをモンロー・ケリーの法則（Monro–Kellie doctrine）と呼ぶ。緩徐な容積増加の場合，静脈床や脳脊髄液量の減少により末期まで ICP の上昇を認めないことも多いが，その緩衝作用がなくなると少しの容積変化であっても急激に ICP が上昇する（コンプライアンスの低下）。急性の容積増加の場合は緩衝作用が十分でないため早期から ICP の上昇を認め，脳ヘルニアや虚血の原因となる脳灌流圧（cerebral perfusion pressure：CPP）低下の危険を伴うことになる（図 1）[4]。

　ICP 亢進の臨床症状として頭痛があり，これは特に典型的には夜間に生じる体位性頭痛とされる。そのほかに悪心・嘔吐，視力障害，傾眠，乳頭浮腫などが挙げられる。またクッシング現象と呼ばれる ICP 亢進に伴う血圧の上昇（脈圧の拡大）と徐脈を認める。これは ICP 亢進により脳血流（cerebral blood flow：CBF）が減少し，CBF を維持すべく血圧が上昇し反射的に徐脈を来す現象である。脳ヘルニア直前で脳幹の偏位を生じるようになると，小さい穿通枝の循環障害を来し，延髄の虚血からクッシング現象が生じるとされる。

　CT などの画像所見で脳ヘルニアや mass effect による midline shift の出現，基底槽やシルビウス裂の消失は ICP 亢進所見の一つである。

　ICP 亢進時の治療・管理として，腫瘍・血腫（硬膜下・硬膜外・脳内）などの占拠性病変自体は外科的切除・

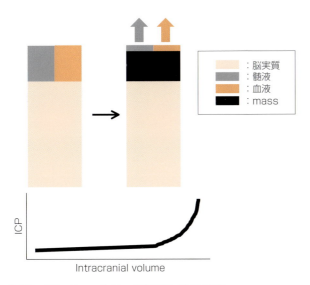

図1 モンロー・ケリーの法則とICP亢進
静脈床や脳脊髄液量の減少などの緩衝作用がなくなると急激にICPが上昇する。

除去，さらに脳脊髄液は脳室ドレナージなどによるコントロールのほかに手段はない。麻酔科として関与できるのは脳血液量（cerebral blood volume：CBV）と脳の神経細胞・間質の浮腫の増大を防ぐ体液部分のコントロールである。

その中でICP亢進の要因として，①二酸化炭素分圧（Pa_{CO_2}）上昇や酸素分圧（Pa_{O_2}）低下，麻酔薬や血管拡張薬，そのほかに高体温や痙攣発作によるCBV増加，②気道内圧や胸腔内圧上昇，頸部の過度の回旋・屈曲，経静脈圧迫による頸静脈圧の上昇，③虚血・神経障害に伴う脳浮腫，④過剰・不適切な輸液投与などが挙げられる。

留意すべき点として，ICPに影響を与えるのはCBVでCBF自体ではないということである。一般的にCBFの増加はCBVの増加を伴うためCBFの調節に注意を払うことは適切であるが，低血圧や血管閉塞による脳虚血ではCBFの突然の低下によって脳血管が拡張し，CBV自体は逆に増大する場合もある。また吸入麻酔薬と比較して静脈麻酔薬はCBFを大きく低下させるが，CBVの低下は軽度であるとされる。

脳圧管理の目標はCPPを維持しながらICP亢進を防止し，またすでに上昇しているICPを低下させることにある。CPPは平均動脈圧（mean atrial pressure：MAP）とICPの差で規定される。

ICP亢進時はCPPを維持するため血圧低下に注意する。頭部外傷ではCPPが50 mmHgを下回ると脳は虚血状態に陥るが，70 mmHg以上で脳内酸素化改善に影響を与える一方，急性呼吸窮迫症候群（acute respiratory distress syndrome：ARDS）の高リスクとなるため，CPPは50～70 mmHg以内を目標とする[5)6)]。

脳はCBFの自動調節能を有しており（正常な場合ICPは低いためCPP＝MAPと考えてもよい），MAPが70～150 mmHgの範囲でCBFは一定に保たれる。CPP低下時には脳血管の拡張が起こりCBFを一定に保とうとするが，拡張が最大となるとCBFはCPPに比例して低下し脳虚血となる。反対にCPPが上昇し脳血管収縮の上限を超えるとCBFはCPPに比例して増加し，ICP上昇や脳浮腫が生じる。

高血圧患者では自動調節能が右側（高圧域）にシフトしている。特に脳血管障害や頭部外傷などで自動調節能が障害されている場合，CBFはCPPに比例して圧依存性に変化するため，血圧の維持がより重要となってくる。

脳浮腫管理の実際

■CBVのコントロール

●呼吸管理

低Pa_{CO_2}（過換気）がCBFとCBVの低下を来し，ICP低下，いわゆる"relaxed brain"を生じさせるが，重要な点は低Pa_{CO_2}による血管収縮作用が以下に述べる特定の状況下では虚血の原因となる可能性があることと，CBF低下作用は持続しないということである。

正常脳ではPa_{CO_2}を25 mmHgまで低下させても明らかな脳虚血・損傷はないと考えてよい。一方で頭部外傷（特に損傷後24時間以内）やくも膜下出血（subarachnoid hemorrhage：SAH）発作後は脳血流低下状態となっていることが多く，また手術中に開創鈎下の脳組織も血流低下を生じるため，安易に過換気とするのは虚血を助長する可能性がある。

また過換気によるPa_{CO_2}の低下では，脳内pHと脳血流は8～12時間で正常に回復することが知られており（図2）[4)]，理想的には短時間に限って過換気を行うべきである。

Pa_{O_2}に関しては，60 mmHgを下回るとCBFが急激に上昇するため，低酸素血症は回避しなければならない。Pa_{O_2}が60～300 mmHgの範囲では，CBFにほとんど影響を与えない。

●循環管理

血管拡張作用を持つ，いわゆる降圧薬（ニトログリ

セリン，ニトロプルシド，カルシウム拮抗薬など）は脳血管も拡張させ，CBFを増加させる可能性がある。昇圧薬に関してはα_1刺激薬はCBFにほとんど影響を与えない。実際ノルアドレナリンは正常ではほとんどCBFに影響しないが，自己調節能や血液脳関門（blood brain barrier：BBB）が障害されているときはCBFを増加させる可能性がある。アドレナリンはおそらくβ_1受容体を介してCBF，CMRともに増加させ，障害時にはさらに増強させる可能性がある。一方α_2刺激薬はCBFを減少させる。動物実験ではデクスメデトミジンによるCBF/CMRの低下が報告されているが，ヒトでは認められていないため[7]，使用可能である。β遮断薬はICPには影響しない。

● 麻酔薬の選択（表）[8]

静脈麻酔薬，鎮静薬，鎮痛薬はCBFと脳代謝率（cerebral metabolic rate：CMR）をともに低下させるため，ICPに対する悪影響は少ないと考えてよい。静脈麻酔薬ではバルビツレートはもっとも強いICP低下作用を有する。プロポフォールもICPを低下させるが，強い循環抑制作用があるため血圧の低下に注意しなければならない[9]。例外はケタミンでCBFとCMR増加を引き起こし，ICPを上昇させるため，ケタミン単独投与はできるだけ避けるべきである。ただしベンゾジアゼピンやプロポフォール，吸入麻酔薬などを併用すれば，ケタミンによるICP上昇は抑制される[10]。

揮発性吸入麻酔薬は，用量依存性の脳血管拡張作用を生じる。現在臨床で主に使用されているイソフルラン，セボフルラン，デスフルランの三者間には1MAC以下の濃度では臨床的に意味のある有意差がないと考えられる。また亜酸化窒素にも脳血管拡張作用がある。ICP亢進時は静脈麻酔が望ましいと考えられる。

筋弛緩薬では非脱分極性筋弛緩薬はICPに影響を与えないが，スキサメトニウムは筋攣縮によって筋紡錘から脳内へ求心性刺激が伝達され，CBF増加とともにICPが上昇する。ただその程度はわずかで一過性であり，迅速な筋弛緩が必要な状況での使用は許容される。

● そのほかの注意点

上述のほかに痙攣発作，高体温，体位による頸静脈圧上昇に注意する。

a. 抗痙攣薬

術中に痙攣発作が生じているかについての確認は困難であるが，術後の痙攣発作を予防する目的で術中か

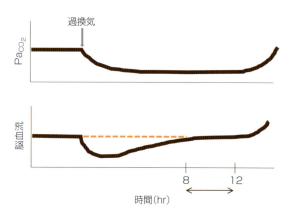

図2 過換気と脳血流の変化
過換気にてPa_{CO_2}の低下に伴い脳血流も低下するが，8〜12時間で正常範囲レベルまで回復する。

表 麻酔薬によるCBF・CMR・ICPの影響

麻酔薬	CBF	CMR	ICP	
亜酸化窒素	↑	↑	↑	単独ではCBF・CMR・ICPを増加 ほかの麻酔薬の併用によりCBF増加は抑制
イソフルラン	↑	↓	→	脳血管拡張によるCBF増加とCMR低下によるCBF低下の相互作用がICPに影響
セボフルラン	↑	↓	→	三者に大きな差なし
デスフルラン	↑	↓	→	1.0 MACより高用量では血管拡張作用が優勢となり，ICP増加の可能性あり
チオペンタール	↓↓	↓↓	↓	もっとも強いICP低下作用 長時間作用性
プロポフォール	↓↓	↓↓	↓	強い循環抑制作用があり，血圧低下に注意
ケタミン	↑	↑	↑	ほかの麻酔薬の併用によりICP増加は抑制

CBF：cerebral blood flow, CMR：cerebral metabolic rate, ICP：intracranial pressure

ら緩徐に投与する。現在はホスフェニトイン（ホストイン®）を使用することが多い。これは生体内でアルカリホスファターゼにより活性代謝物（フェニトイン）に加水分解されるプロドラッグで，静脈投与時の局所刺激作用を軽減している。15〜18 mg/kgを1 mg/kg/minまたは75 mg/minのいずれか低いほうを超えない速度で投与する。

b. 高体温

発熱・高体温はCMR亢進，CBF増加を来しICPを上昇させる。また二酸化炭素産生量の増加からPa_{CO_2}も高値となるため積極的に治療する。冷却や非ステロイド性抗炎症薬（NSAIDs），アセトアミノフェンの術中からの投与も考慮する。

c. 頸静脈圧上昇の回避

頸静脈圧の上昇はICP亢進を増悪させるため，気道内圧や胸腔内圧を上昇させないよう注意する。バッキングや気管チューブの屈曲・閉塞，気管支攣縮の有無の確認などが必要である。呼気終末陽圧換気（positive end-expiratory pressure：PEEP）による影響は議論のあるところだが，症例によっては酸素化維持のためPEEPを付加することは許容される[11]。手術中に運動誘発電位（motor evoked potential：MEP）などをモニターする場合は筋弛緩薬を制限する必要があるが，事前に術者と協議し，適切に筋弛緩薬を使用する。また，浅麻酔を回避し十分な麻酔深度を維持する。術中の体位に関して，過度の頸部回旋や屈曲は頸静脈の灌流障害を来す可能性があるため，体位作成時には注意する。

中心静脈カテーテル（central venous catheter：CVC）の挿入に関して，挿入時の仰臥位もしくは15°頭低位とするトレンデレンブルグ位は，ICP亢進を悪化させる可能性がある[12]。

■体液のコントロール

体液成分のコントロールに関しては主にステロイドと利尿薬の投与がある。

●ステロイド

主な作用は浮腫の軽減または抑制とされる。一般的に脳腫瘍や中枢神経感染症のICP亢進時に使用される。ステロイドの効果発現は術中事象の管理に適切なほど速やかではないことから，術前より投与されている場合，その効果を維持するため術中も投与を継続する。

グルココルチコイドの中では，デキサメサゾンが標準的治療薬となっている。これはミネラルコルチコイド活性が比較的低いことと，感染や認知機能障害もほかのグルココルチコイドに比べて少ないためである。10 mgを初回に投与しその後4 mg×4/日，8 mg×2/日で投与する。

●利尿薬

利尿薬に関して，手術中は浸透圧利尿薬であるマンニトールを使用することが多い。20%溶液であり溶質で1 g/kg，その後0.25〜0.5 g/kg，必要に応じて6〜8時間ごとに投与する。投与後30分で効果発現し，最大効果は約1時間後，作用は3〜4時間持続する。ICP低下や術野状況の改善に有効性があれば反復投与可能である。

使用中血清浸透圧が320 mOsmに達した場合は投与を中止する。またナトリウムやカリウムなどの電解質異常に注意する。一時的に容量負荷となるので心臓や腎機能低下がある場合は，慎重に投与する。そのほかリバウンドによるICP上昇の可能性がある。これは，反復投与でダメージを受けたBBBからマンニトールが脳内に入り，逆の浸透圧勾配が生じて脳浮腫をかえって増悪させるものである。さらにマンニトール自体が収縮期血圧を低下させることもあるため，ICP亢進時CPPの低下が疑われるときは注意を要する。

グリセオールはリバウンドが多く，ICP減少効果が弱いとされる。ただ糖代謝系で利用され，多尿・電解質異常を起こしにくく効果発現は緩徐であるが作用時間が長いため，病棟や救急外来などでは使用される。10%溶液であり，0.5 g/kgを1日2〜3回投与する。

これ以外に，ループ利尿薬であるフロセミドを使用することもある。0.5〜1.0 mg/kgを1回投与する。マンニトールと併用することでその効果を促進する。機序として考えられているのは，フロセミドが血管内腔からの水分排泄を早めることでその浸透圧勾配の維持を容易にすることができるためというものと，もう一つは神経・グリア細胞は独立浸透圧調節物質を有しており，その一つが塩素イオンであり，ループ利尿薬は塩素イオンチャネルを抑制するため容積減少を図ることができるというものである。

●使用する輸液についての注意

3%，7.5%などの高張食塩液をマンニトールの代用として用いることもできる。しかしこれまでの臨床試験では，ICP低下効果は認めるも神経学的予後や生存率の改善はなかった[13]。有効浸透圧（effective osmolality）〔張度（tonicity）ともいう〕は以下の式で表される。

$$E_{osm} = 2 \times [Na] + [血糖]/18 + 浸透圧物質$$
$$(マンニトールなど)$$

E:effective osmolality,[ ]:濃度

　細胞や間質の浮腫を低下させるため血漿浸透圧を維持することが必要であるが,高血糖は虚血時中枢神経系に悪影響を及ぼす.有効浸透圧の維持にはNaが重要で,ICP亢進時にNaの低い維持液や5％ブドウ糖液(ブドウ糖が代謝されると結局水を投与したのと同じことになる)などの低張輸液の過剰な使用は,ICP亢進を悪化させる可能性がある.

　膠質浸透圧は血管内外の水の移動に関係し,血管内容量を維持するために重要であるが,膠質浸透圧低下による圧勾配は血漿浸透圧の場合と比較して非常に小さい(正常血漿浸透圧:285 mOsm/kgH$_2$O=5,500 mmHg,正常膠質浸透圧:25 mmHg).しかし頭部外傷などによるICP亢進時にはBBBが障害され,脳血管の物質の透過性が体血管と同様になっている状況も考えられるので,膠質浸透圧の低下にも注意する必要がある.ヒドロキシエチルデンプン含有輸液は血液凝固への影響から脳神経外科手術では使用しにくい.頭部外傷患者での膠質液,特にアルブミンの使用についてこれまで賛否両論あるが[14)15)],膠質浸透圧の維持は上記の理由以外に循環維持の観点からも重要で,アルブミンの使用も妥当な選択である.

●参考文献●
1) 坂部武史編.脳保護・脳蘇生.東京:克誠堂出版;2008.
2) Steiner LA, Andrews PJD. Monitoring the injured brain:ICP and CBF. Br J Anaesth 2006;97:26-38.
3) Hawthorne C, Piper I. Monitoring of intracranial pressure in patients with traumatic brain injury. Front Neurol 2014;5:121.
4) ロナルド D. ミラー編.ミラー麻酔科学.東京:メディカル・サイエンス・インターナショナル;2007.
5) Contant CF, Valadka AB, Gopinath SP, et al. Adult respiratory distress syndrome:a complication of induced hypertension after severe head injury. J Neurosurg 2001;95:560-8.
6) Prabhakar H, Sandhu K, Bhagat H, et al. Current concepts of optimal cerebral perfusion pressure in traumatic brain infury. J Anaesthesiol Clin Pharmacol 2014;30:318-27.
7) Drummond JC, Dao AV, Roth DM, et al. Effect of dexmedetomidine on cerebral blood flow velocity, cerebral metabolic rate, and carbon dioxide response in normal humans. Anesthesiology 2008;108:225-32.
8) 坂部武史編.脳神経外科手術と麻酔;基礎と臨床.東京:真興交易医書出版部;2002.
9) Cole CD, Gottfried ON, Gupta DK, et al. Total intravenous anesthesia:advantages for intracranial surgery. Neurosurgery 2007;61:369-78.
10) Albanese J, Arnaud S, Rey M, et al. Ketamine decreases intracranial pressure and electroencephalographic activity in traumatic brain injury patients during propofol sedation. Anesthesiology 1997;87:1328-34.
11) Zhang X, Yang Z, Wang Q, et al. Impact of positive end-expiratory pressure on cerebral injury patients with hypoxemia. Am J Emerg Med 2011;29:699-703.
12) Ziai WC, Chandolu S, Geocadin RG:Cerebral herniation associated with central venous catheter insertion:risk assessment. J Crit Care 2013;28:189-95.
13) Strandvik GF. Hypertonic saline in critical care:a review of the literature and guidelines for use in hypotensive states and raised intracranial pressure. Anaesthesia 2009;64:990-1003.
14) Myburgh J, Cooper DJ, Finfer S, et al. Saline or albumin for fluid resuscitation in patients with traumatic brain injury. N Engl J Med 2007;357:874-84.
15) Rodling Wahlstrom M, Olivecrona M, Nystrom F, et al. Fluid therapy and use of albumin in the treatment of severe traumatic brain injury. Acta Anaesthesiol Scand 2009;53:18-25.

山下　理,松本　美志也

XI 周術期管理

4 低体温療法：現状とその効果，実際の方法

KEY POINT
- 低体温療法は虚血中もしくは再灌流直後に施行すると効果を発揮する。
- 低体温療法はグルタミン酸による一次性障害や，引き続く二次性障害を抑制できる唯一の治療法である。
- 再灌流が見込めない状態では効果は限定的である。
- カテーテルによる血液冷却は温度の安定性が高く，今後普及すると考えられる。
- 咽頭冷却は本邦で開発と臨床研究が行われた，自己心拍再開前から非侵襲的に脳冷却可能な世界で唯一の治療方法である。

低体温療法の作用機序と効果

■エネルギー消費の抑制

脳の重さは体重の2％であるが，血流は心拍出量の15％が灌流し，酸素は全身の酸素需要の20％を消費する。このように脳はエネルギー消費の旺盛な臓器であるが，脳実質はミオグロビンを持たず白色（図1）である。そのため血流が低下すると，秒単位で低酸素に陥り[1]，エネルギー障害から細胞傷害を生じる。脳のエネルギー維持に必要な脳血流量は，正常状態の20％である。脳温が27℃に低下すると，必要な脳血流量は8％に抑制され，17℃に低下すると1.4％に抑制される[2]。

このエネルギー消費抑制を目的に，高度の低体温療法が手術中に施行されている。たとえば，胸部大動脈瘤手術は，脳血流を遮断した状態で行われることがある。体外循環を用いて体温を15〜20℃に低下させることで，脳は60分間の血流停止に耐えることができる。

■神経細胞傷害の遅延

エネルギー障害発生後，ただちに神経細胞傷害が引き起こされるわけではない。エネルギー障害によりグルタミン酸が放出されカルシウムイオンが細胞内に流入し，二次性の障害因子（ミトコンドリア機能障害など，図2）が引き起こされる結果，さらなる細胞傷害に至る。軽度（32〜33℃）の低体温療法でもグルタミン酸の放出を抑制し，二次性障害因子の発生を遅延させることが可能である[3]。

脳動脈瘤に対するクリッピング手術では，テンポラ

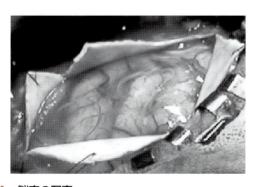

図1 脳表の写真
脳は酸素を蓄えていないため白色である。一方，血液や筋肉は酸素を蓄えており赤色を呈する。

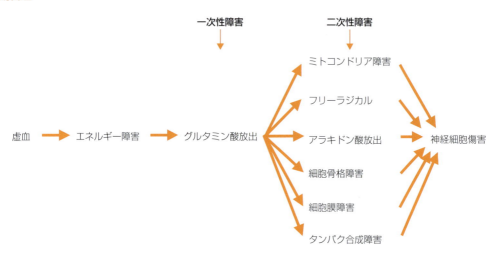

図2 虚血性神経細胞傷害のメカニズム
グルタミン酸により細胞内カルシウム濃度が上昇し，多様な二次性障害が惹起され神経細胞傷害に至る。

リークリッピングが施行されることがある。巨大脳動脈瘤などで阻血時間が長引く可能性がある場合は軽度低体温療法の良い適応となる。心停止蘇生後の低体温療法も治療原理は同一である。自己心拍再開後に発生する二次性障害を軽度低体温療法で抑制することを目指している。

■エネルギー回復に必要な脳血流量の軽減

心停止では気道の確保と胸骨圧迫が行われる。神経細胞は20%の脳血流でエネルギー状態が維持されるが，一度エネルギーを失うと再充填には40～60%の脳血流が必要である[4]。胸骨圧迫による脳血流量は正常時の20～40%である。したがって，胸骨圧迫ではエネルギーを回復させることは不可能で，蘇生中も神経細胞傷害が進行する。蘇生中に低体温療法を施行すると，少ない脳血流量でエネルギーが回復する。また，グルタミン酸の放出が抑制され，二次性障害の発生が抑制される。後述する咽頭冷却は蘇生時の低体温療法を目的とした治療装置である。

■低体温療法の限界

前述のように低体温療法はエネルギー消費を抑制し，グルタミン酸放出や二次性障害の発生を遅らせたり抑制したりすることができる。しかし，抑制し遅らせるだけであり，最終的に血液の再灌流がなければ治療効果を発揮できない。たとえば，脳梗塞で血液の再灌流が見込めない場合，低体温療法による梗塞巣の縮小効果は限定的である。

低体温療法の実際

■体表冷却

冷却水が灌流するウォーターブランケット（図3），冷却水が灌流するゲルパッド（図4），冷風装置，アイスパック（図5）などで体幹を冷却させる方法である。体表冷却は非侵襲的であること，手術室や集中治療室の多くのスタッフが使用に習熟していることがメリットである。体表冷却のなかでは，ゲルパッドを用いた冷却装置は皮膚に対する接触が良好で，体温のコントロール性に優れる[5]。

■血液冷却

血液冷却には，カテーテルを用いる方法と冷輸液を急速投与する方法がある。

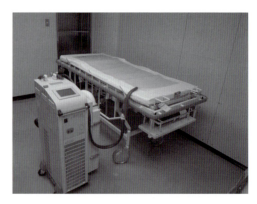

図3 ウォーターブランケット
体の下もしくは上下に置いて体温を低下させる。

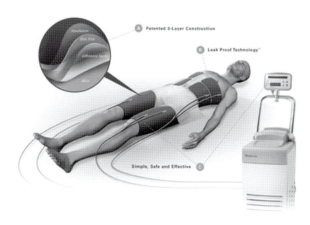

図4　ゲルパッド式冷却装置
体に密着したパッド内に冷却液を灌流させ，体温を低下させる。目標温に合わせて自動制御される。
［メーカーHPより引用］

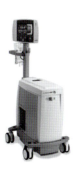
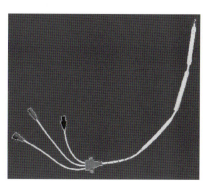

図6　血管内冷却カテーテル
［メーカーHPより引用］

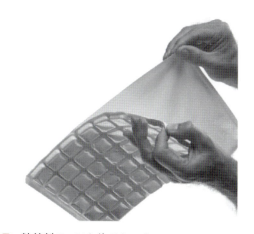

図5　粘着剤のついた氷のシート
体表に貼りつけて使用する。
［メーカーHPより引用］

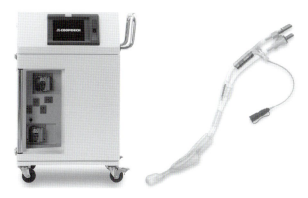

図7　咽頭冷却装置
カフ内を5℃の冷生理食塩液が500 ml/minの速度，50 cmH$_2$Oの圧力で灌流する。
［メーカーHPより引用］

● カテーテル

　カテーテルの周囲のバルーン内を冷却水が灌流する構造となっており，中心静脈に挿入して使用する（図6）。血液を直接冷却するので体温のコントロール性にもっとも優れる[6]。鎖骨下から挿入する短いカテーテルは体温管理に使用することが多い。鼠径部から挿入する長いカテーテルは高い冷却能力を持ち低体温療法に使用される。体温のコントロール性が良いため手術室や集中治療室のスタッフの負担が少ない。また，冷却中の体表を温風で温める（counter-warming）ことによりシバリングを抑制できる。一方，カテーテルを挿入するため侵襲性があり，特に鼠径部から挿入した場合は血栓の形成に注意が必要である[7]。

● 冷輸液

　血液を直接冷却する方法として，冷輸液の急速静脈内投与がある。2lの冷生理食塩液もしくは冷リンゲル液を急速に静脈内投与すると体温が1.2℃低下する[8]。心停止患者の自己心拍再開後に，低体温療法を急速導入する目的で施行される。輸液によるボリューム負荷で冠灌流圧が低下するため，自己心拍再開後に施行する必要がある。

■ 咽頭冷却

　咽頭冷却は，頸動脈を冷却し血行性に脳の温度を低下させる脳冷却法である（図7，図8）。ほかの冷却方法に比べ脳に対する選択性が高く，蘇生中（胸骨圧迫中）に施行しても自己心拍再開率や再心停止率に悪影響を与えない[9]。非侵襲的に自己心拍再開前から脳冷却可能な世界で唯一の治療方法である。蘇生中の脳冷却によりグルタミン酸の放出を抑制し，虚血性障害そのものを軽減することを目指している。

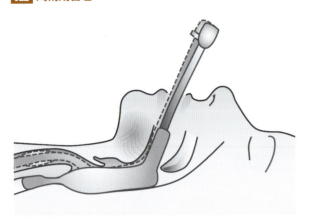

図8　咽頭冷却カフの使用図
気管挿管により気道を確保した後，咽頭冷却カフを挿入する。

一方，体表冷却や血液冷却による全身冷却は，自己心拍再開後の二次性障害の軽減を目的に施行される治療法である。蘇生中は咽頭冷却を施行し，自己心拍再開後に全身冷却に移行することが望ましい。

軽度低体温療法の導入

■目標温

JRC蘇生ガイドライン2015[10]で自己心拍再開後の体温管理（発熱を避ける）が強く推奨され，目標温が32〜34℃から32〜36℃に変更された。蘇生中（自己心拍再開前）の目標温は定かでないが，著者は咽頭冷却で鼓膜温32〜33℃目標に冷却することが有効と考えている。

■シバリング対策[11]

- シバリングは36〜34℃で出現しやすく，34℃以下では消失することが多い。
- counter-warmingの施行
- マグネシウムを10〜20分かけて投与（目標血漿中濃度：4〜5 mEq/dl）
- デクスメデトミジン
- 麻薬（フェンタニル，レミフェンタニル）
- 鎮静薬（プロポフォール，ミダゾラム，ジアゼパム）

まとめ

手術室，救急，集中治療領域で使用される低体温療法について概説した。脳が他臓器より虚血に脆弱なのは，グルタミン酸が存在するからである。グルタミン酸はエネルギー消失中のみ放出されるので（一次性障害），低体温療法は，虚血中もしくは再灌流直後の施行がもっとも効果的である。二次性障害の軽減を目的とした全身冷却も，再灌流直後早期に施行されることが大切である。

●参考文献●

1) Raffin CN, Harrison M, Sick TJ, et al. EEG suppression and anoxic depolarization: influences on cerebral oxygenation during ischemia. J Cereb Blood Flow Metab 1991；11：407-15.
2) ジョンD. ミッチェンフェルダー. 麻酔と脳. 東京：真興交易医書出版部；1991.
3) Busto R, Dietrich WD, Globus MY, et al. Postischemic moderate hypothermia inhibits CA1 hippocampal ischemic neuronal injury. Neurosci Lett 1989；101：299-304.
4) Mizoue R, Takeda Y, Sato S, et al. Cerebral Blood Flow Threshold Is Higher for Membrane Repolarization Than for Depolarization and Is Lowered by Intraischemic Hypothermia in Rats. Crit Care Med 2015；43：e350-5.
5) Hoedemaekers CW, Ezzahti M, Gerritsen A, et al. Comparison of cooling methods to induce and maintain normo- and hypothermia in intensive care unit patients: a prospective intervention study. Crit Care 2007；11：R91
6) Deye N, Cariou A, Girardie P, et al. Endovascular Versus External Targeted Temperature Management for Patients With Out-of-Hospital Cardiac Arrest: A Randomized, Controlled Study. Circulation 2015；132：182-93.
7) De Georgia MA, Krieger DW, Abou-Chebl A, et al. Cooling for Acute Ischemic Brain Damage (COOL AID): a feasibility trial of endovascular cooling. Neurology 2004；63：312-7.
8) Kim F, Olsufka M, Longstreth WT Jr, et al. Pilot randomized clinical trial of prehospital induction of mild hypothermia in out-of-hospital cardiac arrest patients with a rapid infusion of 4 degrees C normal saline. Circulation 2007；115：3064-70.
9) Takeda Y, Kawashima T, Kiyota K, et al. Feasibility study of immediate pharyngeal cooling initiation in cardiac arrest patients after arrival at the emergency room. Resuscitation 2014；85：1647-53.
10) 日本蘇生協議会(監). JRC蘇生ガイドライン2015. 東京：医学書院；2016.
11) Polderman KH. How to stay cool in the intensive care unit? Endovascular versus surface cooling. circulation 2015；132：152-7.

武田　吉正

XI 周術期管理

5 大量出血への対応

KEY POINT
- 大量出血や危機的出血は，手術患者に永久的脳障害や死亡をもたらす重大な要因である．
- 危機的出血においては，循環血液量不足の是正，血小板や凝固因子の早期補充，凝固障害を増悪させるアシドーシスや低体温への対応が重要である．
- 重症外傷性脳損傷ではアルブミン製剤の投与は予後を悪化させる可能性があるので，推奨されない．
- massive transfusion protocols には，早期からの新鮮凍結血漿，血小板製剤投与，トラネキサム酸投与，低血圧許容（頭蓋内圧亢進症患者では禁忌）が含まれる．
- フィブリノゲン補充を新鮮凍結血漿やクリオプレシピテートなどを用いて早期から開始することが重要である．

大量出血・危機的出血は患者死亡の重大な原因

外傷，大血管の破裂や損傷，消化管出血，産科出血などにより術前から出血性ショックに陥っている場合や，手術中の血管損傷，術後出血など出血により重要臓器の永久的障害が起きたり，患者の生命に危機が及ぶ場合がある．"大量出血"には，いくつかの定義があるが，一般的に24時間以内に循環血液量以上の出血があった場合，あるいは4時間で循環血液量の半分以上の出血があった場合と定義される．しかし，周術期において問題となるのは，出血量だけではなく，出血速度も重要である．たとえば，1分間に100 ml の出血があれば，10分もしないうちに生命に危機を及ぼすような状況となる．このような生命に危険を及ぼすような出血は"危機的出血"と呼ばれ，大量輸血を必要とする場合が多い．

日本麻酔科学会による麻酔関連偶発症例調査2002において，術前からの出血性ショックや術中の急速・大量出血は，術中心停止の重大な原因であるとともに，術後1週間以内の死亡原因の半分以上を占めていることが報告された[1]．術前からの出血性ショックがあった患者470症例のうち，192症例が術中に心停止を起こし，術後1週間以内に88.0％が死亡した．手術に起因する大出血があった541症例のうち103症例が術中に心停止を起こし，77.7％が術後1週間以内に死亡した．2009～2011年の麻酔関連偶発症例調査においても，術前からの出血性ショックや術中の"大出血"は，術中の高度低血圧や心停止の重大な原因となっていることが報告されている．術中の大出血により520症例では高度低血圧が起こり，132症例では心停止が起きている．出血に伴う高度低血圧や不整脈の発生も起きている．周術期に死の転帰をとった原因として出血性ショックが26.2％，手術が原因の大出血が16.2％と死因の上位2位を占め，両者を合わせると43.0％となっている．

大出血への対応の不十分さには，麻酔科医を含むマンパワー不足や輸血用ポンプ不足といった人的・物理

XI 周術期管理

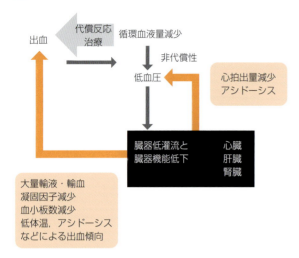

図1　出血により形成される二重の悪循環

表1　低体温の凝固系への有害作用

トロンビン産生抑制
フィブリノゲン産生抑制
血小板機能抑制
線溶系亢進

形成され，生命の危機へと陥る（図1）。外傷においては，このような機序とは別にearly trauma-induced coagulopathy（ETIC）や，acute coagulopathy of traumatic shockと呼ばれるような凝固障害が早期から起こることも指摘されている。凝固障害，低体温，代謝性アシドーシスという死の三徴が起これば，死亡する確率が高くなる。低体温（34℃）により凝固障害が起こり，34℃以下の軽度の凝固障害でも出血量は増加する（表1）。アシドーシス（＜7.1）によっても，トロンビン産生抑制，血小板機能低下，フィブリノゲン分解の促進，血管反応性低下により出血量が増加する。

生命予後の改善には，この二重の悪循環を断つことや，出血傾向・出血量の増悪因子である低体温やアシドーシスを防ぐことが重要である。

脳神経外科の麻酔中の出血に対する対応の注意点

脳神経外科領域においても大量出血・危機的出血が起きる場合がある。高リスクの手術としては，脊椎手術，大きな血管分布が豊富な脳腫瘍切除術，脳動静脈奇形切除術，脳動脈瘤手術，脳外傷手術などが挙げられる。出血に対しては，細胞外液系輸液剤，人工膠質液，アルブミン製剤，各種血液製剤が使用される。しかし，脳神経外科疾患においては，いくつかの特殊な注意が必要である。

定時脊椎手術においては自己血貯血も実施されていることが多い。大量出血が起きた場合でも，術前貯血の使用や，術中の自己血回収により対処できることが多い。

頭部外傷では，他臓器損傷も伴うことがしばしばあり，大量出血への対応が困難な場合がある。頭部外傷では，アルブミン製剤の投与が患者予後を悪化させる可能性があるため，行うべきではない[2]。日本輸血・細胞治療学会のアルブミン製剤の指標指針策定に関するタスクフォースが2015年に発表した"科学的根拠に基づいたアルブミン製剤の使用ガイドライン"においても，外傷性脳損傷患者における輸液蘇生においてア

的な不十分さに加え，麻酔科医の輸血開始判断や，輸血用血液発注の決断の遅れ，緊急O型血使用の躊躇，日本赤十字社（日赤）の輸血センターに発注されるまでの院内伝達の遅れ，輸血センターへの連絡や輸血センター内における輸血の緊急度の認識の誤り，血液センターから当該施設までの運搬時間，院内での交差適合試験や放射線照射などに要する時間，院内搬送に要する時間などといった，多くの運用面での問題も存在することが認識された。このような報告を踏まえ，日本麻酔科学会と日本輸血・細胞治療学会が合同で"危機的出血への対応ガイドライン"を2007年に作成した。その後，輸血，特に大量出血に関する知見が増加し，"危機的出血への対応ガイドライン"も改訂の必要に迫られている。

本項では，大量出血に伴う生理的な代償機構とその破綻，最近の大量出血・危機的出血への対応に関する動向について述べる。

出血によるリスク：恒常性の破綻

生体には多少出血しても全身の恒常性を保つような代償機構が備わっている。循環血液量の10～15％程度が失われても血行動態や重要臓器灌流は保たれ，臓器機能も低下しない。血小板数が5万/μlあり，凝固因子も正常の30～40％程度以上が存在すれば，正常な止血能は維持される。しかし，出血量が代償機能の持つ限界点を超えると，血行動態の悪化や臓器灌流の悪化と臓器機能障害，さらに血小板や凝固因子不足による出血傾向による出血量増加という二重の悪循環が

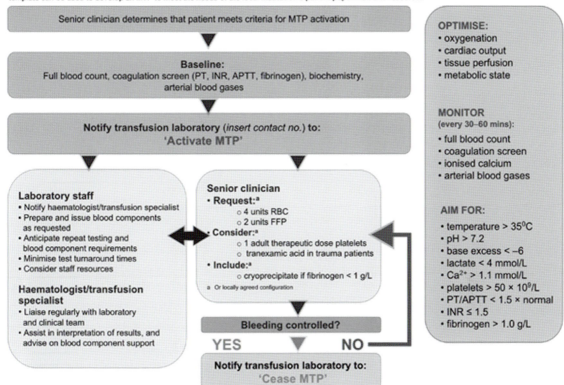

図2 massive transfusion protocol テンプレート
[http://www.blood.gov.au/pubs/pbm/module1/transfusion.html より引用]

ルブミン製剤の投与は有効とはされず，予後の悪化が指摘されており，初期治療においてアルブミン製剤を投与しないことを強く推奨している[3]。

"科学的根拠に基づいたアルブミン製剤の使用ガイドライン"においては，外傷，手術などによる血管内容量減少に対して，アルブミン製剤投与と晶質液投与を比較した場合，アルブミン製剤がより死亡率を改善する可能性はないとし，使用しないことを強く推奨している[4]。しかし，アルブミン製剤を投与した場合には，合併症発生率低下する可能性も示唆されている[5]。

中分子ヒドロキシエチルデンプンである6%ボルベン®は広く用いられているが，頭蓋内出血を有する患者では，頭蓋内出血を起こすおそれがあるため禁忌とされている。

massive blood transfusion protocols(MTPs)

戦争による外傷患者の治療において，受傷直後から赤血球製剤に加えて新鮮凍結血漿を早期から投与し，さらに必要に応じて血小板製剤を投与すると患者予後が改善するという報告が過去10年のうちに相次いで出された[6]〜[8]。最終的には，赤血球製剤：新鮮凍結血漿：血小板製剤の比率を1：1：1にするというものである。これは，massive blood transfusion protocols (MTPs)と呼ばれている。

図2にオーストラリアのシステムを示す[9]。MTPsの有効性には，患者バイアスなどの点から疑問が呈されているが，現在では日本の救命救急センターでも導入が広まってきている。MTPsの内容については，各施設により異なっている。

MTPsにおいては，患者の体温，酸塩基平衡，イオン化カルシウム，ヘモグロビン値，血小板数，プロト

表2 massive blood transfusion protocols (MTPs)

1. 低血圧許容 (permissive hypotension)
2. 低容量蘇生 (low volume resuscitation)
3. 血液製剤の予防的投与：赤血球製剤，新鮮凍結血漿，血小板製剤のバランスのとれた輸血

ロンビン時間（PT），PT-INR，活性化トロンボプラスチン時間（APTT），フィブリノゲン値測定を早期にかつ頻回に実施することを推奨している。目標値は体温＞35℃，pH＞7.2，塩基不足＜M-6，乳酸値＜4 mmol/l，イオン化カルシウム＞1.1 mmol/l，血小板数＞5万/μl，PT，APTT＜基準値の1.5倍，PT-INR＜1.5，フィブリノゲン値＞100 mg/dl とする。このようなパラメータをモニタリングしながら，酸素化，心拍出量，組織灌流，代謝を最適化するようにする。

MTPs の基本戦略は次のようになる（表2）。出血量を増加させないために，収縮期血圧を80～100 mmHg に保つ。しかしこのような低血圧の許容は，頭部外傷で頭蓋内圧が上昇しているような場合には，脳灌流圧を低下させ二次的脳損傷を引き起こすため，禁忌である。晶質液や膠質液の大量投与は行わない〔低容量蘇生（low volume resuscitation）〕。また，赤血球製剤，新鮮凍結血漿，血小板製剤のバランスのとれた輸血を行う。新鮮凍結血漿は 15 ml/kg を投与する。フィブリノゲン値が低値の場合には，さらにクリオプレシピテートを投与する。外傷患者においては，トラネキサム酸 1 g を 10 分かけて投与し，その後 8 時間かけて 1 g 投与することを推奨している。

フィブリノゲン補充の重要性

"危機的出血への対応ガイドライン"では，新鮮凍結血漿投与は，出血のコントロールができるまでは行うべきではないとしている。しかし前述のように，最近では大出血に際し，初期からの新鮮凍結血漿投与を推奨する指針も多い。

フィブリノゲンは血液凝固においてきわめて重要な役割を果たしている。活性血小板はフィブリノゲンと糖タンパク質（GP）Ⅱb/Ⅲaの結合を介して，一次血栓（血小板血栓）を形成する。しかし，一次血栓はもろい。一次血栓をフィブリンが覆うことにより強固な二次血栓（フィブリン血栓）が生成される。フィブリノゲンが不足した状況では二次血栓が形成されないため，高度の出血傾向が出現する。そのため，大量出血時には十分量のフィブリノゲンを補充する必要がある。

新鮮凍結血漿（fresh frozen plasma：FFP）480 ml の投与でフィブリノゲン値は約 30 mg/dl（体重 60 kg の患者の場合）上昇する。すなわちフィブリノゲンおよび凝固因子を十分な止血ができるまでの濃度に上昇させるには，FFP の投与量が 12～15 ml/kg 以上と大量となる。容量負荷により心不全が起こる可能性や，赤血球や血小板の希釈も起こりうる。まれではあるが，輸血関連循環過負荷（transfusion associated circulatory overload）が起こる可能性もある。特に高齢者では注意が必要である。

少ない容量負荷でフィブリノゲンを補充するため，クリオプレシピテートや乾燥人フィブリノゲン製剤使用の検討がなされている。クリオプレシピテートは市販されていないので各施設で作製する必要があり，輸血部の負担も大きくなる。クリオプレシピテートは1単位あたり 250～300 mg のフィブリノゲンを含む。乾燥人フィブリノゲン製剤 1 バイアルには 1 g のフィブリノゲンが含まれている。

目標とするフィブリノゲン値はガイドラインでは 100 mg/dl とされている。しかし，目標フィブリノゲン値をさらに高く設定するべきであるという議論もある[10]。欧州の大量出血に対するガイドラインでは，150～200 mg/dl が目標値として推奨されている[11]。

おわりに

脳神経外科領域では時に大量出血が起こる場合がある。十分な輸液・輸血管理に加えて，脳灌流圧の維持，脳酸素化の維持に注意を払う必要がある。

● 参考文献

1) 入田和男，川島康男，巌 康秀ほか．「麻酔関連偶発症例調査2002」および「麻酔関連偶発症例調査 1999-2002」について―総論―．麻酔 2004；53：320-35．
2) Myburgh J, Cooper DJ, Finfer S, et al. Saline or albumin fro fluid resuscitation in patients with traumatic brain injury. N Engl J Med 2007；357：874-84.
3) http://yuketsu.jstmct.or.jp/wp-content/themes/jstmct/images/medical/file/guidelines/1530_guidline.pdf
4) Roberts I, Blackhall K, Alderson P, et al. Human albumin solution for resuscitation and volume expansion in critically ill patient. Cochrane Database Syst Rev (11)：CD001208.
5) Vincent JL, Navickis RJ, Wilkes MM. Morbidity in hospitalized patients receiving human albumin：a meta-analysis of randomized, controlled trials. Crit Care Med 2004；32：2029-38.

6) Cotton BA, Au BK, Nunez TC, et al. Predefined massive transfusion protocols are associated with a reduction in organ failure and postinjury complications. J Trauma 2009 ; 66 : 41-9.
7) Borgman M, Spinella P, Perkins J, et al. The ratio of blood products transfused affects motality in patients receiving massive transfusions at a combat support hospital. J Trauma 2007 ; 63 : 805-13.
8) Stinger H, Spinella P, Perkins J, et al. The ratio of fibrinogen to red cells transfused affects survival in casualties receiving massive transfusions at an army combat support hospital. J Trauma 2008 ; 64 : S79-85.
9) http://www.blood.gov.au/pubs/pbm/module1/transfusion.html
10) Rahe-Meyer N, Pichlmaier M, Haverich A, et al. Bleeding management with fibrinogen concentrate targeting a high-normal plasma fibrinogen level : a pilot study. Br J Anaesth 2009 ; 102 : 785-92.
11) Kozek-Langenecker SA, Afshari A, Albaladejo P, et al. Management of severe perioperative bleeding : guidelines from the European Society of Anaesthesiology. Eur J Anaesthesiol 2013 ; 30 : 270-382.

稲田　英一

XII 各論・麻酔管理

XII 各論・麻酔管理

1 脳血管疾患患者の麻酔管理

A くも膜下出血

KEY POINT
- くも膜下出血のほとんどが，急性発症の緊急手術対象である。
- 非外傷性のくも膜下出血の原因では，脳動脈瘤破裂が最多である。
- 前方循環系の中大脳動脈瘤は，開頭クリッピング術が適用となる。
- 後方循環系の脳底動脈瘤は，脳血管内外科治療が適用となる。

くも膜下出血（subarachnoid hemorrhage：SAH）

くも膜下出血とは"くも膜下腔への出血"という病態の総称で，一過性脳虚血発作を含む脳卒中全体の9%を占めるといわれている。原因によって外傷性と非外傷性に大別でき（表1），非外傷性SAHの70～80%は脳動脈瘤の破裂による。

本項では，破裂脳動脈瘤によるSAHを対象として解説する。

表1 SAHの原因

外傷性	頭部外傷，脳外科手術
非外傷性	脳動脈瘤，もやもや病，脳腫瘍，白血病，髄膜炎，抗凝固など

脳動脈瘤破裂によるSAH（疫学）

■発症率と予後

本邦での脳動脈瘤破裂によるSAHの発症率は10万人あたり23人で，フィンランドを除く他国に比べて高い。男女比は1：2と女性に多く，好発年齢は45～55歳，発症後1カ月以内に47%が死亡している[1]。

■SAHを来す危険因子

継続する高血圧，喫煙習慣，アルコール摂取過多，動脈硬化，脳動脈瘤保持あるいはSAHの家族歴[2]，瘤径などが危険因子となる。

■SAHの臨床徴候

臨床徴候としては，突発性の経験したことのない激

しい頭痛，頸部痛（頸部硬直），悪心，嘔吐，局所神経学的徴候，意識低下，嗜眠，昏迷，遷延する昏睡などが挙げられる。

脳動脈瘤破裂に付随する頭蓋内の病態

■頭蓋内圧（intracranial pressure：ICP）亢進

脳動脈瘤破裂では出血量に比例して重症化する傾向がある。症状の進行によりクッシング三徴候（高血圧，徐脈，不規則な呼吸）を呈する。対応策としては，頭部挙上，十分な輸液，軽度過換気，浸透圧利尿，バルビツレート投与，軽度低体温などがある。

■脳血流（cerebral blood flow：CBF）障害

ICP亢進や血腫による脳血管圧迫，あるいは脳血管収縮（cerebral vasoconstriction）により，脳灌流圧（cerebral perfusion pressure：CPP）の低下を引き起こし，脳虚血を悪化させる

■脳血管自動調節能（cerebrovascular autoregulation）の破綻

以下を誘発しうる。
①ぜいたく灌流（luxury perfusion）：病変部の脳血管弛緩により無効なCBFが増加する。
②盗血現象（steal phenomenon）：過換気状態としても病変部の血管は反応せず，逆に正常部の血管は収縮して正常部の虚血を助長する。

■再破裂（rebleeding）

再破裂はSAH発症後24時間以内に多く，致命的である。血圧コントロールが重要な予防手段となる。

■脳血管攣縮（cerebral vasospasm：CVS）

発症時期により以下の区別がある。
①早期脳血管攣縮（early CVS）：SAH発症後48時間以内に10％の患者に観察され，予後不良の予兆となる[3]。
②遅発性脳血管攣縮（delayed CVS）：SAH発症後3〜5日に多く，脳虚血や脳梗塞を誘発しうる。

■水頭症（hydrocephalus）

水頭症はSAH後の患者10％に発症する。
①急性期水頭症（acute hydrocephalus）：SAH発症後24時間以内に生じる嗜眠・昏睡により発覚する。
②慢性期水頭症（chronic hydrocephalus）：SAH後の生存者で何週間かけて進行し，意識障害や認知症，歩行障害などの徴候を来す。
③いずれもICP低下を図ることで対処する。

■痙攣発作（seizures）

痙攣発作は脳虚血症状の増悪を惹起する。
①CBFを増加させICPを上昇させる。
②脳酸素代謝率（cerebral metabolic rate for oxygen：CMR_{O_2}）の増加を起こす。
③安静な環境の確保と鎮静薬または抗痙攣薬の投与で対処する。

脳動脈瘤破裂に付随する頭蓋外の病態

■交感神経刺激症状

ICP亢進により以下の症状が誘発される。
①心電図異常・不整脈：例えばSAH患者ではQT延長が多くみられ，多形性心室性頻拍（torsade de pointes）を誘発することがある[4]。低カリウム血症が独立危険因子と考えられ，QTc間隔はSAH後の神経学的予後の指標となりうる[5]との報告もある。以上の病態は血中カテコラミン増加と相関している。
②心筋虚血・心内膜下梗塞：血中カテコールアミン増加と相関する。
③異常高血圧（クッシング反射）
④神経原性肺水腫（neurogenic pulmonary edema：NPE）：全身および肺血管の収縮により発症する。医原性肺水腫（過剰輸液），心不全・腎不全による肺水腫，嚥下性肺炎との鑑別を要する。
⑤上部消化管出血（クッシング潰瘍）
⑥高血糖：脳虚血を悪化させる。
⑦アシドーシス：神経障害を増悪させる。

■中枢性塩類喪失症候群（cerebral salt wasting syndrome：CSWS）[6]

SAH後に多く見られる尿崩症の本態として考えられている。
①心房性ナトリウム利尿ペプチド（ANP）の過剰分泌によるNa再吸収障害が原因〔ANPは視床下部・中隔に多く分布しており，同部から分泌されるものは脳ナトリウム利尿ペプチド（BNP）と呼ばれる。〕
②多尿症から循環血液量の減少（高浸透圧血症）と低ナ

表2 Hunt and Hess grading scale

重症度	基準徴候
Grade I	無症状，あるいは軽微頭痛および軽度項部硬直
Grade II	中等度〜重度の頭痛と項部硬直，脳神経麻痺以外の神経徴候なし
Grade III	傾眠，錯乱，または軽度の巣症状
Grade IV	昏迷で中等度〜重度の片麻痺，早期除脳硬直および自律神経障害
Grade V	深昏睡で除脳硬直，瀕死状態

表3 World Federation of Neurological Surgeons (WFNS) grading scale

重症度	GCS スコア	局所神経症状（失語・片麻痺）
Grade I	15	なし
Grade II	14〜13	なし
Grade III	14〜13	あり
Grade IV	12〜7	有無を問わず
Grade V	6〜3	有無を問わず

Grade I〜IIIでは再出血の予防，Grade Vでは救命処置で対応する．

トリウム血症を生ずる．
③脱水はCVSを誘発して脳虚血を悪化させる．
④ADH分泌不適合症候群(syndrome of inappropriate secretion of antidiuretic hormone：SIADH)との鑑別を要する．SIADHでは循環血液量過多(低浸透圧血症)を生ずることで区別する．

■ 高ナトリウム血症・白血球増多
頻度は低いが高率に転帰不良となる．

■ 低血圧
下位脳幹の血管運動中枢刺激や血管迷走神経失神(vasovagal syncope)などが原因と考えられている．

術前評価

■ 神経学的評価
● Hunt and Hess の分類[7] (表2)
術前における神経学的徴候の指標として古くから用いられてきた．
● 世界脳神経外科連合(WFNS)の分類[8] (表3)
Glasgow coma scale(GCS)に局所神経症状を合わせており，より簡単で明確な予後評価ができるよう工夫されている．

表4 Fisher grading system

グループ	CT上の出血像
1	くも膜下への出血を認めず
2	びまん性の沈着あるいはすべての垂直構造部に1mm未満の出血
3	局所的な出血斑かつ/または1mm以上の出血
4	脳内あるいは脳室内出血斑，SAHの有無を問わない

■ CTによる出血の評価
● Fisherの分類[9] (表4)
臨床上のCVS徴候と高い相関関係を示す[10]と報告されている．

術前管理

■ 術前検査
● computed tomography(CT)
SAH検査での頭部単純CTはもっとも有効な検査法で，くも膜下出血，脳内出血，脳室内出血，脳梗塞，脳浮腫，水頭症などの診断には欠かせない．非侵襲的なので繰り返し検査が可能であり，立体視脳血管造影CT(three dimensional CT angiography：3D-CTA)の画像解析向上は大きく，SAHの術前検査として従来の脳血管造影の代わりに施行される傾向にある．
● magnetic resonance imaging(MRI)
急性期・亜急性期におけるSAHの検出では，T_2-weighted imagingがもっとも感度が高い[11]．
● digital subtraction angiography(DSA)
平面検出器(flat panel detector：FPD)により画像処理が完全デジタル化され，ダイナミックレンジと濃度分解能が向上して画質改善が著しい．三次元回転血管造影像により脳血管塞栓術の安全性と効率がきわめて向上した[12]結果，塞栓術の欠点である放射線被曝量が低減されている[13]．

■ 前投薬
患者の病歴を把握し，重症度により対応が異なるので注意する．
①術前からの抗痙攣薬・ステロイド剤は継続する．
②胃粘膜保護目的でH_2受容体拮抗薬およびメトクロプラミドを麻酔導入前に投与する．
③低グレード症例では少量のオピオイド・鎮静薬投与は有効である．
④重症症例では鎮静薬は投与せず，循環作動薬のみ(継

続)投与して血圧コントロールに重点を置く。
⑤脱水状態の患者では，導入前に等張性の電解質輸液が必要である。

基本的な術中管理法

前述の"脳動脈瘤破裂に付随する病態"に対応した管理が必要となる。

■3H療法
3H療法について以下にまとめる。
①血圧の高値維持(hypertension)，循環血液量増加(hypervolemia)，血液希釈(hemodilution)により脳灌流の改善を図る。
②輸液および昇圧薬の投与で対処する。
③指標としてはCVP = 10 mmHgまたはPAWP = 12～16 mmHg，Ht = 30%を目安とする。

■血糖値
血糖値は100 ± 20 mg/dlにコントロールする。

■体温
中等度低体温(34～35℃)の維持に努める。

■脳血管攣縮
ニモジピンの経口投与が有用である。

■不整脈
プロプラノロール，リドカイン(QT延長を誘発しない)を投与する。プロカインアミド，キニジン，ジソピラミドの投与は禁忌である。

■神経原性肺水腫
①気管挿管を行い，呼気終末陽圧換気(PEEP)を用いて管理する。
②副腎皮質ホルモン・利尿薬の投与を要する。

■低ナトリウム血症
①高浸透圧血症(CSWS)の場合，細胞外液あるいは(高張)生理食塩液投与による容量補充を行う。
②低浸透圧血症(SIADH)の場合，水分制限や利尿薬の投与に加え，高張生理食塩液の投与を行う。

術中モニター

■非侵襲的モニター
一般的な術中モニターだが，解釈に注意を要する。
①心電図：V_5誘導は虚血性変化を反映する。
②非観血的血圧測定：再出血予防の指標となる。
③SpO_2：低酸素血症の指標となる。
④$EtCO_2$：脳血管自動能から脳の状態を推測できる。空気塞栓の指標にもなる。
⑤尿量：循環血液量および腎機能の指標。多尿時は病態を把握してから対処する。
⑥深部体温：鼓膜温および咽頭温は脳温の指標となる。

■侵襲的モニター
動脈ラインの確保は必須である。
①観血的動脈圧測定：瘤破裂や脳虚血の予防目的で，導入前からの確保が推奨されている。
②CVP：前負荷の指標として重要である。

術中中枢神経系モニター

■運動誘発電位(motor evoked potential：MEP)
①脳表一次運動野を電気刺激し，皮質脊髄路を経由した対側の筋電図を記録する方法
②中大脳動脈皮質枝，前脈絡叢動脈，レンズ核線条体動脈の血流を反映する。
③プロポフォールは吸入麻酔薬に比べて脊髄前角のシナプス伝導抑制が軽度なので，麻酔法としては全静脈麻酔を選択することが望ましい。
④筋弛緩薬は挿管後投与しないか，筋弛緩モニターのTOF ratioを0～5%に維持する。

■体性感覚誘発電位(somatosensory evoked potential：SEP)
①正中神経刺激SEP(上肢SEP)と後脛骨神経刺激SEP(下肢SEP)とがある。
②上肢SEPは中大脳動脈皮質枝，レンズ核線条体動脈の血流を反映する。
③下肢SEPは前大脳動脈皮質枝の血流を反映する。
④吸入麻酔薬の使用は可能であるが，全静脈麻酔のほうが波形は明瞭となる。

■視覚誘発電位(visual evoked potential：VEP)
①網膜を光刺激して視覚路経由の誘発電位を記録する

方法
② 上下垂体動脈（視神経を栄養），前脈絡叢動脈（視索を栄養），後大脳動脈皮質枝の血流を反映する。
③ 吸入麻酔薬の影響を受けやすいので全静脈麻酔を選択する。

脳動脈瘤頸部クリッピング術の麻酔管理

■麻酔導入
① 酸素マスクで純酸素を投与する。
② 喉頭展開やヘッドピン固定などの刺激による循環動態の変動を極力抑える。
③ 鎮痛薬として，フェンタニル 2〜5 µg/kg，あるいはレミフェンタニル 0.5 µg/kg/min を投与する。
④ 鎮静薬としては，プロポフォール 1〜2 mg/kg，あるいはミダゾラム 0.1〜0.2 mg/kg を投与する。
⑤ 筋弛緩薬には，ロクロニウム ≧ 0.6 mg/kg を投与する。
⑥ 喉頭展開や気管挿管前のリドカイン 1〜1.5 mg/kg 投与は血圧上昇の予防策として有用である。

■麻酔維持
① 吸入麻酔薬は ICP 上昇の可能性があるので，プロポフォール，鎮痛薬（オピオイド），筋弛緩薬による全静脈麻酔が適用となる。
② MEP 測定がある場合，挿管後は筋弛緩薬の追加投与を行わない。
③ 高二酸化炭素血症は ICP 上昇を来すため，術中の Pa_{CO_2} は 30〜35 mmHg に調整する。
④ 高い気道内圧も ICP を上昇させるので注意を要する。
⑤ クリッピング前の血圧は，患者平素の血圧範囲か平均動脈圧（MAP）70〜80 mmHg に調整する。
⑥ 近位側の一時的クリッピング時には，正常上限の血圧を維持して側副血行を促進するとともに末梢側の脳虚血や脳梗塞を予防する。
⑦ この時点での昇圧薬投与（フェニレフリン 0.1〜0.2 mg の静脈内投与，ドパミン 3〜5 µg/kg/min，あるいはノルアドレナリン 0.1〜0.2 µg/kg/min の持続投与）は有用である。
⑧ 本クリッピング施行後は，術後 CVS 予防目的で高めの MAP（〜110 mmHg）を維持する。
⑨ 晶質液輸液は過剰とならないよう注意する。
⑩ 膠質液投与は有用であるが，500 ml 以上のヘタスターチ投与は凝固障害をもたらす可能性があるので注意を要する。
⑪ 脳虚血状態が疑われたら脳保護対策として，(i)チオペンタール 3〜5 mg/kg またはプロポフォール 1〜2 mg/kg の間歇投与，(ii)軽度低体温（33℃），(iii)ニモジピン経口投与，(iv)マンニトール投与などを考慮する。

■覚　醒
① 抜管時の強い咳嗽は出血を誘発する可能性があるので回避しなければならない。
② リドカイン 1.5 mg/kg の静脈内投与は有用である。

脳血管塞栓術（intravascular radiotherapy：IVR）

① IVR は脳動脈瘤の内部に塞栓物質を挿入することによって血栓化を図る瘤内塞栓術で，小さな瘤に適している[14]。
② 親血管を温存して脳動脈瘤のみを塞栓する方法と，親血管を閉塞して治療する方法がある。
③ 離脱型バルーンから離脱型コイル（Guglielmi detachable coil：GDC）へと変遷してきた。
④ 脳の深部にある後方循環系（椎骨・脳底動脈系）の瘤に選択される。
⑤ 近年では合併症のある患者の前方循環系でも適用とされている。
⑥ 局所麻酔でも施行可能だが，不穏などによる体動やカテーテルの移動で再破裂を誘発しかねないので，全身麻酔が推奨されている[15]。

IVR の麻酔管理

■術前準備
① 通常の麻酔管理モニター〔心電図，血圧計，Sp_{O_2}，Et_{CO_2}，体温，bispectral index（BIS）など〕に加え，動脈圧ライン（採血を兼ねる）・筋弛緩モニター・ACT 測定器を用意する。
② 下記考慮によりヘパリンおよびプロタミンの準備が必要である。

■ 抗凝固療法

● 未破裂脳動脈瘤

① 活性凝固時間（activated clotting time：ACT）の基本値を計測後70～100 U/kgのヘパリンを投与して，ACT値が2～2.5倍となるように調節する。
② 1時間ごとにACT測定を行い補正する。
③ プロタミンを準備しておき，破裂時にはヘパリン1,000 Uに対してプロタミン10 mgほどの割合で緩徐に静注して対処する。

● 破裂脳動脈瘤

議論は分かれるが，出血や脱水によって血液凝固能亢進状態となり，血栓性塞栓症を起こす可能性は高い。未破裂脳動脈瘤と同様の対応や，少量ヘパリン投与でコントロールする方法などがある。

■ 麻酔管理

① MEP測定を要するので，全静脈麻酔が選択される。
② 塞栓術施行前の血圧は，患者平素の範囲かMAP 70～80 mmHgに調整してCPPの最適化を図る。
③ 塞栓術施行後の血圧は正常範囲にとどめる。
④ そのほかの術中管理はクリッピング術の管理に準ずる。
⑤ 動脈瘤以外の脳血管に閉塞を生じたときは抗凝固療法を開始（継続）し，同時に30～40％の血圧上昇により側副血行の増加を図る。

● 参考文献 ●

1) de Rooij NK, Linn FH, van der Plas JA, et al. Incidence of subarachnoid haemorrhage：a systematic review with emphases on region, age, gender and time trends. J Neurol Neurosurg Psychiatry 2007；78：1365-72.
2) Pail V, Duane DT. Anesthesia for intracranial vascular lesion. In：Gupta AK, Gelb AW, editors. Essentials of neuroanesthesia and neurointensive care. Philadelphia：Elsevier；2008. p.111-8.
3) Baldwin ME, Macdonald RL, Huo D, et al. Early vasospasm on admission angiography in patients with aneurismal subarachnoid hemorrhage is a predictor for in-hospital complications and poor outcome. Stroke 2004；35：2506-11.
4) 田尻　治，伊藤宏之，矢郷泰子ほか．QT延長を伴った脳動脈瘤クリッピング術の麻酔中に多形性心室性頻拍を発症した1例．麻酔 2011；60：1090-3.
5) Ichinomiya T, Terao Y, Miura K, et al. QTc interval and neurological outcomes in aneurysmal subarachnoid hemorrhage. Neurocrit Care 2010；13：347-54.
6) Harrigan MR. Cerebral salt wasting syndrome：a review. Neurosurgery 1996；38：152-60.
7) Hunt WE, Hess RM. Surgical risk as related to time of intervention in the repair of intracranial aneurysms. J Neurosurg 1986；28：14-20.
8) Drake CG. Report of world federation of neurological surgeons committee on a universal subarachnoid hemorrhage grading scale. J Neurosurg 1988；68：985-6.
9) Fisher CM, Kistler JP, Davis JM. Relation of cerebral vasospasm, to subarachnoid hemorrhage visualized by computerized tomographic scanning. Neurosurgery 1980；6：1-9.
10) Claassen J, Bernardini GI, Kreiter K, et al. Effect of cisternal and ventricular blood on risk of delayed cerebral ischemia after subarachnoid hemorrhage：the Fisher scale revisited. Stroke 2001；32：2012-20
11) Mitchell P, Wilkinson ID, Hoggard N, et al. Detection of subarachnoid hemorrhage with magnetic resonance imaging. J Neurol Neurosurg Psychiatry 2001；70：205-11.
12) Abe T, Hirohata M, Tanaka N, et al. Clinical benefits of rotational 3D angiography in endovascular treatment of ruptured cerebral aneurysm. AJNR Am J Neuroradiol 2002；23：686-8.
13) Schueler BA, Fallmes DF, Cloft HJ. 3D cerebral angiography：radiation dose comparison with digital subtraction angiography. AJNR Am J Neuroradiol 2005；26：1898-901.
14) Malisch TW, Guilielmi G, Vinuela F, et al. Intracranial aneurysms treated with the Guglielmi detachable coil：midterm clinical results in a consecutive series of 100 patients. J Neurosurg 1997；87：176-83.
15) Takahashi A. Neck plastic intra-aneurysmal GDC embolization with double protective balloons. Method of multiple guiding catheter introduction. Interv Neuroradiol 1998；4：177-9.

〈荻原　幸彦〉

XII 各論・麻酔管理

1 脳血管疾患患者の麻酔管理

B 内頸動脈閉塞・狭窄

KEY POINT
- 頸動脈狭窄症の原因のほとんどが動脈硬化症で，全身の動脈硬化，特に冠動脈疾患の合併頻度が高いことに注意する。
- 頸動脈狭窄症に対する血行再建として，頸動脈内膜剥離術（CEA）と頸動脈ステント留置術（CAS）があり，CEAは，CASと比べて，脳梗塞発症リスクは低いが心筋梗塞発症リスクがより高く，70歳を境に，若い患者ではCASが，高齢者ではCEAのほうが全体のリスクが低いとされている。
- CEAの手術適応として，症候性で50％または70％以上の狭窄と手術リスクが6％以下であること，無症候性で60％または70％以上の狭窄と手術リスクが3％以下，が挙げられるが，無症候性では，適切な内科治療や生活習慣の改善の意義が強調されてきている。
- 頸動脈遮断時の脳虚血は複数のモニターで評価する。
- 頸動脈遮断解除後には，血圧上昇を避け，過灌流症候群の発生を予防する。

頸動脈閉塞・狭窄

　頸動脈狭窄症の原因はほとんどが動脈硬化で，全身の動脈硬化も進展していることが多く，冠動脈疾患や末梢動脈疾患を合併していることに注意が必要である。

　総頸動脈から内頸動脈にかけて存在する粥腫（アテローム）により狭窄を生じて，狭窄血管の遠位部に動脈原性塞栓症と血行力学的脳虚血によりアテローム血栓性脳梗塞を引き起こす[1]。

　動脈硬化の程度は，まずは，頸動脈エコー検査で血管壁を観察して評価される[2]。3層からなる血管壁のうち，外膜を除いた部分である内膜中膜複合体厚（intima-media thickness：IMT）（図1）は，正常では1.0 mm以下で，1.1 mm以上を異常肥厚として，そのすべてが病理的な粥腫とはいえないものの，便宜上プラークと定義されている。プラークは，高さ・数とともにその性状から病理組織・脆弱性が推測される。性状診断としては，エコー輝度（低輝度，等輝度，高輝度），表面性状（平滑，壁不整，潰瘍），均一性，可動性を調べて，病的意義の評価が行われる。

　頸動脈狭窄の診断には，画像検査として，狭窄部位の評価のために，頸動脈エコー検査のほか，磁気共鳴画像（MRI），磁気共鳴血管画像（MRA），3次元CT

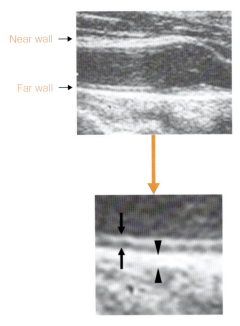
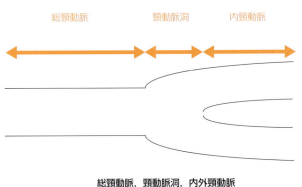

図1　内膜中膜複合体厚（intima-media thickness：IMT）と正常値
矢印の部分で挟まれた部分がIMT，三角で挟まれた部分が外膜，near wallは体表側，far wallは深部側の血管壁．IMTは可能なかぎりfar wallで測定する．
［松本昌泰（脳神経超音波学会・栓子検出と治療学会合同ガイドライン作成委員会）．頸部血管超音波検査ガイドライン，頭蓋内超音波検査ガイドライン，塞栓源検索（心臓と下肢静脈）ガイドライン．Neurosonology 2006；19：49-69 より改変引用］

血管造影（3D-CTA），頸動脈造影が行われる．さらに，脳循環予備能の評価のために，単一光子放射断層撮影（single photon emission tomography：SPECT）などが行われる．

　頸動脈狭窄の狭窄率の測定方法には，頸動脈内膜剝離術（CEA）の大規模研究で用いられた方法（図2）として，NASCET（North American Symptomatic Carotid Endarterectomy Trial[3]）法とECST（European Carotid Surgery Trial）法，さらに，area stenosis法の3つがある．NASCET法は狭窄部位と内頸動脈の遠位端の内腔との比，ECST法は狭窄部位の内腔と血管径の比で，area stenosis法は狭窄部位の内腔面積と血管面積の比である．狭窄率は，area stenosis法≧ECST法≧NASCET法の順に大きい値となる．一般にNASCET法が多く用いられる．

　頸動脈狭窄には，無症候性のものとすでに脳梗塞や一過性脳虚血発作（TIA）を生じている症候性のものがある．症候性病変では，再発作の危険が高く，より積極的な治療が必要となる．

　頸動脈狭窄症に対する治療法としては，内服治療としての抗血小板薬，スタチンなどに加えて，外科的血行再建術がある．

　以下，CEAについて，はこれまでのわれわれの報

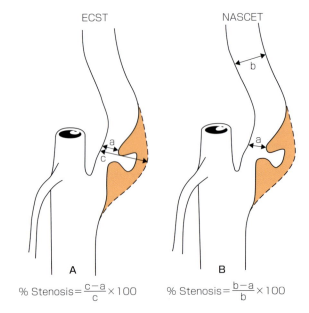

図2　頸動脈狭窄の狭窄率の測定方法
ECST：European Carotid Surgery Trial，NASCET：North American Symptomatic Carotid Endarterectomy Trial
［Brott TG, Halperin JL, Abbara S, et al. 2011 ASA/ACCF/AHA/AANN/AANS/ACR/ASNR/CNS/SAIP/SCAI/SIR/SNIS/SVIM/SVS guideline on the management of patients with extracranial carotid and vertebral artery disease: executive summary. J Am Coll Cardiol 2011；57：1002-44 より引用］

告[4)5)]をもとに，最近の知見を加えた。

頸動脈狭窄に対する血行再建

頸動脈狭窄症に対する血行再建術としては，手術としてのCEAと，血管内治療として頸動脈ステント留置術（CAS）がある。CEAは1954年に初めて行われ，1991年のNASCET[3)]などの多施設共同研究の結果から，現在では標準的治療として確立している。一方，CASも，2004年のSAPPHIRE（Stenting and Angioplasty with Protection in Patients at High Risk for Endarterectomy）[6)]で，CEAに劣らない成績が証明されて，米国医薬品局（FDA）は症候性の頸動脈狭窄に対してCASを承認した[7)]。本邦でも，2008年4月に保険承認が得られて[8)]，われわれの施設では，現在ではCEAに比べてCASがより多く行われている[9)]。

頸動脈内膜剥離術と頸動脈ステント留置術

2011年の米国頭蓋外頸動脈椎骨動脈疾患患者管理（ECVD）ガイドライン[10)]では，血行再建の手術適応について，クラス分け（Class Ⅰ，Ⅱa，Ⅱb，Ⅲ）をしている。CEAまたはCASの患者選択については，症状の有無により，表1[11)～13)]に示すものがClass Ⅰとして挙げられている。

症候性の頸動脈狭窄については，周術期脳梗塞または死亡率が6％以下であれば，50％あるいは70％以上の狭窄に対してCEAを行うことが多くのガイドラインで推奨されている。

無症候性頸動脈狭窄については，2009年のEuropean Society for Vascular Surgery（ESVS）ガイドライン[11)]と同様に，2014年の脳卒中の一次予防のAmerican Heart Association/American Stroke Association（AHA/ASA）ガイドライン[12)]でも，周術期の脳卒中，心筋梗塞，死亡が3％以下であれば，70％以上の狭窄に対してCEAを行うことをClass Ⅱaとしている。なお，無症候性については，60％以上の狭窄を基準にするものもある[13)]。

表2に，2008～2015年に出版された計34個のガイドラインを対象として，CEAとCASの推奨レベルの割合を示した[14)]。

CEAとCASの比較については，2010年に報告された多施設共同研究CREST（Carotid Revascularization Endarterectomy vs. Stenting Trial）試験[15)]によると，周術期の脳梗塞はCASでは4.1％で，CEAでの2.3％より高かった一方，心筋梗塞はCASでは1.1％と，CEAでの2.3％より低いというものであった。また，70歳を境にして，若い患者ではCASが，高齢者ではCEAのほうが有用であることが示されている（図3）。

表1　CEAまたはCASの手術適応

症状がある場合（症候性）
- 非侵襲的画像診断で70％以上，カテーテルによる血管造影で50％以上の狭窄で，周術期脳梗塞あるいは死亡率が6％以下の場合にCEA
- 同様の狭窄とリスクの程度で，CEAに代わってCASが適応

症状がない場合（無症候性）
- 合併疾患，生命予後，さらに，そのほかの因子や患者の希望を考慮して行う

2009年のヨーロッパのESVSガイドライン[11)]では，症候性と無症候性の頸動脈狭窄について，
・NASCETの方法で70％以上の狭窄のある症候性の患者では絶対的手術適応で，50％以上でも適応となりうる。周術期脳梗塞あるいは死亡率は6％以下でなければいけない。50％以下の狭窄の症候性の患者では，CEAは禁忌となる
・CEAは，手術リスクが3％以下であれば，70～99％狭窄の75歳以下の無症候性の男性に勧めうる
となっていた。

無症候性の頸動脈狭窄については，米国のAHA/ASAガイドライン[12)]でも，無症候性の内頸動脈狭窄70％以上に対しては，周術期の脳卒中，心筋梗塞，死亡のリスクが3％以下ならCEAを行うのが妥当であるが，現代の最良の内科治療と比べてその有効性は十分確立していないとして，Class Ⅱaとされている。

また，"脳卒中治療ガイドライン2009"では，2009年の米国のCEA治療ガイドラインに基づいて，頸動脈内膜剥離術の項目で，無症候性頸動脈狭窄の場合には，手術合併症が3％以下の場合，60％以上の狭窄を最適応としている。

"脳卒中治療ガイドライン2015"[13)]でも，1983年から2003年にかけて施行された，無症候性高度頸動脈狭窄に対する大規模ランダム化比較試験の結果をもとに，60％以上の狭窄という基準を示しているが，無症候性頸動脈狭窄症に対する現在の最良の内科治療と外科治療を比較する新たなランダム化比較対照試験の必要性にも言及している。

なお，不等号（＞，＜）については，これまでの多くの和訳と同様に，＞を以上，＜を以下と表記した。

表2 頸動脈狭窄に対する CEA または CAS の推奨（無症候性と症候性）：推奨レベルを示すガイドライン数の割合

推奨	無症候性 （ほぼ 50〜99%狭窄）	症候性	
		（70〜99%）	（50〜69%）
CEA：推奨	28%	90%	45%
CEA：推奨してもよい	68%	10%	55%
CAS：推奨	7%	18%	1%
CAS：推奨してもよい	56%	39%	45%
CAS：推奨しない	30%	9%	24%

2008〜2015年に出版された6種類の言語，23の国/地域の計34個のガイドラインを対象とした。Abbottら[14]の表のうち，平均的な CEA リスクの患者を対象としたもののみを表示した。狭窄度は，North American Symptomatic Carotid Endarterectomy Trial（NASCET）の基準による。無症候性狭窄については，28個のガイドライン（CEA は25個，CAS は27個），症候性狭窄については，33個のガイドライン（CEA は31個，CAS は33個）を対象とした。表2とは別に，解剖学的理由あるいは合併疾患により高リスクである患者については，50〜99%の狭窄において，無症候性で7%，症候性で10%のガイドラインで CAS が推奨されている。ガイドラインは，12〜34年前に行われたランダム化比較対照試験の結果のみに基づき，内科的治療の進歩はほとんど反映されておらず，CAS の危険の可能性についても過小評価されている。
CEA：頸動脈内膜剥離術，CAS：頸動脈ステント留置術

［Abbott AL, Parskevas KI, Kakkos SK, et al. Systematic review of guidelines for the management of asymptomatic and symptomatic carotid stenosis. Stroke 2015；46：3288-301 より改変引用］

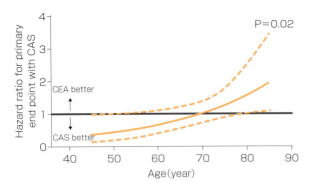

図3 CEA と CAS の年齢による脳梗塞，心筋梗塞，死亡の危険度の比較
CEA：頸動脈内膜剥離術，CAS：頸動脈ステント留置術
［瀬尾勝弘，宮脇 宏，角本眞一．頸動脈内膜剥離術と脳保護．救急・集中治療 2011；23：1270-8，Brott TG, Hobson RW, Howard G, et al. Stenting versus endarterectomy for treatment of carotid-artery stenosis. N Engl J Med 2010；363：11-23 より引用］

麻酔法の選択：全身麻酔と局所麻酔

局所麻酔であれば覚醒下であり，神経学的徴候を把握できるため，これまでは全身麻酔に比べて局所麻酔のほうが安全だと考えられていた。

局所麻酔としては，歴史的には，深および浅頸神経叢ブロックの組み合わせが用いられていたが，浅頸神経叢ブロック単独が創浸潤と鎮静で同等に有効であるといわれている。

局所麻酔では，連続的に神経学的評価ができることに加え，術後呼吸器合併症，術後高血圧による脳過灌流症候群，心合併症を減らす可能性という利点も挙げられる。ただし，術中脳梗塞は低灌流によるのではなく再灌流中の血栓塞栓症のためで，シャント留置によっても血栓塞栓症の発生頻度は減らないことに加え，局所麻酔の欠点として，神経学的増悪や過鎮静が生じたときに気道確保をすることが難しいこと，意識下での突然の体動は好ましくなく危険であるということが挙げられる。局所麻酔では不十分な鎮痛で全身麻酔に移行することが1.4%，局所麻酔薬中毒が4.4%に生じるといわれている[16]。

2008年の GALA（General anaesthesia versus local anaesthesia for carotid surgery）[17]試験では，脳梗塞，心筋梗塞，術後30日以内の死亡は全身麻酔群が4.8%，局所麻酔群が4.5%で，両群で差がないことが分かった。

このような背景のもと，欧米では，神経ブロック，鎮静法の進歩とともに，神経学的評価が行いやすく血行動態への影響が少ない浅頸神経叢ブロックなどを用いた局所麻酔下での CEA[16]が，現在広く行われている。一過性脳虚血発作（TIA）や脳梗塞発症後2週間以内[11)18)]（ECVD ガイドライン[10]で Class Ⅱa），あるい

表3 周術期の内服薬：スタチン

- 脂質異常症治療では，スタチンで LDL コレステロールを 100 mg/dl 以下にする（Class Ⅰ）
- 糖尿病治療では，糖尿病と頭蓋外頸動脈椎骨動脈の動脈硬化症のある患者は，スタチンで LDL コレステロール≦70 mg/dl にする（Class Ⅱa）
- CEA の周術期管理として，血清脂質レベルと無関係に，スタチン投与は虚血イベント予防に妥当である（Class Ⅱa）

表4 周術期の内服薬：抗血小板薬

頸動脈内膜剥離術（CEA）

- CEA 施行前よりアスピリン 1 日 81～325 mg を術後まで継続
- CEA 後 1 カ月を超えて
  アスピリン（1 日 25～200 mg），クロピドグレル（1 日 75 mg），
  あるいは，低用量アスピリンとジピリダモール徐放錠（25～200 mg をそれぞれ 1 日 2 回）投与

頸動脈ステント（CAS）

- CAS の術前と術後少なくとも 30 日間は，
  2 剤併用抗血小板療法（アスピリン 81～325 mg/日＋クロピドグレル 75 mg/日投与）．
  クロピドグレルが投与できない患者では，チクロピジン 250 mg を 1 日 2 回で代用

はさらに 48 時間[19]，1 週間という早期の血行再建が勧められていることから，麻酔科医は局所麻酔の手技にも習熟していることが求められている[20]。

一方，本邦では，CEA は通常全身麻酔で行われている。日本人の頸動脈分岐部が第 3 頸椎下縁あるいは第 3 頸椎下 1/3 の高さで，欧米人の分岐の高さより 1 椎体高く病変も高位に及ぶ例が多いことも，その理由として考えられる[21]。ただし，局所麻酔で行って心筋梗塞発症リスクが低下したという最近の欧米からの報告もある[22]。CEA の代わりに CAS を選択すれば，局所麻酔で行えることになり，全身麻酔のリスクは避けられることになる。本邦で今後，欧米のように局所麻酔下での CEA が行われるようになるかどうかは分からない。

全身麻酔については，本邦で使用されていないエトミデートを除き，ほとんどの麻酔薬は，動物実験で局所脳虚血に対して保護的であると示されている。プロポフォールは，セボフルランと同様に，迅速な覚醒が期待でき，誘発電位に及ぼす影響が少ないが，内頸静脈酸素飽和度がイソフルランに比べて低値で，過換気にするとさらに低下するといわれているので注意が必要である。動物実験で神経保護作用があることが示唆されている塩酸デクスメデトミジンは，ヒトでの研究では，脳血流量を減少させるが，意識下の CEA 中のシャント留置の頻度を高めなかった。動物実験では，吸入麻酔薬の認知機能への悪影響が示されているが，術中の虚血においては，麻酔薬は脳障害の程度を軽減することが示されている。しかしながら，イソフルランは脳梗塞を防ぐのではなく遅らせるにすぎないというように，麻酔薬の効果の持続は限定的で，CEA において，臨床的には単独の麻酔法で特に優れたものがあることは証明されていない。

運動誘発電位（MEP）をモニタリングする場合，吸入麻酔薬の使用を避け，プロポフォール，フェンタニル，レミフェンタニルを主体にした静脈麻酔が行われる。デスフルランは，セボフルランに比べて，MEP に与える影響が少なく，0.3 MAC では MEP の臨床的評価が可能といわれているが，0.5 MAC 以上では振幅が抑制されるので好ましくない[23)24]。

麻酔薬以外で脳保護が期待される薬剤としては，フリーラジカルスカベンジャーであるエダラボンが期待されている。

術前管理

禁煙，高血圧治療としての血圧調節，高脂血症（脂質異常症）に対するスタチン治療，糖尿病管理としての食事療法，運動，血糖降下薬が有用とされている。

周術期の内服薬については，降圧薬に加えて，スタチン，抗血小板薬を継続することが勧められている[10]。

スタチンについては，ECVD ガイドライン（2011 年）[10]に表3のような記載がある。また，抗血小板薬の内服については，表4に示したものが Class Ⅰ として挙げられている。

術中管理

術中の麻酔管理は観血的動脈圧モニタリングのもとで行われるが，中心静脈カテーテルを必要とすることはあまりない。内頸動脈狭窄が高位に及びプラークの遠位端が第 3 頸椎の椎体より高い症例では経鼻挿管を依頼されることがある。経鼻挿管では，抜管時に鼻出血に注意が必要となる[25]。

プロポフォールとレミフェンタニルの組み合わせが，麻酔深度の維持，効果発現，消失の予測，誘発電

位モニターへの影響の少なさから確実な選択とされている。MEPモニタリングのためには，筋弛緩薬の持続的使用を避けるのが望ましい[16]。

頸動脈遮断時には，ヘパリン投与を行って活性化凝固時間（ACT）250秒以上程度を目安にする。ヘパリンのプロタミンによる拮抗については，リスクとのバランスを考える。また頸動脈遮断中の血圧は，麻酔前の血圧あるいは10％高めを目標とすることが勧められている[25]。

頸動脈洞への局所麻酔薬の浸潤については，以前は，手術野の操作に関連した徐脈を軽減すると信じられていたが，局所浸潤で術後高血圧の頻度が高くなる可能性すらあるとされ，ランダム化比較対照試験では，CEA術中の血行動態安定性に関する利点は証明されていない[16]。

頸動脈遮断時にシャント留置を行うかどうかについては，シャント留置操作で，脳塞栓のリスクが高まることもあり，結論が出ていない[16]。シャントを全症例に使用するのではなく選択的に使用する立場では，血流遮断時のモニタリングの変化で判断される[25]。脳梗塞の最近の既往や反対側の頸動脈狭窄が，シャントの有用性の指標となるともいわれる[16]。

合併症[16]

CEAの合併症としては，全身合併症として，血行動態の不安定性，脳梗塞，心筋梗塞，死亡，脳過灌流症候群があり，局所合併症としては，頸動脈血栓，創部血腫と感染，脳神経障害が，また後期合併症として，再狭窄，仮性動脈瘤が挙げられる。

脳梗塞はCEAのもっとも重大な合併症の一つで，最近の報告では，症候性で1.1％，無症候性で0.5％の頻度といわれている。無症候性のMRIで新たに見つかる病変を含めるとより頻度は高くなり，全体の25％までが1カ月後に軽微な認知機能障害を生じるといわれている。

周術期の脳虚血

CEA術中の脳虚血の原因として，プラーク周辺の剝離，シャント留置操作や頸動脈血流再開などで生じる塞栓症，頸動脈遮断に伴う脳血流量減少（低灌流）などが考えられる。

シャント留置は，頸動脈遮断中の脳血流量を維持するのに役立つが，塞栓や頸動脈内膜解離の危険があるとともに術野を制限することにもなるため，前述のとおりルーチンに行う場合と，中枢神経モニタリングをもとに選択的に留置される場合とがある。

頸動脈狭窄所見からの周術期脳リスクの予測[9]

術前の頸動脈狭窄所見から，塞栓症，低灌流，過灌流症候群を予想することが試みられている。

■塞栓症

塞栓症を生じやすい脆弱プラークを判定する方法として，頸動脈エコーを用いた定性的な方法に加えて，MRIを用いて，筋肉（後頸筋）部分との信号強度と比べて，plaque to muscle ratio（PMR）の値から脆弱プラークを判定する方法がある。T_1強調画像では脂肪含有量が高いものやプラーク内出血があると高信号になる。狭窄の長さが2.5cm以上で，PMR 1.5以上で，症候性の重症塞栓症例の頻度が高いことが示されている[26]。

■低灌流

脳灌流圧低下に対する脳循環の予備能を術前に評価しておくことは重要である。虚血性脳血管病変での脳循環についてのPowersの分類では，脳灌流圧の低下に伴い脳血管の拡張による代償が限界となって脳血流が減少し始める貧困血流（misery perfusion）の状態をstage IIという。アセタゾラミド負荷によるSPECTでは，局所脳血流（rCBF）が基準値の80％未満でかつ脳血管反応性（rCVR）が10％未満の場合を，stage IIとしている。

■過灌流（症候群）

Powers分類のstage IIでは，頸動脈遮断中の低灌流とともに術後に過灌流となるリスクが高いといわれている。

過灌流症候群は，脳循環の予備能が低下し自己調節能が変化した状態であり，特に高度狭窄動脈にCEA（またはCAS）を施行した後に発生する。脳梗塞に比べて発症がより遅れて，過灌流は術後2，3日して発生する。症状は，脳浮腫と頭痛で，脳内出血，局所神経学的徴候，さらに痙攣も生じることがある。CEA後に3〜5％の頻度で生じ[16]，死亡率は40％と報告さ

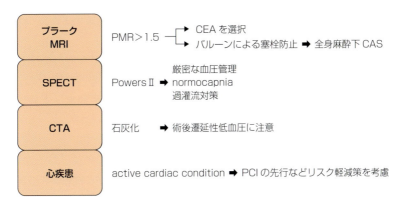

図4　頸動脈狭窄症の術前評価と周術期管理
MRI：核磁気共鳴画像，SPECT：単一光子放射線断層撮影，CTA：断層血管造影，PMR：plaque to muscle ratio，CEA：頸動脈内膜剥離術，CAS：頸動脈ステント留置術
[角本眞一，宮脇　宏，瀬尾勝弘．頸動脈狭窄症に対する治療戦略と麻酔科医の関わり．日臨麻会誌 2012；32：726-33 より引用]

れている[27)]。

過灌流症候群は，CEA 後では術後6日目をピークに発生するが，CAS 後の場合は12時間以内に発生のピークがあり[27)]，24時間は注意が必要であるといわれている。CAS では，治療後3分経過しても局所脳酸素飽和度（rS_{O_2}）が基準値の10％以上上昇した症例では，過灌流症候群が発生するリスクが高いという報告がある[28)]。

そのほか，分岐部周辺の高度石灰化は術後遷延性低血圧と関連があることが報告されている。CAS 術後の低血圧の持続は，周術期合併症の増加と関連しているといわれている[29)]。

図4に，われわれの施設における術前評価を利用した周術期管理の要点を示す[9)]。

術中脳虚血モニタリング

単独の中枢神経モニタリングで，CEA 術中の脳虚血を検出するのに十分なものはない[30)]。

脳虚血検出のために，意識下であれば特別なモニターは不要であるが，全身麻酔下では，特に頸動脈遮断時に，脳虚血のモニタリングによりシャント留置の必要性などを判断することになる[7)]。

内頸動脈断端圧（stump pressure：以下，断端圧）のほかに，脳波（EEG），体性感覚誘発電位（SEP），経頭蓋超音波ドプラー法（TCD），近赤外分光法（NIRS），MEP などが用いられている[8)]。これらのモニタリングは，①血流や血圧を測定するのが，TCD，断端圧で，②脳機能の統合性を評価するものとして，EEG，SEP，MEP があり，③脳酸素代謝を測定するものとして，NIRS というように3つに分類される。

これらのモニタリングの有用性は，意識下あるいは軽度鎮静下患者で評価されたものであり，そのカットオフ値が全身麻酔下の患者に当てはまるかは明らかではない[16)]。

■断端圧

断端圧は，内頸動脈遮断部位より末梢の動脈圧で，灌流圧が脳血流量の重要な決定因子であるという概念に基づき，側副血行からの血流を反映することになる。ただし，断端圧が50 mmHg を超えていても，6％の頻度で EEG の虚血性変化が見られたという報告があり，感度も特異度も高くない[7)]。

■EEG

EEG では徐波化や平坦化で皮質の虚血をとらえる。記録チャンネル数が少ないと虚血の検出が不十分となる[8)]．最近では，プローブの装着が簡便な bispectral index（BIS）がよく用いられている。BIS 値の14％の低下で，感度82％，特異度90％という報告がある[16)]。

■SEP

SEP は，正中神経刺激により得られる N_{20} を測定し50％以上の振幅減少を脳灌流が不十分であるという指標にしている[7)8)]。

■TCD

TCD は，術中の脳虚血の検出のみならず，シャント機能不全の検出，過灌流時の高流速状態の同定にも有用である。また，術後脳梗塞の原因としての頸動

閉塞を出血と鑑別診断するのに有用といわれている。血流速度の測定のみならず塞栓について microembolic signals（MES）を検出できる[31]。TCD は CEA 術中のもっとも優れたモニタリングと考えられるが，骨窓や技術的問題から約 20％の症例で測定できないという問題がある[8]。

■NIRS

NIRS は，近赤外分光法により脳酸素飽和度を測定するが，主に前頭葉の局所の静脈の酸素飽和度を反映する[7]。患者ごとのばらつきが大きく，絶対値での評価が困難な点が問題で，偽陽性が多いが感度は比較的良好である。通常，モニター装着時の値を基準値として 20％以上低下した場合を陽性とすることが多い。

NIRS は，機種の違いにより値の評価が変わる可能性がある。INVOS^{TM}（コヴィディエンジャパン社）の rS_{O_2} では，絶対値として 50％，基準値より 20％の低下が閾値とされているが，NIRO^{TM}-200NX（浜松ホトニクス社），FORE-SIGHT ELITE^{TM}（CASMED センチュリーメディカル社）でも同様であるとはいえない。

NIRS の有用性については意見が分かれるが，センサーを容易に装着しておけるので術後にもモニタリングを継続できる。脳過灌流症候群の発生を予測するのに有用であるという報告がある[16]。

■MEP

MEP は，運動系のモニターで，筋弛緩効果を一定に保つ必要があること，連続モニターができないという制約があるが[8]，MEP と NIRS（rS_{O_2}）の変化がよく対応するという報告もある[32]。

■術中脳虚血モニタリングのまとめ

以上，CEA 術中の中枢神経モニタリングとしては，断端圧に加えて，できるだけ複数のモニタリングを行い，総合的に脳虚血を判断するのがよいと思われる[8]。

周術期心筋梗塞リスク

CEA での周術期心筋梗塞の発生頻度は，報告にもよるが 1％前後で，死亡の主な原因と考えられている。

頸動脈疾患は，脳梗塞の危険因子であるばかりでなく，全身血管病および虚血性心疾患の合併を予測させるものでもある。CEA 予定の患者の 28％に高度の治療対象となる冠動脈疾患が見つかったという報告がある[7]。

CEA 後の不安定な血行動態には，頸動脈から粥腫を除去した直後の圧受容体反応性の障害が大きく関与している。CEA 後の血圧上昇は，心筋虚血，創部の血腫，脳過灌流症候群などさまざまで重大な合併症を誘発する。

冠動脈疾患と頸動脈狭窄を合併した患者に対して，CEA または CAS と冠動脈バイパス術（CABG）のいずれを先行させるかについては，それぞれの重症度をもとに判断する必要がある。ECVD ガイドライン[10]では，6 カ月以内に同側の脳虚血症状の既往のある 80％以上の頸動脈狭窄の患者に対して，CABG に先行して CEA または CAS を行うことは Class Ⅱa に位置づけられているが，無症候性の頸動脈狭窄はたとえ高度であっても，CABG の前または同時に頸動脈血行再建を行うことについては，Class Ⅱb となっている。

頭蓋外血管と脳表血管の吻合術（EC-IC バイパス）

症候性の頸動脈閉塞に対しては，欧米では，2011 年の米国での研究 COSS（Carotid Occlusion Surgery Study）でも EC-IC バイパスの有用性が認められていない[33]が，国内での研究結果[34]を踏まえて，本邦では適応を厳格にして，症候性の内頸動脈および中大脳動脈閉塞，狭窄症に対して EC-IC バイパスが行われている[13]。脳卒中治療ガイドライン 2015[13]では，EC-IC バイパスについて，表5 のような推奨と適応が記載されている。

EC-IC バイパスの適応基準に，脳循環予備力の障害を評価するためのアセタゾラミド負荷による脳血管反応性の検査がある。2014 年にアセタゾラミド静注による急性心不全や肺水腫などの重篤な副作用の発生について学会などによる"緊急メッセージ"が出されて，2015 年には"アセタゾラミド（ダイアモックス注射用）適正使用指針"[35]において，"きわめて慎重に"実施することが求められている。

■アセタゾラミド（ダイアモックス注射用）適正使用指針[35]

アセタゾラミド（ダイアモックス注射用）を用いた脳循環予備能検査は，アセタゾラミドの脳血管拡張作用による局所脳血流量の増加率を測定して脳循環予備能

表5 Extracranial-intracranial (EC-IC) バイパス

推奨

脳梗塞，一過性脳虚血発作(TIA)再発予防の面から，症候性内頸動脈および中大脳動脈閉塞，狭窄症を対象とし，周術期合併症がない熟達した術者により施行される場合は，以下の適応を満たした症例にかぎり，extracranial-intracranial(EC-IC)バイパスが勧められる

適応

① minor stroke を 3 カ月以内，73 歳以下，modified Rankin Scale 1 あるいは 2 (著者注：日常生活動作 ADL がほぼ自立している)
② CT あるいは MRI で広範な脳梗塞巣を認めず，脳血管撮影上，内頸動脈あるいは中大脳動脈本幹の閉塞あるいは高度狭窄例
③ 最終発作から 3 週間以上経過した後に行った PET もしくは，SPECT，cold XeCT を用いた定量的脳循環測定で，中大脳動脈の安静時血流量が正常値の 80％未満かつアセタゾラミド脳血管反応性が 10％未満の脳循環予備力が障害された例

JET study の中間解析結果(第二報)[34]では，症候性内頸動脈狭窄および中大脳動脈閉塞あるいは狭窄症に対し，広範な脳梗塞巣を認めず，最終発作から 3 週間以上経過後に，中大脳動脈領域の安静時血流量が正常値の 80％未満かつアセタゾラミド脳血管反応性が 10％未満という脳循環予備力が障害された症例で，外科的治療群が薬物療法群に対して有意に同側の脳梗塞再発率を下げたと報告されている。欧米では，2011 年の米国での研究(COSS)[33]で，アテローム血栓性の症候性内頸動脈閉塞患者で，EC-IC バイパス群と内科治療群で脳梗塞発症に有意差が見られなかった。

を評価するものである。脳循環予備能が低下していると，虚血性脳卒中の危険が高く，その予防のために行う血行再建術としての EC-IC バイパス術の治療方針の決定や頸動脈内膜剝離術の術後過灌流現象の予測に役立てられてきた。

しかし，1994 年から 2014 年までの 20 年間に，急性心不全，肺水腫などの重篤な副作用が，国内で 8 件報告され，そのうち 6 件が死の転帰をたどったことから，関連 4 医学会よりその使用にあたって注意を喚起する 2014 年 6 月の緊急メッセージが出され，引き続いて，2015 年 4 月に適正使用指針が出された。

この指針では，アセタゾラミド投与による急性心不全，肺水腫，アナフィラキシーなどの重篤な副作用の発生を考慮して，臨床的有用性とのバランスを十分に考慮したうえで，十分な態勢を整えて実施すべきことを勧告している。具体的には，①検査適応の慎重な検討，②ハイリスク症例の除外，③説明と同意取得，④監視，救急処置体制の整備，⑤早期発見と迅速な治療が挙げられ，発生機序が不明であることもあり，事例発生後の詳しい症例報告が求められている。

なお，無症候性の脳主幹動脈狭窄ならびに閉塞病変に対する EC-IC バイパス，無症候性の頸動脈閉塞に対する CEA や CAS は，いずれも勧められない[13]。

●参考文献●

1) 石橋良太，太田剛史，中原一郎．脳血管内治療の基本 3．頸動脈ステント留置術の基本．Jpn J Intervent Radiol 2013；28：28-36．
2) 松本昌泰(脳神経超音波学会・栓子検出と治療学会合同ガイドライン作成委員会)．頸部血管超音波検査ガイドライン，頭蓋内超音波検査ガイドライン，塞栓源検索(心臓と下肢静脈)ガイドライン．Neurosonology 2006；19：49-69．
3) North American Symptomatic Carotid Endarterectomy Trial (NASCET) Investigators. Clinical alert：benefit of carotid endarterectomy for patients with high-grade stenosis of the internal carotid artery. Stroke 1991；22：816-7.
4) 瀬尾勝弘，宮脇 宏，角本眞一．頸動脈内膜剝離術と脳保護．救急・集中治療 2011；23：1270-8．
5) 瀬尾勝弘，角本眞一，宮脇 宏．Q25 内頸動脈狭窄症に対する内膜剝離術の麻酔管理．内野博之編．神経麻酔 Q & A ―エビデンスに基づく最新の知識とテクニック―．東京：総合医学社；2014．p.144-50．
6) Yadav JS, Wholey MH, Kuntz RE, et al. Protected carotid-artery stenting versus endarterectomy in high-risk patients. N Engl J Med 2004；351：1493-501.
7) Erickson KM, Cole DJ. Carotid artery disease：stenting vs endarterectomy. Br J Anaesth 2010；105：134-49.
8) 宮脇 宏．頸動脈内膜切除(CEA)：脳循環の予備能と虚血性心疾患の評価が大事！ LiSA 2009；16：970-4
9) 角本眞一，宮脇 宏，瀬尾勝弘．頸動脈狭窄症に対する治療戦略と麻酔科医の関わり．日臨麻会誌 2012；32：726-33．
10) Brott TG, Halperin JL, Abbara S, et al. 2011 ASA/ACCF/AHA/AANN/AANS/ACR/ASNR/CNS/SAIP/SCAI/SIR/SNIS/SVIM/SVS guideline on the management of patients with extracranial carotid and vertebral artery disease：executive summary. J Am Coll Cardiol 2011；57：1002-44.
11) Liapis CD, Bell RRF, Mikhailidis D, et al. ESVS guidelines. Invasive treatment for carotid stenosis：indications, techniques. Eur J Vasc Endovasc Surg 2009；37：S1-19.
12) Meschia JE, Bushnell C, Boden-Albala B, et al. Guidelines for the primary prevention of stroke. A statement for health care professionals from the American Heart/American Stroke Association. Stroke 2014；45：3754-832.
13) 日本脳卒中学会脳卒中ガイドライン委員会編．脳卒中治療ガイドライン 2015．東京：協和企画；2015．
14) Abbott AL, Parskevas KI, Kakkos SK, et al. Systematic review of guidelines for the management of asymptomatic and symptomatic carotid stenosis. Stroke 2015；46：3288-301.
15) Brott TG, Hobson RW, Howard G, et al. Stenting versus endarterectomy for treatment of carotid-artery stenosis. N Engl J Med 2010；363：11-23.
16) Apinis A, Sehgal S, Leff J. Intraoperative management of carotid endarterectomy. Anesthesiol Clin 2014；32：677-98.

17) GALA Trial Collaborative Group. General anaesthesia versus local anaesthesia for carotid surgery(GALA): a multicenter, randomized controlled trial. Lancet 2008;372:2132-42.
18) Rothwell PM, Eliasziw M, Gutnikov SA, et al(Carotid Endarterectomy Trialists Collaboration). Endarterectomy for symptomatic carotid stenosis in relation to clinical subgroups and timing of surgery. Lancet 2004;363:915-24.
19) Sharpe R, Sayers RD, London NJM, et al. Procedural risk following carotid endarterectomy in the hyperacute period after onset of symptoms. Eur J Vasc Endovasc Surg 2013;46:519-24.
20) Stoneham MD, Stamou D, Mason J. Regional anaesthesia for carotid endarterectomy. Br J Anaesth 2015;114:372-83.
21) 林 央周, 堀恵美子, 秋岡直樹ほか. 高位頸動脈狭窄病変に対する頸動脈血栓内膜剥離術の問題点と手術手技. 脳卒中の外科 2008;36:163-7.
22) Kfoury E, Dort J, Trickey A, et al. Carotid endarterectomy under local and/or regional anesthesia has less risk of myocardial infarction compared to general anesthesia: an analysis of national surgical quality improvement program database. Vascular 2015;23:113-9.
23) Chong CT, Manninen P, Sivanaser V, et al. Direct comparison of the effect of desflurane and sevoflurane on intraoperative motor-evoked potentials monitoring. J Neurosurg Anesthesiol 2014;26:306-12.
24) Malcharek MJ, Loeffler S, Schiefer D, et al. Transcranial motor evoked potentials during anesthesia with desflurane versus propofol—A prospective randomized trial. Clin Neurophysiol 2015;126:1825-32.
25) 遠藤俊郎, 永田 泉編. 頸動脈内膜剥離術プラクティス—CEAの根拠とスキルがわかる決定版. 大阪:メディカ出版;2013.
26) 柏木淳之, 清末一路, 中原一郎ほか. Angiogard XPを用いた頸動脈ステント留置術中塞栓性合併症に関する多施設共同研究:MR plaque imageと狭窄長によるハイリスク群の抽出. JNET 2008;2:179-87
27) Ogasawara K, Sakai N, Kuroiwa T, et al. Intracranial hemorrhage associated with cerebral hyperperfusion syndrome following carotid endarterectomy and carotid artery stenting: retrospective review of 4494 patients. J Neurosurg 2007;107:1130-6.
28) Matsumoto S, Nakahara I, Higashi T, et al. Near-infrared spectroscopy in carotid artery stenting predicts cerebral hyperperfusion syndrome. Neurology 2009;72:1512-8.
29) Lin PH, Zhou W, Kougias P, et al. Factors associated with hypotension and bradycardia after carotid angioplasty and stenting. J Vasc Surg 2007;46:846-53.
30) 宮脇 宏, 瀬尾勝弘. 頸動脈内膜切除術における脳保護. 坂部武史編. 脳保護・脳蘇生. 東京:克誠堂出版;2008. p.225-33.
31) 瀬尾勝弘, 石田和慶. Q18 経頭蓋ドップラーとNIRS. 内野博之編. 神経麻酔Q&A—エビデンスに基づく最新の知識とテクニック—. 東京:総合医学社;2014. p.100-7.
32) Uchino H, Nakamura T, Kuroda T, et al. Intraoperative dual monitoring during carotid endarterectomy using motor evoked potentials and near-infrared spectroscopy. World Neurosurg 2012;78:651-7.
33) Powers WJ, Clarke WR, Grubb RL Jr, et al;COSS Investigators. Extracranial-intracranial bypass surgery for stroke prevention in hemodynamic cerebral ischemia: the Carotid Occlusion Surgery Study randomized trial. JAMA 2011;306:1983-92.
34) JET study Group. Japanese EC-IC Bypass Trial(JET Study)中間解析結果(第二報). 脳卒中の外科 2002;30:434-7.
35) 日本脳卒中学会, 日本脳神経外科学会, 日本神経学会ほか. アセタゾラミド(ダイアモックス注射用)適正使用指針 2015年4月 http://www.jsts.gr.jp/img/acetazolamide.pdf

瀬尾　勝弘, 宮脇　　宏, 角本　眞一

XII 各論・麻酔管理

1 脳血管疾患患者の麻酔管理

C 脳動静脈奇形，もやもや病（成人）

KEY POINT
- 脳動静脈奇形では nidus の周辺の組織に灌流される脳血流が盗血（steal）される場合がある。
- 脳動静脈奇形の術中管理では循環動態の安定，脳灌流の維持，頭蓋内圧（intracranial pressure：ICP）のコントロールが重要である。
- もやもや病では術前の脳循環予備能で周術期のリスクを評価すべきである。
- もやもや病の周術期管理では適正な酸素需給バランスの維持を目標に麻酔管理する。
- もやもや病での術中の血圧は術前血圧と同程度に管理し，血管遮断時には 10 〜 20％高めに管理する。

脳動静脈奇形

脳動静脈奇形への治療介入に関して 2014 年に Lancet で報告された ARUBA study で，未破裂の脳動静脈奇形に対する治療は薬物療法単独のほうが，薬物療法＋介入的治療（外科的切除や塞栓術など）よりも死亡率や脳卒中の発生率に関して優れていることが示された[1]。そのため，今後は予防的な外科的治療は減っていくことが予想される。

■術前評価

全身麻酔の術前評価（現病歴，既往歴，内服薬，血液データ，心電図，呼吸機能など）に加えて，術前の頭痛，痙攣，神経障害などの症状の有無，脳動静脈奇形の部位〔運動や言語に関する機能領域（eloquent region）に病変がある場合には神経モニタリングの有無〕，摘出術前の脳動静脈奇形への feeder に対する塞栓術の有無を確認しておく。

■麻酔管理

脳動静脈奇形では，病変部位が高圧系の動脈と低圧系の静脈の間でシャントとなっているため，血流が流れやすくなっている。そのために nidus の周辺組織を灌流するべき脳血流が steal されている場合がある。周辺組織では慢性的に脳灌流圧（cerebral perfusion pressure：CPP）が低くなっているため，脳血流の自動調節能が左にシフト（低血圧に適応）している。術中の nidus の摘出により周辺組織にこれまでより多くの血流が流れるため，周辺組織で脳浮腫や出血を容易に起こしてしまう[2]。周術期の循環管理が神経障害を予

XII 各論・麻酔管理

表1 麻酔管理の要点

疾　患	脳動静脈奇形の麻酔管理	もやもや病の麻酔管理
術前評価	病変部位の大きさ，部位 神経障害の有無	神経障害の有無 脳循環の予備能(Stage) 側副血行の状態 心血管系危険因子
術中管理	軽度過換気(Pa_{CO_2} 30〜35 mmHg) 摘出後は平均血圧 70 mmHg 以下で管理	正常の二酸化炭素濃度 普段の血圧で管理 (血管遮断時は 10〜20%高く管理) 輸液は十分にする
術後管理	平均血圧 70 mmHg 以下で管理	平均血圧 80〜100 mmHg 通常の 1.5 倍の輸液

防するために重要になる。

■ 術　式

脳動静脈奇形に対しては摘出術を施行する。術中の出血の予防や脳血流の分布を正常に戻すことを目的として，摘出術の前に血管内治療で塞栓術を施行する場合がある。

■ 麻酔方法

脳動静脈奇形摘出術の麻酔における目標は，循環動態の安定，脳灌流の維持，頭蓋内圧(intracranial pressure：ICP)のコントロールと脳の弛緩である。麻酔管理の要点は表1に示したとおりである。

麻酔導入にどの麻酔薬を選択しても問題はないとされているが，挿管操作時に麻酔深度を深くして咳反射やバッキングなどのICPやCPPに影響を及ぼす反応が起きないようにする。筋弛緩薬に関しては非脱分極性筋弛緩薬を使用し，ICPを上げる脱分極性の筋弛緩薬は使用しないことが望ましい。

麻酔維持は，吸入麻酔と全静脈麻酔(total intravenous anesthesia：TIVA)のどちらを用いても問題はないとされているが，術前評価でICPが高くなっている症例では，ICPやCPPに影響を与えないプロポフォールによるTIVAを選択したほうがよい。術中の誘発電位を測定する症例でも検査に影響を与えにくい，TIVAを選択するほうが望ましい。

■ モニタリング

脳動静脈奇形摘出術の全身麻酔管理でのモニタリングは心電図，非観血的動脈圧，経皮的酸素飽和度に加えて，動脈圧ラインと中心静脈カテーテルを用いる。脳動静脈奇形摘出術では出血のリスクが高いため，急速輸血が可能な太い静脈ラインを確保する。

nidusの部位が eloquent region にある場合には神経マッピングを行う。その場合には誘発電位に影響を与えにくい麻酔薬(プロポフォールなど)を選択する必要がある。

■ 循環管理

脳動静脈奇形の手術では，nidusの摘出前後で周辺組織へのCPPが大きく変化するため，血圧の管理は厳密に行わなくてはならない。摘出後には平均血圧を 70 mmHg 以下で管理することで，術後の出血および周辺組織の急激なCPPの変化による脳浮腫を予防する[3]。血圧コントロールはカルシウム拮抗薬やβ遮断薬で対応する。ニトログリセリン，ニトロプルシド，高濃度の吸入麻酔薬は脳血管が拡張し，周辺組織のstealが助長されてしまうことやICPが高くなり脳灌流が悪化するので，使用しないことが望ましい[2]。

術中術後の脳浮腫を予防する目的で，浸透圧利尿薬であるマンニトールを投与し，脳組織から余分な水分を除去する。さらに静脈還流を良くするため，手術中の体位は可能であれば頭高位にするのも一つの方法である。術野での変化に注意しながら術者とのコミュニケーションをとりながら循環管理を行う。

■ 呼吸管理

術野の視野を良くするために，脳の弛緩した状態を維持する必要がある。術中は軽度の過換気(Pa_{CO_2} 30〜35 mmHg)にすることで，脳圧を下げる[4]。短期間の過換気では神経学的予後を悪化させることはないとされる。通常はCPPやICPに影響を与えないようにPa_{CO_2}が 40 mmHg 前後となるように呼吸管理を行う。

■術後管理

神経学的合併症の有無を確認するために，術中に出血や低体温などの問題がなければ手術終了後に抜管する。抜管時にはICPが上がらないように，バッキングや咳反射，嘔吐がないように心掛ける。その後は集中治療室に移送し，神経学的な問題がないか定期的に観察する。術後に注意すべき点は出血，脳浮腫，過灌流を起こさないように血圧管理することである。high-flowの巨大脳動静脈奇形の場合には，摘出後の病変部周辺組織の過灌流を予防するために，血圧を低目に管理しなくてはならない。脳動静脈奇形の大きさや血流により周辺組織のstealの程度が異なる。それぞれの症例で術後の目標血圧は異なるので，症例ごとにリスクを評価し，厳密な血圧管理を行う。

脳動静脈奇形の摘出術においては，出血に注意しながら，摘出後の過灌流や脳の浮腫をできるかぎり起こさないように循環管理をする必要がある。

もやもや病

もやもや病は内頸動脈の終末部の狭窄もしくは閉塞を特徴とし，その周囲に異常血管網を認める疾患であり，日本人に多い特徴がある。図にもやもや患者でのMRA(図1)，血管造影(図2)，術中画像(図3)を示す。図1，図2においては内頸動脈終末部が閉塞しており，図2からは基底核部にもやもや血管が発達していることが分かる。もやもや病ではウイリス動脈輪が閉塞しており，閉塞部の遠位への血流は非常に細いもやもや血管によって維持されている。そのため，過呼吸や啼泣などの脳血流が低下する状況ではもやもや血管は容易に閉塞して，脳梗塞を起こしてしまう。図3では脳表の脳軟膜動脈が拡張しており，脳血流は微妙なバランスで保たれていることが分かる。もやもや病に対する手術の麻酔管理で最も重要なことは，脳梗塞を起こさないように，脳の適正な酸素需給バランスを保つことである。

■術前評価

全身麻酔の術前評価(現病歴，既往歴，内服薬，血液データ，心電図，呼吸機能など)に加えて脳の酸素需給バランスの目安として一過性脳虚血発作(transient ischemic attack：TIA)の有無(ある場合にはその頻度)や運動障害，てんかんなどの症状の有無を確認する。術前のポジトロン断層撮影法(PET)もしくは単光子放出CT(SPECT)で脳の循環予備能として

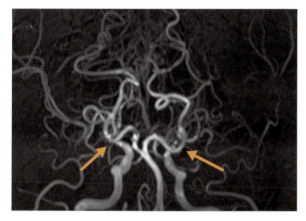

図1　もやもや病のMRA画像
両側の内頸動脈終末部の閉塞(矢印)の所見。中大脳動脈の描出は右＞左となっている。

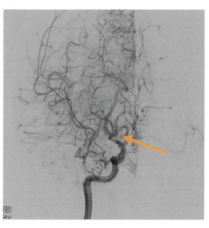
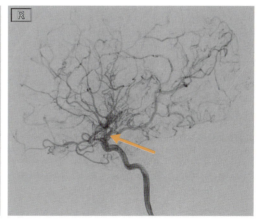

図2　もやもや病患者の血管造影画像
血管造影でも内頸動脈終末部の閉塞(矢印)を認める。基底核部にもやもや血管の発達が確認できる。

Powersのステージ分類は周術期のリスク評価として重要である（表2）[5]。脳循環の予備能が少ない場合には，普段から脳に酸素を供給するために脳血管が拡張し，脳血流量を維持している。このような症例では，脳血流の酸素需給バランスが崩れると，容易に脳梗塞が起きる。これらの点から脳循環予備能の少ない症例では厳密に循環管理を行う必要がある。

抗てんかん薬やカルシウム拮抗薬を内服している症例では，手術当日朝まで継続する。施設によって抗凝固薬の内服方法は異なってはいるが，アスピリンを手術当日朝まで内服し，術後第1病日（1 POD）から再開する。

■術　式

成人のもやもや病に対しては直接血行再建術である浅側頭動脈（superficial temporal artery：STA）-中大脳動脈（middle cerebral artery：MCA）吻合術が行われている。この術式はグラフト開存率や予後も良いことが報告されており，成人のもやもや病患者に対してはSTA-MCA吻合術を行う[6]。下記ではSTA-MCA吻合術での麻酔管理を解説していく。

■麻酔方法

成人のもやもや病患者では静脈ラインが確保できるので，麻酔導入は急速導入で行う。導入に用いる薬剤はプロポフォール（1〜2.5 mg/kg），チオペンタール（3〜5 mg/kg）といった鎮静薬とフェンタニル（1.5〜8 μg/kg）やレミフェンタニル（0.25〜0.5 μg/kg/min），非脱分極性の筋弛緩薬を用いて麻酔導入を行う。ケタミンや脱分極性の筋弛緩薬はICPを上げるので，もやもや病患者では用いないほうがよい。

挿管操作時は，麻酔深度を十分深くし，筋弛緩がかかっている状況で行う。挿管時の低酸素や高二酸化炭素血症，咳反射，バッキングはICPの上昇や脳血流量（cerebral blood flow：CBF）の低下を起こすため，絶対に避けなければならない。

麻酔維持には吸入麻酔かTIVAを用いる。麻酔維持に吸入麻酔とTIVAのどちらが良いかは，まだ議論の余地が残されている。術後の神経学的合併症の発生頻度に関しては麻酔方法では有意な差は見いだされない[7]。一般的には吸入麻酔薬は脳血管の拡張作用があり，CBFを増やして脳の代謝を抑えるため，脳酸素消費量（CMR_{O_2}）を減少させる。もやもや病での吸入麻酔とTIVAそれぞれの脳血流に対する影響を調べた報告では，吸入麻酔薬は脳実質が脳皮質の血流をstealし，脳皮質の血流を減少させるが，それに対してTIVAはその影響はなかったとしている。TIVAではセボフルランでの吸入麻酔と比較して，頭蓋内圧が低く脳皮質血流が上がっていたという報告もある[8]。

これらの報告から，合併症の発生頻度には影響はないがTIVAのほうが脳血流に与える影響は少なく，もやもや病患者の全身麻酔では，TIVAを選択したほうがよいと考えられる。

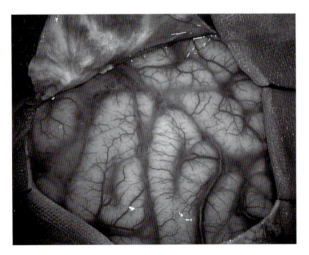

図3　もやもや病患者の術中写真
もやもや病患者では脳血流が低下している。脳血管を拡張させることで代償している。写真から脳軟膜動脈が拡張しているのが分かる。

表2　脳循環の変化とStage

Stage	CPP	CBV	CBF	CMR_{O_2}	OEF	血管拡張に対するCBFの変化
Stage 0	正常	正常	正常	正常	正常	15〜40％増加
Stage 1	↓	↑	正常	正常	正常	軽度増加
Stage 2	↓↓	定常状態	↓	↑	↑	変化しない

CPP：cerebral perfusion pressure, CBV：cerebral blood volume, CBF：cerebral blood flow, CMR_{O_2}：cerebral metabolic requirement of oxygen, OEF：oxygen extraction fraction

■モニタリング

もやもや病の麻酔管理におけるモニタリングは心電図、非観血的動脈圧、経皮的酸素飽和度に加えて、動脈圧ラインを確保して血圧をコントロールする。術中の MCA 遮断時に脳虚血のリスクがある。一般的には脳虚血のモニタリングとしては脳波、近赤外線分光法（near-infrared spectroscopy：NIRS）による脳局所酸素飽和度（regional cerebral oxygen saturation：rS_{O_2}）、経頭蓋ドプラー（transcranial Doppler：TCD）や体性感覚誘発電位（SEP）があるが、STA-MCA 吻合術では MCA 遮断時間が短く、脳虚血のリスクは低いと考えられており、この手術のモニタリングにはほとんど使用されていない。

手術中のグラフトの血流および側副血行路の確認には、インドシアニングリーンによる顕微鏡下の蛍光造影を利用する。蛍光造影は手術中に 1 mm 以下の血管をリアルタイムに造影することができる。インドシアニングリーンにより一時的な酸素飽和度の低下やアレルギー反応に注意する必要がある。

■循環管理

もやもや病では低血圧で容易に CBF や CPP が低下する。MCA の遮断操作中は脳虚血が起こる可能性があるので、血圧を普段の平均血圧から 10 ～ 20％ 高く管理する必要がある[9]。吻合後には CBF が低下するとグラフト内の血栓ができやすくなるため、血圧は同様に高めに維持する。一方で、吻合後の高血圧は吻合部からの出血を起こすので、血圧管理は慎重に行う必要がある。

もやもや病の患者では脱水になると CBF が低下するため、周術期を通して脱水にならないようにする。術前の絶飲食のタイミングは米国麻酔科学会（American Society of Anesthesiologist：ASA）のガイドラインに従い、絶飲食期間が長くなる場合には点滴による補液をする。手術中も輸液は十分に行うように心がける。小児の報告ではあるが、手術中の尿量が十分に保たれている群（4.1 ml/kg/hr）では合併症が起きず、少ない群では合併症が起きたと報告があり、術中は尿量が十分に保たれるように輸液を行う[10]。

術前からの貧血や手術中の出血によって、ヘマトクリット値が低い患者では脳への酸素供給が悪くなり、脳虚血のリスクが高くなる。脳への酸素供給を改善するため、術中のヘマトクリットは 30 ～ 42％ に保つように管理する。多血症となっている症例では、血液の粘性が高く、脳梗塞のリスクが高くなる。輸液による血液希釈で血液の粘性を下げて脳灌流を良くする。もやもや病の周術期には、酸素供給を保つために適正なヘマトクリットを維持するように管理する。

■呼吸管理

もやもや病の術中管理においては、CBF に影響を与える Pa_{CO_2} の管理が重要である。過換気で Pa_{CO_2} が低下した状態では脳血管が収縮することで、CBF が低下して脳虚血を惹起する。逆に通常では Pa_{CO_2} が高くなると、脳血管が拡張する。Pa_{CO_2} が高くなると、もやもや血管に流れる血流が正常な脳血管に steal され、もやもや血管には血流が流れなくなる。これらのことから、術中の呼吸管理では Pa_{CO_2} が 40 mmHg 前後となるように厳密に呼吸管理をする必要がある。

■術後管理

術後は神経学的所見に変化がないかをモニタリングしてから、集中治療室で管理する。神経学的所見に変化があれば、即座に画像診断による原因検索をする。高血圧は出血のリスクとなり、また低血圧ではグラフト内の血栓による閉塞を引き起こす。平均血圧を 80 ～ 100 mmHg で管理することが推奨されている[11]。輸液管理については通常の 1.5 倍量の輸液を行い、脱水を避けて CBF が低下しないようにする[12]。

もやもや病の手術では麻酔管理次第で、脳血流が低下して脳梗塞が起こりうる。術中は脱水を起こさないように十分に輸液負荷して術前の血圧と同程度の血圧で管理し、呼吸は正常二酸化炭素状態（normocapnia）を維持するように心掛ける。

●参考文献●

1) Mohr JP, Parides MK, Stapf C, et al. Medical management with or without interventional therapy for unruptured brain arteriovenous malformations (ARUBA): a multicentre, non-blinded, randomised trial. Lancet 2014; 383: 614-21.
2) Miller C, Mirski M. Anesthesia considerations and intraoperative monitoring during surgery for arteriovenous malformations and dural arteriovenous fistulas. Neurosurg Clin N Am 2012; 23: 153-64.
3) Morgan MK, Winder M, Little NS, et al. Delayed hemorrhage following resection of an arteriovenous malformation in the brain. J Neurosurg 2003; 99: 967-71.
4) Saleh O, Baluch A, Kaye AJ, et al. Arteriovenous malformation, complications, and perioperative anesthetic management. Middle East J Anaesthesiol 2008; 19: 737-56.
5) Grubb RL, Jr, Derdeyn CP, Fritsch SM, et al. Importance of hemodynamic factors in the prognosis of symptomatic carotid occlusion. JAMA 1998; 280: 1055-60.

6) Baaj AA, Agazzi S, Sayed ZA, et al. Surgical management of moyamoya disease: a review. Neurosurg Focus 2009; 26: E7.
7) 安達厚子, 山本庸子, 亀山恵理. もやもや病における術後早期合併症—吸入麻酔と静脈麻酔による比較—. 麻酔 2005; 54: 653-7.
8) Kikuta K, Takagi Y, Nozaki K, et al. Effects of intravenous anesthesia with propofol on regional cortical blood flow and intracranial pressure in surgery for moyamoya disease. Surg Neurol 2007; 68: 421-4.
9) Parray T, Martin TW, Siddiqui S. Moyamoya disease: a review of the disease and anesthetic management. J Neurosurg Anesthesiol 2011; 23: 100-9.
10) Sato K, Shirane R, Yoshimoto T. Perioperative factors related to the development of ischemic complications in patients with moyamoya disease. Childs Nerv Syst 1997; 13: 68-72.
11) Guzman R, Lee M, Achrol A, et al. Clinical outcome after 450 revascularization procedures for moyamoya disease. Clinical article. J Neurosurg 2009; 111: 927-35.
12) Smith ER, Scott RM. Surgical management of moyamoya syndrome. Skull Base 2005; 15: 15-26.

加藤　真也，吉谷　健司

XII 各論・麻酔管理

2 脳・脊髄腫瘍の麻酔管理

A テント上腫瘍

KEY POINT
- テント上腫瘍は占拠部位・体積によって症状が異なるため，術前診察により麻酔方法を決定する。
- 術前から頭蓋内圧をいかにコントロールするかが重要である。
- 抗痙攣薬を使用する際には相互作用に気をつける。
- モニタリングは術者・コメディカルとよく相談する。
- 術後も安心せず，頭蓋内出血に気をつける。

背景

原発性脳腫瘍は毎年人口10万人対18.7例の割合で発生している[1]。世界保健機関（World Health Organization：WHO）の中枢神経腫瘍分類では，神経上皮組織性腫瘍，神経鞘性腫瘍，髄膜性腫瘍，リンパ腫および造血細胞性新生物，胚細胞性腫瘍，トルコ鞍部腫瘍，転移性腫瘍に大別され[2]，そのうち約80％は神経上皮組織性腫瘍に含まれる悪性神経膠腫である[1]。

テント上とは小脳テントを境界に頭蓋内腔を大別した名称であり，後頭蓋窩を除く広範な領域を指す。テント上腫瘍のWHOグレード分類の一部を表1に示す。麻酔管理上，問題となる要素として病変の進展しうる領域が広いため，頭蓋内圧（intracranial pressure：ICP）が増大し時に脳ヘルニアを呈し致死的である。

本項では，テント上腫瘍に対する術前評価および麻酔管理について概説する。

術前評価

テント上腫瘍の術前評価としては，通常の全身麻酔に行われる術前検査（凝固系・生化学・血球計数検査，呼吸機能検査，心電図）をスクリーニングするほか，周術期心合併症率からは神経外科は中リスク（合併症発症率1～5％）に分類され[3]，耐術には4 metabolic equivalents程度の運動耐用能が必要である。

テント上腫瘍はその占拠部位，腫瘍体積によっても症状が異なるため，術前診察による患者情報の収集により麻酔管理法を決定する。症状が出現する際はテン

表1 星細胞性腫瘍・乏突起膠細胞腫瘍・乏突起膠星細胞腫瘍の分類[2]

	WHO grading			
	I	II	III	IV
星細胞性腫瘍				
脳室上衣下巨細胞性星細胞腫	○			
毛様細胞性星細胞腫	○			
毛様類粘液性星細胞腫		○		
びまん性星細胞腫		○		
多形黄色星細胞腫		○		
退形成性星細胞腫			○	
膠芽腫				○
巨細胞膠芽腫				○
膠肉腫				○
乏突起膠細胞腫瘍				
乏突起膠腫		○		
退形成性乏突起膠腫			○	
乏突起膠星細胞腫瘍				
乏突起膠星細胞腫		○		
退形成性乏突起膠星細胞腫			○	

表2 テント上腫瘍の局在と神経症状の例

障害部位	症　状
前頭葉	性格変化，運動失語，異常反射（交差屈曲反射），錐体路症状
頭頂葉	皮質性感覚障害（立体感覚・位置感覚障害），劣位半球失認，優位半球各回領域であれば手指失認・失算・失読・失書（Gerstmann症候群），同名下1/4半盲または対側下1/4半盲
側頭葉	精神運動発作，性格変化，記憶障害，性的行動増加・幻臭・聴覚異常（Kluver-Bucy症候群），感覚失語，同名上1/4半盲
後頭葉	対側の同名半盲，幻視，視覚失認，病態失認

ト上腫瘍の存在部位によって症状が異なり，特徴的な症状が出現した際には局在を推測することも可能である（表2）。診断学的な意義だけでなく，テント上腫瘍の局在は術前管理を複雑化させる因子となりうる。

特徴的な麻酔管理法として，言語野に腫瘍性病変が存在する場合は，術中に患者の覚醒によって言語機能のモニタリングを行う方法も採用されることがある。テント上腫瘍による一般的な生理学的変化としてはICPの増大が問題となるため，術前の意識状態や痙攣の有無など，身体所見としてICP亢進状態にあるかを確認する必要がある。

ICP増大の結果，脳ヘルニアが起こる際の位置および病変を図に示す[4]。ICPの正常値は成人で10～15 mmHg以下，小児で3～7 mmHg，乳幼児で1.5～6 mmHgである[4]。ICPセンサー波形は脳圧の亢進の生理学的変化を観察するうえで有用であり，通常心収縮期に相当するP1波がもっとも高い値を示すが，頭蓋内圧亢進状態では大動脈弁開放期に相当するP2波がP1波より高くなり，全体的に高い値で平坦化する

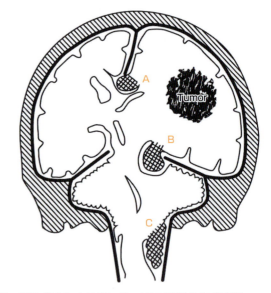

図　ICP増大による脳ヘルニアの位置および病変
A：帯状回ヘルニア
B：テント切痕ヘルニア。臨床的によく見られるヘルニアで，症状として進行性の意識障害，病側の瞳孔散大，対側の片麻痺が生じる。
C：小脳扁桃ヘルニア。意識障害，チェーン・ストークス呼吸，高血圧，徐脈などが見られる。

現象が確認される[5]。画像所見ではCT画像で正中線の0.5 cm以上の偏移はICPの上昇を示唆する[6]。

脳ヘルニアまで至らない場合，脳室の狭小化や脳室周囲の静脈叢の容積減少によってICPの上昇は補完される。急性くも膜下血腫のような自動調節能を阻害する因子がなければ，腫瘍径がある程度増大しない場合，これらの代償機構により無症状のこともある。

しかし腫瘍径が増大し，中心部の出血を伴うと急速に腫瘍による圧迫症状が進む場合がある。腫瘍による脳実質への血漿の流出により起こる浮腫は，可能であればデキサメタゾン4 mg/日程度の少量で管理すべき

表3 抗痙攣薬の血中濃度に影響を与える薬剤

抗痙攣薬	血中濃度上昇	血中濃度減少
バルプロ酸	マクロライド系抗菌薬，イソニアジド，シメチジン，サリチル酸系薬剤	カルバペネム系抗菌薬，リファンピシン，シスプラチン，メトトレキサート
フェノバルビタール	フロセミド，抗ヒスタミン薬，抗うつ薬	制酸薬，テオフィリン，カルバペネム系抗菌薬，クロラムフェニコール，副腎皮質ホルモン
カルバマゼピン	アゾール系抗真菌薬，マクロライド系抗菌薬，イソニアジド，ST合剤，クロラムフェニコール，モノアミン酸化酵素阻害薬，ハロペリドール，選択的セロトニン再取り込み阻害薬，Caチャネル拮抗薬，サリチル酸	ボリコナゾール，リファンピシン，シスプラチン，制酸薬，テオフィリン
フェニトイン	ワルファリン，アゾール系抗真菌薬，ST合剤，シメチジン，オメプラゾール，ジルチアゼム，アミオダロン，イソニアジド，アロプリノール，抗うつ薬，タクロリムス，シクロスポリン，イブプロフェン	サリチル酸，リファンピシン，制酸薬，テオフィリン，ピリドキシン，シスプラチン
エトスクシミド	イソニアジド	リファンピシン
クロナゼパム，クロベザム，ニトラゼパム	シメチジン	
ガバペンチン	モルヒネ	制酸薬
トピラマート	ヒドロクロロチアジド	
ラモトリギン		リファンピシン，リスペリドン，経口避妊薬

であり，コントロール不良な際にはデキサメタゾン16 mg/日およびマンニトール，グリセロールの併用も考慮される．しかし，大量のデキサメタゾンが投与されている際には，血糖コントロールに難渋する可能性も念頭に置くべきである[7]．

そのほか注意すべき項目として，術前に投与されている薬剤を聴取すべきである．術前に抗痙攣薬を処方されている場合，抗痙攣薬は周術期に頻用される薬剤と相互作用を示す場合が多い．表3に一覧を示す[8)～10)]．

麻酔管理法に影響を及ぼす因子として，手術体位，術中モニタリング，脳神経生理学的モニタリングの有無が挙げられる．これらの術前申し込み情報についても脳神経外科医とよく協議したうえで，麻酔管理法を決定する．

麻酔管理

テント上腫瘍に対する麻酔管理の目標は，①正常脳に対して適切な酸素化を維持する，②手術操作に最適な脳環境を提供する，③術後神経学的検索を行えるように努める，④術中脳神経学的モニタリングを行えるように努める，などが挙げられる．

■術前準備

麻酔前投薬による過度の鎮静はPa_{CO_2}を増大させるため，気道閉塞の危険も注意しなければならない．一方で不安や緊張はICPを増大させる．これらのことから，術前に麻酔科の管理下に呼吸監視を行いつつミダゾラム0.5～2 mgの静脈内投与は推奨される．脳圧亢進のない症例ではベンゾジアゼピン経口投与でもよい．

ただしモニタリングとして術中覚醒を行う際には，これらの麻酔前投薬は術中の覚醒の障害となるため，投与しない[11)]．患者の意識状態が良好な症例であれば，術前診察の際に患者と良い関係を築き，入室時の不安を軽減できるように努めるべきである．

■血管確保

開頭手術では意図しない大量出血のリスクがあるため，大口径の静脈路は2本確保する．

座位による手術では，特に手術中の空気塞栓のリスクとなりうるため，中心静脈路が検討される[12)]．また出血・長時間手術が見込まれる際にも過剰な輸液負荷になりがちなため，循環作動薬投与目的に中心静脈路が検討される．

動脈路は開頭手術において必須であり，継続的な動脈圧・電解質・血糖のモニタリングが必須である．動

脈圧のゼロ点は両耳点とする。

■モニタリング

通常の全身麻酔同様，心電図モニター，自動血圧計，パルスオキシメータは必須であるほか，食道温や鼓膜温など中枢温モニタリングも推奨される。術中空気塞栓のモニターとして呼気終末二酸化炭素モニターも常用されるほか，経食道心エコーは感度に優れ[12]，特に座位手術において有用である。筋弛緩モニターは通常使用が推奨されるが，片麻痺のある症例では神経筋接合部における異常なアセチルコリン受容体が分布している可能性があり，筋弛緩薬の作用深度のミスリードが起こるため[13]，可能なかぎり最低限の使用にとどめるよう留意する。

術中は血糖の定期的なモニタリングが必要であるが，開頭手術において頻用されるマンニトールは低ナトリウム血症，高カリウム血症の原因となるため，電解質モニタリングも定期的に行うべきである。術中麻酔深度の測定および簡易的な脳波モニタリングとしてbispectral index（BIS）モニタリングは有用である。手術部位が前額部を覆ってしまう際には，鼻部や下顎部において麻酔維持中の臨床的な指標として用いることは可能と考えられる[14]が，測定部位の違いによるバイアスが存在するため盲目的に計測値を信頼するのではなく，計測値のトレンドに注意すべきである。

テント上腫瘍の麻酔維持中の近赤外線分光法（near-infrared spectroscopy：NIRS）の有用性について言及している報告はないが，頭部外傷後など，二次的な脳障害を早期に検出するうえで有用である[15]。血管内膜剝離術の際にNIRSは脳血流のモニタリングおよび術式の決定に有用であると報告されている[16]が，腫瘍の摘出に頭蓋外血管-頭蓋内血管のバイパスが予想される場合，バイパス血流の間接的な指標としてNIRSは有用である可能性がある[17]。

■麻酔法の選択

全身麻酔薬として吸入麻酔薬・静脈麻酔薬どちらも利点と欠点があり，モニタリングと干渉しない，脳圧が亢進していない症例ではどちらも用いることが可能である。ただし1最小肺胞濃度（MAC）を超えるセボフルラン・デスフルランは脳血流・代謝ミスマッチを起こすため注意が必要である[18][19]。1 MAC以下であっても吸入麻酔薬は静脈麻酔薬，特にプロポフォールと比較して脳血流量を減少させにくい傾向があるため，

ICP上昇のある症例では注意が必要である。またモニタリング法として運動誘発電位（motor evoked potential：MEP）が予定されている際には，セボフルラン・デスフルランは臨床濃度であっても記録電位を減弱させるため[20][21]，MEPが測定可能か吸入麻酔薬を使用する際には術者および測定者と検討が必要である。

小児においてMEPモニタリング下の長時間手術が予定される際，セボフルランを併用した麻酔管理下でも経頭蓋的MEPの測定は可能である[22]が，開頭直後にMEP波形のコントロールを描出しておくなどの工夫は必要と考えられる。デクスメデトミジンは成人において0.6 μg/kg/hr程度の濃度であればMEP測定に影響を与えないという報告と，小児の脊椎手術ではMEPの記録電位を減弱させるという報告とが混在しており，使用する際には注意が必要であろう[23][24]。

■麻酔導入

テント上腫瘍の麻酔導入における目標は，ICPを増大させないように管理することである。すなわち，①麻酔導入前に患者の不安を可能なかぎり軽減する，②気管挿管に伴う侵害刺激を軽減する，③ICP軽減を目的としてPa_{CO_2} 35 mmHg以下の調節呼吸を行う，④ヘッドピン刺入に伴う侵害刺激を軽減し，体位固定時に頸静脈の圧迫がないように注意する，などである。

具体的には麻酔導入時にフェンタニル1～2 μg/kgまたは/およびレミフェンタニル0.2～0.5 μg/kg/minを投与して気管挿管時の血圧上昇を抑制する。鎮静薬としては吸入麻酔薬・静脈麻酔薬のどちらも用いることができるが，5%以上のデスフルランはICPを上昇させる可能性があるため注意が必要である。プロポフォールは鎮静・覚醒における血中濃度の個人差があるため術後覚醒遅延の原因薬剤と見なされることもあるが，用量依存的にICPを低下させるため麻酔導入薬として理想的である。プロポフォールの標的部位濃度として3～5 μg/mlで就眠を得た後に気管挿管操作を行い，その後漸減する。セボフルランでの麻酔導入を行う際には3%程度の呼気終末濃度が得られれば気管挿管は可能であると思われる。どちらの鎮静薬を用いた際にも，BISモニタリングを行い過剰な鎮静を避けることで，術後覚醒遅延を予防できる可能性がある。また術前より循環動態が障害されているような症例では個々の症例について個別に調整が必要であるが，血圧低下はICPの増大の結果による可能性があるため，ケタミンは導入薬として用いにくい。

またヘッドピン刺入前に頭皮の末梢神経ブロックを併用することは術中および術後周術期管理の質の向上に有用である[25]。局所麻酔を併用しない場合，ヘッドピン刺入は侵害刺激の強い処置であり，気管挿管と同量，またはより多い量のフェンタニルまたは/およびレミフェンタニルの投与により血圧上昇を抑制すべきである。手術体位の決定と前後して，ICP管理に難渋する可能性があれば（頭低位など）術前に脳脊髄液ドレーンを挿入するのも良い方法である。

■ 麻酔維持

ICPを適正値に管理するために，軽度高浸透圧，軽度過換気，頭部挙上，脳脊髄液ドレナージ，静脈麻酔薬の使用，頸静脈灌流を阻害しない，などが方法として有効である。高浸透圧には，開頭前にマンニトール0.5〜0.75 g/kgを10分程度投与することで達成できる場合が多い。調節呼吸による軽度過換気はICPを低下させるために有効であるが，Pa_{CO_2} 30 mmHg以下に設定しても有効ではない。頭部挙上もICP低下に有効であるが，開頭後の空気塞栓のリスクを念頭に置かねばならない。

■ 覚　醒

覚醒・抜管に必要な基準としては通常の全身麻酔手術と同じく，四肢の運動が可能であること，十分な呼吸が得られていること，循環動態の安定化，意識状態が清明であること，皮膚の色調（またはパルスオキシメータの値）が正常であること，などの基準を満たせば術後早期に抜管は可能である[26]。しかし覚醒に伴うカテコラミン遊離および侵害刺激により，ほぼ全例で酸素消費量は増大する。また血圧上昇も起こりやすく，抜管時の術後頭蓋内出血が起こるリスクとなりうる。覚醒に必要な要件を満たさない場合は，十分な鎮静下において意識障害の原因を検索すべきである。

まとめ

テント上腫瘍の術前評価および麻酔管理を行うにあたっては，通常の麻酔に加え，ICPの変化という重要な生理学的変化を常に考慮しながら麻酔戦略を組み立てねばならない。

近年モニタリングの進歩に伴い，吸入麻酔薬が使いにくい症例が増えている一方で，小児でのプロポフォール使用の難しさなど，社会的にも麻酔管理が複雑化している。これらの難題を解決するために，日頃から脳神経外科医ともよく協議し良い関係を築いておくことが，テント上腫瘍の麻酔を行ううえで必須であると考える。

● 参考文献 ●

1) Dolecek TA, Propp JM, Stroup NE, et al. CBTRUS statistical report : primary brain and central nervous system tumors diagnosed in the United States in 2005-2009. Neuro Oncol 2012 ; 14（Suppl 5）: v1-49.
2) Louis DN, Ohgaki H, Wiestler OD, et al. The 2007 WHO classification of tumours of the central nervous system. Acta Neuropathol 2007 ; 114 : 97-109.
3) Poldermans D, Bax JJ, Boersma E, et al. Guidelines for pre-operative cardiac risk assessment and perioperative cardiac management in non-cardiac surgery. Eur Heart J 2009 ; 30 : 2769-812.
4) Dunn LT. Raised intracranial pressure. J Neurol Neurosurg Psychiatry 2002 ; 73（Suppl 1）: i23-7.
5) Smith M. Monitoring intracranial pressure in traumatic brain injury. Anesth Analg 2008 ; 106 : 240-8.
6) Fearnside MR, Cook RJ, McDougall P, et al. The Westmead Head Injury Project outcome in severe head injury. A comparative analysis of pre-hospital, clinical and CT variables. Br J Neurosurg 1993 ; 7 : 267-79.
7) Kaal EC, Vecht CJ. The management of brain edema in brain tumors. Curr Opin Oncol 2004 ; 16 : 593-600.
8) Loiseau P. Treatment of concomitant illnesses in patients receiving anticonvulsants : drug interactions of clinical significance. Drug Saf 1998 ; 19 : 495-510.
9) Mori H, Takahashi K, Mizutani T. Interaction between valproic acid and carbapenem antibiotics. Drug Metab Rev 2007 ; 39 : 647-57.
10) Tobin JK, Golightly LK, Kick SD, et al. Valproic acid-carbapenem interaction : report of six cases and a review of the literature. Drug Metabol Drug Interact 2009 ; 24 : 153-82.
11) Kayama T. The guidelines for awake craniotomy guidelines committee of the Japan awake surgery conference. Neurol Med Chir（Tokyo）2012 ; 52 : 119-41.
12) Ganslandt O, Merkel A, Schmitt H, et al. The sitting position in neurosurgery : indications, complications and results. a single institution experience of 600 cases. Acta Neurochir（Wien）2013 ; 155 : 1887-93.
13) Muller R, Knuttgen D, Vorweg M, et al.［Neuromuscular monitoring in a patient with hemiparesis. Resistance of the paralysed musculature to non-depolarising muscle relaxants］. Anaesthesist 2002 ; 51 : 644-9（in German）.
14) Lee SY, Kim YS, Lim BG, et al. Comparison of bispectral index scores from the standard frontal sensor position with those from an alternative mandibular position. Korean J Anesthesiol 2014 ; 66 : 267-73.
15) Gopinath SP, Robertson CS, Contant CF, et al. Early detection of delayed traumatic intracranial hematomas using near-infrared spectroscopy. J Neurosurg 1995 ; 83 : 438-44.
16) Pennekamp CW, Immink RV, den Ruijter HM, et al. Near-infrared spectroscopy to indicate selective shunt use during carotid endarterectomy. Eur J Vasc Endovasc Surg 2013 ; 46 : 397-403.
17) Patel HC, Kirkpatrick PJ. High flow extracranial to intracranial vascular bypass procedure for giant aneurysms : indications, surgical technique, complications and outcome. Adv Tech Stand Neu-

rosurg 2009 ; 34 : 61-83.
18) Jung HS, Sung TY, Kang H, et al. Cerebral blood flow change during volatile induction in large-dose sevoflurane versus intravenous propofol induction : transcranial Doppler study. Korean J Anesthesiol 2014 ; 67 : 323-8.
19) Klein KU, Fukui K, Schramm P, et al. Human cerebral microcirculation and oxygen saturation during propofol-induced reduction of bispectral index. Br J Anaesth 2011 ; 107 : 735-41.
20) Malcharek MJ, Loeffler S, Schiefer D, et al. Transcranial motor evoked potentials during anesthesia with desflurane versus propofol—A prospective randomized trial. Clin Neurophysiol 2015 ; 126 : 1825-32.
21) Sekimoto K, Nishikawa K, Ishizeki J, et al. The effects of volatile anesthetics on intraoperative monitoring of myogenic motor-evoked potentials to transcranial electrical stimulation and on partial neuromuscular blockade during propofol/fentanyl/nitrous oxide anesthesia in humans. J Neurosurg Anesthesiol 2006 ; 18 : 106-11.
22) Balvin MJ, Song KM, Slimp JC. Effects of anesthetic regimens and other confounding factors affecting the interpretation of motor evoked potentials during pediatric spine surgery. Am J Electroneurodiagnostic Technol 2010 ; 50 : 219-44.
23) Rozet I, Metzner J, Brown M, et al. Dexmedetomidine does not affect evoked potentials during spine surgery. Anesth Analg 2015 ; 121 : 492-501.
24) Mahmoud M, Sadhasivam S, Sestokas AK, et al. Loss of transcranial electric motor evoked potentials during pediatric spine surgery with dexmedetomidine. Anesthesiology 2007 ; 106 : 393-6.
25) Guilfoyle MR, Helmy A, Duane D, et al. Regional scalp block for postcraniotomy analgesia : a systematic review and meta-analysis. Anesth Analg 2013 ; 116 : 1093-102.
26) Aldrete JA. The post-anesthesia recovery score revisited. J Clin Anesth 1995 ; 7 : 89-91.

早瀬　知，山蔭　道明

XII 各論・麻酔管理

2 脳・脊髄腫瘍の麻酔管理

B テント下腫瘍（小脳橋角部腫瘍を含む）

KEY POINT
- テント下腫瘍とは，後頭蓋窩腫瘍である。
- 術前評価として，頭蓋内圧亢進症状に注意する。
- カプノメータだけでなく，脳血流の指標となるモニタリングも考慮することが奨められる。
- 運動誘発電位モニタリング時には，筋弛緩薬を使用しない全静脈麻酔が必要となる。
- パークベンチ体位には，挿管チューブやカテーテルの事故抜去に注意する。

はじめに

テント上とテント下は，小脳テントを境に頭蓋内腔を上下に分けた名称であり，テント下とは後頭蓋窩を示す。後頭蓋窩には，小脳，橋，延髄，下部脳神経が含まれる[1]。

脳腫瘍は，成人と小児で発生頻度や腫瘍の内容が大きく異なり，成人では後頭蓋窩に発生することが少なく，良性が大部分を占める[1]。一方，小児においては2/3が後頭蓋窩に発生する[2]。良性のみでなく悪性度の高いものも多いため，術式やアプローチは困難を極める場合が多い。

本項では，後頭蓋窩腫瘍患者の術前評価ならびに麻酔管理について述べる。

周術期管理

■術前評価

術前診察の意義として，①患者とのコミュニケーションによって信頼関係を構築する，②麻酔に対するリスク評価を行う，③麻酔について理解をうる，④麻酔のリスクを麻酔科医側だけでなく，患者本人あるいは家族と共有する，⑤麻酔計画を立てる，ということが挙げられる。後頭蓋窩に病変のある患者は，麻酔のリスクとなりうる症状が視診，問診で確認できる可能性があるため，術前診察は非常に大切である。

後頭蓋窩に発生している場合，脳腫瘍の占拠による頭蓋内圧上昇だけでなく，脳腫瘍の圧迫によって脳脊髄液の流れが悪くなることで，水頭症，そして頭蓋内圧亢進を来すことが予想される。こうした場合，すで

―203―

に意識混濁が起き，コミュニケーションがとれない可能性がある。特に小児では，日常においても見ず知らずの麻酔科医とコンタクトをとるのは難しい。そこで，意識混濁の原因を診療録，CTを含めた画像そして本人あるいは家族からの問診にて，十分確認しておく必要がある。

脳灌流圧は平均血圧から頭蓋内圧を差し引いた値[3]で示される。頭蓋内圧亢進状態では，平均血圧が低下すればおのずと脳灌流圧が低下するため，麻酔中に平均血圧を保つような麻酔計画を立てる必要がある。

また，頭蓋内圧亢進の際は，術前からステロイドを投与している可能性がある。その場合，ステロイドカバーを考慮すること，そして術中の血糖変化に注意をする必要がある。マンニトールや利尿剤の投与を施行していれば，術前より脱水傾向である可能性を考え，麻酔導入時の循環不全に注意しなければならない。導入前に経胸壁心エコーにて下大静脈径を確認する[4]，あるいはビジレオモニター™（エドワーズライフサイエンス，東京）を使用して，動脈圧測定から循環血液量の不足をとらえる[5]ことも考慮する。

続いて，術前より脳神経障害を合併していることがあるので，症状を確認しておくことが麻酔計画を立てるうえで大切となる。

たとえば，顔面神経麻痺であれば麻酔導入時のマスクフィットに注意が必要となる。舌咽・舌下神経麻痺であれば，嚥下機能が低下している可能性がある。術前から誤嚥していれば，術中に低酸素血症の発生頻度が高くなるだけでなく，早期抜管が困難となることが予想される。また，病変が延髄まで及んでいれば，血圧・脈拍の変動が起こる可能性が高いため，昇圧薬の準備は欠かせない。さらに呼吸ドライブがかからないことが予想され，術後の気管切開も考慮する。

症状からのリスク評価に加えて，手術の難易度や侵襲度[6]によるリスク評価も必要である。難易度によるリスク評価では，頭部手術の難易度の高さ，そして長時間手術が予想されることから高リスクと評価される。侵襲度によるリスク評価としては，低いクラスAから高いクラスCまであり，中枢神経領域の手術であることから，生理機能に影響を及ぼし，侵襲的モニタリングや術後のICU管理が必要になることが予想されるため，クラスCと分類される。また，2008年の非心臓手術における合併心疾患と管理に関するガイドライン[7]によれば，脳外科手術は外科手術カテゴリとしてはCategory 4と高度のリスクに分類される。

リスク最高の長時間の腹臥位あるいは座位手術は，重症手術として位置づけられている。つまり，総合的に考えて後頭蓋窩手術は高リスクの手術であることは間違いない。そこで，術中のモニタリングが非常に大切となる。

■麻酔に必要なモニタリング

心電図，非観血的血圧，動脈血酸素飽和度，カプノメータによる呼気終末二酸化炭素分圧は必須である。脳幹部や延髄領域であれば，先述したように血圧や脈拍の変化[1]にかなりの注意を払うべきであるため，観血的動脈圧測定は欠かせない。

カプノメータについては，古くはPa_{CO_2}を30～35 mmHg[8]に保つように調整すべきといわれていた。脳卒中治療ガイドライン2009[9]によれば，Pa_{CO_2}を上記のとおりに管理すれば，頭蓋内圧が25～30%減少するという[10]。しかし，一方で過度のPa_{CO_2}低下によって脳血流が減少することは周知の事実である。したがって，今後は後述する脳血流も指標とした赤外線式酸素モニター装置下にカプノメータを加えてモニタリングし，人工呼吸を行うことが必要となる。

続いて，中心静脈圧であるが，厳密にいえば頭蓋内圧と異なる。しかし，先述した脳灌流圧測定時の頭蓋内圧の代用とすることがあり，頭蓋内圧が不明の際に中心静脈圧をモニタリングすることは意義あることと考えられる。手術部位と近いため絶対適応とはならないが，内頸静脈よりプリセップカテーテル™（エドワーズライフサイエンス）を留置し，ビジレオモニター™に接続すれば，中心静脈圧だけでなくScv_{O_2}（上大静脈酸素飽和度）の測定も可能となる[11]。Scv_{O_2}は頸静脈球部で測定する内頸静脈酸素飽和度（Sj_{O_2}）とは若干差がある[12]が，脳組織酸素代謝を測定する意味において内頸静脈球部に留置するよりも困難度は低く，Sj_{O_2}の代用となりうると考える。

近年，Scv_{O_2}やSj_{O_2}と比べて非侵襲的に脳組織酸素代謝をモニタリングできる装置が，心臓血管手術においてルーチンで使用されるようになった[13][14]。本装置は，前額部にシールを貼るため，仰臥位の大脳手術の際には使用困難であるが，腹臥位やパークベンチ体位による後頭蓋窩手術の際には測定可能となる。

多くの種類が使用可能であるが，現在のところ頻用されているのが，無侵襲混合血酸素飽和度監視システム INVOS™ 5100C（コヴィディエン，東京）[13]と赤外線酸素モニター装置 NIRO®-200NX（浜松ホトニクス，

静岡)[14]である。

2015年の報告[15]によると，腰椎手術において赤外線酸素モニター装置を使用することで，術後の高次脳機能障害を抑制できる可能性があるという．今後の大きな参考となるであろう．

次に，後頭蓋窩手術での神経モニタリングに使用されるものが運動誘発電位(motor evoked potential：MEP)，体性感覚誘発電位(somatosensory evoked potential：SEP)，聴性脳幹反応(auditory brainstem response：ABR)および迷走神経刺激である．2012年の報告[16]によると，脳幹部海綿状血管腫は他の部位よりも出血率が高く，出血した際の神経学的予後が悪いといわれている[17]．そこで，神経保護のうえでも経頭蓋MEPが重要となる．その場合は，筋弛緩薬は使用せず，完全静脈麻酔であることも必要である[18]．脳幹部手術の際の経頭蓋MEPにおいて，基準値より20 mA以上の刺激閾値上昇あるいは50％以上の振幅低下が起きた場合には，麻痺が生じる可能性が41％であったことが報告されている[19]．したがって，後頭蓋窩手術においても術中のMEPは重要である．また，SEPの際には吸入麻酔薬は使用可能であるが，2000年に発表された症例報告[20]によれば，脳幹部星状細胞腫の3歳児に対し，わずか0.5％のイソフルラン投与でSEPが低下したという．手術前にどういったモニタリングが行われるかを術者と十分コミュニケーションをとり，麻酔薬の選択および維持をする必要がある．

迷走神経刺激の際には，NIM TriVantage® EMGチューブ(メドトロニック，東京)[21)22]という特殊な挿管チューブが必要となるため，術中の筋弛緩薬の使用を避けなければならない．

手術中だけでなく，術直後も意識・血圧・脈拍・呼吸のバイタルサインに細心の注意を払うことが合併症予防だけでなく合併症の早期発見につながる．

体位による注意事項

座位の場合，もっとも注意しなければいけないのが，空気塞栓である[23]．成書[1]によると，発生率は25〜39％にのぼり，創部と右心系の距離が5 cm以上で起こりうるという．また，座位では頭部に向かうに従い平均血圧が低下していくため，昇圧薬の使用を考慮すべきである．

パークベンチ体位においては，手術アプローチが非常に困難であった橋下部腹側の海綿状血管腫が摘出可能となったことから[24]，本体位による手術が増えることが予想される．しかし，頸部と体幹部の位置関係によっては腕神経叢麻痺だけでなく頸部血管の圧迫が発生しうる．さらに挿管チューブ，静脈ラインや動脈ラインの事故抜去に注意する．

腹臥位においては，上記と同様に挿管チューブや留置カテーテルの抜去や閉塞に注意する．また，換気量の低下により目標のPa_{CO_2}管理に難渋する可能性があるため，脳の腫れの程度や頭蓋内圧測定にて，マンニトールや利尿剤投与を必要に応じて考慮する．

表　テント下腫瘍の麻酔管理と注意点

		成　人	小　児
体位	座　位	注意点：空気塞栓	
	パークベンチ体位	注意点：腕神経叢麻痺，カテーテル抜去	成人と同様
	腹臥位	注意点：カテーテル抜去・閉塞，換気量低下	成人と同様
モニタリング	MEP	オピオイド プロポフォール(2〜4 µg/ml without N_2O)[25] ケタミン(1〜2 mg/kg/hr) 筋弛緩薬なし	オピオイド プロポフォール(0.05〜0.125 mg/kg/min)[28] ケタミン(1〜2 mg/kg/hr) 筋弛緩薬なし
	SEP	オピオイド プロポフォール(2〜5 µg/ml without N_2O)[29] セボフルラン(1.0 MAC以下)[29] 筋弛緩薬	オピオイド プロポフォール ケタミン セボフルラン(1.0 MAC以下 without N_2O)[30] 筋弛緩薬
	迷走神経刺激	NIMチューブ使用	

XII 各論・麻酔管理

麻酔管理(表)

上述したが，MEPモニタリング時には全静脈麻酔が推奨される．脳神経外科手術における一般的な麻酔薬としては，レミフェンタニル，フェンタニルとプロポフォールの組み合わせである．

まず，小児のプロポフォールの使用に関しては施設間で異なるが，われわれの施設では15歳未満の小児の場合，プロポフォールの使用に関して両親から同意を得て使用している．また，プロポフォールも濃度が高いとMEPの振幅が低下する可能性があるため[25]，ケタミンをうまく使用することも考慮すべきである[18]が，当薬剤による頭蓋内圧亢進作用にも注意する．頭蓋内圧を測定していない場合は，脳外科医と十分話し合ったうえで使用する．

一方，MEP測定を行わない場合には，筋弛緩薬投与下に吸入麻酔薬の使用は可能である．しかし，デスフルランの添付文書には，脳に器質的障害がある場合には慎重投与と記載されている[26]ため，注意すべきである．また，MRI撮影時の吸入麻酔について，テント下病変や5歳未満で神経学的副作用が発生したと報告されており[27]，こちらも念頭に置くべきである．

まとめ

テント下脳腫瘍の術前評価と麻酔管理について論述した．リスク評価とともに麻酔計画を綿密に立てたうえで，当日は脳外科医と連携しながら麻酔管理を行うことが，イベント発生時も早急に対応でき，安全な全身管理が可能となる．

参考文献

1) Cottrell JE, Turndorf H 編．沼田克雄監．麻酔と脳神経学．東京：真興交易医書出版部；1990．p.135.
2) Maston DD. Neurosurgery of infancy and childhood. Springfield：Charles C Thomas；1969.
3) Ursino M, Giulioni M, Lodi CA. Relationships among cerebral perfusion pressure, autoregulation, and transcranial Doppler waveform：a modeling study. J Neurosurg 1998；89：255-66.
4) Mookadam F, Warsame TA, Yang HS, et al. Effect of positional changes on inferior vena cava size. Eur J Echocardiogr 2011；12：322-5.
5) Byon HJ, Lim CW, Lee JH, et al. Prediction of fluid responsiveness in mechanically ventilated children undergoing neurosurgery. Br J Anaesth 2013；110：586-91.
6) ボビージーン・スウェイツアー編，望月正武監．術前患者評価・管理の手引き—臨床的なリスク評価と質の向上に向けて—．東京：メディカルサイエンスインターナショナル；2007．p.12-26.
7) 循環器病の診断と治療のガイドライン（2007年合同研究班報告）．非心臓手術における合併心疾患の評価と管理に関するガイドライン（2008年改訂版）．2008．p.4.
8) Gardner WJ, Dohn DF. The antigravity suit (G-suit) in surgery. JAMA 1956；162：274.
9) 脳卒中治療ガイドライン2009．http://www.jsts.gr.jp/main08a.html/
10) Stocchetti N, Maas AI, Chieregato A, et al. Hyperventilation in head injury：a review. Chest 2005；127：1812-27.
11) Dueck MH, Klimek M, Appenrodt S, et al. Trends but not individual values of central venous oxygen saturation agree with mixed venous oxygen saturation during varying hemodynamic conditions. Anesthesiology 2005；103：249-57.
12) Hu H, Ge X, Cai H. Monitoring of intracranial pressure and cerebral hemodynamics by transjugular dural sinus catheterization. Clin Anesth 2014；26：147-8.
13) http://www.nihonkohden.co.jp/iryo/products/monitor/01_bedside/invos5100c.html
14) http://www.hamamatsu.com/jp/ja/C10448.html
15) Trafidło T, Gaszyński T, Gaszyński W, et al. Intraoperative monitoring of cerebral NIRS oximetry leads to better postoperative cognitive performance：a pilot study. Int J Surg 2015；16(Pt A)：23-30.
16) 津田恭治，高野晋吾，今井 資ほか．当院で経験した中脳海綿状血管腫3例に対する治療方針の検討．脳卒中の外科 2012；40：149-53.
17) Chen L, Zhao Y, Zhou L, et al. Surgical strategies in treating brainstem cavernous malformations. Neurosurgery 2011；68：609-20；discussion 620-1.
18) Sihle-Wissel M, Scholz M, Cunitz G. Transcranial magnetic-evoked potentials under total intravenous anaesthesia and nitrous oxide. Br J Anaesth 2000；85：465-7.
19) Sarnthein J, Bozinov O, Melone AG, et al. Motor-evoked potentials (MEP) during brainstem surgery to preserve corticospinal function. Acta Neurochir (Wien) 2011；153：1753-9.
20) Gillerman R, Duncan J, Bolton J. Prolonged somatosensory evoked potential depression following a brief exposure to low concentrations of inhalation anaesthetic in a 3-year-old child. Paediatr Anaesth 2000；10：336-8.
21) Wu CW, Dionigi G, Sun H, et al. Intraoperative neuromonitoring for the early detection and prevention of RLN traction injury in thyroid surgery：a porcine model. Surgery 2014；155：329-39.
22) 相原徳孝，村上信吾．聴神経腫瘍の術中モニタリング：名古屋市立大学病院での工夫．Nagoya Med J 2013；53：109-13.
23) Eckle VS, Neumann B, Greiner TO, et al. Intrajugular balloon catheter reduces air embolism in vitro and in vivo. Br J Anaesth 2015；114：973-8.
24) 佐々木雄彦，早瀬一幸，佐藤憲市ほか．橋下部腹側海綿状血管腫の摘出術—手術アプローチと脳幹進入部について—．脳卒中の外科 2008；38：112-7.
25) Furmaga H, Park HJ, Cooperrider J, et al. Effects of ketamine and propofol on motor evoked potentials elicited by intracranial microstimulation during deep brain stimulation. Front Syst Neurosci 2014 23；8：89.
26) www.baxter.co.jp/downloads/medical/products/jlmmsp-pid.pdf
27) Sandner-Kiesling A, Schwarz G, Vicenzi M, et al. Side-effects after inhalational anaesthesia for paediatric cerebral magnetic resonance imaging. Paediatr Anaesth 2002；12：429-37.
28) Lieberman JA, Lyon R, Feiner J, et al. The effect of age on motor evoked potentials in children under propofol/isoflurane anesthesia. Anesth Analg 2006；103：316-21.
29) Ku AS, Hu Y, Irwin MG, et al. Effect of sevoflurane/nitrous ox-

ide versus propofol anaesthesia on somatosensory evoked potential monitoring of the spinal cord during surgery to correct scoliosis. Br J Anaesth 2002 ; 88 : 502-7.
30) da Costa VV, Saraiva RA, de Almeida AC, et al. The effect of nitrous oxide on the inhibition of somatosensory evoked potentials by sevoflurane in children. Anaesthesia 2001 ; 56 : 202-7.

枝長　充隆，山蔭　道明

XII 各論・麻酔管理

2 脳・脊髄腫瘍の麻酔管理

C 脊髄腫瘍

KEY POINT

- 脊髄腫瘍摘出術に伴う脊髄障害には，機械的損傷による一次的障害と，その後の虚血や炎症の持続による二次的障害がある。
- 電気生理学的検査，随意運動・感覚検査を実施することにより，脊髄障害を早期に検知し，脊髄障害の進行を防止する。
- 脊髄障害の進行を防止するために，脊髄灌流圧を維持する麻酔管理が求められる。
- 頸髄・頸椎手術時には，頸髄を保護する気道確保が必要である。
- 腹臥位に伴う末梢神経障害や術後視機能障害を防止する。

はじめに

脊髄腫瘍は，脊髄，神経根，髄膜から生じる腫瘍性病変の総称であり，広義には脊椎腫瘍も含む。脊髄腫瘍の発症頻度は脳腫瘍よりも少ない[1]。腫瘍の部位により，硬膜外，硬膜内髄外，髄内に分類される（図1）。運動誘発電位（motor evoked potential：MEP）や体性感覚誘発電位（somatosensory evoked potential：SEP）のモニタリングなしで，難易度の高い髄内腫瘍摘出術を行うと，23〜65％の患者で術後神経学的所見が悪化したと報告されている[2)3)]。髄内操作のみでなく，脊髄周囲の手術操作でも脊髄が損傷され，運動障害，感覚障害，膀胱直腸障害といった合併症が生じうる。手術操作による機械的損傷や脊髄周囲の出血が脊髄障害を惹起する。これらの一次的障害に引き続き，数時間かけて虚血や組織低酸素，炎症，アポトーシスなどにより二次的障害が進行する[4]。モニタリングにより一次的障害を早期に検知し，脊髄の二次的障害の進行を防止する麻酔管理が求められる。

術前評価

術前評価のポイントを表1に示す。頸椎・頸髄手術の場合，頸髄障害を増悪させない気道確保が必要である。画像診断で頸椎の不安定度を評価することは専門医の判断を仰ぐ点も多いが，麻酔科術前診察では頸部の可動性と，頸部の動きに伴う放散痛，しびれを伴う感覚障害や四肢の脱力の有無を評価する。

術中の脊髄機能モニタリング法を確認し，それを妨げない麻酔法を計画する。wake-upテストが予定さ

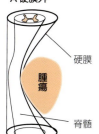
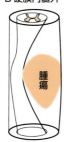
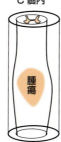

図1　脊髄腫瘍の分類
脊髄腫瘍は，脊髄，神経根，髄膜より生じる腫瘍性病変の総称であり，広義には脊椎腫瘍も含む。腫瘍の部位により，硬膜外腫瘍(A)，硬膜内髄外腫瘍(B)，髄内腫瘍(C)に分類される。易損性の高い脊髄そのものが手術対象になる髄内腫瘍摘出術は，術後運動麻痺や感覚障害が生じる可能性が高い。

表1　脊髄腫瘍手術の麻酔科術前診察で得ておく情報とその目的

- 術前の頸部可動域 ➡ 気道確保法を決定する
- 術中脊髄機能モニタリング法 ➡ 麻酔法を決定する
- 四肢の感覚障害・運動麻痺の状態 ➡ 症状を悪化させない術中体位を確認する
- 腫瘍の位置と術式 ➡ 術中神経障害の可能性と出血量を推測する

表2　術中輸血の可能性を高める因子

- 50歳以上
- 術前のヘモグロビンが12 g/dl未満
- 2椎間以上の脊椎固定
- 椎弓根切除

表3　術後視機能障害の防止法

- 低血圧を避ける
- 輸液は晶質液だけでなく，膠質液も用いる
- 過度の貧血を避ける
- 眼球圧迫を避ける
- 可能であれば若干頭部を挙上する

れている場合には，術前に手順を十分に説明し承諾を得る。

　脊髄腫瘍摘出術は腹臥位で実施することが多い。腹臥位の合併症として術後視機能障害や腕神経叢障害がある[5]。脊髄腫瘍が進行すると，しびれや痛み，四肢筋力低下，感覚低下，膀胱直腸障害などが生じる。症状を悪化させる術中体位を避けるため，そして術後と比較するために，術前診察では神経学的所見に加え視機能評価を行い記録する。

　腫瘍の位置(図1)と術式を把握する。転移性脊椎腫瘍手術や硬膜外静脈叢を切断する場合には出血量が増加する。術中輸血の可能性を高める因子を表2に示す。50歳以上，術前のヘモグロビンが12 g/dl未満，2椎間以上の脊椎固定，椎弓根切除といった要因が術中輸血の可能性を増大させる[6]。出血量が多いと予測される場合には輸血用血液製剤を準備する。

麻酔管理

■麻酔導入・維持

　頸椎の不安定性があり頸部可動域制限がある場合には，気管支ファイバースコープやビデオ喉頭鏡による気管挿管が必要になる。マスク換気困難が予測されるならば，自発呼吸温存下に気管支ファイバースコープによる気管挿管を行う。マスク換気が可能であれば，ビデオ喉頭鏡による挿管も選択枝になる。麻酔薬としてプロポフォールと吸入麻酔薬はいずれも選択可能である。しかし，MEPやSEPをモニタリングする場合には，それらを妨げにくいプロポフォールとレミフェンタニル・フェンタニルの組み合わせのような全静脈麻酔が望ましい。麻酔導入時に筋弛緩薬を用いても，拮抗することによりMEPの測定は可能である。

■腹臥位合併症対策

　腹臥位で上肢を過度に尾側に牽引すると，腕神経叢が伸ばされ障害が生じる。腹部圧迫により機能的残気量が減少する。下大静脈圧迫に伴う静脈環流量低下により，腹臥位では心拍出量が約20％低下する[7]。下大静脈圧迫が生じると，硬膜外静脈叢へ血液が迂回するため出血量が増加する。呼吸と循環を維持するために，腹臥位での腹部圧迫をできるだけ解除する。

　脊椎・脊髄手術後の重篤な視機能障害の発生率は0.2％以下と非常にまれであるが，術後の生活の質を大きく悪化させるため，その予防が重要である。長時間の腹臥位手術や大量出血が術後視機能障害の危険因子である。虚血性視神経炎や網膜動脈閉塞症がその原因と考えられている。米国麻酔学会タスクフォースが推奨する，術後視機能障害の防止法を表3に示す[8]。眼球圧迫を避け，浮腫を防止し，適切な循環を維持することが求められる。

■周術期の脊髄保護

●脊髄手術・損傷の脊髄循環と体循環に与える影響

　脳血流と同様に，脊髄血流は平均血圧40～100 mmHgの範囲内で自己調節能がある。二酸化炭

表4 代表的な術中脊髄機能モニタリング法の特徴

	長所	短所
運動誘発電位	・リアルタイムに皮質脊髄路と運動ニューロンの機能を評価できる	・吸入麻酔薬により著明に抑制される ・術前から運動機能悪化があると測定できないことがある ・感覚路を評価できない
体性感覚誘発電位	・3分間程度で後索機能を評価できる	・吸入麻酔薬により抑制される ・運動路を評価できない
Free-run 筋電図	・分節的な神経根障害を評価できる ・手術操作を止める必要がない	・鋭敏すぎる ・判定法が確立されていない
Wake-up テスト	・粗大運動機能評価として信頼できる ・MEP が測定できなくても実施可能である	・覚醒の際、体動によりチューブ類の抜去や痛みを感じることがある ・意思疎通可能な患者に限定される ・リアルタイムには評価できない

素分圧が上昇すると脊髄血流は増加する[9]。しかし，自己調節能は脊髄損傷により失われる[10]。動物実験では脊髄損傷後に脊髄血流は約1/5まで低下し，輸血で血圧を上昇させることにより，脊髄血流が増加することが示されている[11]。脊髄腫瘍摘出中は血管損傷や浮腫が生じることにより自己調節能が低下する可能性があるため，体血圧を維持し，脊髄血流の低下を防止する必要がある。脊髄損傷の急性期には，平均血圧を85 mmHg 以上にすることが推奨されている[12]。

心臓交感神経は上位胸髄に由来する。上位胸髄より高位の脊髄腫瘍摘出中に，脊髄損傷が拡大すると心収縮力や心拍数が低下する可能性がある。交感神経遮断により，末梢血管が拡張することも低血圧を助長する。高位脊髄手術の場合には，心拍出量低下や血圧低下に対して陽性変力・変時作用薬や血管収縮薬を必要とすることもあるため，中心静脈カテーテル挿入や観血的動脈圧測定は有用である。

● 輸液・輸血

脊髄灌流圧は"脊髄灌流圧＝平均血圧－静脈圧－脊髄組織内圧（脳脊髄液圧）"で表される。すなわち，脊髄に出血，血液うっ滞，浮腫が生じると脊髄灌流圧が低下する。過剰な晶質液輸液は浮腫を増悪させる。出血により貧血や低血圧が生じた際には，酸素運搬能を維持するために輸血を行う。麻酔薬や血管拡張薬を用いた人為的な低血圧麻酔は，メタアナリシスによれば整形外科手術中の出血量を減らすとされる[13]。しかし，低血圧状態における神経組織の安全性は示されておらず，適応は慎重に検討するべきである。

● 術中神経モニタリング

術中神経モニタリングの目的は，脊髄腫瘍切除に伴う機能障害を最小限にとどめ，かつ最大限腫瘍を切除

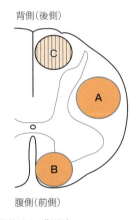

図2 脊髄の運動路と感覚路
大脳皮質からの随意運動のシグナル伝導路を皮質脊髄路という。脊髄では，外側皮質脊髄路(A)と前皮質脊髄路(B)に分かれる。識別性触覚と深部感覚のシグナルは後索(C)を上行する。運動誘発電位は外側皮質脊髄路と前皮質脊髄路の機能を評価する。体性感覚誘発電位は後索機能を評価する。

することにある。術中脊髄機能モニタリングの概要を表4に示す。刺激方法と麻酔管理法の改良によりMEPモニタリングが容易になり，本邦では運動路を評価するMEPがもっとも普及している[14]。MEPは感覚路を評価できないため，SEPも併せて測定することが重要であり，図2に示すように広く脊髄機能を評価でき偽陰性が減少する[15]。MEPとSEPの具体的な測定法は他項を参照されたい。術前から運動麻痺の強い患者，脊椎手術や放射線治療の既往，腫瘍径が大きい場合には，術中MEPモニタリングは困難になる[16]。wake-upテストは，術前からの強い神経障害や，麻酔薬・低体温の影響によりMEPやSEPを測定できない場合に選択枝となる。MEP導出筋と同一筋の電位変化を記録するfree-run筋電図は，神経に機械的刺激が加わった際に筋肉に生じる異常筋電図をモニ

表5 運動誘発電位（motor evoked potential：MEP）の振幅が低下した場合の対応

上肢と下肢のMEP振幅が低下した場合
- 刺激・記録電極の状態の確認する（剥がれていないか，水に濡れていないか）
- 低血圧があれば体血圧を上昇させる
- 低体温があれば体温保持に努める
- 麻酔深度を確認する（鎮静薬や筋弛緩薬のボーラス投与はなかったか）
- 刺激強度を上げる

下肢のMEP振幅のみ低下した場合
（上記の5項目を実施したうえで下記項目を実施する）
- 脊髄損傷を来す手術操作直後の場合，手術を中断し波形回復を待つ
- 術野を確認し，血腫，骨片，脊髄圧迫などがあればそれらの解除を依頼する
- インスツルメント挿入直後であれば，それを抜去する

タリングするものであり，手術操作を止めずに連続記録が可能である。鋭敏であるが特異度が低いのが難点である。

● MEPの警告基準と対応

末梢筋から導出するmyogenic MEPの振幅の低下と，皮質脊髄路の障害の程度との相関が不明であり，警告基準はまだ定まっていない。コントロール値から振幅が75％低下した場合に警告を出す[17]，あるいは消失したら警告を出すという報告もある[18]。MEPの振幅が低下した場合の対応を**表5**に示す。MEPは，手術操作により生じた神経障害だけでなく，麻酔薬，血圧，体温などに大きく影響を受ける。MEP振幅低下の原因を特定できないことも臨床現場では生じうる。myogenic MEPの振幅は約40％の患者で時間とともに徐々に低下するため，振幅を維持するために刺激強度を上げることもある。特に下肢のmyogenic MEPは漸減しやすい[19]。MEPの振幅が急激に低下した場合にはそれを術者に知らせ，術者，モニタリスト，麻酔科医と協議し治療方針を決定する。

髄内腫瘍摘出術は易損性の高い脊髄内を操作するため，myogenic MEPが容易に低下する。myogenic MEPが消失しても，硬膜外腔あるいはくも膜下腔で記録した皮質脊髄路の複合電位（D-wave）が50％以上残存していれば，長期的に重篤な麻痺は回避できるとされる。髄内腫瘍摘出術では，myogenic MEPとspinal MEP（D-wave）の併用が推奨されている[18]。

● メチルプレドニゾロン（methylprednisolone）

メチルプレドニゾロンの大量投与は，脊髄損傷後の神経学的予後を改善させる可能性がある[20]ものの，消化器系の潰瘍・出血を増悪する[21]。米国神経外科学会ガイドラインにおける大量ステロイド療法は，リスクとベネフィットを考慮したうえで用いるという位置づけになっている[22]。

術後管理

手術終了後の抜管は，呼吸と循環の安定度と，頸髄・頸椎手術であれば気道周囲の浮腫の状況も加味して判断する。安定していなければ，挿管のまま集中治療室にて管理を行う。脊椎・脊髄手術は静脈血栓塞栓症の中リスク群に分類される。脊髄手術後は，ドレナージを要する脊柱管内の血腫が0.1～3％に生じる。60歳以上，術前からの非ステロイド性消炎鎮痛薬の使用，術中大量出血，術後の凝固障害が術後出血の危険因子である[23]。血腫の脊髄圧迫による新たな脊髄損傷のリスクがあるため，手術直後からの抗凝固療法の是非は不明である。創部が広く術後痛が強いと予測される場合には，持続フェンタニル静注により適切に鎮痛を図り，早期離床につなげることが重要である。

おわりに

早期に脊髄障害を検知し，二次的障害の進行を最小限にすることが求められている。そのためには頻回な神経学的所見の評価，脊髄灌流圧維持のための循環管理，術者と麻酔科医の連携が必須である。

●参考文献●

1) 岩崎元重. 脊椎脊髄腫瘍. 織田弘美, 高取吉雄編. 整形外科クルズス第4版. 東京：南江堂；2003. p.489-5.
2) Cristante L, Herrmann HD. Surgical management of intramedullary spinal cord tumors：functional outcome and sources of morbidity. Neurosurgery 1994；35：69-76.
3) Constantini S, Miller DC, Allen JC, et al. Radical excision of intramedullary spinal cord tumors：surgical morbidity and long-term follow-up evaluation in 164 children and young adults. J Neurosurg 2000；93：183-93.
4) Hurlbert RJ. Strategies of medical intervention in the management of acute spinal cord injury. Spine (Phila Pa 1976) 2006；31(11 Suppl)：S16-21.
5) Kamel I, Barnette R. Positioning patients for spine surgery：Avoiding uncommon position-related complications. World J Orthop 2014；5：425-43.
6) Lenoir B, Merckx P, Paugam-Burtz C, et al. Individual probability of allogeneic erythrocyte transfusion in elective spine surgery：the predictive model of transfusion in spine surgery. Anesthesiology 2009；110：1050-60.

7) Yokoyama M, Ueda W, Hirakawa M, et al. Hemodynamic effect of the prone position during anesthesia. Acta Anaesthesiol Scand 1991 ; 35 : 741-4.
8) American Society of Anesthesiologists Task Force on Perioperative Visual Loss. Practice advisory for perioperative visual loss associated with spine surgery : an updated report by the American Society of Anesthesiologists Task Force on Perioperative Visual Loss. Anesthesiology 2012 ; 116 : 274-85.
9) Smith AL, Pender JW, Alexander SC. Effects of PCO2 on spinal cord blood flow. Am J Physiol 1969 ; 216 : 1158-63.
10) Martirosyan NL, Feuerstein JS, Theodore N, et al. Blood supply and vascular reactivity of the spinal cord under normal and pathological conditions. J Neurosurg Spine 2011 ; 15 : 238-51.
11) Dolan EJ, Tator CH. The effect of blood transfusion, dopamine, and gamma hydroxybutyrate on posttraumatic ischemia of the spinal cord. J Neurosurg 1982 ; 56 : 350-8.
12) Hawryluk G, Whetstone W, Saigal R, et al. Mean Arterial Blood Pressure Correlates with Neurological Recovery after Human Spinal Cord Injury : Analysis of High Frequency Physiologic Data. J Neurotrauma 2015 ; 32 : 1958-67.
13) Paul JE, Ling E, Lalonde C, et al. Deliberate hypotension in orthopedic surgery reduces blood loss and transfusion requirements: a meta-analysis of randomized controlled trials. Can J Anaesth 2007 ; 54 : 799-810.
14) 菱沼典正, 田中 聡, 川真田樹人ほか. 術中運動誘発電位モニタリングの現状：アンケート調査による検討. 麻酔 2012 ; 61 : 1291-8.
15) Malhotra NR, Shaffrey CI. Intraoperative electrophysiological monitoring in spine surgery. Spine (Phila Pa 1976) 2010 ; 35 : 2167-79.
16) Morota N, Deletis V, Constantini S, et al. The role of motor evoked potentials during surgery for intramedullary spinal cord tumors. Neurosurgery 1997 ; 41 : 1327-36.
17) de Haan P, Kalkman CJ, de Mol BA, et al. Efficacy of transcranial motor-evoked myogenic potentials to detect spinal cord ischemia during operations for thoracoabdominal aneurysms. J Thorac Cardiovasc Surg 1997 ; 113 : 87-100.
18) Macdonald DB, Skinner S, Shils J, et al. American Society of Neurophysiological Monitoring. Intraoperative motor evoked potential monitoring—a position statement by the American Society of Neurophysiological Monitoring. Clin Neurophysiol 2013 ; 124 : 2291-316.
19) Macdonald DB, Al Zayed Z, Al Saddigi A. Four-limb muscle motor evoked potential and optimized somatosensory evoked potential monitoring with decussation assessment: results in 206 thoracolumbar spine surgeries. Eur Spine J 2007 ; 16 (Suppl 2) : S171-87.
20) Bracken MB. Steroids for acute spinal cord injury. Cochrane Database Syst Rev 2012 ; 1 : CD001046.
21) Chikuda H, Yasunaga H, Takeshita K, et al. Mortality and morbidity after high-dose methylprednisolone treatment in patients with acute cervical spinal cord injury: a propensity-matched analysis using a nationwide administrative database. Emerg Med J 2014 ; 31 : 201-6.
22) Dooney N, Dagal A. Anesthetic considerations in acute spinal cord trauma. Int J Crit Illn Inj Sci 2011 ; 1 : 36-43.
23) Awad JN, Kebaish KM, Donigan J, et al. Analysis of the risk factors for the development of post-operative spinal epidural haematoma. J Bone Joint Surg Br 2005 ; 87 : 1248-52.

田中　聡，布施谷　仁志，川真田　樹人

XII 各論・麻酔管理

3 外傷性疾患の麻酔管理

A 頭部外傷(急性硬膜外血腫,急性・慢性硬膜下血腫)の麻酔

KEY POINT
- 合併する多臓器損傷を網羅的に評価し,止血操作を確認しバイタルサインを安定化しておく。
- 収縮期血圧 90 mmHg 以上を維持する。
- 低酸素症(hypoxia)を避け($Pa_{O_2} > 60$ mmHg を維持する),正常二酸化炭素状態(normocarbia)で維持する。
- 頭蓋内圧亢進時,さらにこれを増加させないようにする。
- 二次性脳障害の発生を防止する。

合併症を有する患者の術前評価

　救急外来から評価と対策は始まっている。合併損傷(胸部,腹部,脊髄,長管骨)の存在に注意する。緊急手術の場合,評価できる時間・事項は限られる。既往歴,処方薬を家族から聴取する。心血管および中枢神経毒性を持つ処方薬があるかをチェックする(尿トライエージ™ など)。

　多発外傷がすべて評価できないまま緊急手術が開始される場合がありうることに留意する。たとえば全身麻酔中,気胸が増悪し緊張性気胸になる可能性がある。すでに救急医,外科医,整形外科医などが診断処置を行っているといわれても,そのまま鵜呑みにせず,麻酔科医自らすべてを評価することが重要である。手術および麻酔自体が二次性脳損傷を招くことがあるからである。

術前検査

　全身 CT(単純,造影),胸部単純 X 線写真,血液生化学検査,凝固線溶系検査,末梢血検査,心電図,血液ガスを評価する。意識レベル(図1)および瞳孔径(および左右差)と対光反射の有無をチェックする。非常に危険な状態のサインは,グラスゴーコーマスケール(Glasgow coma scale:GCS)3〜8(E = 1, V = 1 or 2, M ≦ 5),意識レベルの急激な低下(GCS 2 以上),頭痛・嘔吐,高血圧・徐脈,瞳孔不動である。

　脳CTでは,外傷の種別を把握し,占拠性病変(急性硬膜外血腫,急性硬膜下血腫,脳挫傷)の大きさ,びまん性脳損傷,頭蓋骨骨折,脳ヘルニア所見の有無

XII 各論・麻酔管理

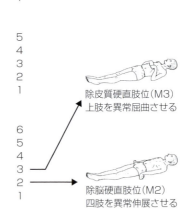

図1　Glasgow coma scale
GCS スコア：E＋V＋M＝3～15（最重症は3点，最軽症は15点）。
各因子は，繰り返し検査したときの最良の反応を採用する。

を評価する。図2に手術の適用となりうる頭部外傷の頭部CT画像を示す。正中偏位（5 mm 以上），鞍上槽と中脳周囲脳槽の圧排・消失は脳ヘルニア所見である。手術手技内容，つまり血腫除去，外減圧（骨はずし），内減圧（やむなく損傷脳部を切除）を把握する必要がある。硬膜破損（＝髄液漏あり）の有無を頭部CTおよび鼻出血，耳出血に髄液混入があるかどうか，頭蓋骨骨折（パンダの目徴候，バトル徴候）の有無で把握する。

各リスクの対処法

　脊髄損傷がある場合，神経原性ショックを呈していることがある。徐脈および低血圧があり，血圧維持のためには脱水の補正に加えてドパミンあるいはノルアドレナリンの持続投与が必要な場合がある。外傷による歯牙損傷，気脳症，肋骨骨折，小さな未治療の気胸の存在には特に注意を払う必要がある。これらは麻酔手術中に予期しない事態（換気不良，低酸素血症，ショック，異物など）を招く恐れがあるからである。予防的に対応することも必要である。
　頭部外傷では脳損傷により凝固線溶系の組織因子が遊離され，局所反応を経てDICが起こる。時には受傷直後から爆発的な線溶系亢進により，出血傾向となる。GCS＜8，injury severity score＞16，脳浮腫・外傷性くも膜下出血・正中偏位の合併は，凝固障害と相関するとの報告がある[1]。この場合手術の是非，あ

A　急性硬膜下血腫　　B　急性硬膜外血腫

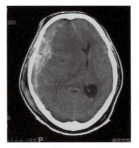 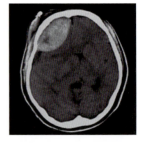

C　脳挫傷・脳内出血　　D　びまん性脳腫脹

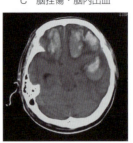 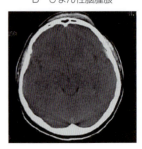

図2　手術適応になりうる頭部外傷のCT所見
急性硬膜下血腫（A）および急性硬膜外血腫（B）では正中偏位（5 mm 以上）がみられる。脳挫傷・脳内出血（C），びまん性脳腫脹（D）では中脳周囲脳槽の圧排・消失が見られる。

るいは手術中の止血困難となることがあり，線溶系亢進に対する抗線溶療法，輸血療法などの考慮を含めた慎重な検査と判断が必要である。

麻酔導入

　気道確保時は，低酸素血症，頸髄損傷の存在，口腔内状況（異物，出血，嘔吐物，損傷，頭蓋底骨折），フルストマック，頭蓋内圧亢進，脱水などが危険因子である。救急外来で気管挿管されている場合もある。意識障害があれば四肢の麻痺の評価はできないことに留意する。基本的に頸髄損傷・頸椎損傷があるものとして気道を確保する。頭部保持を行ったままネックカラーをはずし，気管挿管する。経口挿管が基本である。ビデオ喉頭鏡を用いるとさらによい[2]。挿管困難となれば低酸素血症，高二酸化炭素血症から頭蓋内圧亢進が起こるので，これを想定してバックアップ体制をとっておく必要がある。経鼻挿管は，頭蓋底骨折・上顎骨骨折合併の可能性もあり禁忌である。

モニタリングと管理

　麻酔管理の目的は，頭蓋内圧亢進対応のため早期の除圧ができること，適度な脳灌流圧維持，適度な鎮静鎮痛，二次性脳障害[3]の起因となる各パラメータの悪化（低酸素血症，低血圧，高血糖，低血糖，高二酸化炭素血症，低二酸化炭素血症，貧血）防止，である。収縮期血圧 > 90 mmHg，Pa_{O_2} > 60 mmHg を維持する[4]。麻酔薬・手術の影響でこれらが増悪しないようにしなくてはならない。

　モニタリングとしては通常のもの（心電図，Sp_{O_2}，Et_{CO_2}，直接動脈圧，中心静脈ライン，血液ガス，尿量）に加えて，術後神経集中治療にもつながるものとして頭蓋内圧モニタリング，内頸静脈血酸素飽和度（Sj_{O_2}），脳組織酸素分圧，近赤外分光法（near-infrared spectroscopy：NIRS），マイクロダイアリシスがある（別項目参照）。

　末梢静脈は輸血用も含めて太いルートが計2本必要である。他の部位で出血が持続している場合，手術で出血が予測される場合は，輸血準備が必要である。

　緊急手術であり，フルストマック状態に加えて出血により循環血液量が減少し，他の部位損傷もある。麻酔導入では意識をなくして迅速に気道を確保し，かつ循環動態への影響が少ないように麻酔薬使用量を最小限にする必要がある。

薬　剤

　プロポフォール2～3 mg/kgあるいはチオペンタール3～6 mg/kgでは迅速に麻酔導入ができ，脳血管収縮作用により頭蓋内圧が減少するので，喉頭鏡操作・気管挿管に伴う頭蓋内圧亢進もある程度は緩和できる[5]。ただ，喉頭鏡操作・気管挿管による頭蓋内圧亢進を完全にブロックするにはこれらの薬剤を少量に分けて繰り返し投与するかあるいは他の薬剤を併用したほうがよい[6]。

　たとえばフェンタニルを併用する場合は，5 μg/kgを気管挿管の3～5分前に投与するのがよい。ケタミンは頭蓋内圧が亢進するとして使用されていなかったが，換気が適切に調節されている条件下では頭蓋内圧，脳循環に特に悪影響はないと考えられている[7]。筋弛緩薬としては rapid sequence induction を考慮しロクロニウムなどが選択される[8]。

合併症

　麻酔導入に伴う低血圧はもっとも回避すべき事項である。特に循環血液量が少ない場合，既往として心臓血管疾患がある場合に注意が必要である。麻酔導入時，手術時には循環血液量減少が是正されていないと考えて輸液を適切に行って対応するべきである。フェンタニルなどのオピオイドに，たとえ少量であってもミダゾラムあるいはチオペンタールを加えると著明に血圧が低下することがあるので，注意が必要である。これに対しては，血管収縮薬投与，下肢挙上を行う（頭部は下げない）。

麻酔維持

　脳循環代謝上，特に優れた麻酔薬はない。プロポフォールは脳血流を減少させるので，脳充血状態の可能性もある血圧の高い患者にも使用できる。オピオイドは換気が調節されている状態では脳循環に直接の影響はない。吸入麻酔薬は脳血管を拡張させ頭蓋内圧を亢進させる可能性があるが，1最小肺胞濃度（minimum alveolar concentration：MAC）程度なら臨床上問題ない[9]。亜酸化窒素は脳血管を拡張させ頭蓋内圧を亢進させるので使用しない。

■ 酸素化と換気

$Pa_{O_2} < 60$ mmHg は死亡率増加と相関がある。$Pa_{O_2} > 60$ mmHg あるいは $Sp_{O_2} > 90\%$ を維持すべきである。換気は normocarbia(Pa_{CO_2} 35〜45 mmHg)を維持する。hypercarbia($Pa_{CO_2} > 45$ mmHg)は脳血管を拡張させるので,避けるべきである[10]。

一方,過換気は血液および髄液をアルカローシスとし,脳血管を収縮させ頭蓋内圧を減少させるので,開頭時のみ外科的手技を容易にするために短時間だけ使用する。手術終了までには normocarbia に戻しておく。過換気は,頭蓋内圧を緊急に減少させるために一時的に使用することは容認されるが,長時間継続することは脳虚血発生につながるため禁忌である。過換気療法時に内頸静脈血酸素飽和度モニタリングなどを行えば,脳血流の過度の低下の有無を判断できる[11]。

■ 輸 液

低血圧,脳低灌流を是正するために,脱水は補正しなくてはならない。しかし過剰な輸液も頭蓋内圧亢進につながるので避ける。高血糖は避ける必要があるので,グルコースを含まない等張の輸液が推奨される。ヘマトクリット目標は 30〜35% である。

マンニトールは頭蓋内圧低下を目的に 0.25〜1.0 g/kg が使用される。マンニトール使用時は循環血液量減少,低血圧にならないように注意が必要である。

■ 体温管理

多発外傷においては低体温が容易に起こり,これが凝固線溶異常につながり死と直結する。特に頭部以外の部位に重度の外傷がある場合には低体温にならないように保温する必要がある。注意すべきは一度体温が低下し凝固障害などが進行すると,その後に体温を正常に戻しても凝固線溶障害は正常化しないことである。その意味では,体温モニタリングにより低体温にならないように管理する必要がある。

重症頭部外傷において脳保護を目的とする体温管理については,発熱は転帰不良と関係するので解熱薬などを使用して是正するべきである。ただ,発熱コントロール自体がどの程度転帰を改善するのは不明である。重症頭部外傷に対して低体温療法は,全体として明確な脳保護効果が示されていない[12]。したがって,一般的にはまず常温に維持することがよい。いずれの目標体温での体温管理療法においても,四肢末梢の保温,麻酔薬,筋弛緩薬などの使用によりシバリングを抑制するべきである。血管内体温調節装置は,多発外傷時における低体温の是正[13],重症頭部外傷における発熱是正,および低体温療法に有用である。

術中は頭蓋内圧を減少させ,脳灌流圧を維持できるように 15〜20°のヘッドアップとする。

術後管理

特に凝固線溶系が亢進している場合,再出血の危険性があり後で瞳孔が開いたりすることがある。二次性脳損傷防止のための全身管理は継続的に行う。すなわち,引き続いて高体温,低体温,低血圧,高血圧,低酸素血症,高血糖,低血糖,高二酸化炭素血症,低二酸化炭素血症が起こらないように管理することが必要である(これらは転帰不良と関係がある)。intensive insulin therapy は低血糖を起こす可能性が高いので,神経集中治療においては血糖 80〜180 mg/dl を目標とする。脳血流の自己調節の障害度は不明であるため,過度の低血圧,高血圧はともに頭蓋内圧を上昇させる可能性がある。しかし,至適な血圧維持レベルは分かっておらず,収縮期血圧 90 mmHg は一つの目標である。頭蓋内圧 < 20 mmHg,脳灌流圧 50〜70 mmHg が目標である。

● 参考文献 ●

1) Talving P, Benfield R, Hadjizacharia P, et al. Coagulopathy in severe traumatic brain injury : a prospective study. J Trauma 2009 ; 66 : 55-61 ; discussion 61-2.
2) Platts-Mills TF, Campagne D, Chinnock B, et al. A comparison of GlideScope video laryngoscopy versus direct laryngoscopy intubation in the emergency department. Acad Emerg Med 2009 ; 16 : 866-71.
3) Greve MW, Zink BJ. Pathophysiology of traumatic brain injury. Mt Sinai J Med 2009 ; 76 : 97-104.
4) Chesnut RM, Marshall LF, Klauber MR, et al. The role of secondary brain injury in determining outcome from severe head injury. J Trauma 1993 ; 34 : 216-22.
5) Turner BK, Wakim JH, Secrest J, et al. Neuroprotective effects of thiopental, propofol, and etomidate. AANA J 2005 ; 73 : 297-302.
6) Giffin JP, Cottrell JE, Shwiry B, et al. Intracranial pressure, mean arterial pressure, and heart rate following midazolam or thiopental in humans with brain tumors. Anesthesiology 1984 ; 60 : 491-4.
7) Schulte am Esch J, Pfeifer G, Thiemig I, et al. The influence of intravenous anaesthetic agents on primarily increased intracranial pressure. Acta Neurochir(Wien) 1978 ; 45 : 15-25.
8) Perry JJ, Lee JS, Sillberg VA, et al. Rocuronium versus succinylcholine for rapid sequence induction intubation. Cochrane Database Syst Rev 2008 : CD002788.
9) Engelhard K, Werner C. Inhalational or intravenous anesthetics

for craniotomies? Pro inhalational. Curr Opin Anaesthesiol 2006 ; 19 : 504-8.
10) Brain Trauma Foundation, American Association of Neurological Surgeons, Congress of Neurological Surgeons, Joint Section on Neurotrauma and Critical Care, AANS/CNS, Bratton SL, et al. Guidelines for the management of severe traumatic brain injury. XIV. Hyperventilation. J Neurotrauma 2007 ; 24(Suppl 1) : S87-90.
11) Brain Trauma Foundation, American Association of Neurological Surgeons, Congress of Neurological Surgeons, Joint Section on Neurotrauma and Critical Care, AANS/CNS, Bratton SL, et al. Guidelines for the management of severe traumatic brain injury. X. Brain oxygen monitoring and thresholds. J Neurotrauma 2007 ; 24 (Suppl 1) : S65-70.
12) Brain Trauma Foundation, American Association of Neurological Surgeons, Congress of Neurological Surgeons, Joint Section on Neurotrauma and Critical Care, AANS/CNS Bratton SL, et al. Guidelines for the management of severe traumatic brain injury. III. Prophylactic hypothermia. J Neurotrauma 2007 ; 24(Suppl 1) : S21-5.
13) Kiridume K, Hifumi T, Kawakita K, et al. Clinical experience with an active intravascular rewarming technique for near-severe hypothermia associated with traumatic injury. J Intensive Care 2014 ; 2 : 11.

黒田　泰弘

XII 各論・麻酔管理

3 外傷性疾患の麻酔管理

B 脊髄損傷

KEY POINT
- 脊髄の二次的損傷を防ぐことが重要である。
- 急性期には交感神経遮断による神経原性ショックと迷走神経亢進を来す。
- 慢性期には自律神経過反射を考慮する。
- 頸髄損傷では頸椎の安定化を図る。

はじめに

　本邦における脊髄損傷の発生率は，人口100万人あたり年間約40人とされ，受傷時の年齢分布は20歳代と60歳代に2峰性のピークを認めていた[1]が，近年では高齢者の1峰性ピークに移行しつつある。受傷原因としては，かつては交通外傷が最多であったが，近年の調査では転倒，転落がもっとも多い。脊髄損傷のうち，頸髄損傷の占める割合が高いのが本邦の特徴で，軽微な外傷による高齢者の非骨傷性頸髄損傷が増加している。
　脊髄損傷の好発部位については，後頭骨-環椎-軸椎からなる上位頸椎は，可動性が大きく脊柱管も広いため損傷を受けにくい。また，胸郭全体が脊椎安定化作用を果たすために胸椎レベルでの損傷は少なく，胸郭直上の中下位頸椎と胸郭直下の胸腰椎移行部に好発している。
　脊髄損傷の急性期には二次的な損傷を来す。一次的な損傷は，屈曲や伸展，牽引，回旋などさまざまな外力に伴う椎体の骨折や脱臼，椎間板の突出，靱帯裂傷などにより，脊柱管の支持性が失われることで生じる。この一次的な機械的損傷の直後から，脊髄の虚血や炎症，神経細胞アポトーシスなどによる二次的な損傷が進行し，その結果として，受傷後4～6日で脊髄の浮腫が最大となる。
　脊髄損傷のうち，画像所見で脊髄圧迫を認め麻痺症状を伴う症例，脊椎の不安定性の強い症例は緊急手術の適応となる。除圧手術の至適時期について，最近の米国多施設コホート研究である Surgical Trial for Acute Spinal Cord Injury Study（STASCIS）では，受

傷後24時間以内の早期手術が，それ以降の手術と比べ，有意に神経学的転帰が良好であったと報告している[2]。

術前評価

脊髄損傷の急性期診療で重要なことは，二次的損傷の拡大を防ぐことである。速やかに損傷部位の高位診断と横断面評価を行い，合併損傷の有無を確認する。脊髄損傷の評価法としては，改良Frankel分類（表1）[3]やAmerican Spinal Injury Association（ASIA）のImpairment Scaleスコアリングシステム（図1）がよく用いられる。外科医と術前に症例検討を行うにあたり，麻酔科医も評価法の概要について把握しておきたい。

完全損傷とは，損傷部ですべての神経伝導路が断たれ，損傷部位以下の運動および感覚機能が全廃した状態である。一般には完全損傷は改善することはないとされるが，急性期において厳密に完全損傷と判定することは難しく，安易に断定してはならない。仙髄回避（sacral sparing；肛門周囲の感覚，肛門括約筋の収縮の残存）があれば不全損傷と判断する。不全損傷の場合は，適切な管理により麻痺症状の改善が期待できる。麻痺高位も時間経過とともに変化することがまれではないため，急性期においては頻回に神経学的所見を評価し直すことが必要となる。

■神経原性ショック

T6より高位の脊髄損傷の急性期には，交感神経が遮断されることにより神経原性ショックを来す。末梢血管の弛緩に加え，交感神経心臓枝（T1〜T4）の遮断により，迷走神経優位となり，低血圧，徐脈を呈することが多い。徐脈の出現頻度は受傷後3〜4日がもっとも高く，3〜5週で心拍数（HR）は安定化する[4]。この時期には迷走神経反射が過剰に亢進しているため，

表1　改良Frankel分類

A. 運動完全麻痺＋知覚完全麻痺		
運動（肛門括約筋）完全麻痺＋仙髄知覚（肛門周辺）脱失		
B. 運動完全麻痺＋知覚不全麻痺		
B1	触覚残存	仙髄領域のみ
B2	触覚残存	仙髄だけでなく下肢にも残存
B3	痛覚残存	仙髄あるいは下肢
C. 運動不全麻痺：有用でない（歩行できない）		
C1	下肢筋力1，2	仰臥位で膝立ができない
C2	下肢筋力3程度	仰臥位で膝立ができる
D. 運動不全麻痺：有用である（歩行できる）		
D0	急性期歩行テスト不能例	下肢筋力4，5あり歩行できそうだが，急性期のため正確な判定困難
D1	車椅子併用例	屋内の平地であれば10m以上歩けるが（歩行器，装具，杖を使用してよい），屋外，階段は困難で，日常的には車椅子を併用する ＊10m以下の歩行であればC2と判定
D2	杖独歩例	下肢装具など必要であるが屋外歩行も安定し車椅子不要
	中心性損傷例	杖，下肢装具など不要で歩行は安定しているが，上肢機能が悪いため，入浴や衣服着脱などに部分介助を必要とする
D3	独歩自立例	筋力低下，感覚低下はあるが独歩で上肢機能も含めて日常生活に介助不要
E. 正常		
神経学的脱落所見なし（自覚的しびれ感，反射亢進はあってよい）		

＜備考＞
膀胱機能は包含せず（通常D以上では自排尿である）。
左右差のある場合には，左右おのおのを評価する（左B2，右C1など）。
判定に迷うときには悪いほうに入れる。
D0は，実際はD1〜3のいずれかであるので，予想できればD0（D1）などと記載。
[Bradford DS, McBride GG. Surgical management of thoracolumbar spine fractures with incomplete neurologic deficits. Clin Orthop Res 1987；218：201-16より引用]

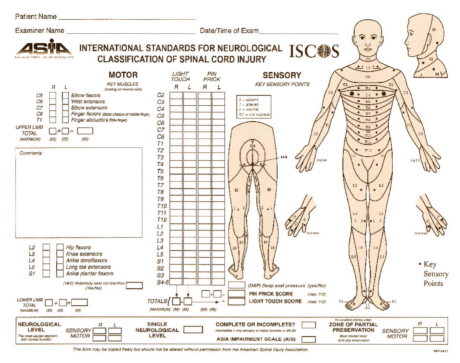

図1 ASIA Impairment Scale スコアリングシステム
[Maynard FM Jr, Bracken MB, Creasey G, et al. International standards for neurological and functional classification of spinal cordinjury. Spinal Cord 1997；35：266-74 より引用]

口腔内や気管内の吸引，体位変換時の刺激により，高度徐脈や心停止を来す場合もあり，注意を要する。一方でこの時期には，脚ブロックや上室性頻脈，頻脈性不整脈などの出現を見ることも少なくない。

なお，脊髄ショック(spinal shock)とは，損傷高位以下の脊髄反射機能が一過性に消失した状態を指す。消失した脊髄反射は受傷後3〜6週で徐々に回復して，その後，痙性・痙縮に移行する。

■ 呼　吸

主要な呼吸筋として，横隔膜(C3〜C5)，肋間筋群(T1〜T12)，腹筋群(T5〜L2)が挙げられるが，脊髄損傷の患者では，これら呼吸筋の麻痺に伴う呼吸機能の低下を認める。C3以上の損傷であれば人工呼吸を考慮する。C5以下の頸髄損傷でも肺活量の低下が起こり，腹式呼吸となる。一般的に頸髄損傷では，交感神経遮断による気管の狭小化や口腔・気道分泌物の増加に加え，自己排痰も困難なため，無気肺や肺炎を併発しやすい状態となっている。また，外傷性の脊髄損傷の場合，呼吸筋の麻痺に加え，胸部外傷による血気胸などの合併の有無の評価も重要である。

■ 深部静脈血栓症

脊髄損傷の亜急性期には，末梢血管の拡張に加え，下肢の自動運動消失により静脈還流が遅滞することで深部静脈血栓症を併発しやすい[5]。深部静脈血栓症から肺塞栓症を来すと致命的となりうるため，術前に下肢静脈エコー検査などでその有無を検索することは重要である。現時点では，脊髄損傷患者における深部静脈血栓症の標準的な予防法として定まったものはないため，症例に応じて抗凝固療法や理学療法などの導入を検討する。

■ 自律神経過反射(autonomic hyperreflexia：AH)

T7より高位の脊髄損傷の慢性期には，麻痺領域の刺激が原因となりAHが起こりうる。AHの症状としては異常高血圧，頭痛，発汗，顔面紅潮，徐脈(時に頻脈)などがあり，重症化すると脳出血や肺水腫，心筋虚血などの致死的合併症を生じることもある。したがって，受傷後3週以降の慢性期の腹部手術や泌尿器科手術・処置に際してはAHの発生を想定したうえで，その予防対策を十分に考慮した麻酔計画を立てなければならない。

慢性期脊髄損傷患者の術前評価チェックリスト(表2)と麻酔法選択のフローチャート(図2)を示す[6]。

表2 術前評価チェックリスト

1. 手術部位の知覚の有無の確認
2. 完全損傷か不完全損傷か
3. 受傷からの期間
    脊髄ショック期か反射亢進期か
    受傷後3日～9ヵ月間はスキサメトニウム使用により高カリウム血症のリスク
4. 麻酔歴の確認
    特にスタンバイ麻酔(無麻酔)であったか,過去の麻酔記録を確認
5. 気道評価と頸部可動性
    特に頸椎術後の場合
6. 呼吸機能
    特に高位損傷の場合. 呼吸器感染症, ICU入室歴など, 気管切開の有無
    C7以上の損傷では肺活量を測定. 胸部X線撮影, 動脈血ガス分析
7. 心血管系
    平時の血圧, 心拍数. 起立性低血圧. AHの既往(膀胱充満時の頭痛や発汗も)
8. 筋骨格系
    筋痙攣, 拘縮, 褥瘡の有無
9. 服薬
    特に抗凝固薬, バクロフェン, ダントロレン
10. アレルギー歴
11. 血算
    貧血の有無(特に褥瘡や慢性感染症がある場合)
12. 腎機能・電解質検査
    腎障害の除外
13. 肝機能検査
    特に慢性感染症がある場合

[Stevens RD, Bhardwaj A, Kirsch TR, et al. Critical care and perioperative management in traumatic spinal cord injury. J Neurosurg Anesthesiol 2003 ; 15 : 215-29 より引用]

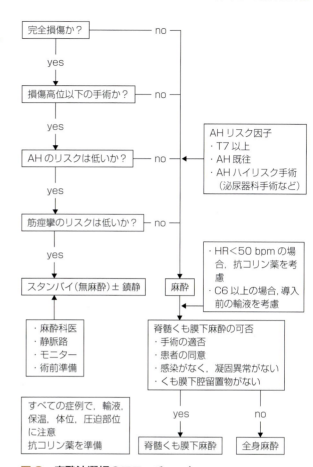

図2 麻酔法選択のフローチャート

[Stevens RD, Bhardwaj A, Kirsch TR, et al. Critical care and perioperative management in traumatic spinal cord injury. J Neurosurg Anesthesiol 2003 ; 15 : 215-29 より引用]

麻酔管理

■呼吸管理

頸髄損傷患者の気道確保に際しては,二次的損傷の拡大を防ぐべく細心の注意を払う。頸椎アライメントの安定化を図る方法として,硬性頸椎カラー,脊椎バックボード固定,頭部軸性方向牽引(Gardner-Wells法)などが用いられてきたが,いずれの方法でも気管挿管操作時の完全な頸椎の不動化は困難である。また頸椎固定器具の装着により開口制限などを来し,困難気道となりやすい。近年のAdvanced Trauma Life Support(ATLS)ガイドラインでは,不安定頸椎患者の気道確保に関して,用手的軸安定化(manual in-line stabilization : MILS)が標準的方法として推奨されている[7]。MILSにおいては,介助者は患者の頭側または左右いずれかに立ち,後頭部に加え乳様突起をしっかり把持することで,牽引力を加えず頸椎の安定化を図る(図3)。

頸髄損傷患者の気管挿管時には頸椎アライメントを保つことが重要であるが,挿管方法や用いるデバイスについて,エビデンスレベルで強く推奨されるものはない。常に困難気道を想定しつつ,術者が習熟した方法で愛護的に挿管すべきである。なお,喉頭展開や挿管などの一連の気道確保に伴う迷走神経過反射に対しても,あらかじめ対策を講じておく。

■循環管理

脊髄は虚血に対し脆弱な組織であるため,二次的損傷を防ぐためには適切な脊髄灌流圧(spinal cord perfusion pressure : SCPP)を保つことが重要である。SCPPは脳灌流圧と同様に,平均動脈圧(mean arterial pressure : MAP)と脳脊髄液圧(cerebrospinal fluid pressure : CSFP)の差で定義される(SCPP = MAP − CSFP)。脊髄損傷では脊髄血流を一定に保つ自動調

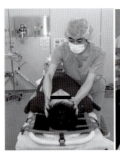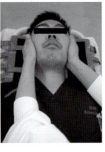

図3　用手的軸安定化(manual in-line stabilization：MILS)
介助者は患者の後頭部および乳様突起を両手指でしっかり把持する。これにより後頭骨−環椎間の前後左右の動きを抑制する。なお，このとき，脊椎の長軸方向に牽引力を加えないよう注意する。MILSでは側頭−下顎関節の動きも制限されるため，喉頭展開時に開口制限を来しやすい。気管挿管に際して輪状軟骨圧迫を要する場合には，中下位頸椎の前後方向の動きを抑制する目的で，別の介助者が前方からの輪状軟骨圧迫に加え，頸部後方からの支持も併せて行うことがある。

節能が障害されていることから，米国脳神経外科学会(American Association of Neurological Surgeons：AANS)による急性期脊髄損傷治療ガイドラインでは，MAPを85〜90 mmHgに保つよう勧めている[8]。脊髄損傷に伴う神経原性ショックでは，交感神経遮断による血管抵抗の低下と心拍出量の低下が相まって，低血圧を呈している場合が多い。血管内容量の不足分を輸液のみで補おうとすると輸液過多となってしまい，組織浮腫による神経損傷の増悪と術後合併症を来す原因となる。したがって，必要に応じて膠質液や血管収縮薬，カテコラミンを適切に使用し，過剰輸液を避けつつ平均動脈圧の維持を図るべきである。

■体温管理

脊髄損傷では，交感神経が遮断されることで体温調節能が障害され，低体温を来しやすい。低体温に伴う凝固能異常や術後感染，心血管系の合併症を防ぐために，温風式ブランケットなどで積極的に保温に努める必要がある。

一方，脊髄損傷では発汗機構も障害されていることから高体温を来す場合もあり，周術期には体温を注意深くモニタリングし臨機応変に対応する。

■神経モニタリング

脊椎手術の術中脊髄機能モニターとしては，経頭蓋刺激による誘発筋電図(motor evoked potential：MEP)が用いられることが多い。MEPは高感度の錐体路モニターで，その振幅の低下から脊髄障害を早期に検知することができるが，術前から運動麻痺が強い場合には記録が難しくなる。また，MEPは麻酔薬，特に筋弛緩薬や吸入麻酔薬により著明に抑制されるため注意が必要である。

術中にMEPをモニタリングする場合は，筋弛緩薬の使用は麻酔導入時など必要最小限にとどめ，麻酔維持には抑制効果が比較的小さいプロポフォールなどの静脈麻酔薬とオピオイドを併用した完全静脈麻酔(total intravenous anesthesia：TIVA)を選択することが多い。

なお，筋弛緩薬の選択に際して，受傷後3日以降のスキサメトニウムの使用はその脱分極作用により著しい高カリウム血症を来す可能性があり避けるべきである。

■ステロイド大量療法

コハク酸メチルプレドニゾロンナトリウム(methylprednisolone sodium succinate：MPSS)の大量療法はNational Acute Spinal Cord Injury Study 2(NASCIS 2)[9]においてその有効性が発表されて以来，脊髄損傷の標準的な治療法として広く実施されている。本邦においてもMPSSは薬物療法として唯一保険適用のある薬剤である(受傷後8時間以内に初回投与量30 mg/kgを1時間かけ，その後5.4 mg/kg/hrを23時間かけ持続投与する)。

しかし近年では，一連のNASCISの結果そのものが疑問視され，また，重症感染症や消化管出血など重大な副作用の発生率も高いことから，現在ではAANS，ATLSともにガイドラインでは，MPSS大量療法をルーチンに実施することを推奨していない[7,8]。

■覚醒・抜管

頸椎・頸髄損傷の整復内固定術後は，血腫や内固定物のずれ，咽頭浮腫，反回神経麻痺など，さまざまな要因で気道閉塞を来す可能性があり，抜管の高リスク症例である。抜管の可否の判断に際しては，一般的な抜管基準に加え，気道の開通性に懸念がある場合にはカフリークテストや画像診断を施行し参考にするとよい。カフリークテストは気管チューブのカフを虚脱させたうえで，陽圧をかけてリーク音を聴取する方法や呼気換気量を測定する方法がある[10,11]。また，抜管後に再度気道確保が必要となる場合を想定し，あらかじめ声門上器具(supraglottic airway：SGA)に入れ替えておく方法や，チューブエクスチェンジャーなどのカテーテルを留置しておく方法も有効である[12]。

急性期手術の場合には，術後数日経過してから，呼吸機能低下や副交感神経亢進による口腔・気道分泌物の増加が顕著となる例もあり，抜管後も注意深く呼吸状態を観察する必要がある．

●参考文献●

1) Shingu H, Ohama M, Ikata T, et al. A nationwide epidemiological survey of spinal cord injuries in japan from January 1990 to December 1992. Paraplegia 1995；33：183-8.
2) Fehlings MG, Vaccaro A, Wilson JR, et al. Early versus delayed decompression for traumatic cervical spinal cord injury：results of the Surgical Timing in Acute Spinal Cord injury Study(STAS-CIS). PLoS One 2012；7：e32037.
3) Frankel HL, Hancock DO, Hyslop G, et al. The value of postural reduction in the initial management of closed injuries of the spine with paraplegia and tetraplegia. I. Paraplegia 1969；7：179-92.
4) Hector SM, Biering-Sorensen T, Krassioukov A, et al. Cardiac arrhythmias associated with spinal cord injury. J Spinal Cord Med 2013；36：591-9.
5) Stevens RD, Bhardwaj A, Kirsch TR, et al. Critical care and perioperative management in traumatic spinal cord injury. J Neurosurg Anesthesiol 2003；15：215-29.
6) Hambly PR, Martin B. Anaesthesia for chronic spinal cord lesions. Anaesthesia 1998；53：273-89.
7) American College of Surgeons Committee on Trauma：Advanced Trauma Life Support for Doctors(ATLS). 8th ed. Chicago：American College of Surgeons；2008.
8) Walters BC, Hadley MN, Hurlbert RJ, et al. Guidelines for the management of acute cervical spine and spinal cord injuries. Neurosurgery 2013；60：82-91.
9) Bracken MB, Shepard MJ, Collins WF Jr, et al. Methylprednisolone or naloxone treatment after acute spinal cord injury. Results of the Second National Acute Spinal Cord Injury Study. N Engl J Med 1990；322：1405-11.
10) Miller RL, Cole RP. Association between reduced cuff leak volume and postextubation stridor. Chest 1996；110：1035-40.
11) Jaber S, Chanques G, Matecki S, et al. Post-extubation stridor in intensive care unit patients. Risk factors evaluation and importance of the cuff-leak test. Intensive Care med 2003；29：69-74.
12) Biro P, Priebe HJ. Staged extubation strategy：is an airway exchange catheter the answer？ Anesth Analg 2007；105：1182-5.

里見　憲昭，近江　明文

XII 各論・麻酔管理

4 脊椎手術の麻酔管理（側彎症，脊椎疾患）

KEY POINT
- 術前の気道評価を十分に行い，気道確保の方法を検討しておく。
- 脊髄機能モニタリングを行う際は，麻酔薬に配慮する。
- 側彎症手術などの多椎間固定術では大量出血に備えて準備する。
- 腹臥位に伴う合併症の予防に努める。
- 長時間，出血量の多い手術では特に術後の気道合併症に注意する。

はじめに

脊椎手術の対象となる疾患は，椎間板ヘルニア，脊椎症，脊柱靱帯骨化症，脊椎分離症，脊椎すべり症，脊柱管狭窄症，側彎症，脊髄腫瘍，脊髄損傷など多岐にわたる。脊髄腫瘍，脊髄損傷の詳細に関しては他項で述べられているので，本項では側彎症を含む脊椎手術全般での麻酔管理上の注意点について述べる。

術前評価

■気道評価

頸椎疾患を有する患者では，頸椎の不安定性の有無と可動域を評価することが重要である。関節リウマチで環軸椎亜脱臼がある患者では頸椎の不安定性があり，術前からハローベストを装着している場合がある。また，頸椎後縦靱帯骨化症や頸椎固定手術後患者では頸椎可動域制限がある。術前診察では，Mallampati分類やupper lip bite testなどで気道評価するとともに，頸椎の屈伸による神経症状の悪化がないかも確認しておく。気管挿管困難が予想される場合は，各種の気管挿管用デバイスの準備が必要である。

■呼吸器系の評価

頸椎や胸椎疾患患者では，肋間筋や横隔膜機能の低下により，しばしば呼吸機能が障害されている。咳嗽や痰の喀出が困難で，無気肺や肺炎を生じやすい。関節リウマチ患者では，約50％で何らかの呼吸器異常を呈し，特に間質性肺炎は20〜30％に合併すると考えられている[1]。呼吸器疾患を合併している場合は，肺機能検査や血液ガス分析を行い，術前の呼吸状態を十分に評価しておく。

■神経系の評価

四肢の運動麻痺や知覚障害，膀胱直腸障害の有無および程度を術前に評価しておく。気管挿管時の体位（頸部後屈）で神経症状が悪化しないかを確認しておく。

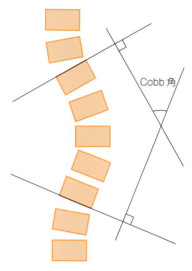

図　Cobb角

■側彎症の分類と術前評価
●側彎症の分類
　一般的にCobb角（図）10°以上を側彎症と定義することが多い。側彎症は病態により，先天性側彎症，特発性側彎症，神経筋原性側彎症に分類される。

a. 特発性側彎症
　基礎疾患がなく，発生原因が不明のもので，全側彎症の80％を占める。発症時期により，乳幼児期，学童期，思春期，成人側彎症に分類される。思春期側彎症がもっとも多く，女性に多い（男性：女性＝1：3.6）。思春期では，Cobb角10°以上は2～3％に，通常治療が必要となる30°以上は0.1～0.3％にみられる。

b. 先天性側彎症
　生下時より椎骨の形体異常があり，側彎症を来しているものである。

c. 症候性側彎症
　神経線維腫症，マルファン症候群，脊髄空洞症，脳性麻痺や筋ジストロフィーなどの神経・筋疾患に合併するものである。特発性側彎症患者と比較して，周術期合併症の頻度が高い[2]。

●側彎症患者の呼吸・循環器系評価
　側彎症患者は，脊椎の彎曲・胸郭変形が高度になると，拘束性肺機能障害や右心系の障害を呈することがある。一般的には，Cobb角60°程度から肺活量の低下が確認できるようになり，90～100°前後で自覚症状として息切れなどを訴える症例が増加する。本邦では学校スクリーニングが有効に機能しているため，100°になるまで側彎変形を周囲に指摘されないことはまずない。術前検査において，1秒率が予測値の40％未満，努力肺活量が予測値の39.5％未満，Cobb角＞69°，年齢＞16.5歳は術後肺合併症の危険因子であると報告されている[3]。マルファン症候群患者では，大動脈基部拡張症，大動脈弁閉鎖不全，大動脈瘤，大動脈解離，僧帽弁逸脱症などを合併することがあるので，心エコー検査を含めた術前の循環器系の評価が重要である。

麻酔管理

■麻酔導入
　頸椎の不安定性や可動域制限がない場合は，通常の外科手術と同様の方法で麻酔導入を行ってよい。マスクで十分に酸素吸入後，プロポフォールtarget-controlled infusion（TCI）3～4μg/mlで鎮静，レミフェンタニル0.1～0.5μg/kg/minで鎮痛，ロクロニウム0.6～0.9mg/kgで筋弛緩を得た後に，慎重に気管挿管する。

　頸椎の不安定性があるが，ハローベストなどの外固定がない場合，麻酔導入後に助手による用手的頸椎固定（manual in-line stabilization：MILS）を行いながら，気管挿管を行うことがある。しかし，新鮮な死体を使った研究で，後頭骨-環椎間の後屈に関して，MILSはほとんど効果がないことが判明している[4]。また，MILSによって喉頭展開時の視野が悪化し，喉頭鏡に加える力が増加するという報告もある[5]。したがって，頸椎の不安定性がある患者では，直視下気管挿管時にMILSを行っても，頸髄損傷に対する細心の注意が必要である。最近普及してきているビデオ喉頭鏡と通常のマッキントッシュ喉頭鏡で，気管挿管時の頸椎の動きに差があるかを比較した研究も行われているが，両者の間に差は認められていない[6]。

　頸椎の不安定性がありハローベストなどの外固定がはずせない場合，われわれの施設では気管支ファイバー挿管を選択することが多い。意識下で行うのがもっとも安全であるが，患者の苦痛を和らげるために軽度鎮静下で行うこともある。少量のプロポフォール（TCI：1.0～2.0μg/ml）とレミフェンタニル（0.05μg/kg/min）を使用している。8％リドカインスプレーで咽頭喉頭の表面麻酔を行い，さらに輪状甲状間膜を穿刺して4％リドカインを気管内に噴霧する。経鼻挿管を行う場合は，鼻腔内の局所麻酔と鼻出血予防に血管収縮薬の散布を十分に行う。患者の自発呼吸を残すこ

と，鼻出血をさせないことが重要で，過度の鎮静は避ける。手術前日に時間をかけて気管支ファイバー挿管の必要性と重要性を説明すると，比較的患者の協力が得られやすい。

■ 体　位

　頸椎前方固定術を除けば，腹臥位で行うことが多い。腹臥位にする際の注意点として，①良好な術野を得ること，②胸腹部の圧迫を避けること，③頭部の位置を最適にすること，④四肢の神経・血管の伸展や圧迫を避けることなどが挙げられる。腹臥位フレームは4点固定のHallフレームを使用し，腹部の圧迫を避ける。頭部の固定も重要で，頸椎手術ではMayfield 3点固定器を用い，胸腰椎手術では頭部を回旋しないProne View®などを使用する。四肢の位置が不良であると，術後に上肢の尺骨神経麻痺や腕神経叢麻痺，下肢の大腿神経麻痺や腓骨神経麻痺が起こりやすい。また，皮膚の圧迫による発赤，水疱形成，表皮剝離，褥瘡が起こることが多いので，皮膚保護シートなどで予防する。

■ モニタリング

　心電図，血圧，経皮的動脈血酸素飽和度，呼気終末二酸化炭素分圧，体温，尿量をモニターする。長時間手術や大量出血が予想される症例では，観血的動脈圧モニタリングを行う。心疾患を合併している症例では，中心静脈圧（central venous pressure：CVP）や肺動脈圧モニタリングの適用となる。脊椎手術では，脊髄や神経根の損傷を起こす可能性があり，術中に脊髄機能モニタリングを行うことが多い。

● 体性感覚誘発電位（somatosensory evoked potential：SEP）

　末梢神経を刺激して頭皮上で記録するSEPは，潜時により，短潜時SEP（short-latency SEP：SSEP，潜時50 msec以下），中潜時SEP（潜時50～100 msec），長潜時SEP（潜時100 msec以降）に分類される。このうち，脊椎手術のモニタリングに用いられるのはSSEPである。麻酔薬が電気生理学的モニタリングに影響を与えるのはシナプスと考えられており，刺激部位から記録部位の間にシナプスが介在しなければ，麻酔薬の影響をほとんど受けないと考えてよい。たとえば，正中神経刺激であればP13，後脛骨神経刺激であればP31は麻酔薬の影響をほとんど受けないことから，脊髄機能モニタリングの指標に適している。欠点として，加算回数が200～350回は必要であり，

表　運動誘発電位に対する麻酔薬の影響

麻酔薬	薬物	MEP
吸入麻酔薬	イソフルラン	↓↓↓
	セボフルラン	↓↓↓
	亜酸化窒素	↓↓
静脈麻酔薬	バルビツレート	↓↓↓
	ベンゾジアゼピン	↓↓
	プロポフォール	↓↓
	ケタミン	→
	フェンタニル	→or↓
	レミフェンタニル	→or↓

↓：抑制，→：不変

記録に約1分間は必要なことが挙げられる。

● 運動誘発電位（motor evoked potential：MEP）

　経頭蓋的に大脳運動野付近を刺激する経頭蓋的MEP（transcranial MEP：tcMEP）が脊椎手術では使用される。左右上下肢の筋肉から誘発筋電図を記録する。MEPは麻酔薬の影響を受けやすいため，単発刺激では全身麻酔中の記録は困難であったが，500 Hz程度の速さの4～6連のトレインパルスを用いたトレイン刺激法が開発されて全身麻酔中の記録が可能となった。MEPは術後の社会復帰に直結する錐体路モニターであり，脊髄機能モニターとしては最重要視される。記録時に加算の必要がなく，手術の中断時間がほとんどないという利点もある。しかし，麻酔薬の影響を受けやすいため，麻酔方法の工夫が必要である。抑制効果が大きいのは揮発性吸入麻酔薬，バルビツレート，中等度は亜酸化窒素，プロポフォール，ベンゾジアゼピン，抑制効果が小さいのは麻薬（フェンタニル，レミフェンタニル），影響がないのはケタミンである（表）。

　われわれは，プロポフォールとレミフェンタニルあるいはフェンタニルで麻酔を行い，筋弛緩薬は気管挿管時のみ使用し，その後は使用していない。bispectral index（BIS）モニターを使用して，BIS値40～60を目安にプロポフォール濃度はできるだけ一定になるようにし，手術侵襲に対する対処はレミフェンタニルで行っている。この方法であれば，十分な麻酔深度を維持しても記録は可能である。手術操作に伴い50％以上の振幅低下が生じれば，振幅が回復するまで手術を中断するが，どの程度回復するまで手術を中断すべきかに関してのコンセンサスはなく，個々の状況で決定すべきと思われる。ただ，術前から運動麻痺が強い患者では，MEPの記録は困難である。MEPの合併症

として，咬筋の収縮による舌・口唇・歯牙損傷がある[7]。咬傷を避けるために，バイトブロックの工夫や手術中の位置調整が必要である。われわれは，ガーゼを円柱状にしてバイトブロックとして使用している。

● wake-up test

wake-up testは，手術中に麻酔深度を浅くして患者を覚醒させ，足関節や膝関節を動かせるか確認する方法である。究極の脊髄機能モニタリングともいえるが，施行するうえでいくつかの問題点がある。まず，患者の十分な理解が必要である。小児や認知機能に問題がある高齢者では難しい。また，確認できるのは覚醒している間だけであり，手術操作が複雑で，長時間の手術では経時的なモニタリングが必要なため，電気生理学的脊髄機能モニタリングに頼らざるをえない。また，覚醒中は血圧が高めになることが多く，その後再び麻酔深度を深くした状態で血圧が低下した場合，脊髄機能が保たれる保証はない。覚醒時の体動が激しい場合，たとえば側彎症の手術で脊椎の固定が不十分な状態で強いバッキングを起こすと，それ自体で脊髄障害を起こす可能性がある。さらに，強い吸気努力により空気塞栓が起こる可能性もある。

術中は脊髄電気生理学的モニタリングを行いながら，電気生理学的モニターで判断が困難なときにwake-up testを行う方法が考えられるが，術前に脊髄障害がない症例ではwake-up testを行う必要性は低い。実際に，特発性側彎症の患者500症例では，SSEPとMEPモニタリングを併用することで，脊髄障害の検知の感度は98.6％，特異度は100％と報告されている[8]。ただし，術前からの脊髄障害のためにMEPモニタリングが難しい可能性が高いと考えられる症例では，wake-up testを考慮すべきであろう。

wake-up testは，プロポフォールとレミフェンタニル，あるいはセボフルランまたはデスフルランとレミフェンタニルのいずれの組み合わせでも可能であるが，プロポフォールとレミフェンタニルに比較すると，デスフルランとレミフェンタニルのほうが，覚醒に要する時間が短いと報告されている[9]。MEPモニタリングのことを考えると，静脈麻酔薬による麻酔維持が望ましいが，特発性側彎症の手術に関しては，1MAC以下のセボフルランであればほとんどの症例でMEPモニタリングは可能であると報告されている[10]。ただし，レミフェンタニルを用いてwake-up testを行うと数カ月にわたって睡眠障害を起こす可能性があると，報告されている[11]。

■ 麻酔維持

SEPやMEPモニタリングを行わない手術では，麻酔の維持に吸入麻酔薬を使用できるが，SEPやMEPモニタリングを行う場合は，影響の少ない麻酔薬の選択が必要になる。われわれの施設でMEPをモニタリングする場合，プロポフォール（TCI：3～4μg/ml）とレミフェンタニル（0.1～0.5μg/kg/min）で維持し，適宜フェンタニルを追加する。筋弛緩薬は気管挿管時以降使用しない。体動を予防するために筋弛緩薬を持続投与する場合は，筋弛緩モニターを用いて投与量を調節する。T_1の振幅がコントロール値（筋弛緩薬投与前）の30％程度を目標とする。SEPやMEPは血圧低下や体温低下でも振幅の減少が見られるため，血圧や体温を正常に保つようにする。脊椎手術では局所的に脊髄が圧迫されている場合がある。さらに，術中の出血量を減らす目的で術前に肋間動脈の塞栓術を行うことがあり，それにより脊髄循環が影響を受けている可能性がある。脊髄血流は脳とほぼ同様に，平均血圧60～140mmHgの範囲でほぼ一定であるので，術中の血圧維持は平均血圧で60mmHg以上を目安にする。

■ 輸液・輸血管理

適切な血管内容量を保ち，しかも過剰な輸液による静脈のうっ血を避ける。細胞外補充液を中心に輸液を行い，尿量，1回心拍出量変動率（stroke volume variation：SVV），CVPなどを参考にして調節する。

側彎症手術などで多椎間の脊椎固定術を行う手術では，大量出血を来す可能性がある。側彎症手術で予測循環血液量の30％を超える術中出血の予測因子は，Cobb角＞50°，6椎体を超える固定術あるいは骨切り術が挙げられている[12]。

輸血が避けられない手術では，同種血輸血による感染の危険を少なくするため，できるだけ自己血輸血を行う。側彎症手術で，術前に自己血貯血した症例では同種血輸血の頻度が有意に少ないと報告されている[13]。術中自己血回収装置の有効性に関しては，議論が分かれている[14][15]。

合併症

■ 視力障害

腹臥位の脊椎手術後の視力障害が注目されている。脊椎手術後の視力障害の頻度は0.2％とされている。

米国麻酔科学会の調査では，術後視力障害を認めた93症例のうち，11％（10症例）が網膜中心動脈閉塞症で，89％（83症例）が虚血性視神経症であった[16]。虚血性視神経症を認めた96％の症例で，1,000 ml以上の出血量か麻酔時間が6時間以上であった。脊椎手術後に虚血性視神経症を認めた80症例に，虚血性視神経症を認めなかった315症例のコントロール群を手術年でマッチさせたケースコントロール研究では，肥満，男性，Wilsonフレームの使用，長い麻酔時間，多い出血量，輸液中の膠質液の割合の減少が危険因子であった[17]。

長時間に及ぶ手術や大量出血が予想される手術では，失明の危険がありうることを患者に説明する必要がある。

■硬膜外血腫

脊椎手術後の硬膜外血腫の多くは無症候性であるが，14,932症例を検討した研究では術後1週間以内に再手術を必要とした症例が0.2％（32症例）であった[18]。手術中のMEPに問題がなくても，覚醒後に神経症状を経時的に確認することが重要である。

■頭蓋内出血

脊椎手術の合併症としての頭蓋内出血もまれに報告されている[19]〜[21]。われわれの施設でも，脊髄腫瘍摘出術中に急性硬膜外血腫を発症した症例を経験している。術後の覚醒遅延を認めた時点で頭蓋内出血を疑い，頭部CTを撮影して診断し，緊急で頭蓋内血腫除去術を施行して後遺症なく改善した。脊椎手術後の頭蓋内出血の発症機序は明らかではないが，脊椎レベルでの多量の脳脊髄液の漏出やドレナージにより脊髄や脳が尾側に牽引され，脳における硬膜とくも膜の間の架橋静脈が破綻することによる出血ではないかと推定されている。

脊椎手術においては，小脳出血が多いようである。術中に硬膜損傷あるいは切開した症例で，術後に覚醒遅延や構音障害が認められた場合はCTで確認する。

■椎骨動脈損傷

頸椎手術では，前方手術でも後方手術でも椎骨動脈損傷のリスクがある。前方手術で0.18〜0.5％，後方手術での外側環軸関節スクリュー固定（Magerl法）で0〜8.2％と報告されている[22]〜[24]。椎骨動脈損傷は出血点が同定できないと大量出血につながり，止血の過程で脳虚血を生じる可能性もある。

頸椎手術では両上肢が巻き込まれており，術中の輸液・輸血ルート確保追加は困難であるので，あらかじめできるだけ太いルートを確保しておく必要がある。

■嚥下障害，反回神経障害

頸椎手術後の嚥下障害の頻度は報告によりさまざま（2〜60％）であるが，特に頸椎前方手術後に起こりやすい[25][26]。頸椎前方手術では，手術操作に伴う反回神経の圧迫により反回神経障害が起こりやすい。不全麻痺を含めた反回神経障害の頻度は，14.9％に認めたという報告がある[27]。

■空気塞栓

腹臥位の手術では，術野が心臓より高い位置にあるので，空気塞栓が起こる可能性がある。空気塞栓の検出には，経食道心エコーがもっとも感度が高いが，腹臥位での操作となり，熟練を要する。呼気終末二酸化炭素分圧の急激な低下などで空気塞栓が疑われる場合，術野を生理食塩液で満たしたガーゼで覆い，頸椎の手術で頭部を挙上している場合は手術台の操作で頭部を下げる。中心静脈カテーテルがあれば，吸引して空気を除去できる場合もある。単孔カテーテルでは，先端位置を上大静脈と右心房の接合部から3 cm上方に留置すると，空気をより多く吸引できると報告されている[28]。

術後管理

■気道管理

腹臥位で長時間，大量出血を伴った手術の場合，大量輸液による組織間液の増加と体位の影響で気道浮腫を起こす可能性がある。

頸椎前方手術では，手術中の気管の圧排，術後の腫脹や血腫などにより，気道狭窄，呼吸困難を生じることがある。頸椎前方手術後の0.2〜1.9％に血腫による気道閉塞の報告がある[29]。

特に長時間で出血量の多い頸椎手術では，再挿管できる準備をして慎重に抜管する。カフリークテストは，リーク量の基準がさまざまで議論の余地はあるが，抜管後の喘鳴や再挿管を予測できるという報告がある[30]〜[32]。カフリークがない場合は，ステロイドの投与や喉頭ファイバーでの観察を考慮する。カフリークがあっても，抜管後に喉頭浮腫は起こりうるので，注

意深い呼吸状態の観察が必要で，酸素投与とパルスオキシメータによる酸素飽和度のモニタリングを継続する。

■ **術後鎮痛**

小さな手術創で行う椎間板ヘルニア手術や頸椎前方固定術などでは，非ステロイド性抗炎症薬（non-steroidal anti-inflammatory drugs：NSAIDs）やアセトアミノフェン，ペンタゾシンなどで鎮痛可能なことが多い。

側彎症手術などでは，手術が多椎間にわたり広範囲になることが多く，痛みが非常に強い。また，患者が思春期中心で若いこともあり，術後鎮痛が不十分であると，安静が保てない。われわれの施設では，患者管理鎮痛法（patient-controlled analgesia：PCA）によるフェンタニル静脈内投与（IV-PCA）を使用している。設定は単回投与10～20μg，ロックアウト時間5～10分，持続投与0.3～0.5μg/kg/hrで行っている。ただし，オピオイド過量による呼吸抑制のリスクがあるので，特に若年者の場合，手術当日は集中治療室（ICU）で管理して，投与量の調整を行うことが望ましい。

側彎症手術後の硬膜外鎮痛に関するメタアナリシスでは，モルヒネIV-PCAよりも持続硬膜外局所麻酔薬投与（オピオイド静脈内投与併用可）が，痛みの改善，嘔気の軽減，患者満足度において有用性が報告されている[33]。

おわりに

近年の脊椎手術においては，MEPを中心とした脊髄機能モニタリングが必須となりつつある。脊椎手術の麻酔管理では，安定したモニタリングができるように，麻酔薬の選択などに配慮する必要がある。また，腹臥位，長時間となる手術も多いため，重篤な合併症を起こさないように対策を講じる必要がある。

● 参考文献 ●

1) Hamblin MJ, Horton MR. Rheumatoid arthritis-associated interstitial lung disease：diagnostic dilemma. Pulm Med 2011；2011：1-12.
2) Murphy NA, Firth S, Jorgensen T, et al. Spinal surgery in children with idiopathic and neuromuscular scoliosis. What's the difference? J Pediatr Orthop 2006；26：216-20.
3) Kang GR, Suh SW, Lee IO. Preoperative predictors of postoperative pulmonary complications in neuromuscular scoliosis. J Orthop Sci 2011；16：139-47.
4) Lennarson PJ, Smith D, Todd MM, et al. Segmental cervical spine motion during orotracheal intubation of the intact and injured spine with and without external stabilization. J Neurosurg 2000；92：201-6.
5) Santoni BG, Hindman BJ, Puttlitz CM, et al. Manual in-line stabilization increases pressures applied by the laryngoscope blade during direct laryngoscopy and orotracheal intubation. Anesthesiology 2009；110：24-31.
6) Robitaille A, Williams SR, Tremblay MH, et al. Cervical spine motion during tracheal intubation with manual in-line stabilization：direct laryngoscopy versus GlideScope videolaryngoscopy. Anesth Analg 2008；106：935-41.
7) Tamkus A, Rice K. The incidence of bite injuries associated with transcranial motor-evoked potential monitoring. Anesth Analg 2012；115：663-7.
8) Padberg AM, Wilson-Holden TJ, Lenke LG, et al. Somatosensory- and motor-evoked potential monitoring without a wake-up test during idiopathic scoliosis surgery. An accepted standard of care. Spine 1998；23：1392-400.
9) Grottke O, Dietrich PJ, Wiegels S, et al. Intraoperative wake-up test and postoperative emergence in patients undergoing spinal surgery：a comparison of intravenous and inhaled anesthetic techniques using short-acting anesthetics. Anesth Analg 2004；99：1521-7.
10) 飯田宏樹．脳脊髄循環からみた脊椎外科・大血管外科における脊髄保護．日臨麻会誌 2011；31：193-201.
11) Rehberg S, Weber TP, Van Aken H, et al. Sleep disturbances after posterior scoliosis surgery with an intraoperative wake-up test using remifentanil. Anesthesiology 2008；109：629-41.
12) Yu X, Xiao H, Wang R, et al. Prediction of massive blood loss in scoliosis surgery from preoperative variables. Spine 2013；38：350-5.
13) Ridgeway S, Tai C, Alton P, et al. Pre-donated autologous blood transfusion in scoliosis surgery. J Bone Joint Surg Br 2003；85：1032-6.
14) Bowen RE, Gardner S, Scaduto AA, et al. Efficacy of intraoperative cell salvage systems in pediatric idiopathic scoliosis patients undergoing posterior spinal fusion with segmental spinal instrumentation. Spine 2010；35：246-51.
15) Weiss JM, Skaggs D, Tanner J, et al. Cell Saver：is it beneficial in scoliosis surgery? J Child Orthop 2007；1：221-7.
16) Lee LA, Roth S, Posner KL, et al. The American Society of Anesthesiologists Postoperative Visual Loss Registry：analysis of 93 spine surgery cases with postoperative visual loss. Anesthesiology 2006；105：652-9.
17) Postoperative Visual Loss Study Group. Risk factors associated with ischemic optic neuropathy after spinal fusion surgery. Anesthesiology 2012；116：15-24.
18) Awad JN, Kebaish KM, Donigan J, et al. Analysis of the risk factors for the development of post-operative spinal epidural haematoma. J Bone Joint Surg Br 2005；87：1248-52.
19) Brockmann MA, Gorden C. Remote cerebellar hemorrhage：a review. Cerebellum 2006；5：64-8.
20) Nakazawa K, Yamamoto M, Murai K, et al. Delayed emergence from anesthesia resulting from cerebellar hemorrhage during cervical spine surgery. Anesth Analg 2005；100：1470-1.
21) Farag E, Abdou A, Riad I, et al. Cerebellar hemorrhage caused by cerebrospinal fluid leak after spine surgery. Anesth Analg 2005；100：545-6.
22) Neo M, Fujibayashi S, Miyata M, et al. Vertebral artery injury

during cervical spine surgery : a survey of more than 5600 operations. Spine 2008 ; 33 : 779-85.
23) Burke JP, Gerszten PC, Welch WC. Iatrogenic vertebral artery injury during anterior cervical spine surgery. Spine J 2005 ; 5 : 508-14.
24) Peng CW, Chou BT, Bendo JA, et al. Vertebral artery injury in cervical spine surgery : anatomical considerations, management, and preventive measures. Spine J 2009 ; 9 : 70-6.
25) Bazaz R, Lee MJ, Yoo JU. Incidence of dysphagia after anterior cervical spine surgery : a prospective study. Spine 2002 ; 27 : 2453-8.
26) Smith-Hammond CA, New KC, Pietrobon R, et al. Prospective analysis of incidence and risk factors of dysphagia in spine surgery patients : comparison of anterior cervical, posterior cervical, and lumbar procedures. Spine 2004 ; 29 : 1441-6.
27) Audu P, Artz G, Scheid S, et al. Recurrent laryngeal nerve palsy after anterior cervical spine surgery : the impact of endotracheal tube cuff deflation, reinflation, and pressure adjustment. Anesthesiology 2006 ; 105 : 898-901.
28) Bunegin L, Albin MS, Helsel PE, et al. Positioning the right atrial catheter : a model for reappraisal. Anesthesiology 1981 ; 55 : 343-8.
29) Palumbo MA, Aidlen JP, Daniels AH, et al. Airway compromise due to wound hematoma following anterior cervical spine surgery. Open Orthop J 2012 ; 6 : 108-13.
30) Ochoa ME, Marin Mdel C, Frutos-Vivar F, et al. Cuff-leak test for the diagnosis of upper airway obstruction in adults : a systematic review and meta-analysis. Intensive Care Med 2009 ; 35 : 1171-9.
31) Zhou T, Zhang HP, Chen WW, et al. Cuff-leak test for predicting postextubation airway complications : a systematic review. J Evid Based Med 2011 ; 4 : 242-54.
32) Sandhu RS, Pasquale MD, Miller K, et al. Measurement of endotracheal tube cuff leak to predict postextubation stridor and need for reintubation. J Am Coll Surg 2000 ; 190 : 682-7.
33) Taenzer AH, Clark C. Efficacy of postoperative epidural analgesia in adolescent scoliosis surgery : a meta-analysis. Paediatr Anaesth 2010 ; 20 : 135-43.

歌田　浩二，松本　美志也

XII 各論・麻酔管理

5 下垂体腫瘍

KEY POINT

- 腫瘍の局所症状や内分泌学的異常は術前に適切に評価する。
- 先端巨大症患者では，気道確保困難な症例があるので，意識下ファイバー挿管を考慮する。
- 手術直後の迅速な神経系の評価のために，血液/ガス分配係数の小さいデスフルラン，セボフルラン，短時間作用性のプロポフォール，レミフェンタニルが有用である。
- 術後にコルチゾールの補充の必要性を考慮する。
- 術後の尿崩症，脳脊髄液漏出，髄膜炎，視野欠損，水頭症などの神経学的・内分泌学的合併症を詳細に評価する。

下垂体の解剖と生理

　下垂体は2つの部分〔前葉（腺性下垂体：全体積の2/3）と後葉（神経性下垂体：全体積の1/3）〕からなり，下垂体は，トルコ鞍を形成する骨によって下方・後方・前方を囲まれ下垂体窩内にある。下垂体は硬膜に包まれ，血液脳関門の外に位置する。下垂体の前方には視交叉があり，下垂体茎を介して視床下部とつながっており，動眼（Ⅲ），滑車（Ⅳ），三叉〔眼（V1）および上顎（V2）〕，および外転（Ⅵ）の各神経だけでなく，内頸動脈と海綿静脈洞などの大血管にも近接する。この解剖学特徴から，下垂体の病理学的変化によって，ホルモン性や神経学的な種々の病態が生じる。下垂体後葉で貯蔵・分泌されるバソプレシンとオキシトシンは視床下部の視索上および室傍核の神経細胞で生成されるため，後葉は前葉と異なり，真の意味での腺組織ではない[1]。

　表1に示すように，診断のついた脳腫瘍の約6〜10％は下垂体腫瘍が占めており，剖検所見からは10〜27％の発生率で，多くは無症候性である。診断された下垂体腫瘍のなかでもっとも多いのはプロラクチノーマ（20〜30％）であり，また下垂体腺腫の20〜25％はホルモン非産生型である。

　一般的にホルモン産生腺腫の患者は，下垂体ホルモン過剰の症状を呈し，トルコ鞍の境界を越えて拡張する下垂体腫瘍は，隣接する構造の圧排症状を引き起こす。増大した腫瘍の浸潤による圧排症状はホルモン非産生性の巨大腺腫（＞直径1cm）でよく見られる。その圧排症状は脳神経や血管などの下垂体に隣接する組織によって種々の病態を示す（表2）。

　ホルモンの分泌過多に関しては，プロラクチノーマがもっとも頻度が高く，一般的に微小腺腫（＜1cm）であることが多い。90％は女性に発生し，女性患者では，無月経と乳汁分泌を，男性患者では乳汁分泌，陰萎を生じる。プロラクチン産生巨大腺腫（＞1cm）は男性で多く，視野欠損などの神経圧排症状を呈する。成長ホルモンの過剰分泌に起因する先端巨大症（巨人症）や，副腎皮質刺激ホルモン（ACTH）分泌過多により引き起こされるクッシング病は頻度的に低いが，これらはそれぞれ特徴的な症状のために周術期管理に注

表1　下垂体腺腫

下垂体腺腫の分類（過剰分泌ホルモン）	頻　度	ホルモン過剰による病態
成長ホルモン産生腫瘍（GH）	5～10%	先端巨大症（成人） 巨人症（小児）
ACTH 産生腫瘍（ACTH）	10～15%	クッシング病
性腺刺激ホルモン産生腫瘍（FSH, LH）	5%	通常無症状
プロラクチン産生腫瘍（prolactin）	20～30%	乳汁漏出症，性腺機能低下症，無月経，不妊症，陰萎
TSH 産生腫瘍（TSH）	＜3%	通常無症状（時に甲状腺機能亢進症）
ホルモン非産生腫瘍（none）	40～45%	通常無症状

GH：growth hormone, ACTH：adenocorticotropic hormone, FSH：follicle stimulating hormone, LH：luteinizing hormone, TSH：thyroid stimulating hormone

表2　下垂体腫瘍による圧排症状

症　状	圧排部位
視野欠損	視交叉
複視	動眼・滑車・外転神経
顔面のしびれ	三叉神経（V1，V2）
頭痛	第三脳室
汎下垂体機能低下症	下垂体あるいは下垂体・視床下部連絡路
尿崩症	視床下部
下垂体卒中	下垂体

表3　クッシング病・先端巨大症の代表的症状・徴候

	臨床症状・徴候
クッシング病	中心性肥満（気道閉塞） 高血圧（左室肥大） 糖尿病 骨粗鬆症 筋萎縮 電解質異常（低カリウム・高ナトリウム） 精神異常
先端巨大症	骨肥大・拒絶症 睡眠時無呼吸（気道閉塞） 高血圧 心疾患（心筋症・冠動脈疾患など） 耐糖能低下

意を要する。

　クッシング病を示す ACTH 分泌腫瘍の 80% は女性に発生し，大半は微小腺腫で，過剰な ACTH 産生に起因するさまざまな症状を呈する。また，先端巨大症では，成長ホルモンの分泌は，心血管や呼吸器系を含め，四肢だけでなく，全身の器官に影響を与え多彩な症状を呈し，心疾患は末端肥大症患者における死亡の主要な原因となる。睡眠時無呼吸は重要な合併症であり，気道閉塞は睡眠時無呼吸症候群の主因とされるが，原因不明の中枢性の呼吸抑制も併存する可能性がある。表3に，クッシング病および先端巨大症の代表的な臨床徴候や症状を示す[2)3)]。

術前評価・術式

■心血管系・呼吸器系

　一般的に先端巨大症とクッシング病では，虚血性心疾患，心筋症，不整脈，うっ血性心不全などの病態が問題となる。高血圧は，先端巨大症およびクッシング病患者のそれぞれ 30～35% あるいは 80～85% で見られる。閉塞性睡眠時無呼吸は上気道閉塞に続発し，先端巨大症患者の 70% 程度で見られるが，クッシング病患者でもよく伴い，慢性閉塞性睡眠時無呼吸患者では，肺高血圧症に起因する右心不全の併発が問題となる。先端巨大症またはクッシング病患者では心電図異常がよく見られる[4)～6)]。

　先端巨大症患者では，マスクフィットや気管挿管が難しく気道確保に問題が生じる可能性がある。先端巨大症患者では，巨舌，中咽頭軟部組織の肥大および軟口蓋と喉頭蓋の肥大，反回神経麻痺，甲状腺肥大などによって気道管理が難しい。術前の気道評価によっても，気管挿管時の難易度を予測できない可能性が指摘されている[7)8)]。

■神経・内分泌機能

　頭蓋内圧（intracranial pressure：ICP）の上昇と水頭症の有無の確認が必要となる。視野欠損などの神経学的異常の有無も評価が必要であり，これは巨大腺腫による神経圧迫から生じる。内分泌異常に関しては，汎下垂体機能低下症から分泌過多状態までの広範囲に及ぶ。汎下垂体機能低下症患者ではホルモン補充は手術前に必要不可欠となるが，そのような患者では麻酔

薬に感受性が高く，循環抑制を来しやすいので血圧を維持するために昇圧薬が必要となることが多い。また，待機手術ではホルモン過剰の影響を軽減するために，先端巨大症ではソマトスタチンアナログ，クッシング病ではケトコナゾール（本邦未承認），およびプロラクチノーマではドパミンアゴニストが用いられることがある。

麻酔科医は，先端巨大症とクッシング病患者の多彩な症状（表3）に対して注意して評価する必要がある[4]～[6]）。

■ 外科的アプローチ

下垂体腺腫の切除のためのもっとも一般的な手術手技は，経蝶形骨洞アプローチと開頭術である。内視鏡または手術顕微鏡を用いた経蝶形骨洞アプローチは，下垂体腺腫症例の95％以上で行われ，開頭術の場合と比べて低罹患率（視覚障害と尿崩症の発生に関して），低死亡率となる[9]）。

麻酔管理法

ホルモン過剰分泌となる機能性腺腫は，プロラクチノーマがもっとも一般的で，先端巨大症やクッシング病は頻度が低い。しかし，麻酔科医にとって先端巨大症，クッシング病は特徴的な臨床徴候と症状から周術期管理に注意を要する。

成長ホルモンの過剰分泌は，心血管や呼吸器系を含め，四肢だけでなく，全身の器官に影響を与え，特に心疾患は罹患率および死亡率に影響を与える主因となる。睡眠時無呼吸は，先端巨大症で見られるもっとも重要な合併症であり，気道閉塞は睡眠時無呼吸の主因であるが，中枢性抑制も関係するとされており周術期に使用する薬物の影響に注意が必要である[7][10]）。

麻酔管理においては，導入時の気道管理がもっとも問題となる。気管挿管時の難易度が予測できない場合があり，意識下ファイバー挿管がもっとも安全な方法となる。このような症例では，気道管理困難症例で使用される機器は，常に利用できる状態で準備すべきである。一方，クッシング病患者では，気道管理が問題となることを示唆する報告は少ないが，これらの患者でも閉塞性睡眠時無呼吸や肥満を伴うので慎重に対応するべきである[7][8]）。また，他の脳神経外科手術と同様に，手術直後に神経学的評価を行う必要がある。したがって，覚醒が迅速で神経学的評価が容易な血液/ガス分配係数の低いデスフルランまたはセボフルランや短時間作用性のプロポフォールとレミフェンタニルが麻酔維持に好んで使用される。経蝶形骨洞アプローチでは局所麻酔薬とアドレナリンなどの血管収縮薬の併用によって鼻粘膜の処置が行われるために急激な血圧上昇が起こりやすく，この血行動態の変化に対しては短時間作用型の降圧薬を用いて管理する。

下垂体窩内に下垂体腺腫の鞍上部分を移動させて腫瘍の確認と外科的切除を容易にする目的で，軽度の高二酸化炭素血症あるいは間歇的なバルサルバ手技を用いる。また，バルサルバ手技は脳脊髄液漏出を確認するためにも施行し，自家脂肪でパッキングする。

ステロイドカバーは汎下垂体機能低下症やクッシング病患者では必須となる。手術部位の近傍に海綿静脈洞と頸動脈などの大血管が存在し，この損傷は大量出血をもたらすので，中心静脈を含む適切なサイズの静脈路の確保が必要である。経蝶形骨洞手術中に，頭部挙上を行い，出血を減少させるが，それに伴い静脈空気塞栓の危険性が増加することを念頭に置く必要がある[4]～[6][11]）。

モニタリング

一般の外科手術と同様に使用される心電図・パルスオキシメータなどに加えて，手術中の血行動態が不安定性になりやすいクッシング病または先端巨大症を有する患者については，観血的動脈血圧モニタリングが必要となる。体位と手術部位によって静脈空気塞栓が発生しやすいと考えられる場合には，胸部ドプラプローブの使用，中心静脈アクセスの確保（中心静脈圧モニタリングと空気吸引のため），呼気終末二酸化炭素モニタリングが推奨される[6][10]）。視神経機能評価・温存のために術中視覚誘発電位（visual evoked potentials：VEP）モニタリングの使用を推奨する報告もあるが，現状において評価は一定していない[12][13]）。

術後管理

一般的には，経蝶形骨洞アプローチ術後の患者は，血液や粘膜の分泌物が咽頭に貯留し，鼻腔にパッキングをするので気道閉塞のリスクが高くなる。閉塞性睡眠時無呼吸を伴う先端巨大症の患者では呼吸障害と低換気が生じるリスクが高くなるので，術後に厳密な呼吸監視が必要である[4]～[6]）。また，嘔気・嘔吐に関して

表4　尿崩症の診断

尿	尿量 比重 ナトリウム値 浸透圧 浸透圧比（vs. 血清）	3 ml/kg/hr あるいは 200 ml/hr < 1.005 < 15 mEq/l < 200 mOsmol/l 低い
血清	ナトリウム値 浸透圧	> 150 mEq/l（高ナトリウム血症） > 320 mOsmol/l（高浸透圧）

表5　下垂体摘出術の合併症

術式	合併症
経蝶形骨洞アプローチ	汎下垂体機能低下症 脳脊髄液漏出 尿崩症 視野欠損 髄膜炎 血管損傷 水頭症
開頭術	脳神経損傷 視野欠損 臭覚障害 尿崩症 血管損傷 脳浮腫

は，この手術を受けた患者の一般的な合併症である．制吐薬などの予防的投与はICPの上昇を防ぐうえで重要となる．

　痛みに関しては，経蝶形骨洞手術後にもっとも多い患者の訴えは，頭痛である．開頭術では，痛みは経蝶形骨洞手術より強くより鎮痛が必要になる．強い痛みは嘔吐と同様に，血圧やICPを上昇させるので，術後の鎮痛は重要である．オピオイドは痛みの軽減に有効であるが，過剰投与による合併症に注意する必要がある．

■ホルモン補充

　術後のホルモン補充に対する理想的な方法は，コルチゾールのレベルを測定して行うことであるが，多くの場合には標準的な方法として，ヒドロコルチゾンを第1病日に100 mg/日，第2病日に50 mg/日，第3病日に30 mg/日と徐々に減量して投与することが多い．クッシング病患者では，副腎皮質刺激ホルモンレベルが慢性的に抑制されているために長期間にわたって補充療法を継続する必要がある[14]．

■尿崩症

　通常は手術後最初の24時間に出現する可能性が高いが，まれには術中に出現するので，周術期に水分摂取量，尿量，尿比重および血清電解質を厳密にモニタリングする必要がある．血清浸透圧の上昇を伴う低浸透圧性尿の増加は強く尿崩症の出現を示唆する．表4のように，尿崩症の診断を行う．

■脳脊髄液漏出

　鼻漏を伴う脳脊髄液漏出は，重要な合併症の一つである．漏出部位の圧力を減少させるために，腰部くも膜下にドレインの挿入，あるいは自家脂肪パッキングを施行する[10)15)]．

■その他

　経蝶形骨洞アプローチと開頭手術に起因する一般的な合併症を表5に示す．比較的多い内分泌性合併症には，下垂体機能低下症，尿崩症，抗利尿ホルモン不適合分泌症候群（SIADH）がある．SIADHは，通常経蝶形骨洞手術後1週間程度で明らかになり，水分摂取の制限（500〜1,000 ml/日）によって治療される．

●参考文献●

1) Amar AP, Weiss MH. Pituitary anatomy and physiology. Neurosurg Clin N Am 2003 ; 14 : 11-23.
2) Al-Brahim NY, Asa SL. My approach to pathology of the pituitary gland. J Clin Pathol 2006 ; 59 : 1245-53.
3) Ironside JW. Best Practice No 172 : pituitary gland pathology. J Clin Pathol 2003 ; 56 : 561-8.
4) Bajwa SS, Bajwa SK. Anesthesia and Intensive care implications for pituitary surgery : Recent trends and advancements. Indian J Endocrinol Metab 2013 ; 15(Suppl 3) : S224-32.
5) Smith M, Hirsch NP. Pituitary disease and anaesthesia. Br J Anaesth 2000 ; 85 : 3-14.
6) Lim M, Williams D, Maartens N. Anaesthesia for pituitary surgery. J Clin Neurosci 2006 ; 13 : 413-8.
7) Schmitt H, Buchfelder M, Radespiel-Troger M, et al. Difficult intubation in acromegalic patients : incidence and predictability. Anesthesiology 2000 ; 93 : 110-4.
8) Burn JM. Airway difficulties associated with anaesthesia in acromegaly. Br J Anaesth 1972 ; 44 : 413-4.
9) Wilson CB. Role of surgery in the management of pituitary tumors. Neurosurg Clin N Am 1990 ; 1 : 139-59.
10) Nemergut EC, Dumont AS, Barry UT, et al. Perioperative management of patients undergoing transsphenoidal pituitary surgery. Anesth Analg 2005 ; 101 : 1170-81.
11) Gemma M, Tommasino C, Cozzi S, et al. Remifentanil provides hemodynamic stability and faster awakening time in transsphenoidal surgery. Anesth Analg 2002 ; 94 : 163-8.
12) Chung SB, Park CW, Seo DW, et al. Intraoperative visual evoked potential has no association with postoperative visual outcomes in transsphenoidal surgery. Acta Neurochir 2102 ; 154 :

1505-10.
13) Kamio Y, Sakai N, Sameshima T, et al. Usefulness of intraoperative monitoring of visual evoked potentials in transsphenoidal surgery. Neuro Med Chir (Tokyo) 2014 ; 54 : 606-11.
14) Powell M, Lightman SL. Post-operative management. In : Powell M, Lightman SL, editors. The management of pituitary tumors : a handbook. London : Churchill Livingstone ; 1996. p.148-58.
15) Flynn BC, Nemergut EC. Postoperative nausea and vomiting and pain after transsphenoidal surgery : a review of 877 patients. Anesth Analg 2006 ; 103 : 162-7.

飯田　宏樹

XII 各論・麻酔管理

6 座位の手術

KEY POINT
- 座位の特徴的な合併症に静脈内空気塞栓がある。
- 手術前の評価ではシャント疾患の有無，心機能，呼吸機能の評価が必要である。
- 手術中は静脈内空気塞栓を早期に発見できるモニタリング〔主に経食道心エコー検査（TEE）〕を適切に使用する。
- 重度の静脈内空気塞栓発生時は，循環動態の維持，中心静脈カテーテルからの空気の吸引が必要となる。
- 術前評価，術中管理を通して，他科医師や他の医療スタッフとの連携，協力が必要である。

はじめに

座位の手術における麻酔は，主に後頭蓋窩手術の際に必要とされる。座位の手術の始まりは比較的古く，1930年代にすでに文献上の報告がある[1]。日本においては，脳神経外科の手術で座位の手術を行っている施設の割合は欧州と比べて少ない。しかし，英国においても座位の手術を行う施設は，合併症を避けるためか減少傾向にあるようである[2]。

近年座位の手術は，semisitting position, lounging positionと表される，下肢を挙上しちょうどハンモックで寝ているような体位をとり（図1），静脈内空気塞栓（vascular air embolism：VAE）や血圧低下などの合併症頻度が軽減される体位で行われることが多い[3]。本項で記す内容も，この semisitting position もしくは lounging position の体位を前提に進める。

座位の手術における麻酔では，体位による生理学的変化をよく理解し，合併症に対しては他科の医師や医療スタッフと協力し，予防と治療を行うことが重要となる。

座位の特徴

座位の利点は，後頭蓋窩の手術の際の他の体位（腹臥位やパークベンチ体位）に比較し手術の面では良好な術野が得られ，解剖学的オリエンテーションが付けやすく，手術時間が短縮して術野での出血が減少するといったことにある。麻酔管理の面では換気の改善，麻酔科医による気道へのアクセスのしやすさ，顔面神経モニタリングが観察しやすいといったことが挙げら

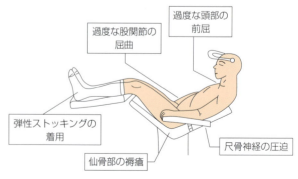

図1 座位の注意点

表1 座位の利点

- 術野の改善
- 解剖学的オリエンテーションの容易性
- 止血操作の改善
- 髄液や血液の術野からの重力によるドレナージ
- 麻酔科医による気管チューブや胸壁，上腕などへのアクセスが容易
- 横隔膜にかかる腹圧低下による呼吸機能の改善
- 神経モニタリングの際の顔面の観察が容易
- 手術時間の短縮
- 頭蓋内圧の低下

[Fathi AR, Eshthehardi P, Meier B, et al. Patient foramen ovale and neurosurgery in sitting position ; a systematic review. Br J Anesth 2009 ; 102 : 588-96 より改変引用]

表2 座位の合併症

- 気道浮腫
- 中心性脊髄症候群
- コンパートメント症候群＋坐骨神経障害
- 脳灌流圧の低下
- 肘関節脱臼
- 気管チューブの位置異常
- 低血圧
- 頸静脈塞栓
- 腰・仙骨部の褥瘡
- 舌肥大（圧迫，うっ血による）
- 奇異性空気塞栓
- 対麻痺
- 末梢神経障害
- 気脳症
- 四肢麻痺
- 硬膜下血腫
- 静脈内空気塞栓

[Gale T, Leslie K. Anaesthesia for neurosurgery in the sitting position. J Clin Neuroscie. 2004 ; 11 : 693-6 より改変引用]

れる[4]（表1）。

　欠点としては合併症として静脈内空気塞栓，気脳症が起こること，血行動態が静脈還流と心拍出量が減少するため不安定になり，脳灌流圧を低下させること，また，特異的な体位のため股関節の過度の屈曲による坐骨神経傷害，過度の頸部屈曲による顔面や舌の腫脹，過度の頸部屈曲や低血圧による四肢麻痺などが起こることが挙げられる（表2）[5]。

　静脈内空気塞栓が合併症で起こる可能性を踏まえ，術前から心腔内・肺内シャント，呼吸機能低下が指摘されている患者については，座位手術は避けられるべきである。

術前評価

　座位の手術においては通常の脳腫瘍手術における術前評価に加え，特に静脈内空気塞栓を考慮に入れた術前評価を行う必要がある。

①神経学的評価：意識レベル，麻痺の有無や程度，不完全失語症の有無，喉頭機能障害など

②腫瘍の部位，質的診断：脳幹圧迫所見や第四脳室レベルでの脳脊髄液の流出路狭窄による水頭症や頭蓋内圧（intracranial pressure：ICP）亢進所見の有無

③呼吸機能：呼吸機能検査に加え，室内空気下の動脈血血液ガス分析を行い，呼吸予備能の推測をする。後頭蓋窩腫瘍摘出後，脳神経麻痺による反射機能減弱による誤嚥性肺炎や，静脈空気塞栓による肺水腫を来した場合の術後呼吸機能低下に耐えうる呼吸機能が必要

④心機能：予備能が低い場合，術中低血圧の危険性がある

⑤循環血液量の評価：経口摂取の低下，嘔吐，浸透圧利尿薬使用の有無

⑥シャント：卵円孔（しかし経胸壁エコーでは偽陰性が高率）および肺内シャントの有無

座位に特有な合併症

■静脈内空気塞栓（vascular air embolism：VAE）

　理論的には，開放血管が大気圧よりも低い圧である間はいつでも起こりうる。実際には，VAEが発生する時期は皮膚切開から硬膜切開までがほとんどであり，特に横静脈洞，S状静脈洞，矢状静脈洞からの流入が多い。これらの血管は硬膜に付着するため出血時に内腔が虚脱することができず，空気を吸入する[6]。これら大きな静脈洞損傷の場合には，VAEのリスクは増大し，発生率は40～45％とされる[4]。

　吸入された空気は肺循環系に流れ，肺血管抵抗や肺動脈圧，中心静脈圧は増加する。この血管閉塞は死腔換気を増加させ，呼気終末二酸化炭素分圧（Et_{CO_2}）の減少や動脈血中二酸化炭素分圧（Pa_{CO_2}）の増加，低酸素血症が起こる。大量の空気塞栓が起こると右心不全や左室拡張末期容量減少のため心拍出量（cardiac output：CO）は減少し，突如急激な血行動態の変化が起こる[5]。

■奇異性空気塞栓(paradoxical air embolism：PAE)

人口の約25%が卵円孔開存(patent foramen ovale：PFO)があるとされる[4]。空気が静脈回路に流入した際，PFOや肺血管床にシャントが存在すると，空気が動脈側へ入り，冠血管や脳血管を塞栓する危険性がある。VAEの発生率は約45%であるから，座位ではおよそ10〜12%でPAEの可能性があることになる。

麻酔方法

注意点として，①ICP上昇を避ける，②脳灌流圧を保つ，③呼吸循環機能の維持，④VAEの予防・診断・治療に留意する，⑤脳神経の損傷を最小限にする，⑥術後の迅速な覚醒を目指すなどが挙げられる。

■準　備
●モニター
①通常のモニター(SpO_2モニター，心電図，非観血的動脈圧測定，カプノグラフィ)
②観血的動脈圧測定
③経食道心エコー(transesophageal echocardiography：TEE)
④BISモニター
⑤筋弛緩モニター

●ライン
a. 観血的動脈圧測定ライン(Aライン)

橈骨動脈に確保する。血圧の厳密なコントロールが必要な患者は導入前に確保する。ゼロ点ホルダーはAラインとCVPと別々に用意してもらう。Aライン用のゼロ点を固定するためのポール(点滴棒)とポールをベッドに固定する固定器を用意してもらうと，ベッドの上下に対応できる。圧トランスデューサの高さを調節するが，心臓のレベルで測定される血圧は脳灌流を過大評価してしまうので，動脈圧トランスデューサは外耳道，中心静脈圧は右房の高さを基準に調節する。

b. 末梢静脈ライン2本

空気塞栓が起こった際，中心静脈カテーテル(central venous catheter：CVカテーテル)から血液とともに空気を吸引するが，吸引した血液を返血するため，投薬ルートとは別に太い末梢ルートが必要となる。

c. CVカテーテル

X線装置や心内心電図を用いてカテーテルの先端の位置を確認する(後述)。

■前投薬

意識状態が清明でICP亢進がない患者には，ジアゼパムなど，患者を鎮静する作用の前投薬を投与する。意識状態に問題がある患者には，呼吸抑制とこれに伴うCO_2蓄積によるICP上昇を避けるために，鎮静作用のある前投薬は用いるべきではない。

■麻酔導入

チオペンタールまたはプロポフォールおよびフェンタニル，レミフェンタニルにて行う。

■麻酔維持

座位の手術において，特定の麻酔薬が優れているという報告はないため，通常の脳腫瘍の麻酔どおり行う。ただし，術中は亜酸化窒素(N_2O)の使用はVAEが悪化する可能性があるため避ける。やむをえず使用する場合は，空気塞栓が疑われた際に中断する。レミフェンタニル使用によって体位変換時以降も血圧が下がりやすくフェニレフリンの持続投与が必要になる場合があるため注意が必要である。運動誘発電位(motor evoked potential：MEP)測定や神経刺激器を用いたモニタリングを行う場合には四連反応(train-of-four：TOF)をモニタリングしながら筋弛緩薬を投与する。

■気管チューブ

頸部屈曲によるチューブのねじれを防ぐ。ねじれによりチューブが閉塞する可能性があるため，スパイラルチューブの使用も考慮する。また屈曲によりチューブの先端位置が深くなる可能性がある。聴神経腫瘍の手術の場合，松果体などの病変の手術に比べ頸部の前屈はゆるやかな体位で固定されるため，頸部屈曲によってチューブが深くなりにくい。体位の違いでチューブ先端の位置の変化が異なるので，より確実に気管チューブの位置を確認できるよう，体位をとった後，気管支ファイバーでチューブ先端の位置を確認する必要がある。また，気管チューブカフの位置が浅くなりすぎることによる反回神経麻痺を防ぐため，深さとともにカフ圧のチェックを行う。

■人工呼吸器設定

$PaCO_2$は通常の範囲内にする。呼気終末陽圧(positive end-expiratory pressure：PEEP)については，VAE

予防の観点からは賛否両論あり結論は出ていない。

■ 静脈内空気塞栓による肺水腫の対策

術中の静脈内空気塞栓の程度によって、術後肺水腫を来す。原因として、炎症性メディエーターの関与と血管透過性の亢進が示唆されている[7]。術前の呼吸機能の予備能によっては術中・術後の酸素化の悪化が予後を悪化させる場合があり、座位での手術実施の判断には慎重を要する。また症例によっては、静脈内空気塞栓から肺水腫を来した際の肺水腫の程度を軽減させる目的で、ステロイドの投与と好中球エラスターゼ阻害薬の投与を考慮する。

■ CVカテーテルの留置

CVカテーテルを鎖骨下静脈より挿入する。内頸静脈からのカテーテル挿入は、体位をとる際頸部で前屈させるためカテーテルに屈曲や血栓性塞栓症が起こりやすいこと、後述のVAEの際に頸部を圧迫しにくくなることから、第一選択とならない。内頸静脈からCVカテーテルを確保した際は頸部の屈曲によりCVカテーテルの先端位置が動くので、体位を固定した後CVカテーテルの先端位置の再確認が必要となる。また、VAEが起こった際にCVカテーテルから右心房内の空気を吸引する必要があり、CVカテーテルの先端が確実に上大静脈から右心房内にあることが必要となる。単孔カテーテルでは、先端を上大静脈と右心房の接合部から3cm上方に留置した際に空気をより多く吸入できるとする報告がある[8]。CVカテーテルの先端をX線透視や経食道心エコー、もしくは心内心電図を用いた方法で確認する[9]。

● 参考1：心内心電図法を利用したカテーテル先端の位置確認（図2[10]）

CVの準備と同時に心内心電図用のユニバーサルアダプタを接続する。心電図電極が（特に緑電極）が正しい位置にあるか確認し、モニターの赤電極をユニバーサルアダプタに、ユニバーサルアダプタのケーブルを患者の右肩の電極に接続する。ガイドワイヤーとカテーテルの先端を合わせ、ガイドワイヤーがCVカテーテルの近位部から出た部分をケーブルのクランプで止め、動かないようにする。ケーブルのもう一端をユニバーサルアダプタ本体上部にある指定の差込口に挿入し接続する。Ⅱ誘導においてP波を確認した後、アダプタの誘導切り替えスイッチで心内誘導モードに切り替え、カテーテルとガイドワイヤーを目的の挿入

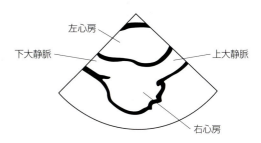

図2　中部食道上下大静脈像（ME bicaval view）
［Milani RV, Lavie CJ, Gilliland YE, et al. Overview of transesophageal echocardiography for the chest physician. Chest 2003；124：1081-9 より引用］

長付近まで進めていく。そこからさらに先端が右心房に近づくとP波が高くなり、右心房の中間まで進めると、2相性のP波が検出される。そこからカテーテルを引き抜いていくと、まずP波が単相性になり、次にP波がQRS波形と同程度の高さになり、次にP波がQRS波形よりもわずかに小さくなる。この場所は上大静脈と右心房の接合部のわずかに上大静脈側になる[11]。ここでカテーテルを固定する。

■ 体位変換（図1）

座位に体位変換する際、体液の移動による血圧低下が起こる。これを軽減するために下肢に弾性ストッキングまたは圧迫包帯を巻き、腹帯を巻く。これらは座位時に下肢に血液が過度に貯留するのを防ぐ役割もある。

頸部は術野を確保するために前屈位をとる。過度な前屈は頸髄の伸展を招き頸髄損傷の原因となる。また、空気塞栓時、空気の流入を防ぐために頸部を圧迫する必要があり、前屈が過度になると圧迫が困難になる。このため、前屈は顎が胸骨から3横指程度距離を保つまでとなるようすべきである。聴神経腫瘍の場合は前屈に加え回旋が必要になる場合があるが、過度な回旋は避けるべきである。

股関節の過度な胸部側への屈曲は、腹部の圧迫、下肢の虚血、坐骨神経の損傷を招くため避けるべきである。

尺骨神経など傷害を受けやすい部分のパッド保護は確実に行う必要がある。また、仙骨部は特に褥瘡が発生しやすいので注意が必要である[9]。

体位変換時、観血的動脈圧測定のトランスデューサの位置を調節する。通常のように、右心房の高さに固定すると、脳灌流圧を過大評価する可能性があるため、トランスデューサの位置は座位時の頭の高さ（外耳道）

にする。基準とする場所からトランスデューサが1.25 cm離れるごとに，圧に1 mmHgの差が表われる。

静脈内空気塞栓を検知するためのモニタリング（表3）

■経食道心エコー検査

経食道心エコー検査は，VAEを検出できるもっとも感度が高いモニタリング法とされ，単回注入された0.02 ml/kgの空気を検出することが可能とされる[12]。術中はBモードで上大静脈や右心房内の空気像を確認するほか，ドプラーモードを活用して右心房内のドプラー音を持続的にモニタリングし，空気が吸入された際の特徴的なドプラー音の変化を観察することで空気の吸引を検出可能である。使用する像（view）は右心房が観察できる像，特に中部食道上下大静脈像（ME bicaval view）（図2）[10]が適していると思われる。

欠点としては侵襲的であり，術中は頸部前屈の影響もありプローブの操作は困難であること，長時間の挿入により上気道の浮腫を生じる危険性があることが挙げられる。このため経食道心エコープローブのシャフトが可能なかぎり細いほうがよく，右心房を観察する像も限られることから，小児用のバイプレーンプローブを使用してもよい。

■経胸壁ドプラー

この装置は1 mlかそれ以下の空気を検出できる。TEEに次いで感度がよいとされる。ドプラーは患者が体位をとってから装着する。プローブは胸骨右側，剣状突起の3〜4 cm頭側に装着するが，右房の位置は患者の体位により変化するので，適切なプローブ位置をテストするために，0.5〜1.0 mlの空気を生理食塩液10 mlと混濁させ，CVカテーテルまたは末梢静脈ラインより注入する。この操作により特徴的なドプラー音が聞ければ，適切な位置とされる。非侵襲的でかつ感度は良いが，空気塞栓の量的評価が困難である[12]。

■呼気ガスモニター

VAEが発生した際，呼気終末二酸化炭素濃度（end-tidal CO$_2$：Et$_{CO_2}$）は減少し，呼気終末窒素濃度（end-tidal nitrogen：Et$_{N_2}$）が上昇する。Et$_{CO_2}$モニターはVAEサイズの質的な推定値が分かる。一般的に，塞栓が大きければ大きいほど，Et$_{CO_2}$の減少も大きくな

表3 静脈内空気塞栓を検知するためのモニタリング

方法	感度（空気量）（ml/kg）	利便性	侵襲度	欠点
TEE	高い（0.02）	低い	高い	経験が必要，侵襲的，高額
経胸壁ドプラー	高い（0.05）	中等度	ない	肥満患者に向かない
肺動脈カテーテル	高い（0.25）	中等度	高い	侵襲度が高い
Et$_{CO_2}$	中等度（0.5）	中等度	ない	心拍出量の影響を受ける
Et$_{N_2}$	中等度（0.5）	低い	ない	低血圧の影響を受ける
Sp$_{O_2}$	低い	高い	ない	変化が遅い
食道聴診器	低い（1.5）	高い	低い	変化が遅い
心電図	低い（1.25）	高い	低い	変化が遅い

[Davit S. Anesthetic management for posterior fossa surgery. In：Young WL, Cottrell JE, editors. Cottrell and Young's neuroanesthesia. 5th ed. Philadelphia：Elsevier；2010. p.203-17より改変引用]

る。しかし，さまざまな原因による心拍出量の減少は同じ影響を及ぼすので，VAEにおけるEt$_{CO_2}$の感度は低い。Et$_{N_2}$の上昇は0.04％の上昇で診断できるとされ，Et$_{CO_2}$の低下より30〜90秒早くEt$_{N_2}$の上昇が見られる。しかし，N$_2$の測定器具は一般的な手術室にはまずなく，笑気の使用で検出が難しくなること，低血圧の影響を受けやすいことなどの欠点がある[12]。

■肺動脈カテーテル

肺動脈カテーテルはそのパラメータの変化により，吸引された空気は0.25 ml/kgの感度で検知できるとされる。TEEや経胸壁ドプラーよりも感度は低い。利点としては心拍出量や肺動脈圧など循環器のパラメータがモニタリングできる点，カテーテルにある孔から肺動脈や上大静脈から空気を吸引できる点が挙げられる（しかし，カテーテル孔が小さいので十分な空気の吸引は行えない可能性がある）。欠点としては他のモニタリングと比較し侵襲度が高い点，感度が低い点が挙げられ，特別な理由がなければ使用されない[12]。

静脈内空気塞栓の予防

■PEEP

PEEPがVAEの発症率を減少させるかどうかに関

しては，統一見解はない[13)14)]。右心房圧（RAP）の上昇によりPAEのリスクが増す可能性がある。PEEPは静脈還流，心拍出量，平均動脈圧を減少させるためその適用は慎重に判断すべきである。

■ 輸液負荷

血液量減少はVAEの要因となる。輸液負荷自体の予防効果は明確にはなっていないが，中心静脈圧の低下がVAEの要因になり，右心房圧を保つことがVAEの予防になるとする報告がある[12)]。ただし，過剰な輸液はVAEが引き起こす肺水腫を助長したり，頸部前屈で狭くなっている気道の浮腫を助長したりする可能性がある。

■ 低換気

適度な低換気がVAEのリスクを減少させるといわれている。

術中VAEの治療

VAEの治療は特に大量の空気が吸入され，循環動態が不安定になった際は術者や他の麻酔科医や医療スタッフの協力が不可欠であり，麻酔科医には迅速かつ適切な判断と指示が求められる。術中にVAEが発生した際の対応を以下に記す[9)]。

①術者に空気塞栓が発生したことを伝え，まず空気の侵入を最小限にするため，両側頸静脈を圧迫する。
②次いで術野を生理食塩液で潤すよう術者に指示し，空気の侵入部を同定し，ジェルフォーム，綿，骨ロウによりこれを閉塞させる。さらなる空気の静脈内への吸引を防ぐことがもっとも重要となる。
③CVカテーテルから空気の吸引をする。
④必要ならば心血管系のサポートをする。
⑤輸液や輸血により静脈圧を上げる。
⑥以上の方法で進行中のVAEを防げないとき，患者の体位を変える。

神経モニタリング

特に後頭蓋窩手術において使用される神経モニタリングを以下に示す。

■ 脳幹聴覚誘発電位（brainstem auditory evoked potentials：BAEP）

聴神経腫瘍や脳幹近傍の腫瘍摘出など，聴神経に直接もしくは間接的に影響する手術の際に使用される。手術側の外耳道からクリック音を流し，それによって発生する活動電位を記録する。Ⅰ波とⅤ波の潜時延長や振幅低下が見られれば神経障害を考慮する[15)]。

■ 顔面神経モニタリング

顔面神経麻痺はその症状が第三者からも認識される症状であり，患者の社交性を阻害したり，抑うつ症状を誘引したりするなど患者の生活の質に大きな影響を与えるため，顔面神経麻痺を予防することは重要である[16)]。

顔面神経モニタリングは，主に以下の3種類に分類される。

● 直接刺激法

術野において直接電気刺激をする方法。眼輪筋や口輪筋に記録電極を装着する。顔面神経の位置確認や，露出された神経が顔面神経かどうかの確認に使用される。

● 経頭蓋刺激法（facial monitor evoked potential：facial MEP）

MEPのように経頭蓋的に電気刺激を行い，直接刺激時と同様に眼輪筋や口輪筋の記録電極の電位変化を観察する。直接刺激法と比較した場合の利点としては，手術中を通して評価が行えること（顔面神経が露出していなくても評価が可能），刺激する際に手術中に刺激プローブに持ち替えなくても評価はできることが挙げられる。

● フリーラン顔面筋電図

電気刺激を使用せず，顔面神経が障害されたときに出る自発筋電図を記録する。自発筋電図を音としてモニタリングする場合もある。リアルタイムに筋電図をモニタリングすることで神経損傷時迅速に対応できる[17)]。

術後の問題点

一般的な脳腫瘍の手術後の合併症に加え，以下のような特徴的な合併症が見られる。

①術前からの頭部の感覚・運動神経の病変や手術による機能障害が存在すると，患者の嚥下や発声に影響を及ぼし，気道における合併症を引き起こす。さら

に，術中の操作による呼吸中枢へのダメージや浮腫は低換気や不安定な呼吸パターンを引き起こす。したがって，術後長期間の人工呼吸管理や気管切開などの気道確保が必要な患者もいる。
② 体位，特に頸部の前屈により静脈系およびリンパ系が閉塞し，重度の舌や顔面浮腫が起こる。浮腫が高度の場合は，気管内チューブは浮腫が改善されるまで残しておくべきである。
③ 大量のVAEは肺水腫を引き起こす。重度の肺水腫の場合は人工呼吸管理が必要となる。薬物療法に関しては通常の肺水腫に準じる。
④ 高血圧は後頭蓋窩手術の後は一般的で浮腫形成や頭蓋内血腫の原因となる。術後の高血圧のコントロールを行う必要がある。
⑤ 後頭蓋窩手術後は不幸な神経学的予後もさまざまな形で起こりうる。それらは意識レベルの変化，さまざまな程度の麻痺，脳神経欠損症状（たとえば視覚障害，顔面神経麻痺，嚥下や発生障害）として見られる。

麻酔からの覚醒・抜管

　座位の手術後は，その姿勢で一度意識を覚醒し神経学的評価を行う（wake-up test）。止血は座位の状況でしか確認できていないために，術部の浮腫や出血，術後の高血圧などを考慮し術後しばらく座位のまま管理する。座位の角度は45°程度とし，徐々に仰臥位へと体位を変化する。

　麻酔からの覚醒は他のタイプの頭蓋内手術と同じように迅速でスムーズな覚醒と，咳，バッキング，突然の血圧上昇の回避が望まれる。抜管の可否は普段の因子に加え，術前からの神経学的機能障害や手術の種類，範囲，脳幹の浮腫や傷害の程度，気道浮腫の可能性を考慮し判断する。手術後は鎮静下に人工呼吸管理を継続する場合も多い，

まとめ

　座位の手術は静脈内空気塞栓などの重篤な合併症のリスクがある。しかし，術前から患者の評価や準備を入念に行い，適切なリスク管理を行えば座位手術の利点は十分にリスクを上まわるものと思われる。

●参考文献●
1) Gardner WJ. Intracranial operations in the sittingposition. Ann Surg 1935；101：138-145.
2) Jürgens S, Basu S. The sitting position in anesthesia：old and new. Eur J Anesthesiol 2014；31：285-91.
3) Guenther C, Karrlheinz D, Max W, et al. Neurosurgical procedures in the semisitting position：Evaluation of risk of paradoxical venous air embolism in patienys with a patent foramen ovale. World Neurosurg 2014；81：159-64.
4) Fathi AR, Eshthehardi P, Meier B, et al. Patient foramen ovale and neurosurgery in sitting position；a systematic review. Br J Anesth 2009；102：588-96.
5) Gale T, Leslie K. Anaesthesia for neurosurgery in the sitting position. J Clin Neuroscie. 2004；11：693-6.
6) 松本悠佳，次田佳代，信川泰成ほか．座位での後頭蓋窩手術において経食道心エコーで早期に空気塞栓を検出し得た1症例．日臨麻会誌 2011；31：996-8.
7) 石田久美子，菱沼美和子，宮澤美紀子ほか．穿頭中に空気塞栓を発症して直後に肺水腫を来した1症例．麻酔 2008；57：1257-60.
8) Bunegin K, Albin MS, Ilescl PE, et al. Positioning the right atrial catheter：a model for reappraisal. Anesthesiology 1981；55：343-8.
9) Davit S. Anesthetic management for posterior fossa surgery. In：Young WL, Cottrell JE, editors. Cottrell and Young's neuroanesthesia. 5th ed. Philadephia：Elsevier；2010. p.203-17.
10) Milani RV, Lavie CJ, Gilliland YE, et al. Overview of transesophageal echocardiography for the chest physician. Chest 2003；124：1081-9.
11) Pittiruti M, La Greca A, Scoppettuolo G, et al. The electrocardiographic method for positioning the tip of central venous catheters. J Vasc Access 2011；12：280-91.
12) Marek AM, Abhijit Vijay L, Lunei F, et al. Daignosis and treatment of vascular air embolism. Anesthesiology 2007；106：164-77.
13) Meyer PG, Cuttaree H, Charron B, et al. Prevention of venous air embolism in paediatric neurosurgical procedures performed in the sitting position by combined use of MAST suit and PEEP. Br J Anaesth 1994；73：795-800.
14) Schmitt HJ, Hemmerling TM. Venous air emboli occur during release of positive end-expiratory pressure and repositioning after sitting position surgery. Anesth Analg 2002；94：400-3.
15) 小林昌弘，聴神経脳幹反応（ARB）．川口昌彦，中瀬裕之編．術中神経モニタリングバイブル．東京：羊土社；2014. p.207-10.
16) 河野道宏．聴神経腫瘍手術—手術適応と機能温存—．脳神外ジャーナル 2014；23：20-8.
17) 高谷恒範．顔面神経モニター．川口昌彦，中瀬裕之編．術中神経モニタリングバイブル．東京：羊土社；2014. p.211-5.

鬼頭　和裕，飯田　宏樹

XII 各論・麻酔管理

7 神経筋疾患を有する患者の麻酔管理

KEY POINT

- 神経筋疾患を有する患者の麻酔管理では，特に筋弛緩薬の使用法に注意が必要である。
- 術後呼吸障害の予防を念頭に置いた麻酔管理を行う。
- 麻酔薬の感受性変化や術前内服薬との相互作用を把握し，麻酔法を選択する。
- 悪性高熱症の発症に注意する。
- ロクロニウムとスガマデクスにより麻酔管理が行いやすくなっている。

運動ニューロンの異常

■多発性硬化症（multiple sclerosis：MS）

●概　要

MSは中枢神経白質を侵す原因不明の炎症性脱髄性疾患である。本邦での発病率は2〜4人/10万人で，20〜40歳代の男女に発症する。神経症状は多彩で，再発と寛解を繰り返す。さまざまな時期（時間的多発）と部位（空間的多発）で障害を来す[1)〜3)]。

●術前評価

あらゆるストレス（疲労，感染症，発熱，外傷，手術，感情）による症状増悪の可能性がある。そのことを伝え，インフォームドコンセントを得ておく必要がある[4)]。

小脳や胸髄の脱髄病変により呼吸筋協調機能障害を来しうる。スパイロメトリーで異常を示さないこともあり，咳嗽力，喀痰排出力，深呼吸などベットサイドでの評価を重視する。

●麻酔管理

静脈麻酔薬，吸入麻酔薬，オピオイドを含む鎮痛薬について，現在ほぼすべてが有害事象なく使用され，麻酔法とMS増悪との因果関係はないとされている。しかし，脊髄くも膜下麻酔や硬膜外麻酔については，その安全性が確立されていないため，術後呼吸器合併症のリスクなど，全身麻酔よりも有利であると考えられるとき以外は避けるべきであろう。また，MSでは炎症部位の血液脳関門が障害されており，局所麻酔薬過量には注意が必要である。

脱分極性筋弛緩薬は禁忌である。除神経により神経筋接合部後膜ではニコチン型アセチルコリン受容体（AChR）のアップレギュレーションが生じているため，脱分極による高カリウム血症の危険性がある。非脱分極性筋弛緩薬に関して，アップレギュレーションによる抵抗性亢進が考えられるが，筋肉量低下や神経筋伝達低下のため感受性が亢進している。TOFウオッチ®モニター下に必要最小限のロクロニウムを投与し，スガマデクスによる拮抗が望ましい[5)]。

体温上昇は症状増悪の誘引となるため，適正な体温管理が必要である

あらゆるストレスが症状増悪の誘因となる。術後呼吸器合併症に注意しながら，麻薬の持続静注などを用

—243—

い適切な疼痛管理を行う必要がある。

■ 筋萎縮性側索硬化症（amyotrophic lateral sclerosis：ALS）
● 概　　要
ALS発症時には，上位あるいは下位運動ニューロンの一方だけが選択的に機能を失うことがあるが，最終的には進行して両方が障害される[6]。病因は不詳であるが，ALS患者の3%でスーパーオキシドジスムターゼ遺伝子（SOD1）に突然変異が確認されており，酸化ストレスの関与が示唆されている。呼吸筋麻痺の進行により，生存期間は3～5年である。有病率は10万人につき3～5人で，孤発性のものが多いが，5～10%は常染色体優性の遺伝形式をとる。

下位運動ニューロンの機能障害や除神経が早期に起こると，初発徴候として潜在性の左右非対称性筋力低下を来し，四肢のいずれかの遠位部で明らかになる。四肢筋よりも先に球筋の除神経が生じた場合には，咀嚼や嚥下の困難および顔面や舌の運動障害が初発症状となる。呼吸筋が早期に障害されると，他の筋に障害が及ぶ前に死に至る可能性がある。最終的にはすべての筋が対称性に障害される。ただし末期になっても感覚系，膀胱直腸機能，高次脳機能は保たれる。

診断は，他の神経筋疾患が除外されていることが必要である。延髄，頸髄，胸髄，腰仙髄の運動ニューロンのうち3つまたは4つが障害されている場合，確定ALSと分類される。

病理学的変化の進行を阻止する治療法はない。リルゾール（100 mg/日）はわずかながら（3～4カ月）生存期間を延長するため，ALSへの使用が認可された。

● 術前評価
a. 術後抜管の可否，呼吸器合併症のリスク評価
肺活量，%予想努力肺活量（%FVC），最大吸気量などで評価する。%FVC＜50%が周術期の非侵襲的陽圧換気（NPPV）導入の基準となる。また球麻痺症状がある場合，誤嚥性肺炎や無気肺のリスクが高くなる。

b. 栄養状態
特に末期には不十分な栄養から悪液質となり，多くの麻酔薬の血漿タンパクとの結合が減少する。このような患者では呼吸筋の予備力が低下し，気道保護反射が障害されて，鎮静薬や麻酔薬による呼吸抑制と誤嚥の危険性が増加する。

● 麻酔管理
速効性の麻酔薬，鎮痛薬を使用する。プロポフォールとレミフェンタニルによる導入が安全である。血液/ガス分配係数の小さいセボフルランやデスフルランも使用可能である。

除神経によりシナプス後膜でニコチン型AChRのアップレギュレーションが起こる。このため脱分極性筋弛緩薬のスキサメトニウムを投与すると，骨格筋から大量のK^+が放出され高カリウム血症の危険性がある。神経筋伝達がシナプス前で障害されており，非脱分極性筋弛緩薬に対する感受性が亢進している。このためロクロニウムは筋弛緩モニター下で必要最小量を投与し，スガマデクスで十分拮抗する。

脊髄くも膜下麻酔，硬膜外麻酔，神経ブロックは有用であるが，症状増悪の可能性に留意しておく。

抜管後呼吸不全が起こりうる。術後呼吸器合併症のリスクがある患者には厳重なモニター管理だけでなく，NPPV導入を検討する。また，CO_2ナルコーシスのリスクがあり，酸素投与は慎重でなければならない。

神経筋接合部の異常

■ 重症筋無力症（myasthenia gravis：MG）
● 概　　要
神経筋接合部のシナプス後膜上にある，いくつかの標的抗原に対する自己抗体の作用により，神経筋接合部の刺激伝導が障害されて生じる自己免疫疾患である。自己抗体には，抗AChR抗体（MG患者の80～85%陽性）と抗筋特異的受容体型チロシンキナーゼ（MuSK）抗体（MG患者の数%陽性）の2つがある。近年，第3番目のMG病原性自己抗体として，LDL受容体関連タンパク質4が注目されている[1)7]。有病率は10万人あたり11.8人（2006年）である。

特徴は，運動の反復，持続に伴い骨格筋の筋力が低下し（易疲労性），これが休息により改善すること，夕方に症状が悪化すること（日内変動），日によって症状が変動すること（日差変動）である。初発症状としてもっとも頻度が高いのは眼瞼下垂や複視などの眼症状で，四肢筋力低下，球症状，顔面筋力低下，呼吸困難なども呈する。

臨床症状，自己抗体陽性，アイスパック試験や塩酸エドロホニウム（テンシロン®）試験などで診断される[8]（表）。

治療法として，コリンエステラーゼ阻害薬，ステロイド，アザチオプリン，シクロスポリンA，タクロリムスなどの免疫抑制薬，免疫グロブリン，血液浄化

表　重症筋無力症診断基準

A. 症状
　(1)眼瞼下垂
　(2)眼球運動障害
　(3)顔面筋力低下
　(4)構音障害
　(5)嚥下障害
　(6)咀嚼障害
　(7)頸部筋力低下
　(8)四肢筋力低下
　(9)呼吸障害
　＜補足＞　上記症状は易疲労性や日内変動を呈する。

B. 病原性自己抗体
　(1)アセチルコリン受容体抗体陽性
　(2)筋特異的受容体型チロシンキナーゼ抗体陽性

C. 神経筋接合部障害
　(1)眼瞼の易疲労性試験陽性
　(2)アイスパック試験陽性
　(3)塩酸エドロホニウム(テンシロン)試験陽性
　(4)反復刺激試験陽性
　(5)単線維筋電図でジッターの増大

D. 判定
　以下のいずれかの場合，重症筋無力症と診断する。
　(1)Aの1つ以上があり，かつBのいずれかが認められる。
　(2)Aの1つ以上があり，かつCのいずれかが認められ，他の疾患が鑑別できる。

[「重症筋無力症診療ガイドライン」作成委員会．成人期発症MGの治療総論．重症筋無力症診療ガイドライン2014．東京：南江堂；2014．p.2-21より引用]

療法，胸腺摘出術がある。

● 術前評価

　a. 手術のタイミング

　MGコントロールが不十分の場合，術後呼吸障害や術後クリーゼのリスクとなるため，寛解期の手術が望ましい。クリーゼ中の緊急手術では術前に血液浄化療法を検討すべきである。ただし，血液浄化療法で症状が軽快してもその効果は一時的なものであることに留意しておく。

　b. 内服治療薬について

　アセチルコリンの作用で流涎，徐脈などを来す可能性があるため，コリンエステラーゼ阻害薬は手術当日の朝中止する。長期ステロイド内服患者ではステロイドカバーを行う。免疫抑制薬については，術前使用の効果は不明確である。

　c. 術後クリーゼの予測

　術後クリーゼのリスク因子として，周術期のMG悪化，球症状，血清抗AChR抗体高値，クリーゼの既往，50歳以上，肺活量＜2.0 l が報告されている[9]。

● 麻酔管理

　MGの神経筋接合部では，シナプス終板のAChR数の減少，シナプス間隙の拡大，平坦で単純化したシナプス後膜壁を認める。AChR数減少により，非脱分極性筋弛緩薬に対する感受性亢進が考えられる。しかし，その感受性はさまざまで，適切使用量を予測するのは困難である。導入時は健常人の挿管量の1/10をロクロニウム初回量とし，TOFウオッチ® モニターで評価しながら追加投与する。ロクロニウムを使用した場合，スガマデクスで確実に拮抗する[10]。脱分極性筋弛緩薬は，AChR数減少により感受性が低下し，高用量が必要になる。

　吸入麻酔薬やプロポフォールは問題なく使用される。鎮痛薬については，フェンタニルによる術後呼吸抑制には注意が必要である。術中鎮痛は，レミフェンタニルの持続静注で行う。

　硬膜外麻酔は，術中の筋弛緩薬および術後のオピオイド必要量を減少させるため有用である。脊髄くも膜下麻酔もMG患者に問題なく行われている。ただし，局所麻酔薬はアミド型が薦められる。エステル型局所麻酔薬はコリンエステラーゼにより代謝されるため，コリンエステラーゼ阻害薬内服患者での使用は望ましくない。

　術後クリーゼ予防のため，十分な鎮痛(局所麻酔，末梢神経ブロック，硬膜外ブロックなど)，感染症予防，精神的ストレスの軽減に努める。NPPVなどを応用し，呼吸不全の発症に注意する。

■ランバート・イートン筋無力症候群(Lambert-Eaton myasthenic syndrome：LEMS)

● 概　要

　ランバート・イートン症候群またはイートン・ランバート症候群ともいう。50〜60％に肺小細胞がんを合併し，その治療によりLEMSも寛解する傍腫瘍性神経症候群である。一方，80〜90％に運動神経終末シナプス前のP/Q型電位依存性カルシウムチャネルに対する自己抗体(抗P/Q型VGCC抗体)が検出される神経筋接合部および自律神経疾患でもある。典型的には，下肢近位筋の筋力低下が見られ，筋電図や抗P/Q型VGCC抗体の検出で診断される。血漿交換，ステロイド，3,4-ジアミノピリジン(3,4-DAP)に反応する。また約10％に小脳失調が見られる。

● 麻酔管理

　3,4-DAPは周術期を通して継続する。筋弛緩薬(脱分極性，非脱分極性とも)への感受性は亢進するため，MG同様にTOFウオッチ® モニターで評価し，必要最小限の投与とする。スガマデクス使用に関する報告は

まだない．吸入麻酔のみ，もしくは硬膜外麻酔の併用や脊髄くも膜下麻酔，神経ブロックなどが推奨される．
MG 同様に，術後呼吸障害への注意が必要である．

筋の異常

■筋強直性ジストロフィ（myotonic dystrophy：MD）

● 概　要

常染色体優性遺伝性疾患で，発生頻度は幅があり，8,000〜100,000 人に 1 人である．筋萎縮，筋力低下，知能低下，甲状腺機能低下，性腺萎縮などの内分泌障害，房室ブロックなどの心伝導障害，嚥下障害を来す．良性，悪性腫瘍を高頻度に併発する．

● 術前評価

比較的病初期から咽頭・喉頭筋や呼吸筋の障害を認める．重症度，特に呼吸筋障害と嚥下障害の程度を評価することが重要である．術後呼吸器合併症発生のリスク因子として，①年齢≧ 37 歳，②近位筋に及ぶ筋力低下，③上腹部手術の 3 項目が挙げられる[11]．

● 麻酔管理

筋力低下による低換気，喀痰排出障害，心伝導障害などが問題となる[1]．呼吸抑制作用のある麻酔薬や筋弛緩薬への感受性亢進，シバリングで誘発された筋硬直による換気障害，二酸化炭素に対する中枢性換気応答の低下などが指摘されている．

非脱分極性筋弛緩薬への感受性が亢進しており，術後の呼吸抑制の一因となる．それを回避するためにTOF ウオッチ® モニター下に必要最小限の量を投与する．脱分極性筋弛緩薬は筋強直や悪性高熱症の可能性がある．筋弛緩拮抗薬として，抗コリンエステラーゼ薬は筋強直を誘発するため避けるべきである．スガマデクスでロクロニウムからの筋回復が安全にできたとの報告がある[12]．

吸入麻酔薬やプロポフォールは安全に使用できるとの報告が多いが，吸入麻酔薬は潜在的に悪性高熱症の危険性が高いと考えられる．プロポフォール使用時は作用遷延の予防のため BIS などで投与量を調節する．

遷延性呼吸抑制を防ぐために，短時間作用性のレミフェンタニル持続静注を行う．フェンタニルの呼吸抑制に注意する．

脊髄くも膜下麻酔や硬膜外麻酔は比較的安全とされるが，ブロック域が高位に及ぶと呼吸困難を生じやすい．

術後は集中治療室（ICU）管理を準備し，呼吸状態の注意深い観察が必要である．

■デュシェンヌ型筋ジストロフィ（Duchenne muscular dystrophy：DMD）

● 概　要

伴性劣性遺伝形式をとり，有病率は出生男児 1/3,500 人である．ジストロフィン（Dys）遺伝子異常から筋細胞膜の Dys タンパクが障害される．幼児期に発症し，平均 9 歳で歩行不能となり，10 歳代半ばから左心不全症状が顕在化する．平滑筋機能障害として急性胃拡張，腸閉塞，排尿困難など，中枢神経異常として知能低下を認める．30 歳前に肺炎，呼吸不全，心不全により多くは死亡する．

● 術前評価

病状の進行に伴い呼吸機能障害を呈するようになるため，鎮静や全身麻酔により合併症のリスクが高まる．努力肺活量（FVC），咳嗽時最大呼気流速（peak cough flow：PCF），最大吸気圧（maximum inspiratory pressure：MIP），最大呼気圧（maximum expiratory pressure：MEP）を測定する．FVC＜50％はリスクの増大，FVC＜30％は高リスクを意味するので，非侵襲的換気療法（NPPV など）の術前トレーニングを考慮する．PCF や MIP は呼吸筋力を評価する．PCF＜270 l/min あるいは MEP＜60 cmH$_2$O では有効な咳ができないリスクがあり，機械による咳介助などの術前トレーニングを行う[13]．

心機能評価は必須である．

舌肥大による上気道狭窄や挿管困難のリスクも，チェックしておく．

● 麻酔管理

吸入麻酔薬は悪性高熱症や横紋筋融解症を引き起こすリスクが高い．プロポフォールは比較的安全と考えられる．

神経筋シナプス後膜には成人型だけでなく胎児型 AChR が発現しており，スキサメトニウム投与により高カリウム血症や悪性高熱症を起こしうるため禁忌である．胎児型 AChR は非脱分極性筋弛緩薬との反応性が低下しているといわれるが，臨床上は筋収縮力低下や筋萎縮のためにその作用が正常かやや延長する．ロクロニウム投与時は筋弛緩モニターを使用する．ロクロニウムのスガマデクスによる拮抗は有用であるとの報告がある[14]．

硬膜外麻酔や神経ブロックなどの併用は，術中・術後のオピオイド量を減らすことができるため有用である．

全身麻酔，特に上腹部の手術では創による呼吸筋力低下に伴い呼吸機能が低下する．呼吸器合併症には厳重な注意が必要である．

パーキンソン病
(Parkinson's disease : PD)

●概　要

　中脳黒質緻密部のドパミン作動性ニューロンの変性により，線条体のドパミンが減少し，相対的にアセチルコリンの作用が高まった状態で，神経細胞内にLewy小体として知られているタンパク質が沈着する．病変の首座はドパミン系にあるが，Lewy小体の出現と神経変性は，非ドパミン作動性の嗅神経系，大脳半球，脊髄，末梢自律神経系のニューロンでも見られる．平均発症年齢は60歳であるが，20歳代またはより若年で発症することもある．ほとんど（85〜90％）が孤発性で，病因は不明である．

　安静時振戦，固縮，無動，歩行障害が主症状である．そのほか，すくみ足，姿勢制御障害，構音障害，自律神経障害，感覚異常，気分障害など多彩な症状を示す．

　治療薬として，レボドパ，ドパミン作動薬，モノアミンオキシダーゼ-B（MAO-B）阻害薬，カテコール-O-メチル基転移酵素（COMT）阻害薬，抗コリン薬が用いられている．内服薬で治療困難な場合は，深部脳刺激などの外科的治療も行われる．

■術前評価

　レボドパを突然中止すると，急激な症状の悪化（換気困難，喉頭痙攣，誤嚥性肺炎）や悪性症候群を発症することがある．このため術直前まで継続投与する．またMAO-B阻害薬はエフェドリンとの相互作用で痙攣や高体温性昏睡などを来す危険性があり，手術1〜2週間前に中止する．

　自律神経障害による胃内容物停留は，導入時誤嚥の危険因子となる．

　筋固縮，無動，喉頭筋機能障害，呼吸筋の協調運動障害により，誤嚥や無気肺を生じている可能性がある．

■麻酔管理

　非脱分極性筋弛緩薬使用での有害事象の報告はない．プロポフォールはジスキネジアを誘発しうるため注意が必要である．フェンタニルやレミフェンタニルなどは筋硬直に注意する．

　自律神経も障害されるため，循環血液量の減少や陽圧換気，体位変換などで容易に低血圧となりうる．一方，喉頭鏡操作や気管挿管によって著明な頻脈や血圧上昇を引き起こすこともある．麻酔中は前負荷を適切に維持し，体位変換時の循環変動や最高気道内圧に注意を払う必要がある．

　術後は経口摂取可能となるまで非経口的にレボドパを投与することが薦められる．周術期に使われるブチロフェノン系（ドロペリドールなど），フェノチアジン系（クロルプロマジンなど），メトクロプラミドは抗ドパミン作用を有し，症状を悪化させるため使用を避ける[2]．

●参考文献●

1）Gotanda Y, Ushijima K. In：Uchino H, Ushijima K, Ikeda Y, editors. Neuroanesthesia and cerebrospinal protection. Tokyo：Springer；2015. p.482-90.
2）小佐々優子，牛島一男．神経筋疾患の麻酔管理．内野博之編．神経麻酔Q&A．東京：総合医学社；2014．p.219-24.
3）Steinman L. Multiple sclerosis：a two-stage disease. Nat Immunol 2001；2：762-4.
4）木村雅文，齋藤　繁．神経疾患（中枢神経・脱髄性神経障害など）．麻酔 2010；59：1100-4.
5）Makris A, Piperopoulos A, Karmaniolou I. Multiple sclerosis：basic knowledge and new insights in perioperative management. J Anesth 2014；28：267-78.
6）Martin LJ, Price AC, Kaiser A, et al. Mechanisms for neuronal degeneration in amyotrophic lateral sclerosis and in models of motor neuron death. Int J Mol Med 2000；5：3-13.
7）Higuchi O, Hamuro J, Motomura M, et al. Autoantibodies to low-density lipoprotein receptor-related protein 4 in myasthenia gravis. Ann Neurol 2011；69：418-22.
8）「重症筋無力症診療ガイドライン」作成委員会．成人期発症MGの治療総論．重症筋無力症診療ガイドライン2014．東京：南江堂；2014．p.2-21.
9）Kadota Y, Horio H, Mori T, et al. Perioperative management in myasthenia gravis：republication of a systematic review and a proposal by the guideline committee of the Japanese Association for Chest Surgery 2014. Gen Thorac Cardiovase Surg 2015；63：201-15.
10）Ulke ZS, Yavru A, Camci E, et al. Rocuronium and sugammadex in patients with myasthenia gravis undergoing thymectomy. Acta Anaesthesiol Scand 2013；57：745-8.
11）Mathieu J, Allard P, Gobeli G. Anesthetic and surgical complications in 219 cases of myotonic dystrophy. Neurology 1997；49：1646-50.
12）Kashiwai A, Suzuki T, Ogawa S. Sensitivity to rocuronium-induced neuromuscular block and reversibility with sugammadex in a patient with myotonic dystrophy. Case Rep Anesthesiol 2012；2012：107952.
13）Blatter JA, Finder JD. Perioperative respiratory management of pediatric patients with neuromuscular disease. Paediatr Anaesth 2013；23：770-6.
14）de Boer HD, van Esmond J, Booij LH. Reversal of rocuronium-induced profound neuromuscular block by sugammadex in Duchenne muscular dystrophy. Paediatr Anaesh 2009；19：1226-8.

上瀧　正三郎，牛島　一男

XII 各論・麻酔管理

8 てんかん手術の麻酔管理

KEY POINT
- てんかん手術にはバリエーションが多いので術式を理解する。
- 抗てんかん薬の副作用や麻酔薬に与える影響を理解する。
- 全身麻酔が術中皮質脳波に与える影響を理解する。

てんかん手術患者の術前評価

■てんかん手術の麻酔（総論）

　てんかんは，頻度の高い中枢神経疾患の一つでその罹患率は人口の1％程度であり，本邦には100万人以上の患者がいる[1]。てんかん発症のピークは3歳未満の幼児であり小児科領域の疾患ともいえるが，近年では脳卒中後てんかんや外傷後てんかん，脳変性疾患に続発するものなど，70歳以上の高齢者のてんかん初発ケースも増加している。

　治療の第一選択は薬物療法であるが，2剤以上の薬物治療にも抵抗性の難治性てんかんでは手術適用が考慮される[2]。バルプロ酸などの抗てんかん薬による催奇形性は妊娠を希望する女性にとっては重要な問題であり[3]，内服離脱のためにてんかん手術を考慮するようなケースもある。特に海馬硬化症による内側側頭葉てんかんでは，手術による寛解率が高いことが知られており，てんかん病型によっては外科手術が内服で治療困難な場合の最後手段というよりは，もっと上位の治療手段だとする考え方もある。本邦では現時点で，てんかん外科手術を提供できる施設がまだ限られているため，外科治療の適応となる患者が未治療のままに多く存在しており，今後もてんかん外科の手術件数は増加していくと予想される。

　てんかん手術は病態に応じてバリエーションが多いので，病態と手術目的をよく理解する必要がある。てんかん手術の術式には，てんかんの焦点を除去する皮質焦点切除，てんかん閾値を上昇させる迷走神経刺激装置挿入術，てんかん伝播性を遮断する脳梁離断や軟膜下皮質多切術に大別できる（表1）。言語関連領域や運動野近傍に病変がある場合にはawake craniotomyの適応となることがある。硬膜下に電極を直接留置して行う脳波記録は空間分解能に優れるので，epileptogenic zone同定のための脳波電極留置を，治療目的の手術に先行して行うこともある[4]。

■てんかん手術の術前評価

　発作時のようすを聞くためにも，術前のインタビューは本人だけでなく家族とともに行う。てんかん患者は社会的弱者としての側面もあり，背景に医療不

表1 てんかん手術の術式

- 硬膜下電極留置術
- 脳腫瘍や血管奇形種などの病巣切除術
- 焦点皮質切除
- 軟膜下皮質多切除(MST)

- 側頭葉切除術
- 選択的海馬扁桃体摘出術
- 海馬多切除

- 脳梁離断術
- 半球離断術
- 半球切除術

- 迷走神経刺激装置挿入術(VNS)

MST：multiple subpial transection, VNS：vagus nerve stimulation

表2 術前チェックリスト

- □ 上気道
  - 閉塞性睡眠時無呼吸症候群
  - 肥満
  - 挿管困難要素(閉口度, Mallampati分類, 頸部可動性)
  - 歯牙状態
- □ 術前内服
  - 内服抗てんかん薬血中濃度
  - 内服薬の継続, 中断の確認
- □ 出血リスク
  - 術前内服薬(抗血小板薬, 抗凝固薬)
  - 血小板, 凝固系
- □ 精神的耐容能
  - 病識, 精神的発達
- □ 全身状態
  - 心機能
  - 肺機能
  - 腎機能
  - 肝機能
  - 血液検査
  - 栄養状態

信感を抱く患者や家族も少なくないので，十分に時間をかけて患者医師関係を構築するよう心がける(表2)。通常の術前診察，問診に加えて，てんかん病型や発作の頻度，誘発されやすい環境や条件についても把握する。精神発達障害を伴うことも多いので，ウェクスラー成人知能検査などの神経心理学的検査や，術後言語障害を確認するための言語機能の検査を行うことがある。

術前のルーチン検査として，胸部X線写真，心電図，呼吸機能検査と血算，生化学などの血液検査を行うが，てんかん外科特有の術前検査としては，てんかん焦点診断のための検査が含まれる。CT，MRIやSPECT，PET，脳磁図などの画像検査のほかに，長時間脳波を測定しながらビデオ撮影を行い発作型と脳波の関係を調べるビデオ脳波検査がある。硬膜下電極を挿入してビデオ脳波測定を行うこともある。

また，同じ選択的海馬扁桃体摘出術でも，経シルビウス到達法では仰臥位であるが，側頭下窩到達法では側臥位(パークベンチ体位)をとるなど，アプローチの方法によって手術体位が異なるので詳細な術式を確認しておく。

■抗てんかん薬

てんかん手術患者のほとんどは，2剤以上の抗てんかん薬を常用している。本邦での発売順にフェニトイン，フェノバルビタール，プリミドン，エトスクシミド，ジアゼパム，カルバマゼピン，バルプロ酸，ゾニサミド，クロバザムなどが代表的な抗てんかん薬である。

2006年以降，ガバペンチン，トピラマート，ラモトリギン，レベチラセタムが新薬として登場している。これらの抗てんかん薬の組み合わせは多彩で，患者ごとに異なる術前投薬がなされている。手術直前の抗てんかん薬の血中濃度が治療域にあるか確認する。特に，術中脳波測定を行うような術式では，術中にてんかん脳波を測定しながら手術を行い，手術戦略的に抗てんかん薬を一時的に中止もしくは減量するのでよく確認する。

抗てんかん薬の長期内服により，筋弛緩薬との薬物相互作用による筋弛緩薬の作用低減が見られることがあり，通常よりも多量の筋弛緩薬を必要とすることがあるので，神経筋モニタリングを行い用量調整するのが望ましい。フェニトイン長期使用では歯肉肥大を来し挿管困難要素となることもある。

てんかん手術の麻酔法

術中脳波を測定しない術式の場合には麻酔方法に制約はないので，通常の脳腫瘍摘出や脳血管系の手術と同様の麻酔方法で行う。本項では主に術中脳波測定を伴うような術式について詳述する(図1～図3)。

■前投薬

ベンゾジアゼピン系抗不安薬は術中脳波に大きな影響を与えるので，術中脳波測定を行う場合には投与しない。アトロピンとH_2遮断薬は，必要であれば前投薬として用いてもよい。

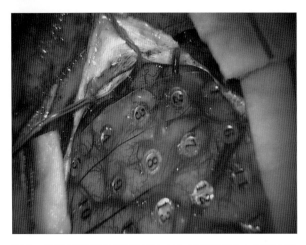

図1 術中皮質脳波電極をてんかん焦点部位として疑われる前頭葉に設置したところ
11歳・男児の難治性てんかんに対する前頭葉焦点切除の症例

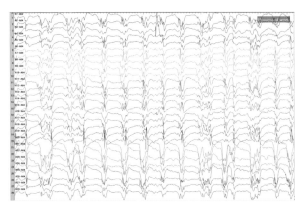

図2 図1の症例における前頭葉からの術中皮質脳波(焦点部位切除前)
全誘導で spike and wave のてんかん脳波が見られている。術中皮質脳波測定時の麻酔条件は呼気終末セボフルラン濃度2.5%、ロクロニウム8μg/kg/min 持続投与、レミフェンタニルは0.2μg/kg/hr の持続投与を脳波測定の10分前に中止した。

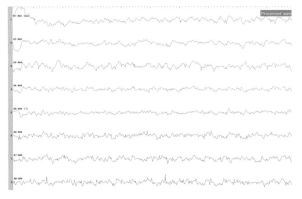

図3 図1の症例における前頭葉のてんかん焦点部位切除後の術中皮質脳波
切除前に広範囲に見られていたてんかん脳波が消失している。

■全身麻酔の導入と維持

全身麻酔の導入は、術中脳波を測定する術式の場合には、プロポフォールやフェンタニルは投与せず、酸素とセボフルラン吸入による緩徐導入を行う。セボフルランによる全身麻酔導入中にはてんかん発作が誘発されやすいが、そのまま十分深い麻酔にすることで解除されるので、あわてることなく対処する。麻酔の維持には鎮静薬としてセボフルランを用いる。亜酸化窒素は原則的には併用しない。

近年は、レミフェンタニルを鎮痛薬として導入から開頭までは0.2〜0.5μg/kg/min程度で用いて、硬膜切開後も0.1〜0.25μg/kg/min程度で継続し、術中脳波測定の約10分前に停止する方法がよく用いられている。レミフェンタニルの消失半減期が非常に短いので、この方法でも術中脳波へのレミフェンタニルの影響は見られない。

術中皮質脳波を測定する際には、脳波のてんかん性活動を最大限効率的に再現させるために、セボフルランの呼気濃度を2.5%となるように調整するのがよい。セボフルラン濃度が高くなりすぎるとてんかん性活動が過剰となり、てんかん原性領域を過大評価してしまう可能性があり、反対にセボフルラン濃度が低いと濃度依存性に皮質脳波のてんかん性活動が減弱していくので、てんかん原性領域を見逃すリスクがある。最近の麻酔器には吸入麻酔薬の目標呼気濃度を設定することで、短時間で自動調節する機能(end-tidal control 機能)が搭載されたものがあり、てんかん外科手術の麻酔では有用である。

セボフルラン単独での麻酔は鎮痛の少ない浅い麻酔になるので、マイクロ手術中の体動を完全に予防するためには十分量の筋弛緩薬投与が必須である。カルバマゼピン、フェニトインやバルプロ酸などの抗てんかん薬を内服している患者では、ロクロニウムなどの非脱分極性筋弛緩薬の作用減弱や、薬物クリアランスが増大し作用時間短縮が見られる。患者ごとに筋弛緩薬の薬物動態、薬力学が大きく異なるので神経筋モニターを用いるのが望ましい[5)6)]。

術中の輸液管理は通常の脳外科手術と同様であるが、特に mass resection ではない海馬多切術や脳梁離断や半球離断などの手術では、手術侵襲による脳腫脹によって頭蓋内圧が上昇しやすいため輸液量が過剰にならないように注意する。また、皮質脳波は動脈血二酸化炭素分圧の影響を受けることがあるので、呼吸条件は呼気終末二酸化炭素分圧30〜35mmHg程度

を目標に，一定を保つようにする。

■**術後管理**

術後のてんかん発作を予防する目的で，フェノバルビタールの筋注やホスフェニトインの緩徐静注を，手術終了前に行う。術後も原則的に術前の抗てんかん薬投与を継続する。術後早期に生じたてんかんの大発作には，ジアゼパムなどのベンゾジアゼピン系の鎮静薬を第一選択として速やかな対処を行い，てんかん発作が継続する場合の第二，第三選択薬としてはフェニトイン，フェノバルビタールを用いる。

意識レベルの変化が術後イベントのもっとも鋭敏なモニターになるので，できるだけ麻酔残存の少ない覚醒を目指す。したがって術中のフェンタニル投与は必要最小量とする。また，術中皮質脳波を測定するような手術では広めに皮膚切開・開頭することが多いので，閉創時にロピバカインなどの局所麻酔薬の創部への浸潤麻酔や，フルルビプロフェンなどの非ステロイド性抗炎症薬(NSAIDs)かアセトアミノフェンを用いる。術後の高血圧，嘔気嘔吐，シバリング，せん妄はいずれも頭蓋内圧を上昇させるため，極力避けるように管理を行い，徴候が見られた場合には速やかに対処する。

てんかん外科特有の術後神経障害としては，左側の側頭葉切除では言語性記銘力障害，海馬扁桃体切除では動眼神経麻痺や視放線損傷による視野障害，脈絡叢動脈損傷による片麻痺が生じやすい。右側側頭葉切除では精神病様症状が出現することもある[7]。

脳梁離断術後には術後約1週間，急性離断後症候群と称される，反応が乏しい時期がある。この症候群は小児よりも成人期で，また部分脳梁離断よりも全脳梁離断の場合に生じやすい。通常は術後1週間ほどで自然経過での回復が見られるが，成人では遷延し慢性離断症候群となり，言語障害，左上下肢の失行，両上肢の協調運動障害，新たな部分発作の出現が見られることがある。

術中皮質脳波と麻酔薬の影響

■**術中皮質脳波(総論)**

てんかん手術では術中皮質脳波測定を行いてんかん脳波の焦点部位を同定する。しかしながら麻酔薬は，病変部位ではない健常部の脳皮質にもてんかん様脳波である棘徐波を誘発することがあり，その一方で，てんかん焦点部位で発作間歇期に本来観察されるべき棘波を減弱させることもあるなど，全身麻酔は皮質脳波に大きな影響を与えることが問題である。焦点診断の精度だけを考えれば鎮静薬を用いない awake craniotomy が理想的であるが，現実的には全身麻酔が必要なケースのほうが多いので，全身麻酔影響下での皮質脳波の解釈が必要となる。麻酔薬が正常部位と焦点部位の脳波に与える作用を理解していることが，感度・特異度の高い焦点部位同定に重要である。

術中皮質脳波の解釈では，健常部位に見られる背景脳波(background electrocorticogram：background ECoG)と，発作間欠期に観察される，てんかん様発射と呼ばれる特有のスパイク波形である interictal epileptiform activities(IEAs)の鑑別が重要である。IEAs の分布や振幅から焦点部位からの距離を推定して，epileptogenic zone 推定と切除範囲が決定される。

麻酔薬の backgound ECoG への影響は，麻酔薬が脳皮質の刺激閾値やシナプス伝達において，興奮性と抑制性のどちらにより強く作用するかに依存する。しかし，そもそも異常脳波の発生メカニズムには不明な点が多く，遺伝性てんかんなどで証明されているようなナトリウムチャネルやカルシウムチャネルなどのイオンチャネルの異常[8]や，シナプス伝達やギャップジャンクションの異常，大脳運動野の内因性リズムの異常などさまざまな要因が考えられているが，いまだ完全には解明されてはいない[9]。

■**術中皮質脳波と麻酔薬の関係**

一般的に静脈麻酔薬は background ECoG に類似した傾向の影響を与える。ほとんどの麻酔薬で低用量から脳波の脱同期化が起こり，用量増大とともにしだいにβ波，θ波，δ波の順で活性化され，高用量ではバーストサプレッションを生じる。揮発性吸入麻酔薬では低用量でα波の後頭葉から前頭葉への移動が見られ，用量依存性にしだいにθ波，δ波の活性化，1.5 MAC 以上でバーストサプレッションを生じる。

てんかん脳波は麻酔薬により誘発されたβ波と類似し，IEAs はバーストサプレッションによってマスクされるので，全身麻酔下での ECoG 解釈にはそのときの麻酔薬の種類と用量を考慮に入れる必要がある。各静脈麻酔薬の用量による background ECoG と IEAs に与える影響を，表3にまとめた。

ベンゾジアゼピン系鎮静薬は，IEAs を強く抑制するので前投薬を含めて投与を控える。プロポフォールは用量によって IEAs を賦活も抑制もする。てんかん

表3 麻酔薬の術中皮質脳波に与える影響

薬 剤	ECoG(IEAs)への影響	Pharmacoactivation	備 考
ベンゾジアゼピン系	IEAs を強く抑制	なし	ECoG 測定時は使用しない
プロポフォール	IEAs を抑制も活性化もする	±	ECoG 測定 20 分前までに停止する
デクスメデトミジン	IEAs, backgroud ECoG ともに影響は小さい	±低用量で＋	awake craniotomy に使用できる
セボフルラン	用量依存性の非特異的 epileptiform discharge 活性化	用量依存性にあり	使用経験多く, 予後の面からも推奨される
イソフルラン	IEAs の活性化は不明	±	使用可能
デスフルラン	IEAs の活性化は不明	不明	使用報告あり
亜酸化窒素	IEAs を抑制する		適さない
フェンタニル	background ECoG には影響ない	高用量であり	使用可能
レミフェンタニル	background ECoG には影響なく, 低用量では IEAs への影響小さい	あり	低用量は使用可能

ECoG：electrocorticogram, IEAs：interictal epileptiform activities.
［文献[10]〜[18]を参照して作成］

様脳波もマスクしてしまうので, プロポフォール投与を停止した状態でECoGを評価する必要があるが, 半減期が短いのでECoG計測の約20分前に投与を停止することでIEAsを評価できる[10〜12]。

デクスメデトミジンは, 良好な鎮静が呼吸抑制なく得られるので, てんかん外科のawake craniotomyでも使用できるとの報告が多い。デクスメデトミジンはIEAsにほとんど影響を与えないか, むしろ不活化するので, ECoG計測時でも低用量であれば投与を継続できる[13〜15]。

レミフェンタニルやフェンタニルなどの麻薬性鎮痛薬は, ECoG測定時も低用量であれば使用できる。レミフェンタニルは健常脳のbackground ECoGには影響が少なく, epileptogenic zoneのIEAsを賦活しpharmacoactivationも期待できる[16]。

亜酸化窒素はIEAsを抑制する[17]。セボフルランは濃度依存性にECoG spikeを増幅させ, 1.5 MACセボフルランは単独で全身麻酔として十分な鎮静効果が得られ, かつIEAsの出現範囲が覚醒時のてんかん発作間歇期に見られる棘波発生範囲と相同であり, てんかん原性部位の同定に適しているのでECoG評価に有用である[18]。本邦ではてんかん外科手術時の使用実績のある方法として, セボフルランによる緩徐導入を行い, ピン固定から開頭まで2 MAC程度で維持し, ECoG測定時に1.5 MACセボフルランに切り替える麻酔方法を採用している施設が多い。

てんかん外科の麻酔は, 文献的にはさまざまな薬剤を用いた方法が報告されているが, 施設によって一定の麻酔法を提供し続けることが, 術中ECoGの評価の精度を高めるということにも留意すべきである。

迷走神経刺激装置挿入術の麻酔

迷走神経刺激療法(vagus nerve stimulation：VNS)は2010年に本邦でも薬事承認された, 治療抵抗性のてんかんに対する外科的治療法である。VNSによるてんかん発作の消失率は5％程度と高くはないが, 発作の頻度や重症度に対する緩和的治療として位置づけられている[19]。特に適切な抗てんかん薬を2剤以上用いても効果が得られず, 切除可能な焦点部位が明らかでなく従来のてんかん外科手術の適応にはなりにくいような難治性てんかんで, VNSは良い適応となる。

迷走神経を刺激することでてんかん発作を予防できるメカニズムは明らかではないが, 迷走神経の入力線維の多くは弧束核へ入り, 弧束核はほかの脳神経Ⅴ, Ⅶ, Ⅸや脊髄, 脳幹からの入力を中継していて, 弧束核からは脳幹網様体, 傍小脳脚核へ連絡しており, 視床下部, 視床や皮質運動野, 扁桃体, 海馬と連携がある。したがって, 弧束核・脳幹網様体へのseizure modulationがVNS治療の作用点となり, てんかん活動に抑制作用を示すと考えられている[20,21]。

迷走神経には消化管や心血管系, 呼吸器系への副交

感神経出力も含まれるので，迷走神経刺激によってさまざまな副作用が生じる。重要な点は徐脈や不整脈などの合併症を避けるため，迷走神経心臓枝の分岐よりも末梢側に刺激コイルを設置することである。頻度は少ないが，術中の心停止や高度徐脈の報告もあり，経皮的ペーシングの準備が必要である[22)23)]。VNSの術後合併症には痙攣発作，血腫による気道閉塞，嗄声や声帯麻痺がある[24)]。VNSにより呼吸パターンが変化し，睡眠時無呼吸や気管支攣縮を誘発したとの報告もあるので，術後呼吸管理にも注意する[25)26)]。

まとめ

てんかん手術は機能手術であり，結果的にてんかん発作が抑制されて初めて手術が成功したとみなされる，厳しい領域である。実際，外科手術によるてんかん発作消失率が高いとされる側頭葉てんかんにおいても発作消失率は75％程度であり，少しでも手術の精度向上に貢献するような麻酔法を模索するのがわれわれの務めである。

●参考文献●

1) Banerjee PN, Filippi D, Allen Hauser W. The descriptive epidemiology of epilepsy-a review. Epilepsy Res 2009；85：31-45.
2) Kwan P, Arzimanoglou A, Berg AT, et al. Definition of drug resistant epilepsy：consensus proposal by the ad hoc Task Force of the ILAE Commission on Therapeutic Strategies. Epilepsia 2010；51：1069-77.
3) Tomson T, Battino D, Bonizzoni E, et al. Dose-dependent risk of malformations with antiepileptic drugs：an analysis of data from the EURAP epilepsy and pregnancy registry. Lancet Neurol 2011；10：609-17.
4) Nair DR, Burgess R, McIntyre CC, et al. Chronic subdural electrodes in the management of epilepsy. Clin Neurophysiol 2008；119：11-28.
5) Kim MH, Hwang JW, Jeon YT, et al. Effects of valproic acid and magnesium sulphate on rocuronium requirement in patients undergoing craniotomy for cerebrovascular surgery. Br J Anaesth 2012；109：407-12.
6) Soriano SG, Sullivan LJ, Venkatakrishnan K, et al. Pharmacokinetics and pharmacodynamics of vecuronium in children receiving phenytoin or carbamazepine for chronic anticonvulsant therapy. Br J Anaesth 2001；86：223-9.
7) Quigg M, Broshek DK, Heidal-Schiltz S, et al. Depression in intractable partial epilepsy varies by laterality of focus and surgery. Epilepsia 2003；44：419-24.
8) Kaneko S, Yoshida S, Kanai K, et al. Development of individualized medicine for epilepsy based on genetic information. Exp Rev Clin Pharmacol 2008；1：661-81.
9) Voss LJ, Sleigh JW, Barnard JP, et al. The howling cortex：seizures and general anesthetic drugs. Anesth Analgesia 2008；107：1689-703.
10) Soriano SG, Eldredge EA, Wang FK, et al. The effect of propofol on intraoperative electrocorticography and cortical stimulation during awake craniotomies in children. Paediatr Anaesth 2000；10：29-34.
11) Drummond JC, Iragui-Madoz VJ, Alksne JF, et al. Masking of epileptiform activity by propofol during seizure surgery. Anesthesiology 1992；76：652-4.
12) Ebrahim ZY, Schubert A, Van Ness P, et al. The effect of propofol on the electroencephalogram of patients with epilepsy. Anesth Analg 1994；78：275-9.
13) Chaitanya G, Arivazhagan A, Sinha S, et al. Dexmedetomidine anesthesia enhances spike generation during intra-operative electrocorticography：A promising adjunct for epilepsy surgery. Epilepsy Res 2015；109：65-71.
14) Souter MJ, Rozet I, Ojemann JG, et al. Dexmedetomidine sedation during awake craniotomy for seizure resection：effects on electrocorticography. J Neurosurg Anesthesiol 2007；19：38-44.
15) Oda Y, Toriyama S, Tanaka K, et al. The effect of dexmedetomidine on electrocorticography in patients with temporal lobe epilepsy under sevoflurane anesthesia. Anesth Analg 2007；105：1272-7, table of contents.
16) McGuire G, El-Beheiry H, Manninen P, et al. Activation of electrocorticographic activity with remifentanil and alfentanil during neurosurgical excision of epileptogenic focus. Br J Anaesth 2003；91：651-5.
17) Kurita N, Kawaguchi M, Hoshida T, et al. Effects of nitrous oxide on spike activity on electrocorticogram under sevoflurane anesthesia in epileptic patients. J Neurosurg Anesthesiol 2005；17：199-202.
18) Kurita N, Kawaguchi M, Hoshida T, et al. The effects of sevoflurane and hyperventilation on electrocorticogram spike activity in patients with refractory epilepsy. Anesth Analg 2005；101：517-23, table of contents.
19) Morris GL 3rd, Gloss D, Buchhalter J, et al. Evidence-based guideline update：vagus nerve stimulation for the treatment of epilepsy：report of the Guideline Development Subcommittee of the American Academy of Neurology. Neurology 2013；81：1453-9.
20) Henry TR. Therapeutic mechanisms of vagus nerve stimulation. Neurology 2002；59：S3-14.
21) Theodore WH, Fisher RS. Brain stimulation for epilepsy. Lancet Neurol 2004；3：111-8.
22) Ali II, Pirzada NA, Kanjwal Y, et al. Complete heart block with ventricular asystole during left vagus nerve stimulation for epilepsy. Epilepsy Behav 2004；5：768-71.
23) Schuurman PR, Beukers RJ. Ventricular asystole during vagal nerve stimulation. Epilepsia 2009；50：967-8.
24) Murphy JV, Torkelson R, Dowler I, et al. Vagal nerve stimulation in refractory epilepsy：the first 100 patients receiving vagal nerve stimulation at a pediatric epilepsy center. Arch Pediatr Adolesc Med 2003；157：560-4.
25) Zaaimi B, Heberle C, Berquin P, et al. Vagus nerve stimulation induces concomitant respiratory alterations and a decrease in SaO2 in children. Epilepsia 2005；46：1802-9.
26) Bijwadia JS, Hoch RC, Dexter DD. Identification and treatment of bronchoconstriction induced by a vagus nerve stimulator employed for management of seizure disorder. Chest 2005；127：401-2.

糟谷　祐輔，尾﨑　眞

XII 各論・麻酔管理

9 覚醒下手術の麻酔管理

KEY POINT
- 言語機能マッピングを正確に行うためには，何よりもタスク中の患者の苦痛の軽減と精神の安定を図る。
- 局所麻酔を主体とした十分な鎮痛と悪心・嘔吐の予防を行う。
- プロポフォールとレミフェンタニルにより，十分な麻酔深度の維持と速やかな覚醒を両立させる。
- 気道閉塞，痙攣，空気塞栓など合併症に備え，出現時には速やかに対処する。

覚醒下手術の定義，目的，適用

　完全覚醒下，あるいは術中にいったん患者を覚醒させて行う手術を，覚醒下手術と呼ぶ。本項では覚醒下手術のなかでも覚醒下開頭手術（awake caniotomy）について概説する。

　近年，脳波，各種誘発電位，筋電図などを用いて術中に脳脊髄モニタリングし，これらのアラートにより手術操作による神経障害を未然に防ぎ，全身麻酔下でも感覚や運動機能を温存できるようになってきた。しかし全身麻酔（無意識）下では，言語機能の評価は不可能であり，代替のモニタリング法も存在しない。そこで，病巣がいわゆる eloquent area を含む場合，術後に言語機能の温存を図るためには，術中に言語機能マッピングを行う覚醒下開頭手術以外に方法がない。対象疾患は，正常脳組織と肉眼上境界がないてんかんや，テント上の神経膠腫，動静脈奇形，海綿状血管腫などである[1]。

覚醒下開頭手術のガイドライン

　2012年に，日本脳神経外科学会，日本麻酔科学会，日本神経心理学会が合同で覚醒下開頭手術のガイドラインを作成・承認した[1]。日本 Awake Surgery 学会は，このガイドラインに準拠して手術を行っている施設のうち，一定の基準を満たした施設を覚醒下脳手術施設として認定する。認定施設での覚醒下手術に対して，保険診療で加算が算定される。本項では，本ガイドラインを基本として，当施設で行っている術前・術中管理法について解説する。

術前評価におけるポイント

　覚醒下手術においてポイントとなる術前評価項目を（表1）に示す[2]。

■上気道閉塞

　言語機能マッピング時は，患者は覚醒しており完全な自発呼吸であるが，鎮静効果の残存や少量のオピオ

表1 覚醒下開頭手術の術前評価

上気道	挿管困難の予測 閉塞性無呼吸のリスク
痙攣	薬物療法 抗痙攣薬の血中濃度 痙攣の頻度や型
悪心・嘔吐	過去の麻酔記録 乗り物酔い
頭蓋内圧	病変の部位と大きさ 臨床症状
協力性	手術への不安 痛みに対する耐性 神経学的機能失調の種類と程度

[Piccioni F, Fanzio M. Management of anesthesia in awake craniotomy. Minerva Anestesiol 2008；74：393-408 より引用]

イドでも，上気道閉塞や呼吸抑制が生じる場合がある。特に，肥満や睡眠時無呼吸症候群の患者ではこれらの発生率が高く，術前にリスクを評価し覚醒下手術の対象から除外することも考慮する[1]。

■痙　攣

原疾患や術中のマッピング時の脳表電気刺激により痙攣が生じることがある。痙攣のコントロールが不十分な場合は，術中に痙攣を生じるリスクはいっそう高くなるので，術前より抗てんかん薬の用量を調節し，血中濃度が治療域で維持されていることを確認する[1]。

■悪心・嘔吐

悪心・嘔吐は，女性，乗り物酔いや術後悪心・嘔吐の既往歴，非喫煙者，術後のオピオイド投与などで起こりやすいとされ，これらの因子が0から4つへと増えるに従い，術後悪心・嘔吐の発生率が，それぞれ10％，20％，40％，60％，80％へと増加する[3]。したがって，これらの危険因子の有無を術前に確認し，複数該当するハイリスク症例の場合はあらかじめ制吐剤を予防投与する。

■神経脱落症状と頭蓋内圧

術前の運動麻痺や感覚障害の部位，言語障害の種類（運動性，感覚性）と，それらの程度を把握しておく。これは，術後に発見された神経障害が，手術操作に由来する中枢性のものか，術中体位により生じた末梢性のものなのかを区別し，原因特定の検査を進める際に役立つ。また，術前に頭蓋内圧が高いかどうかも把握する。頭蓋内圧が高い場合には，開頭までの間は自発呼吸ではなく調節呼吸とし，マンニトールなどの浸透圧利尿薬を投与する。

■協 調 性

言語機能マッピングを正確に行うためには，開頭下で複数のタスクを長時間こなす必要があり，患者の協力が欠かせない。意識障害や重い構音障害がすでに存在している場合には，タスクに対する患者の協力が得られないため，覚醒下手術は行うべきでない[1]。患者の苦痛が大きいと安静の維持やタスクへの協力も得られにくいため，覚醒下手術中は，患者の苦痛の軽減と精神の安定が不可欠である。術前には手術や麻酔の流れを十分に説明し，患者の理解を得る。また，あらかじめ手術に対する不安を軽減させ，言語機能マッピングをスムーズにするため事前に手術室で体位を疑似体験させ，言語機能マッピングのためのタスクの練習も体験させる。

麻酔管理のポイント

■前 投 薬[1]

長時間作用性の抗不安薬を使用すると，覚醒遅延の原因となる。不十分な覚醒では，タスクを実施しても信頼性の高い結果が得られないため，原則として前投薬は使用しない。患者の不安が強く，どうしても必要な場合には，拮抗薬が存在するベンゾジアゼピン系の薬剤を選択する。H_2遮断薬は，胃酸を減らし誤嚥性肺炎のリスクを減少させるため，術前に投与する。メトクロプラミドは，腸蠕動を亢進させるため，常用使用は推奨されない。

■気道管理

覚醒下手術の気道管理法には，器具を使用せず完全な自発呼吸で維持する方法と，ラリンジアルマスク（laryngeal mask airway：LMA）などの声門上気道器具を用いる方法とがある[4]。完全な自発呼吸で管理する場合は，軽度の鎮静で維持するため，覚醒が早いことや，声門上気道器具の挿入や抜去が不要であるという利点がある。一方で，確実に気道確保されているわけではないため，鎮静薬により，呼吸抑制や気道閉塞の危険性があるという欠点がある。

声門上気道器具で管理する場合は，気道が確保され

ているため，開頭操作に耐えうる十分な鎮痛薬や鎮静薬を投与しても呼吸抑制や気道閉塞を起こさず安全である。また，人工換気が可能なため，分時換気量を調節し，動脈血二酸化炭素分圧を適正化することで，脳圧上昇を予防できる。声門上気道器具挿入には筋弛緩薬は不要であるので，声門上気道器具使用により覚醒時の筋力低下が起こりやすくなるわけではない。ただし，鎮静薬の必要量は，完全な自発呼吸による管理と比較して，声門上気道器具による管理のほうが多くなるため，覚醒までに時間がかかることがある。

気管挿管は，確実な気道確保という点において優れるが，覚醒時に咳嗽を誘発し，頸椎損傷や頭蓋内圧上昇の危険性を高める。抜管後の嗄声は，タスクに支障を来し，咽頭痛は覚醒下手術中の患者の苦痛となる。このため，気管挿管は推奨されない[1]。

■麻酔の導入と維持

麻酔導入前より，覚醒中は患者にとって快適な室温を維持する。覚醒時に，患者が手術に支障のない範囲で四肢を動かせるように，手術台，頭蓋固定器，手術器具置台，麻酔器，モニターなどの位置をあらかじめ決め，体位制限による苦痛がないように配置する。覚醒時には覆布がどのように掛けられ，どのような視野が得られるかなどについて，再度患者に説明してから麻酔導入を開始する。

麻酔導入には，プロポフォール単独，あるいは少量のフェンタニルやレミフェンタニルを併用する。われわれの施設では，レミフェンタニル 0.1～0.2 μg/kg/min，プロポフォールを target-controlled infusion（TCI）で効果部位濃度 3.0～5.0 μg/ml で投与して麻酔導入する。意識消失後，声門上気道器具を挿入し気道を確保する。麻酔維持には吸入麻酔薬ではなく，プロポフォールを使用する。これは，プロポフォールが，①各種誘発電位の測定に適している，②覚醒時興奮が少なく，頭部をピン固定されていても穏やかに LMA などの声門上気道器具を抜去できる，③覚醒後の悪心・嘔吐が少ない，④脳腫脹を増悪させないためである。bispectral index モニターで鎮静の深さを評価し，速やかな覚醒のために TCI で効果部位濃度 1.5～3.0 μg/ml でプロポフォールを投与する[5]。レミフェンタニルは鎮痛効果の調整が容易であるうえ，投与中止後の効果消失が早いため，覚醒下手術前の麻酔維持に適する。われわれの施設では，レミフェンタニルを 0.1～0.2 μg/kg/min で投与して麻酔維持している。オピオイドを併用する場合は，呼吸抑制による高二酸化炭素血症の危険性があるため，人工換気で分時換気量を調節する。デクスメデトミジンは，呼吸抑制が生じにくいため有用である[6]が，言語機能マッピング時の覚醒状態に影響を与える可能性があるので，慎重に使用すべきである。

■局所麻酔薬による鎮痛

覚醒下手術ではマッピングに支障を来さないように，何よりピン固定部位や開頭部を局所麻酔により無痛に保たなければならない。術中マッピングを含めて手術は長時間にわたるため，長時間作用性のロピバカインやレボブピバカインにアドレナリン添加リドカインを混合したものを用いて，ピン固定刺入部および皮切部とその周辺部に十分な浸潤麻酔や頭皮神経ブロックを行う[1)2)]（図[7)]）。

具体的には，まず両側眼窩上神経，次いで術側の耳介側頭神経，大耳介神経，および後頭神経をブロックする。さらにこれらブロック穿刺点間を埋めるように，眼窩上～側頭部～後頭部へと半円周状に皮下へ局所浸潤麻酔を追加する。前額部は，両側眼窩上神経ブロックと浸潤麻酔により，正中を越えて開頭側の反対側まで麻酔する。この後，ピン固定刺入部，皮切部，および開頭操作で折れ曲がり虚血を来して痛みの原因となる皮膚にも，浸潤麻酔を追加する。われわれの施設では，30万倍アドレナリン添加 0.3％リドカイン，0.25％ロピバカイン 60 ml（10万倍アドレナリン添加 1％リドカイン 20 ml＋0.75％ロピバカイン 20 ml＋生理食塩液 20 ml）に調整し，頭皮ブロックと開頭側の半円周状の皮下浸潤麻酔に 30 ml，ピン固定刺入部と皮切部および皮膚の屈曲部に 20～30 ml 使用している。

開頭中に，血圧や心拍数が上昇し，痛覚が遮断されていないと判断した場合には，術野から上述の局所麻酔配合薬の追加投与を 10～20 ml 行う。ロピバカインによる頭皮ブロックにより覚醒下開頭手術を受けた患者 10 名を対象とした研究では，ロピバカインを平均 3.6 mg/kg 使用しても，投与 15 分後に最高血中濃度は 1.5±0.6 μg/ml と安全である[8)]。とはいえ，術中に局所麻酔薬を追加投与する場合もあり，覚醒下手術における局所麻酔薬使用量は多くなる。手術侵襲では説明がつかない頻脈や血圧上昇に加え，多弁，興奮，痙攣を生じた場合は，局所麻酔中毒と判断し，脂肪製剤を投与する。

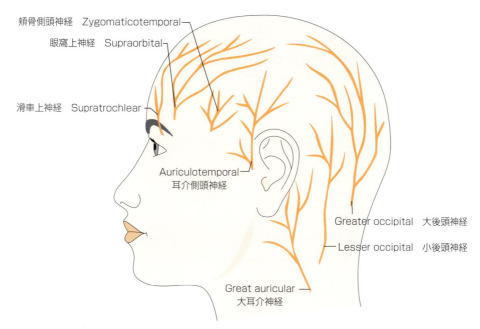

図　神経ブロックの対象となる頭皮神経とその分布
[Ishida T, Kawamata M. Anesthesia in awake craniotomy. In：Uchino H, editor. Neuroanesthesia and cerebrospinal protection. Tokyo：Springer Japan；2015. p.371-9 より引用]

表2　覚醒下開頭手術における合併症の頻度（%）

気道閉塞	低酸素血症	高血圧	低血圧	徐脈	痙攣	悪心	非協力状態	脳腫脹	局麻中毒	文献
2	2	11	56	0.3	3	0.9	2	0.6	0	10)
13	nr	nr	nr	nr	19	13	nr	0	nr	11)
4	nr	4	0	0	8	0	4	0	nr	12)
0.4	nr	nr	0.8	nr	8	0.8	nr	0	nr	13)

nr：データなし
[Skucas AP, Artru AA. Anesthetic complications of awake craniotomies for epilepsy surgery. Anesth Analg 2006；102：882-7／Herrick IA, Craen RA, Gelb AW, et al. Propofol sedation during awake craniotomy for seizures：patient-controlled administration versus neurolept analgesia. Anesth Analg 1997；84：1285-91／Berkenstadt H, Perel A, Hadami M, et al. Monitored anesthesia care using remifentanil and propofol for awake craniotomy. J Neurosurg Anesthesiol 2001；13：246-9／Blanshard HJ, Chung F, Manninen PH, et al. Awake craniotomy for removal of intracranial tumor：considerations for early discharge. Anesth Analg 2001；92：89-94 より引用]

■言語機能マッピング時の麻酔管理

硬膜を切開し，言語機能マッピングの準備が整った時点で，鎮静薬と鎮痛薬の投与を中止する。指示への明快な応答とともに，十分な1回換気量と呼吸回数を確認した後，声門上気道器具を抜去する。痛みがある場合は，その部位に術野から局所麻酔薬を追加投与する。完全覚醒し，創部の痛みがない状態で言語機能マッピングを開始する。完全覚醒を維持し，タスクの結果を信頼性のあるものとするため，言語機能マッピング中のオピオイドの投与は少量にとどめる。具体的には，レミフェンタニル0.02〜0.05μg/kg/minを持続投与，またはフェンタニル25〜50μgを間欠投与する[9]。

■覚醒下手術における合併症とその対応（表2）[10]〜[13]

●痛み

痛みは，局所麻酔作用の不十分な場所や，硬膜，血管に由来する。覚醒下手術中は，オピオイド投与を少量にとどめ，痛みの部位へ局所浸潤麻酔を追加するとともに，アセトアミノフェンや非ステロイド性抗炎症薬を投与する。

●気道閉塞と呼吸抑制

下顎挙上やエアウェイの挿入により気道を確保する。それでも改善しない場合は，マスク換気を行う。術野の清潔を維持するために，患者の頭側に立ってマスク換気を行うことはできず，足元側から行う必要が

ある。良好なマスク換気のためには，一人法ではなく二人法が推奨される。それでも改善しない場合は，覚醒下手術を中止し，LMAなどの声門上気道器具を挿入する。LMA挿入すら困難な場合は，気管支ファイバーやエアウェイスコープなどを使用し気管挿管する。

● 痙攣

覚醒下手術中の痙攣の発生率は，原疾患によって異なるが，0〜24％と報告されている[10)14)]。言語機能マッピングで使用される電気刺激によって，痙攣が誘発されることが多い。痙攣が起きた場合は，手術操作を中断し，まず脳表に冷水をかけて冷やす。無効な場合は覚醒下手術の中止も考慮し，入眠量のプロポフォール，ミダゾラムなどのベンゾジアゼピン系薬剤，フェニトインを投与する。

● 悪心・嘔吐

プロポフォールを主体とした麻酔管理でも，覚醒下手術における悪心・嘔吐の発生率は0〜10％とされる[10)]。覚醒状態では，気道反射は維持されるものの，悪心・嘔吐は誤嚥性肺炎や窒息の危険性を高める。頭部ピン固定状態での激しい体動は，頸椎損傷を生じる可能性がある。さらに，咳き込みは，気道内圧や血圧を上昇させ，脳腫脹を引き起こす危険性もある。このため，悪心・嘔吐の発生予防に努める。鎮静薬としては悪心を生じにくいプロポフォールを選択する。

術中に悪心・嘔吐を生じた場合は，脳ベラによる脳回の圧迫などの手術操作が悪心の原因となっている場合があるため，まず手術操作を中断する。次いで，メトクロプラミド（10 mg）や少量のドロペリドール（0.625〜2.5 mg），セロトニン受容体拮抗薬を投与する。ドロペリドールではタスクの遂行に影響が出ることがあるため，投与には慎重であるべきである。それでも症状が改善しない場合は，プロポフォールで一時的に鎮静する。

● 空気塞栓

覚醒下開頭手術は頭高位で行うため，術野の静脈圧が低くなる。したがって，自発呼吸下での麻酔管理，特に上気道狭窄がある患者では吸気時の陰圧が強くなるため，陽圧呼吸下よりも空気塞栓の発生リスクがいっそう高くなる。頭部はできるだけ低くし，LMA使用中は呼気終末に陽圧付加することで，静脈圧を上げることが空気塞栓の予防となる。

術中の呼吸困難，胸痛などの症状や，血圧低下，経皮的酸素飽和度の低下から，肺塞栓を疑う。覚醒下手術中の空気塞栓の検出には，前胸部ドプラーが非侵襲的で検出感度が高いとされる[15)]。呼気二酸化炭素分圧の減少は，ガス交換に寄与する肺血管床の減少を示唆し，肺塞栓を強く疑う。動物実験では，0.01 ml/kg/min以上の空気の流入でも，呼気二酸化炭素分圧は2 mmHg以上低下し，空気塞栓のモニタリングとして有用であると報告されている[16)]。LMAなどの声門上気道器具を挿入していない場合は，呼気二酸化炭素分圧測定が困難であるので，血液ガス検査を行い，低酸素血症や高二酸化炭素血症を確認する。初期対応として，ただちに頭部術野を心臓よりも低くし生理食塩液で満たす，頸静脈を圧迫する，昇圧薬を投与し血圧を維持する，などが挙げられる。

● 不穏状態

不穏状態の原因には，創部の痛み，長時間の同一姿勢，低体温，麻酔薬の残存，尿道カテーテルの違和感などがある。除去できる原因は可能なかぎり対処する。原因が特定できないときや，十分に除去できない場合は，覚醒下手術を中止し，全身麻酔に切り替える。

■ マッピング終了後の麻酔管理

術中の言語機能マッピングが完全に終了した後，プロポフォールで再度麻酔導入する。鎮静は，通常の全身麻酔で必要とされる十分な深さで維持する。鎮静薬の増量に伴い，呼吸抑制が生じるため，LMAなどの声門上気道器具の挿入あるいは気管挿管で気道を確保する。ただし，頭部がピン固定されており後屈できないこと，術野が頭部のため麻酔科医は患者の頭側で処置できず，足元側から処置することから，挿管困難も予想される。少なくとも2名以上の麻酔科医でdifficult airway managementに準じて対処する。

●参考文献●

1) Guideline Committee of the Japan Awake Surgery Conference. The guidelines for awake craniotomy. Neurol Med Chir 2012；52：119-41.
2) Piccioni F, Fanzio M. Management of anesthesia in awake craniotomy. Minerva Anestesiol 2008；74：393-408.
3) Apfel CC, Läärä E, Koivuranta M, et al. A simplified risk score for predicting postoperative nausea and vomiting：conclusions from cross-validations between two centers. Anesthesiology 1999；91：693-700.
4) Tongier WK, Joshi GP, Landers DF, et al. Use of the laryngeal mask airway during awake craniotomy for tumor resection. J Clin Anesth 2000；12：592-4.
5) Lobo F, Beiras A. Propofol and remifentanil effect-site concentrations estimated by pharmacokinetic simulation and bispectral index monitoring during craniotomy with intraoperative awaken-

ing for brain tumor resection. J Neurosurg Anesthesiol 2007 ; 19 : 183-9.
6) Bekker AY, Kaufman B, Samir H, et al. The use of dexmedetomidine infusion for awake craniotomy. Anesth Analg 2001 ; 92 : 1251-3.
7) Ishida T, Kawamata M. Anesthesia in awake craniotomy. In : Uchino H, editor. Neuroanesthesia and cerebrospinal protection. Tokyo : Springer Japan ; 2015. p.371-9.
8) Costello TG, Cormack JR, Hoy C, et al. Plasma ropivacaine levels following scalp block for awake craniotomy. J Neurosurg Anesthesiol 2004 ; 16 : 147-50.
9) Manninen PH, Balki M, Lukitto K, et al. Patient satisfaction with awake craniotomy for tumor surgery : A comparison of remifentanil and fentanyl in conjunction with propofol. Anesth Analg 2006 ; 102 : 237-42.
10) Skucas AP, Artru AA. Anesthetic complications of awake craniotomies for epilepsy surgery. Anesth Analg 2006 ; 102 : 882-7.
11) Herrick IA, Craen RA, Gelb AW, et al. Propofol sedation during awake craniotomy for seizures : patient-controlled administration versus neurolept analgesia. Anesth Analg 1997 ; 84 : 1285-91.
12) Berkenstadt H, Perel A, Hadami M, et al. Monitored anesthesia care using remifentanil and propofol for awake craniotomy. J Neurosurg Anesthesiol 2001 ; 13 : 246-9.
13) Blanshard HJ, Chung F, Manninen PH, et al. Awake craniotomy for removal of intracranial tumor : considerations for early discharge. Anesth Analg 2001 ; 92 : 89-94.
14) Conte V, Baratta P, Tomaselli P, et al. Awake neurosurgery : an update. Minerva Anestesiol 2008 ; 74 : 289-92.
15) Souders JE. Pulmonary air embolism. J Clin Monit Comput 2000 ; 16 : 375-83.
16) Losasso TJ, Black S, Muzzi DA, et al. Detection and hemodynamic consequences of venous air embolism. Does nitrous oxide make a difference? Anesthesiology 1992 ; 77 : 148-52.

布施谷　仁志，石田　高志，川真田　樹人

XII 各論・麻酔管理

10 脳深部刺激の麻酔管理

KEY POINT
- 脳深部刺激装置挿入術の麻酔は脳深部刺激電極リード挿入留置術を施行する部分と，完全埋設型刺激発生装置植え込み術を行う部分に分けられる。
- 一般的にはリード挿入術は局所麻酔下で，刺激発生装置植え込み術は全身麻酔で行う。
- 不随意運動が強い場合など局所麻酔下でリード挿入が困難な場合にはリード挿入術も全身麻酔下で行われるが，その場合MRI対応の機材が必要である。
- 合併症は頭蓋内出血・痙攣・空気塞栓・気道閉塞などがある。

脳深部刺激療法とは

　脳深部刺激療法（deep brain stimulation：DBS）は，脳深部の神経核を電気刺激することによって，神経核の活動をコントロールする治療法である。また，脳深部刺激装置挿入術は，脳深部の神経核へ刺激電極リードを留置し，前胸部へ刺激発生装置を植え込む手術である。本態性振戦の治療として視床へ電極を植え込むことがこの治療法の始まりであったが，視床下核へ電極を植え込むことでパーキンソン病に，また淡蒼球へ植え込むことでジストニアに治療効果を認める。

　刺激電極リード挿入術では6〜8時間程度，刺激発生装置植え込み術に1〜2時間程度の時間を要し，リード挿入術と刺激発生装置植え込み術の間には1週間程度の試験刺激期間をおく場合と，連続して行う場合がある。

脳深部刺激療法の適応とリスク

　パーキンソン病では，ウェアリング・オフやジスキネジアといった，運動合併症に対する薬物治療では病勢のコントロールが難しい症例の進行期に適用となる。

　手術中の合併症として頭蓋内出血，失神，感染，嘔気などがある。頭蓋内出血は術前からコントロールの悪い高血圧，凝固障害，虚血性疾患，広範囲の脳萎縮を合併している場合に発生しやすい。

　術後早期の合併症としては痙攣，感染，頭痛，記憶障害，不眠，ジェネレータ部位の痛み・腫脹などがある。

　また，脳深部の刺激によって認知障害，しびれや痛みなどの知覚障害，腕や顔の筋肉の緊張，言語障害，バランス障害，立ちくらみ，うつや躁などの気分障害が認められることがある。そのため，Mini Mental Status Examination（MMSE）で24未満，またはMattis Dementia Rating Scale（MDRS）で120未満の認知障害を認める際には手術適応に乏しいとされる。

　また，頭蓋内のマッピングにMRI検査を必要とするため，MRIが禁忌となるペースメーカ・除細動器・人口内耳などが埋め込まれている患者は適用外とな

表1　術前評価項目

1. 患者評価項目
- a. 原疾患の状態（パーキンソン病，ジストニア，本態性振戦，てんかん）
- b. 患者の健康状態・合併疾患
- c. 年齢
- d. 内服中の薬物の種類・量および麻酔薬との相互作用
- e. on-and-off の評価

2. 手術に関する評価項目
- a. 別々の場所での患者ケア：MRI室と手術室
- b. 定位フレームの使用：気道確保困難の可能性
- c. 手術台における患者の体位：運動障害疾患による体位保持困難や半座位による空気塞栓・循環血液量減少
- d. 血圧のコントロール：電極挿入時の頭蓋内出血予防
- e. 電気生理学的記録：麻酔薬による電気活動の阻害を考慮する
- f. 試験刺激：覚醒下で患者が協力的であることが必要
- g. 長時間にわたる手術：患者の疲労に注意する
- h. 手術合併症：気道閉塞，痙攣，神経機能の悪化，高血圧

[Venkatraghavan L, Luciano M, Manninen P. Review article: anesthetic management of patients undergoing deep brain stimulator insertion. Anesth Analg 2010；110：1138-45 より改変引用]

表2　疾患による評価

1. パーキンソン病
- a. 不安定な循環動態：循環血液量減少，起立性低血圧，自律神経失調症
- b. 咽喉頭の機能低下：誤性肺炎のや喉頭痙攣のリスクとなる
- c. 呼吸機能：拘束性換気障害
- d. 嚥下障害：低栄養や低アルブミン血症となる
- e. うつ症状・認知障害：周術期に悪化する可能性がある
- f. 抗パーキンソン薬：副作用や麻酔薬との相互作用
- g. 周術期の抗パーキンソン薬中止：周術期における症状悪化

2. ジストニア
- a. 不安定な循環動態：循環血液量減少
- b. 喉頭ジストニア：喉頭痙攣のリスク
- c. 痙攣性発声障害
- d. 低栄養

3. 本態性振戦
- β遮断薬治療：徐脈・不整脈

4. てんかん
- a. 発達遅延
- b. 痙攣
- c. 治療薬と麻酔薬などとの相互作用

[Venkatraghavan L, Luciano M, Manninen P. Review article: anesthetic management of patients undergoing deep brain stimulator insertion. Anesth Analg 2010；110：1138-45 より改変引用]

周術期の注意点

■麻酔前評価項目

麻酔前評価項目・疾患ごとの評価項目を**表1**，**表2**に示した[1]。

脳深部刺激装置挿入術を受ける患者においては，しばしば抗血小板薬や抗凝固薬を内服している場合がある。抗血小板薬は頭蓋内出血のリスクを高めるため，周術器には適切に中止する必要がある。一方で抗凝固薬は必ずしも禁忌ではないものの，慎重な周術期管理を要するため中止の判断も必要になろう。なお，コントロールされていない高血圧については頭蓋内出血のリスクとなるため，降圧薬は継続する。

また，麻酔前投薬においてはベンゾジアゼピン系に代表されるγアミノ酪酸（γ-aminobutyric acid：GABA）アゴニストは振戦を抑制し電気生理学的記録（microelectrode recoding：MER）を阻害する可能性があるため，投与すべきでない。

脳深部刺激装置挿入術の麻酔

■脳深部刺激装置挿入術の流れ

脳深部刺激装置挿入術の流れを**図1**に示した。

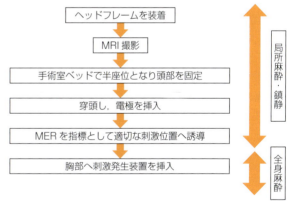

図1　脳深部刺激装置挿入術の流れ
ヘッドフレーム装着から電極を適切な位置へ挿入するまでは局所麻酔・または鎮静下で維持し，刺激発生装置を埋設する際には全身麻酔を行う。

■脳深部刺激電極リード挿入留置術の麻酔

脳深部刺激療法の成否は適切な刺激位置へ電極リードを挿入することであり，麻酔にはMERを妨げずに患者の不快感を取り除くことが求められる。

まず定位フレームを装着するが，この時点では鎮静や全身麻酔は必要でなく，ピン刺入部への局所浸潤麻酔または神経ブロックでヘッドピン固定部の痛みを取

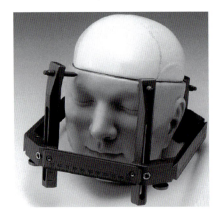

図2 ヘッドフレーム装着図
ヘッドピンによって固定されるため，局所麻酔を必要とする．また，装着後は気道確保が困難となる．

り除く．局所浸潤麻酔より大後頭神経ブロックと眼窩上神経ブロックの組み合わせのほうが，患者の痛みを取り除けるため望ましいとされる．定位フレームを装着した後にMRIを撮影する．患者の不快感が少ない場合には鎮静は要しない．不随意運動が強い場合や患者の協力が得られにくい場合には鎮静や全身麻酔下でMRI撮影を行うが，その場合にはMRI対応のモニター機器や麻酔機器が必要となる（図2）．

撮影後，MRI室から手術室へ移動し，患者は半座位かつ頭部を固定した体位となる．電極を挿入する間頭部は動かせなくなるため，そのほかの環境を患者が快適に過ごせるように注意を払わなければならない．また，緊急時の気道確保が困難となることを意識する．

電極リード挿入術の始まり時に患者は鎮静を必要とすることが多いが，GABA作動性の薬剤はMERを抑制するためにベンゾジアゼピンを避け，プロポフォールを用いることが推奨される．また，デクスメデトミジンはα_2作動薬であり，呼吸抑制が少なく抗不安作用を持つ．低用量で使用すれば声かけにより患者は目覚める．したがって単独で，あるいはデクスメデトミジンに加えて，間歇的にプロポフォールを用いて鎮静した報告も散見される．

覚醒下・鎮静下での電極リード挿入が難しい場合には，全身麻酔下での電極リード挿入術も検討する．しかし，吸入麻酔薬やGABA作動性の全身麻酔薬はMERを阻害することが知られており，避けるべきである．また，プロポフォールやレミフェンタニルについてもMERを修飾・減弱するとされるが，影響の程度は不明である．

■刺激発生装置植え込み術の麻酔

通常全身麻酔で行う．頭部に埋め込まれた電極リードを前胸部へ通し，皮下のポケットに刺激発生装置を植え込む手術である．頭部から胸部へリードを通す際には頸部を伸展させる必要があり，気管挿管はらせん入りチューブが望ましい．皮下トンネルを作る際には強い痛みがありレミフェンタニルなどで鎮痛をしっかり行う必要があるが，全身麻酔薬に大きな制限はなく吸入麻酔薬での維持も可能である．

脳深部刺激装置挿入術の合併症

■麻酔関連合併症

周術期の合併症としては，痙攣，高血圧，意識レベル低下，神経障害（0.6％），気道閉塞（1.1％），呼吸困難（1.1％），強い痛み（1.1％），嘔気や嘔吐（1.7％），出血（0.6％）がある．

●痙　攣

テスト刺激時に起こる痙攣はほとんどが限定的であり，自然軽快する．しかし，一部ではベンゾジアゼピンやプロポフォールの投与を必要とする．抗痙攣薬も使用可能である．神経学的条項の変化は混乱や言語障害で起こり，容易に認識できる．しかし，原因の特定は容易ではない．原因には患者の疲れや気脳症，抗パーキンソン薬の退薬症状，頭蓋内出血がある．

●高血圧

高血圧はしばしば起こる合併症であるが，患者のストレスを除き，デクスメデトミジンなどで鎮静し，β遮断薬，α遮断薬，カルシウム拮抗薬などを用いて適切に降圧するのがよいとされる．

●呼吸器合併症

ヘッドフレームでの頭部固定かつ半座位での覚醒下手術では潜在的に気道の障害を起こしやすい．また，ヘッドフレームは気道へのアクセスが難しく，緊急時の気道確保は困難である．さらに鎮静はそれを悪化させる．デクスメデトミジンは呼吸抑制のリスクは低いが気道閉塞は起こしうるため注意が必要である．閉塞性睡眠時無呼吸症候群は気道閉塞のリスクとなるため術前チェックを要する．電極リード挿入中の気道確保には，ラリンジアルマスクの挿入や体位の取り直しが有効である．

●空気塞栓

空気塞栓もしばしば起こる問題である．仰臥位や半座位でバーホールを空けているときに起こる合併症

で，術前の絶飲食による循環血漿量の減少や上気道の閉塞などがリスクとなりうる。覚醒下でのもっとも一般的な初期症状は咳嗽であり，それに続いて頻呼吸や低酸素血症，胸部不快感，低血圧，頻脈などが起こる。空気塞栓の悪化に伴う咳嗽と深吸気は危険な頭蓋内圧の上昇をもたらす。

予防方法は適切な頭部挙上で行うこと，適切な輸液，注意深い外科手技である。空気塞栓の発見方法で推奨される経食道エコーや呼気終末二酸化炭素濃度，経胸壁ドプラーは覚醒下の患者には許容できないため，臨床的な観察が必要である。

脳深部刺激装置挿入術の麻酔のまとめ

脳深部刺激装置挿入術の麻酔においては，脳深部刺激電極リード挿入留置術を局所麻酔・鎮静下で行い，完全埋設型刺激発生装置植え込み術を全身麻酔下で行う。電極リード挿入留置術ではヘッドフレームを使用して半座位で行うために，気道閉塞や患者の疲労が問題となる。鎮静を行う際にはMERを阻害することの少ないプロポフォールやデクスメデトミジンなどを使用し，気道閉塞に注意を払う必要がある。一方で，感染埋設型刺激発生装置植え込み術は頸部を伸展する必要はあるが通常の全身麻酔で管理可能である。麻酔中の合併症としては頭蓋内出血・痙攣・空気塞栓・気道閉塞などがある。

● 参考文献 ●
1) Venkatraghavan L, Luciano M, Manninen P. Review article：anesthetic management of patients undergoing deep brain stimulator insertion. Anesth Analg 2010；110：1138-45.

上田　要

XII 各論・麻酔管理

11 MRI 検査の麻酔管理

KEY POINT

- 世界で最も MRI が普及している国である本邦において，患者の重症化などや社会的な要請などで MRI 検査の麻酔管理は今後増加していく可能性がある。
- 現状では麻酔科医の不足から診療科の担当医が管理をする，あるいは技師と看護師で鎮静管理を行っていることが多いため，ガイドラインの制定などその安全性を高める努力がなされている。
- 通常の手術室での麻酔と同じく，術前評価，禁飲食をし，術中はモニタリング，記録記載を行い，術後はリカバリー（回復室）で帰せるまで監視するというプロセスが大切である。
- 整備された環境で行う MRI 検査室での麻酔・鎮静は概して安全ではあるが，安全な実施に向けて実施の体制や退床基準などの整備，看護師・技師・依頼医との密なコミュニケーションが必須である。

はじめに

　手術室外での麻酔・鎮静は，従来日本では施術あるいは検査を行う医師自らが，看護師や技師の補助のもとに行ってきており，MRI 検査もその例外ではない。一方，諸外国においては安全性を担保する観点から，麻酔科医が専属で関わるようにガイドラインが定めている国も少なくない[1)2)]。本邦でも安全性に対する社会的な要請の高まりから，手術室外で行われる麻酔・鎮静に対して，2013 年に日本小児科学会，日本小児麻酔学会，日本小児放射線学会の 3 学会合同による"MRI 検査時の鎮静に関する共同提言ガイドライン"[3)]が，また日本消化器内視鏡学会と日本麻酔科学会合同による"内視鏡診察における鎮静に関するガイドライン"[4)]が発表された。

　これらと，後述する新たなモニターや器材類により，手術室外での鎮静・麻酔管理を取り巻く環境が変化し始めている。現状では，MRI 検査での麻酔・鎮静の多くは小児患者で必要とされ，大人で必要とされることは少ない。ゆえに本項は，主に小児患者の MRI を中心として記載している。しかしながら高齢化社会が進み，認知症の患者などが増加すると大人に対する麻酔・鎮静も必要とされる日も遠くない。

MRI という特殊環境

　日本は米国に次いで世界で 2 番目に MRI を保有する国であるが，その人口 100 万人あたりの保有台数は米国をはるかに凌駕する〔46.9（日本）vs 35.5（米国）〕[5)]。本邦を含め世界で MRI の使用は急速に増えてきており，今後 MRI 検査において麻酔管理を必要とする症例数は増加していくことが予測されている。

　しかし，MRI 検査の鎮静・麻酔管理は特殊な環境で行われることから，安全に施行することは他の場所よりも難しい制約条件を伴う。

　まず問題となるのは強力な磁力である。MRI の磁力のために，通常の医療機器や蘇生器具などが使えず，MRI 対応の専用の機器・器具などを使用しなくては

ならないということである．MRIの磁力の強さはテスラ（T）という単位で表され，1 Tは10,000 ガウス（G）に値する（参考までに地球の磁力は0.5 Gである）．現在，一般的に普及している1.5 T，3 TのMRIの磁力はガウスに換算するとそれぞれ15,000 G，30,000 Gという強力なものである．鉄を含んでいるものは強力な磁力に引き寄せられるため，基本的には検査室内に持ち込むことはできない．蘇生のために酸素ボンベを検査室内に持ち込んだ瞬間に磁場の影響で空を飛び，患児を直撃した悲劇的な事故がChenによって報告されている[6]．

こういった事故を防ぐために，LandriganはMRIが設置されたユニットに入る前に金属探知機を使用することを義務づけるべきだと主張している[7]．さらに悪いことに，MRI対応とされている機器ですら時には磁性体へと変性して，磁力により動いた例も報告されており[8]，金属探知機を用いても事故を完全に防ぐことは難しい．たとえば心電図の銅線のような鉄を含んでいない金属であっても，ループを作ると電流が流れて発熱し，患者に熱傷などを負わせることがあるため，専用の器具を正しく用いて細心の準備をすることが必要である．さらに，ペースメーカや神経刺激装置，中心静脈ポートなどのデバイスが身体に埋め込まれている患者に対する場合は，それらがMRI対応のものかどうかを確認しておく必要がある．

次に問題となるのは，MRI検査室の環境そのものである．MRIの撮影室内は暗く，急変時に対応する装置なども整っていないことが多い．乳幼児の場合，しばしば動かないように毛布などにくるんで固定されるため，ドーナツ状のMRI検査機の中に入ってしまうと，検査室外からの観察がきわめて困難である．日本の小児MRI検査に関する共同提言では，検査機の前と後ろ2方向以上のモニターカメラの設置，ならびに蘇生時に必要となる酸素アウトレットと吸引の検査室内への設置を強く推奨している．

これを受け日本画像医療システム工業会は，業界安全基準である"磁気共鳴画像診断装置施設の安全基準"[9]を2014年に改訂し，小児患者の撮影を行うMRIの設備には，患者の呼吸確認のためにMRI検査室へのモニターカメラを頭側および脚側の2か所に設置することと，MRI検査室および前室または処置室（検査室外）へ医療ガス（酸素・吸引）設備を設置することを義務づけた．それでも，このカメラを介して実際に小児患者の呼吸状態を視認することは難しい場合も多い．そのため，全身状態が悪くリスクの高い小児患者を安全に麻酔管理するためには検査室内に観察者が入る必要が生じるが，この場合，暗く，騒音が大きな環境に長い時間いなければならない観察者には肉体的，精神的な負荷がかかる．

3つ目の問題点として，蘇生が必要な事態などの緊急時にスキルを持った人を集めにくいということが挙げられる．MRIユニットは，磁力の遮蔽が必要なために，他の場所から隔離され，別棟になっている場合も珍しくない．一般の外来や病棟と違って医師や看護師などの医療者がまわりに大勢いるわけではないのである．緊急時に呼ぶべき救急医や麻酔科医のいる場所からも遠く離れていることが多く，蘇生に必要な人材がすぐに駆けつけることが不可能な場合も多い．このため，緊急時には鎮静の施術者に大きな負担がかかることとなる．MRI検査室において鎮静あるいは麻酔を行った場合には，検査担当医や撮影を担当する技師のほかに，少なくとも蘇生の初期処置ができる専従の患者監視者を配置し，患者のバイタルサインを記録しておくべきである．麻酔科医は全身管理のエキスパートとしては，人員的に実際に自ら鎮静を担当できなくても，このような院内の人的環境整備や教育に関してアドバイスをする責務がある．

4つ目の問題点として，MRI撮影環境における医療機器同士の干渉が挙げられる．具体的には，①患者の状態を把握するための生体情報モニターがMRIの画像に及ぼす影響，②MRIの磁力が生体情報モニターに及ぼす影響である．前者はいわゆる画像アーチファクトの一種であり，患者を鎮静させるというリスクをとって撮影したMRI画像の精度を落とす原因となる．後者は，MRI検査機により生体情報モニター，特に心電図の波形などが干渉されて，正確な患者の状態が把握できないという問題を生じさせる．これらの障害を取り除くには，MRI対応の生体情報モニターを対応磁場以下の場所に配置する必要がある．今後の進歩につれ，より磁場の強い機器が登場することが予測され，このような磁場に対応した生体情報モニターや，生体情報モニターと一体となったMRI検査機の開発が求められることとなろう．

MRI検査の麻酔の術前評価

■術前評価の2つの側面

MRI検査の麻酔の最終目的は，安全に検査を遂行

することである．MRI検査そのものは治療でなく，あくまでも検査であるということは，患者のリスク・ベネフィットを考慮する際に，重要な観点となる．麻酔科医には安全に麻酔を行うことだけでなく，患者あるいは家族の痛みや不安，不快感を和らげることも期待されている．

MRI検査の麻酔を安全に行うためには，通常の手術室における麻酔と同様に患者の術前評価をしっかり行うことに加え，手術室外で行われる麻酔として，まず麻酔を行う環境の評価を十分に行い，麻酔科医が快適に麻酔を行える環境を整備することも必要とされる．後者には，設備や器具の準備といったハード面の整備だけでなく，緊急時の院内連絡体制や担当する技師や看護師，診療科医師の教育といったソフト面の整備も含まれる．

■ 麻酔を行う環境の評価

MRI検査室は，通常撮影室と前室の2つからなる．いずれもMRI検査を目的として設計されていることが多く，麻酔や鎮静を安全に実施するのに快適な環境であることは少ない．できるだけ手術室での麻酔と同様な安全な環境を作れるように，十分に視察をしたうえで，あらかじめ整備をしておく必要がある．MRI検査室において安全に麻酔を実施するためのキーポイントを，以下に示す[10)11)]．

● 場所とその広さ

検査室内に麻酔器や呼吸器，ほかの必要な機材をセットアップした後でも，麻酔を行うのに十分な麻酔科医の動くスペースがあるかを確認する．静的なセッティングだけでなく，検査室・検査機の可動部，すなわちベッドあるいはガントリーや扉などが動くことを想定して考える必要がある．患者入室の動線や搬送してきた患者のベッドの位置なども考えておく．また，同時に前室や隣接したスペースに緊急時に蘇生を行うスペースが取れるかを確認しておく必要がある．回復室があることが望ましいが，なければ回復のためのいわゆるリカバリーの場所を決めておく．

● インフラおよび配管

検査室内だけでなく，上記で想定した緊急時蘇生用スペースに酸素と吸引のアウトレットがあるかを確認することが必要である．麻酔器が入れられている場合には，手術室のように配管やガススカベンジャーにつながれているか，緊急時の電源バックアップはあるかも確認が必要である．また，シリンジポンプや輸液ポンプを使う場合には，MRIに対応できるよう適切な場所に固定する．

● 器材および薬剤

麻酔に必要な器材および薬剤があるかを点検する．このなかには急変時や緊急時に必要な気管管理の器具や輸液，昇圧剤などの各種レスキュードラッグなども含まれる．対象患者の既往などへの対応も考慮する．検査室に備えていない場合はあらかじめ持参する計画を立てる．小児や乳児などに対しては特に体温保持の器材も整える．

● 医療者の役割

麻酔科医はMRIユニットの環境に慣れておらず，どのような医療スタッフがいるかわかっていないことも多い．逆にMRIのスタッフは麻酔管理や蘇生に詳しくないことが通常である．そこで，事前にどのスタッフがどういう役割をするかをお互いに確認することが重要である．特に，緊急時の役割，連絡体制などをしっかりと決め，実施当日も確認することが必要である．患者が鎮静されている間は患者観察を行い，状態を記録する医療者を配置することが必要である．全身麻酔が行われるときは多くの場合その役割は麻酔科医が担うが，鎮静で行うときも同様に専任の医療者が管理することが安全を守るために欠かせない．

■ 患者の術前評価・術前管理

安全にMRI検査室での麻酔を行うためには，手術室外であっても，通常の手術に対する麻酔と同じように麻酔前評価，麻酔前準備が必要である．むしろ，手術室外の場合は場所や器材，薬剤，人材に制限が生じるために，適切に患者の術前評価を行い，準備をしっかりと行うことのメリットは大きい．患者の術前評価では，既往歴，現病歴，家族歴などに加えて，マランパチー評価，いびきや睡眠時無呼吸症の有無などの気道評価を行うことが重要である．MRIの場合はコンサルトを受けた依頼医や放射線医は患者の全身状態管理に関わっていないことも多いため，特に麻酔科医が気をつけて全身評価を行う必要がある．

麻酔・鎮静下でMRI検査を行う場合に，麻酔・鎮静に関する同意の取得はきわめて重要である．特に小児・乳児でMRIが必要な患者は誤嚥を起こしたり，気道が閉塞したりしやすいことも多い．このため，検査のための鎮静であっても，誤嚥や気道閉塞など命に関わるイベントが起こる危険性を患者の家族に伝えておくことは重要であり，トラブルを未然に防ぐことに

もつながる。緊急 MRI の場合は，通常の緊急麻酔の際と同様に対処すべきである。依頼医は"すぐ終わるので，今すぐちょっと眠らせてくれ"という要望をすることがあるが安易に受けず，必ず依頼医と患者の状態，手術室外で麻酔をすることのリスクとベネフィットについて，きちんと話し合いを持ち，さらにリスクについては患者および患者の家族と合意をしておく必要がある。依頼医，患者，家族ときちんとコミュニケーションをとり，患者の安全を第一に考えて行動することが麻酔科医に求められる。

ガイドラインは，主に麻酔前後に起こりやすい誤嚥を防ぐために，MRI 検査の麻酔・鎮静前の禁飲食は通常どおりの麻酔前禁飲食と同じであると定めている。小児の場合は，清澄水 2 時間，母乳 4 時間，軽食および粉ミルク 6 時間の禁飲食期間が一般的である[3)12)]。諸外国と違い，麻酔科でなく担当診療科の医師が MRI 検査の麻酔・鎮静を担当することが多かった本邦では，特に新生児や乳児などに対して，よく寝るようにミルクとともにトリクロリールなどの経口の鎮静薬を与えていた施設もあったが，最近定められたガイドラインから鎮静前の禁飲食の必要性が周知され始めた。しかしながら，最新の文献で Beach ら[13)]は小児の鎮静においては誤嚥の起こる確率は非常に低く（1/10,000 以下），禁飲食のみが独立の危険因子ではなかったと報告している。

MRI 検査中の患者の監視

麻酔科医が通常，手術室で行っている患者の監視を，MRI 検査室であってもそのまま施行する。薬剤の選択，モニタリング手法，麻酔記録の記載などは，麻酔の基本となる事柄であり，麻酔導入から検査中，そして検査が終わって回復するまでしっかりと観察し，患者の状態を記録することが必要である。気道管理に関する器材は緊急時への備品も含め MRI 対応の特殊なものの使用が必須である。撮影中は患者から離れることが必要となるため，たとえ鎮静であっても MRI に対応した専用の生体情報モニター ECG，BP，Sp_{O_2} に加え，Et_{CO_2} のモニタリングが推奨される。麻酔覚醒時の一時的なせん妄や呼吸関連トラブル，血行動態不安定などが認められた場合は，まず検査室から患者を出して，安全な場所で対処をすることが必要である。

鎮静中の重篤なイベントに関して，Cravero ら[14)]は小児の鎮静 30,037 件中死亡は 0 で，心停止が 1 件だっ

表 鎮静 10,000 件あたりの有害事象発生率

有害事象合計	339.6
うち	
心停止	0.3
誤嚥	0.3
喉頭痙攣	4.3
嘔吐	47.2
低酸素	156.5
予期しない挿管	9.7
不十分な鎮静による検査中止	88.9

たと報告している。また，鎮静 10,000 件あたりの有害事象の発生率を表に示す。別の報告で Cravero ら[15)]は鎮静時に有害事象が発生する要因として，麻酔科医でない医師による鎮静，高い米国麻酔科学会（ASA）physical status，固形物の 8 時間以内の摂食，麻薬の使用を挙げている。一方で，Couloures ら[16)]は重篤な有害事象の発生率と鎮静を行う医師の専門との相関はないと報告している。ほかの有害事象を誘発する素因として，Coté ら[17)]は不十分なモニタリング，不十分な術前評価，専任の患者観察者の不在，薬剤の過量投与，リカバリーでの十分な観察の不足などを挙げている。

MRI 室にはあまり麻酔に関わったことのない医師やコメディカルも少なくないため，そのような場合は，患者の安全を担保するために麻酔科医が中心となって，麻酔・鎮静中の患者監視や記録が行われるよう配慮する必要がある。

MRI 検査後の患者の管理

全身麻酔でなく鎮静であっても，通常の手術室の麻酔と同じく，麻酔後には回復室あるいはそれに準ずるリカバリースペースにて一定の時間，バイタルなどが安定していることを確認することが望ましい。しかしながら，現実的には狭い本邦の病院で MRI 検査室の周辺に回復室として使えるスペースがないことも事実である。回復室の場所が近くにとれず，離れた場所を回復室として使用する場合は，患者の家族に手技終了後麻酔から覚めて回復室に移動したことを忘れずに伝えなくてはならない。患者の帰宅基準や病棟への帰室基準などを事前に定めておくことが安全の確保には必要である。また，回復室での患者のバイタルサインや状態などはきちんと記載をしておく。

合併症があった場合は，依頼医あるいは MRI スタッフの知識・経験が乏しいことも少なくないため，麻酔

科医が中心となって管理を実施する必要がある。予期しない有害事象が起こった場合は，外来検査であっても必要があれば入院させることも考慮する。

おわりに

　手術室外で行われることになる MRI 検査室での麻酔・鎮静は，麻酔科医が不足している[18]本邦においては，従来主治医が行ってきた。しかし，手技の変化や社会的な医療に対する安全の要請の高まりもあって，麻酔科医に依頼されるケースが増加する傾向にある。MRI 検査室での麻酔には，通常の手術室での麻酔と同様な術前評価，術前禁飲食，適切なモニタリング，薬剤麻酔・鎮静方法の選択，麻酔後の回復室での管理に加え，安全に麻酔が実施できるような MRI 検査環境の整備が必要となってくる。また，看護師・技師・依頼医といった多職種間での情報の共有やコミュニケーションが必須となる。マンパワーとしては非常に難しいが，麻酔科医が手術室外に出て患者の安全を守ることが求められている。

参考文献

1) Practice guidelines for sedation and analgesia by non-anesthesiologists. Anesthesiology 2002；96：1004-17.
2) Gozal D, Mason KP. Pediatric sedation：a global challenge. Int J Pediatr 2010；2010：701257.
3) 日本小児科学会，日本小児麻酔学会，日本小児放射線学会．MRI 検査時の鎮静に関する共同提言．2015．https://www.jpeds.or.jp/modules/guidelines/index.php?content_id=33
4) 日本消化器内視鏡学会，日本麻酔科学会．内視鏡診察における鎮静に関するガイドライン．2013．http://minds4.jcqhc.or.jp/minds/endoscope/endoscope_medical_care.pdf
5) OECD. Health at a Glance 2015. 2015.
6) Chen DW. Boy, 6, dies of skull injury during M.R.I. New York Times. July 31, B1, B5. 2001.
7) Landrigan C. Preventable Deaths and Injuries during Magnetic Resonance Imaging. N Engl J Med 2001；345：1000-1
8) Zimmer C, Janssen MN, Treschan TA, et al. Near-miss accident during magnetic resonance imaging by a "flying sevoflurane vaporizer" due to ferromagnetism undetectable by handheld magnet. Anesthesiology 2004；100：1329-30.
9) 日本画像医療システム工業会．磁気共鳴画像診断装置施設の安全基準．2014.
10) 上園晶一．麻酔科学レクチャー，Vol 2, No 1, 小児麻酔 Q & A. 東京：総合医学社；2010.
11) Uchino H, Ushijima K, Ikeda Y. Neuroanesthesia and cerebrospinal protection. Tokyo：Springer Japan；2015.
12) Practice guidelines for preoperative fasting and the use of pharmacologic agents to reduce the risk of pulmonary aspiration：application to healthy patients undergoing elective procedures：a report by the American Society of Anesthesilogy Task Force on Preoperative Fasting. Anesthesiology 1999；90：896-905.
13) Beach ML, Cohen DM, Gallagher SM, et al. Major adverse events and relationship to Nil Per Os status in pediatric sedation/anesthesia outside the operating room. Anesthesiology 2016；124：80-8.
14) Cravero JP, Blike GT, Beach M, et al. Incidence and nature of adverse events during pediatric sedation/anesthesia for procedures outside the operating room：report from the Pediatric Sedation Research Consortium. Pediatrics 2006；118：1087-96.
15) Cravero JP, Beach ML, Blike GT, et al. The incidence and nature of adverse events during pediatric sedation/anesthesia with propofol for procedures outside the operating room：a report from the Pediatric Sedation Research Consortium. Anesth Analg 2009；108：795-804.
16) Couloures KG, Beach M, Cravero JP, et al. Impact of provider specialty on pediatric procedural sedation complication rates. Pediatrics 2011；127：1154-60.
17) Coté CJ, Notterman DA, Karl HW, et al. Adverse sedation events in pediatrics：a critical incident analysis of contributing factors. Pediatrics 2000；105：805-14.
18) 医師の需給に関する検討会報告書．厚生労働省；2006.

〈大嶽　浩司〉

XII 各論・麻酔管理

12 小児脳・脊髄疾患の麻酔管理

A 小児てんかんの麻酔管理

KEY POINT
- 小児の難治性てんかんでは，大脳機能の改善，発達の維持・改善が期待できるため，成人発症のてんかんよりも早期の手術を検討する。
- 術前・手術当日の抗てんかん薬の内服については，術式によって異なるため脳外科医と相談して決定する。
- 抗てんかん薬と麻酔薬の相互作用を考慮する。
- 術式による麻酔管理のポイントを理解する。
- 中心静脈ラインを確保する場合，将来迷走神経刺激術を受ける可能性を考慮し，左内頸静脈はなるべく避ける。

はじめに

てんかん発作とは，脳における過剰なあるいは同期した異常な神経細胞の活動により生じる一過性の症候および症状である[1]。小児てんかんにおいて，1歳以下の発症率は人口10万人あたり102.4人と報告されている[2]。このうちの2/3はseizure freeとなり，それらの1/2は抗てんかん薬の内服も中止できる。その一方で，てんかん性脳症，神経代謝疾患，大脳器質病変，周産期低酸素脳症などによる難治性てんかんは精神運動発達遅滞をきたし，成人になっても就労率は非常に低く，死亡率も20～25％と高い[3]。このため小児の難治性てんかんの治療目標は，てんかん発作の抑制のみならず，大脳機能の改善，発達の維持・改善を目指すことであり，外科的治療は重要な治療選択肢になる。

小児における脳の特性はその可塑性にある。成人の固定した脳とは異なり，てんかん波により容易に大脳機能は障害され，それが数年にも及ぶと固定した障害として定着してしまう。しかし，脳の可塑性はてんかん手術にとっては有利に働く。広範囲のてんかん性病巣を切除しても，小児の場合は残りの大脳機能によって代償され，永久的な後遺症が残る危険性は低いといわれている[4]～[6]。そのため，難治性の小児てんかんで薬物治療が奏効せずに限界を感じる場合は，タイミングを逃さないように早期の外科的治療を行うことが望ましい。

XII 各論・麻酔管理

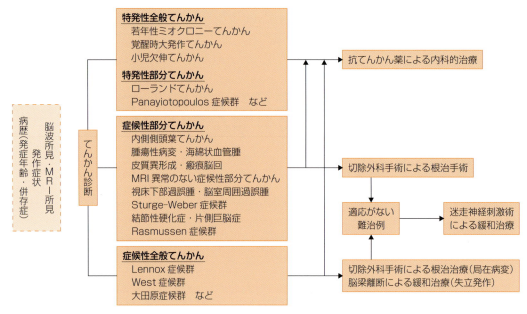

図1　てんかん診断と外科治療の適応
［大槻泰介．てんかんの外科適応について．神経内科 2015；82：581-5 より引用］

難治性（薬剤抵抗性）てんかんの判定

　てんかん治療ガイドライン2010[7]によると、"てんかん症候群または発作型に対し適切とされている主な抗てんかん薬2〜3種類以上を単剤あるいは多剤併用で、十分な血中濃度で2年以上治療しても、発作が1年以上抑制されないてんかんを難治性（薬剤抵抗性）てんかんと判定し外科適応を考慮する"とされている。ただし、小児では発達の遅れが生じることを防ぐため、罹病から2年以内の手術が考慮されるべきである、とされる。

　小児てんかんの外科的治療は発作の消失だけでなく、それに伴う生活の質の改善も目指しており、外科的治療後に発作が消失すると精神運動発達が改善されることが知られている[8)9)]。そのため、漫然と薬物療法のみを続けるのではなく、手術施行のタイミングを適切に見極めることが大切である。

外科治療の対象となるてんかんと術式

　小児で見られる代表的なてんかん性疾患を、図1に示す[10)]。基本的には、内側側頭葉てんかんのようにてんかん焦点部位が定まっている場合（症候性部分てんかん）、根治手術を目指し、側頭葉切除術や選択的海馬扁桃体摘出術などを行う。てんかん焦点部位と優位半球が同側の場合や、海馬萎縮がなく記銘力が温存されている場合は、術後の記憶障害を考慮して、海馬を温存する海馬多切術を行う。腫瘍性病変や血管腫などの病巣がてんかん焦点部位になっている場合は、できるかぎりの病巣切除を行う。運動野や言語野、視覚野などの近傍に病巣がある（eloquent area といわれる）場合は、覚醒下に手術を行うことがある。

　また、West 症候群や Lennox-Gastaut 症候群のように、全般性にてんかん波が見られる場合は、てんかん焦点部位が定まらないため、根治手術ではなく、発作の頻度、重症度の軽減を目的とした緩和治療を行う。これには、脳梁離断術（corpus callosotomy：CCS）や迷走神経刺激術（vagus nerve stimulation：VNS）、軟膜下皮質多切術（multiple subpial transection：MST）が含まれる。

小児てんかん手術と麻酔管理

● てんかん手術の麻酔管理の特徴
　　a. 術前評価

　全身麻酔の一般的な術前評価に加え、患者の精神発達レベル、てんかんの病型と内服薬について確認する。術前の抗てんかん薬の血中濃度も確認する。フェニトインを内服している患者では、歯肉肥大が起こっていることがあり、開口制限・挿管困難につながることがあるため確認しておく。

b. 抗てんかん薬の内服について

ほとんどの症例で抗てんかん薬を服用している。手術が必要な症例では，薬剤のみでてんかん発作をコントロールすることは困難で，入院後のストレスや睡眠障害，術前の絶飲食などによりてんかん発作が起こりやすい[11]。焦点切除術においては術前の抗てんかん薬を中止して手術室に入室をすることが多いが，術中に皮質脳波(electrocorticography：ECoG)を測定しない手術(CCSやVNSなど)では，手術当日の朝まで抗てんかん薬を内服させる。脳外科医と相談のうえ決定すべきである。

c. 術中管理と麻酔薬

全身麻酔中は，麻酔薬そのものによるてんかん閾値への影響と，麻酔薬と抗てんかん薬との相互作用を考慮する必要がある[12)13)]。

ほとんどの麻酔薬は抗痙攣作用と痙攣誘発作用を持っている。静脈麻酔薬であるバルビタール製剤，ベンゾジアゼピン系薬剤，プロポフォール，ケタミン，エトミデート(日本未発売)のうち，バルビタール製剤とベンゾジアゼピン系薬剤がもっとも安全と考えられている。プロポフォールも安全に使用できるが，昨今のプロポフォール静注症候群の問題もあり慎重に使用する[14)]。ケタミンとエトミデートは臨床用量で，てんかんを誘発しやすいとされる。吸入麻酔薬は臨床濃度では抗てんかん作用を持つが，低濃度ではてんかんを誘発することがある。その機序は十分には解明されていないが，中枢神経系での抑制性神経伝達物質の阻害が原因の一つと考えられている[12)13)]。イソフルランやデスフルランが難治性てんかんの治療に用いられる一方，セボフルランは痙攣誘発作用が強く，その特性を利用して焦点切除術中のECoG測定に用いることができる[15)]。静脈ラインが確保されていない場合の全身麻酔の導入では，緩徐導入として気道刺激性の少ないセボフルランが好まれるが，上記の特徴を参考にして吸入麻酔薬を選択すべきである。

フェンタニルやレミフェンタニルなどのオピオイドは痙攣を誘発するとされる[12)13)16)]。痛みによる啼泣や過換気がてんかん発作を誘発する可能性があるため，術後の鎮痛対策は重要であるが，オピオイドは痙攣を誘発するため使用量には慎重を要する。アセトアミノフェンなどを積極的に併用する。

筋弛緩薬は脱分極性，非脱分極性薬剤ともに痙攣を誘発しない。フェニトイン，フェノバルビタール，カルバマゼピン，バルプロ酸は酵素誘導により同じ肝臓シトクロムP450で代謝されるプロポフォール，ロクロニウムやベクロニウム，オピオイドの作用時間を短縮させるため，これらの薬剤の必要量は増加する[12)13)17)18)]。

低二酸化炭素血症，低酸素血症，低血圧，高体温，脱水，電解質異常はてんかん閾値を低下させるため，術中・術後ともにバイタルサインや水分バランス，電解質を安定させる必要がある[11)]。

小児では末梢静脈ラインを確保することが困難な場合もあり，術後の栄養管理や輸血についても考慮すると中心静脈ラインの確保が必要になることがある。その場合，将来VNSを行う場合を考慮し，可能なら左内頸静脈でライン確保は行わないようにし，他の部位でのライン確保を心がける。脳の静脈還流を妨げないため大腿静脈からの中心静脈ライン確保が推奨されている[11)]。

● 代表的なてんかん手術

a. 焦点切除術

症候性部分てんかんに対する焦点切除術は，手術中にECoGを測定してんかん焦点部位を確認しながら手術が進められる[15)]。そのために，手術中にてんかん波形が描出される必要がある。本手術の全身麻酔管理についての詳細は，"XII. 各論・麻酔管理 8. てんかん手術の麻酔管理"の項を参照いただきたい。

b. 脳梁離断術(corpus callosotomy：CCS)(図2)

症候性全般てんかんに対して，脳梁を介した左右同期性のてんかん活動を抑制することができる緩和治療であり，すべてのてんかん発作を消失させるものではないが，特にミオクロニー発作，強直発作，脱力発作による激しい転倒発作に対して非常に有効とされる[19)]。また，CCSの施行後に，てんかん焦点部位が明確になる場合があり，その場合は改めて焦点部位を切除する手術を追加することで良好な結果が得られることがある[20)~22)]。

本手術を行う場合，一期的に離断する場合(全脳梁離断術)と，前2/3と後1/3を二期的に離断する場合や，前2/3だけを離断する場合(部分脳梁離断術)がある。成人発症の症候性全般てんかんの場合，一期的に全脳梁離断術を行うと，術後に一定期間，寡動寡言状態や半側空間無視，混乱などの離断症候群が起こることがあるため[23)]，二期的に行うか部分脳梁離断でとどめる場合が多いが，小児の場合は一期的に全脳梁離断術を行っても離断症候群は起こりにくいため，全脳梁離断術を選択することが多い[24)25)]。

全身麻酔管理としては特別な手段を講じる必要はな

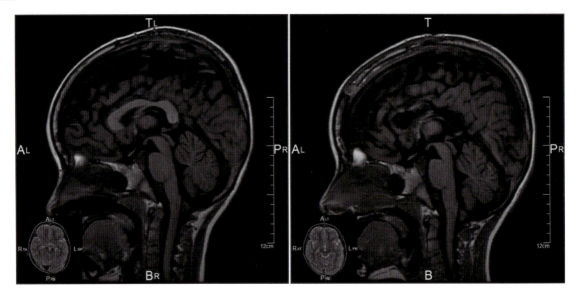

図2　頭部MRI：T1強調画像
5歳，男児
左：全脳梁離断術前，右：全脳梁離断術後

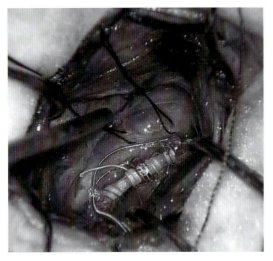

図3　刺激電極の留置
左迷走神経を剥離し，コイル状の刺激電極を装着する。

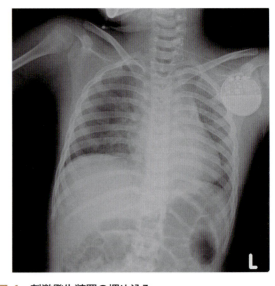

図4　刺激発生装置の埋め込み
左迷走神経に巻きつけた刺激電極を刺激発生装置に接続し，左前胸部に埋め込む。

いが，矢状静脈洞近くを進入していくため，出血や空気塞栓には注意する。術後に離断症状が見られる場合は，抜管後の誤嚥性肺炎や気道閉塞に注意が必要である[11]。

c. 迷走神経刺激術（vagus nerve stimulation：VNS）（図3，図4）

本邦では2010年より保険適用になった比較的新しい治療である[26]。症候性全般てんかんに対する緩和療法として，または症候性部分てんかんに対して焦点切除術を施行した後に残存したてんかん発作に対して行うこともある。他の手術と比較して侵襲は軽度であるため，施行症例は増加傾向にある。

手術では，左迷走神経を描出し，コイル状の刺激電極を巻きつけた後，左前胸部に刺激発生装置（implantable pulse generator：IPG）を埋め込む。迷走神経の上下の頸部心臓枝の分枝よりも遠位（心臓側）に刺激電極を巻きつけることが推奨されている。全身麻酔管理としては特別な手段を講じる必要はないが，刺激電極留置中やテスト刺激中に高度徐脈や術中心停止の報告も見られるため[27,28]，必要時には経皮的ペーシン

グができるように準備しておく。

　われわれの施設におけるこれまでの130症例の経験では，刺激電極設置前後やテスト刺激中に高度徐脈や心停止は1症例も起こっていない[29]。術後合併症としては，頸部の血腫による気道閉塞，迷走神経損傷による一過性の嗄声や声帯麻痺，睡眠中の閉塞性無呼吸などの報告もある[30]。

●参考文献●

1) Fishers RS, van Emde Boas W, Blume W, et al. Epileptic seizures and epilepsy: definitions proposed by the International League Against Epilepsy (ILAE) and the International Bureau for Epilepsy (IBE). Epilepsia 2005; 46: 470-2.

2) Wirrel EC, Grossardt BR, Wong-Kisiel LCL, et al. Incidence and classification of new-onset epilepsy and epilepsy syndromes in children in Olmsted County, Minnesota from 1980 to 2004: a population-based study. Epilepsy Res 2011; 95: 110-8.

3) Wirrel E, Wong-Kisiel L, Mandrekar J, et al. Predictors and course of medically intractable epilepsy in young children presenting before 36 months of age: a retrospective, population-based study. Epilepsia 2012; 53: 1563-9.

4) Wyllie E, Comair YG, Kotagal P, et al. Epilepsy surgery in infants. Epilepsia 1996; 37: 625-37.

5) Devlin AM, Cross JH, Harkness W, et al. Clinical outcomes of hemispherectomy for epilepsy in childhood and adolescence. Brain 2003; 126: 556-66.

6) 木村暢佑, 高橋幸利, 重松秀夫ほか. 小児てんかん外科—早期手術患者の発見と利点—発達の観点から—. 脳と発達 2013; 45: 199-205.

7) てんかん外科治療. 日本神経学会監修. てんかん治療ガイドライン 2010. 東京: 医学書院; 2010. p.86-97.

8) Loddenkemper T, Holland KD, Stanford LD, et al. Developmental outcome after epilepsy surgery in infancy. Pediatrics 2007; 119: 930-5.

9) Vendrame M, Alexopoulos AV, Boyer K, et al. Longer duration of epilepsy and ealier age at epilepsy onset correlate with impaired cognitive development in infancy. Epilepsy Behav 2009; 16: 431-5.

10) 大槻泰介. てんかんの外科適応について. 神経内科 2015; 82: 581-5.

11) Soriano SG, Bozza P. Anesthesia for epilepsy surgery in children. Childs Nerv Syst 2006; 22: 834-43.

12) Modina PA, Tempelhoff R, White PF. Pro- and anticonvulsant effects of anesthetics (Part I). Anesth Analg 1990; 70: 303-15.

13) Modina PA, Tempelhoff R, White PF. Pro- and anticonvulsant effects of anesthetics (Part II). Anesth Analg 1990; 70: 433-44.

14) Bray RJ. Propofol infusion syndrome in children. Paediatr Anaesth 1998; 8: 491-9.

15) Nakayama H, Maehara T, Nagata O, et al. Effects of sevoflurane on electrocorticogram in epileptic patients. Clin Neurophysiol 1995; 97: S243.

16) McGuire G, El-Beheiry H, Manninen P, et al. Activation of electrocorticographic activity with remifentanil and alfentanil during neurosurgical excision of epileptogenic focus. Br J Anaesth 2003; 91: 651-5.

17) 長田理, 張替優子, 中山英人. 抗けいれん薬を長期内服しているてんかん患者ではベクロニウムの作用時間が短縮する. Pharmacoanesthesiology 1996; 9: 90-2.

18) Kawamura G, Inoue R, Arai Y, et al. The effect of preoperatively administered carbamazepine and phenytoin on rocuronium-induced neuromuscular block under sevoflurane anesthesia: a retrospective clinical study. 麻酔 2014; 63: 877-80.

19) Bower R, Wirrell E, Nwojo M, et al. Seizure outcomes after corpus callosotomy for drop attacks. Neurosurgery 2013; 73: 993-1000.

20) Shimizu H. Our experience with pediatric epilepsy surgery focusing on corpus callostomy and hemispherotomy. Epilepsia 2005; 46 (Suppl 1): 30-1.

21) Iwasaki M, Uematsu M, Sato Y, et al. Complete remissions of seizures after corpus callosotomy. J Neurosurg Pediatr 2012; 10: 7-13.

22) Ono T, Baba H, Toda K, et al. Callosotomy and subsequent surgery for children with refractory epilepsy. Epilepsy Res 2011; 93: 185-91.

23) Jea A, Vachhrajani S, Widjaja E, et al. Corpus callosotomy in children and the disconnection syndromes: a review. Childs Nerv Syst 2008; 24: 685-92.

24) Sunaga S, Shimizu H, Sugano H. Long-term follow-up of seizure outcomes after corpus callosotomy. Seizure 2009; 18: 124-8.

25) Shim KW, Lee YM, Kim HD, et al. Changing the paradigm of 1-stage total callosotomy for the treatment of pediatric generalized epilepsy. J Neurosurg Pediatr 2008; 2: 29-36.

26) 川合謙介. てんかんに対する迷走神経刺激療法. Brain Nerve 2011; 63: 331-46.

27) Ali II, Pirzada NA, Kanjwal Y, et al. Complete heart block with ventricular asystole during left vagus nerve stimulation for epilepsy. Epilepsy Behav 2004; 5: 768-71.

28) Asconape JJ, Moore DD, Zipes DP, et al. Bradycardia and asystole with the use of vagus nerve stimulation for the treatment of epilepsy: a rare complication of intraoperative device testing. Epilepsia 1999; 40: 1452-4.

29) 又吉宏昭, 三宅奈苗, 中山英人. 迷走神経刺激装置埋込術の麻酔管理. 蘇生 2014; 33: 174.

30) Fahy BG. Intraoperative and perioperative complications with a vagus nerve stimulation. J Clin Anesth 2010; 22: 213-22.

又吉　宏昭, 中山　英人

XII 各論・麻酔管理

12 小児脳・脊髄疾患の麻酔管理

B 小児脳血管疾患（AVM，もやもや病）

KEY POINT
- 15歳以下で診断される脳動静脈奇形（AVM）は全体の18〜20%である。
- 小児期のAVMは成人期と比較して出血で発症する割合が高い。
- 小児期のAVMは出血に対して素早い対応が必要である。
- 小児期のもやもや病は虚血発作で発症することが多い。
- 小児期のもやもや病は病態が急激に変化することがあり，管理に注意を要する。

小児の脳動静脈奇形（cerebral arteriovenous malformation：AVM）

■ 特 徴
● 疫 学

AVM自体は先天性の疾患であるが，大部分は20〜40歳の間に診断がつく場合が多い。しかし18〜20%は15歳以下で発症し，その多くは脳出血で発症している。このため，脳出血は成人のAVMでは50〜65%に見られるが，小児では75〜80%と比率は高くなる。再出血のリスクも小児では高くなるとされ，また，約15%が痙攣発作で発症するとされている。さらに小児期発症の場合，出血は大後頭孔付近に見られる場合も多い[1]。深部基底核，脳幹部付近のAVMからの出血は死亡率も高い。

● 発症時

小児の脳出血，脳卒中の場合，発症時は診断のために脳血管造影が行われることが多いが，気道確保などの面から全身麻酔になる症例も多い。16歳以下ではほぼ全身麻酔管理で行い安全に行えたという報告がある[2]。

一般的に，AVMの摘出術を発症時に緊急で行う症例は少なく，脳出血の治療を行った後に待機的に行われることが多い。

■ 病態と麻酔管理

成人症例では，出血のないAVMに対しては薬剤単独療法が手術治療よりも成績が優れるという報告がなされた。しかし，小児期にはAVMが増大する可能性が高く，未破裂でも摘出したほうがよいという報告も

ある．また，自然経過は小児のほうが脳出血を起こす割合が高い（3.2 vs. 2.2％）．そのため手術の適応になる場合も多いと考えられるが，術後の成績は良好である．小児期における神経細胞の再生力の違いが，予後に反映されている可能性がある[3]．

● 麻酔管理上の注意点

小児症例の場合出血に対する予備力が少ないので，赤血球製剤，新鮮凍結血漿などで対応する必要がある．循環血液量の管理のために可能であれば中心静脈圧をモニターすることも必要である場合がある．

例を挙げて考えると簡易的な計算式では循環血液量は80 ml/kgであるので，平均的な1歳で体重10 kgとすると800 mlと計算される．20％以上の出血は160 mlとなるので，それ以上の出血には即座に対応しなければならない．

また，AVMという疾患の特殊性として，AVMをどこまで取り除くことができたかという確認を手術中に行う場合も多い．その目的で，ハイブリッド手術室で手術自体を行う場合もあり，脳外科医と麻酔器の配置などについてコミュニケーションを十分にとることも重要である．

AVMを摘出するまでは，AVM周辺の組織の灌流圧はAVM自体がシャント血流のため低下していると考えられる．したがって，切除までは手術全体の状況を考慮したうえで灌流圧を高めに保つ必要がある．

手術操作のためには脳圧を下げて術野の確保をする必要があるが，マンニトールやフロセミドは脳圧を下げるうえでよく用いられる薬物である．

● 術後管理の注意点

AVMの手術の場合，取り残しや，AVMを取り去った後の腔への出血などは緊急手術の対象になる．また，これまで流れていなかった周辺組織に血流が再分布する現象が起こる．正常灌流圧突破現象（normal perfusion pressure break through phenomenon）と呼ばれ，これまで低い圧しかかかっていなかったAVM周辺領域に，体血圧と同じ血圧がかかるために見られる症状で，脳出血に至る場合もある．このあたりも配慮して血圧管理を行う必要がある．

成人のAVMと比較すると，発症形態，好発部位，予後などに差が見られる．麻酔管理に関しては出血に関して注意する必要がある．

小児のもやもや病

■ 診　断

従来は脳血管撮影の所見から診断されていたが，非侵襲的に行える magnetic resonance angiography (MRA) の普及により，小児の場合はMRAにより診断されるようになった．病気の本態としてはWillis動脈輪閉塞症で，閉塞した部分の遠位側の血流を補うために発達した側副血行路が"もやもや状"に見えるところに名前の由来がある．MRAの診断基準としては，①〜③が挙げられる．

① MRAで内頸動脈終末部，前大脳動脈および中大脳動脈近位部に狭窄または閉塞がみられる．
② MRAで大脳基底核部に異常血管網がみられる．
③ ①と②の所見が両側性にある．

これらのすべてを満たせば脳血管撮影を行わなくてもよいとされている．

■ 疫　学

本邦やアジアに多く欧米ではまれな疾患である．近年，MRAの発達により有病率が増加しており2005年には10,812人が登録されている．発症年齢に関しては10歳未満の大きなピークと20〜30歳代にかけての緩やかなピークの2峰性を示している．

■ 小児もやもや病の特徴

成人発症のもやもや病は一過性脳虚血発作，脳梗塞といった脳虚血症状のほかに，脳出血で発症する場合も多い．しかし，小児の場合はほとんどが脳虚血症状

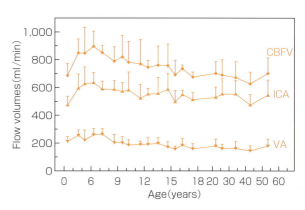

図1　年齢別の脳血流速度
CBFV：cerebral blood flow velocity, ICA：internal carotid artery, VA：vertebral artery
［Schöning M, Hartig B. Age dependence of total cerebral blood flow volume from childhood to adulthood. J Cereb Blood Flow Metab 1996；16：827-33より引用］

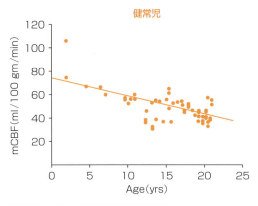
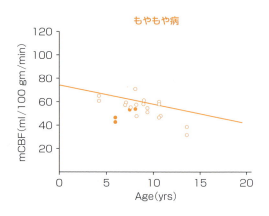

図2　健常児ともやもや病患児の脳血流
[Kuroda S, Kamiyama H, Abe H, et al. Cerebral blood flow in children with spontaneous occlusion of the circle of Willis(moyamoya disease)：comparison with healthy children and evaluation of annual changes. Neurol Med Chir 1993；33：434-8 より引用]

で発症する。この理由は小児の生理学的特徴によって説明することが可能である。

● 小児は虚血になりやすいのか

脳血流の正常値は年齢によって異なることが報告されている。6歳頃までは神経組織は発達の途上にあり、神経細胞の活動性も高い[4]。6歳を過ぎると脳血流は徐々に減少し始める(図1)。脳には脳酸素消費脳血流カップリングという機構があり、脳酸素消費が増えれば脳血流もそれに合わせて増加するため、小児期は脳血流の正常値自体が成人と比較して高くなっていることが分かる。

酸素需要が高いにもかかわらず、もやもや病の患者ではWillis動脈輪の閉塞により脳血流が低下しているため、虚血発作を起こしやすい条件がそろっている。

したがって、軽度の虚血でも臨床症状を呈しやすくもやもや病の診断に至ることが多い。

● 小児のもやもや病の臨床症状

もやもや病の臨床症状には、一過性脳虚血発作、脳梗塞、脳出血、痙攣、頭痛、高次脳機能障害などがある。成人期のもやもや病と異なり、小児期の特徴としては虚血性の症状で発症することが多く、成人よりも脳梗塞に移行しやすいとされている。割合としては少ないが後頭葉に関連する視覚症状(視野障害、一過性の全盲、半盲症、黒点症など)も報告されており、小児に起こりやすい。

一方で脳出血は成人症例に起こりやすく、脳出血で発症する割合が60％を超える。成人期のもやもや病患者では脳血流は小児のように低下することなく正常範囲である[5)6)]が、もやもや病の脳血管は脆弱なため脳出血で発症する割合が高いとされている。麻酔管理上、このような小児のもやもや病の患児の特性を理解

しておく必要がある(図2)。

● もやもや病の進行

小児の場合、自然経過の予後はある程度のばらつきはあるものの診断後5年以内に66％の患者は症状が進行していく。しかし、外科手術の成績は良く、50％以上は症状が消失し、30％以上の患者は症状が軽快している。手術後に術前より症状が悪化したのは3％以下である[7]。したがって、内科的治療よりは外科的治療が優先される。

■ 術前評価

小児のもやもや病患者はこれまでに述べてきたように脳循環としては予備力の少ない状態で、少しの虚血でも臨床症状が出る。健常人では血圧が変動しても脳血流は一定量を保たれるような自動調節能を備えている。しかし、もやもや病のように脳灌流圧が慢性的に低下した状態では、調節血管が拡張した状態が慢性的に継続するため自動調節能は保たれにくくなる。

そこで、どの程度脳循環の予備能があるのかを術前に把握することが重要になる。現在、脳循環予備能の指標としてはPowers stage分類が用いられることが多い[8]。すでに脳血管が拡張している場合は、脳血流(CBF)はそれ以上増えないので予備能が低いということになる(図3)。PET、SPECTによる脳循環予備能に関しては麻酔科も把握しておく必要がある。

■ 麻酔管理

● 前投薬など

啼泣発作で低二酸化炭素血症になると虚血発作を引き起こす可能性があるので、学童期頃までは何らかの前投薬は使用するほうが望ましい。また、術前脱水も

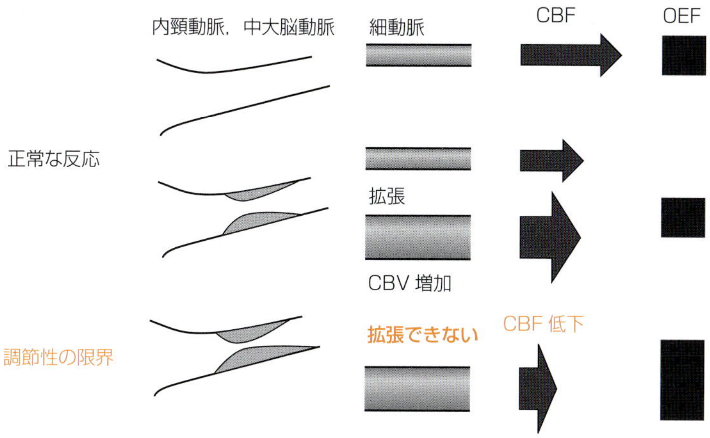

図3 Powers stage 分類模式図：血管反応性の限界
OEF：oxygen extraction fraction，CBV：cerebral blood volume

（図内ラベル）
内頚動脈，中大脳動脈　　細動脈　　CBF　　OEF
正常な反応
拡張
CBV 増加
調節性の限界
拡張できない　　CBF 低下

循環血液量の減少を引き起こす可能性があるため，点滴などで補充することが望ましい．

● 術中管理

小児のもやもや病の場合，浅側頭動脈-中大脳動脈バイパス手術が第一義的に行われる．しかし，脳循環をモニタリングできる手段は限られており酸素需給バランスとなるとさらに選択肢が狭まる．局所脳酸素飽和度（rS_{O_2}）を用いたいところであるが，術野顕微鏡から照射される光の強度が強く，近赤外線を用いて測定するrS_{O_2}は強く干渉を受けるため使用できない．

現状としては，普段生活している血圧を下回らないようにするということが重要になる．また，$PaCO_2$の管理は重要で40 mmHgをできるかぎり維持することが必要である．低ければ低灌流になり，高ければ健常部の血管は拡張するが，病巣部では拡張できないため健常部に血流がシフトする現象が容易に起こりうる．これらの点が重要になる．薬物・麻酔薬に関しては"XII．各論・麻酔管理　1. 脳血管疾患患者の麻酔管理 C．脳動脈奇形，もやもや病（成人）"の項でも触れているので，参照していただきたい．

また，麻酔覚醒時の啼泣を避けるために，麻酔から覚めるのと同時程度のタイミングを意識してデクスメデトミジンを用いる場合もある．患側の運動麻痺がない稼働を確認できる意識レベルで鎮静することも可能である．

● 術後管理

啼泣発作が起こらないように注意して，完全覚醒を目指すのが望ましい．疼痛に関しても十分に配慮する必要がある．不十分な疼痛管理が術後脳梗塞に関連する，という報告もある[9]．

まとめ

小児のAVM，もやもや病は成人と比較して発症形態が異なり，全身麻酔の適応も異なる．個々の病態を理解し，成人とは異なる対応を行う必要がある．

● 参考文献 ●

1) Rubin D, Santillan A, Greenfield JP, et al. Surgical management of pediatric cerebral arteriovenous malformations. Childs Nerv Syst 2010 ; 26 : 1337-45.
2) Burger IM, Murphy KJ, Jordan LC, et al. Safety of cerebral digital subtraction angiography in children : complication rate analysis in 241 consecutive diagnostic angiograms. Stroke 2006 ; 37 : 2535-9.
3) Sanchez-Mejia RO, Chennupati SK, Gupta N, et al. Superior outcomes in children compared with adults after microsurgical resection of brain arteriovenous malformations. J Neurosurg 2006 ; 105(2 Suppl) : 82-7.
4) Schöning M, Hartig B. Age dependence of total cerebral blood flow volume from childhood to adulthood. J Cereb Blood Flow Metab 1996 ; 16 : 827-33.
5) Kuwabara Y, Ichiya Y, Otsuka M, et al. Cerebral hemodynamic change in the child and the adult with moyamoya disease. Stroke 1990 ; 21 : 272-7.
6) Kuroda S, Kamiyama H, Abe H, et al. Cerebral blood flow in children with spontaneous occlusion of the circle of Willis (moyamoya disease) : comparison with healthy children and evaluation of annual changes. Neurol Med Chir 1993 ; 33 : 434-8.
7) Fung LW, Thompson D, Ganesan V. Revascularisation surgery for paediatric moyamoya : a review of the literature. Childs Nerv Syst 2005 ; 21 : 358-64.
8) Powers WJ. Cerebral hemodynamics in ischemic cerebrovascular disease. Ann Neurol 1991 ; 29 : 231-40.
9) Kansha M, Irita K, Takahashi S, et al. Anesthetic management of children with moyamoya disease. Clin Neurol Neurosurg 1997 ; 99(Suppl 2) : S110-3.

吉谷　健司

XII 各論・麻酔管理

12 小児脳・脊髄疾患の麻酔管理

C 脊髄髄膜瘤

KEY POINT

- 気道確保時に脊髄髄膜瘤の部位や大きさなどから気道確保の計画を立て，瘤を圧迫しないように体位を工夫する。
- 病変部から喪失する体液と血液を過少評価する可能性に，注意する。
- 合併する水頭症とキアリ奇形に伴う呼吸障害に注意する。

疾患概要

■病態生理

外胚葉から妊娠18日頃に神経板が誘導され，正中線上に神経溝が生じ，その両側の神経ひだが融合することで神経管が形成される。神経管の頭側から脳が，尾側から脊髄が生じる。神経管は妊娠21～22日頃に体節のほぼ中央から閉鎖し始め，頭側と尾側に向かって閉鎖が進んでいく。妊娠24日頃に頭側の端（前神経孔）が，妊娠26日頃に尾側の端（後神経孔）が閉鎖する。脊髄領域の神経管の閉鎖障害が二分脊椎（spina bifida）と呼ばれ，脳領域の神経管の閉鎖障害は二分頭蓋（cranioschisis）と呼ばれる。

重症度により潜在性二分脊椎（spina bifida occulta），髄膜瘤（meningocele），脊髄髄膜瘤（myelomeningocele），脊髄披裂（rachischisis）に分けられる（図1）。脊髄髄膜瘤は癒合していない部分から髄膜，脊髄，神経根が体表面に露出したものを指す。

■頻度

脊髄髄膜瘤の日本での発生頻度は，近年5～6/10,000出生と増加傾向にある[1]。部位は腰仙部がもっとも多いが，頸部にも3～8%発生する[2]。

■原因

同胞再発率は5%程度であり，遺伝的要因が関与していると推察される。妊娠初期に葉酸を摂取することで発症のリスクを約70%軽減でき，母体の栄養状態や内分泌異常，催奇形性物質などの環境因子も関与していると考えられている[3]。

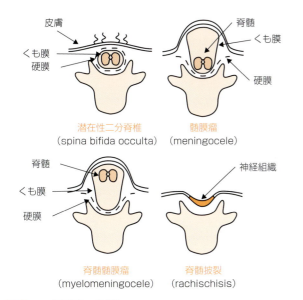

図1 二分脊椎の分類

■診　断

母体血清中のαフェトプロテインと超音波検査で診断可能である。また，胎児MRIも有用である。

■症　状

●神経障害
生下時より，両下肢の運動・感覚障害，膀胱直腸障害などの脊髄神経の機能障害が生じる。症状は病変の部位と神経障害の程度によって異なる。

●水頭症
本症の約90％に水頭症を合併する。脳室ドレナージや，脳室-腹腔(V-P)シャント術が必要になることが多い。

●キアリ奇形
本症の約90％に小脳扁桃と延髄の脊椎管内への逸脱が見られる。脳幹機能障害のために誤嚥，喘鳴，呼吸障害を伴う。呼吸障害が重度の場合は大後頭孔減圧術が必要になる場合がある。

●それ以外の合併症
多小脳回症，脳梁形成不全などの中枢神経系の奇形，脊椎側弯症，股関節脱臼，下肢の変形などの筋骨格系の異常，水腎症などの泌尿器系の奇形を合併することが多い。

■治　療

●出生後の手術
中枢神経系が露出している場合や髄液が漏出している場合は，感染の危険を伴うため，通常生後48時間以内に修復手術を行う[4]。手術は腹臥位で行い，体外に露出した神経組織から周囲組織を剝離し，脊髄を還納して硬膜・筋層を閉鎖し，皮膚欠損部を周囲の皮膚で閉鎖する。欠損部が大きい場合は皮弁形成を必要とすることがある。

●胎児手術
脊髄髄膜瘤による神経障害は，神経組織が羊水に曝露されることによる障害と，胎動や子宮収縮による神経組織の物理的な障害の2つの要因による。子宮内で欠損を閉鎖し脊髄を子宮内環境から分離できれば，神経障害の進行を抑制でき，出生後に修復する場合に比べて神経学的予後が改善する。

米国の胎児治療と従来の出生後の手術を比較したランダム化比較試験(RCT)では，運動機能は改善しシャント術が必要となる頻度は減少したが，早産，子宮筋層の菲薄化，羊膜剝離，羊水過少，胎盤早期剝離，肺水腫の発生率が上昇したと報告されている[5]。現段階では本邦で脊髄髄膜瘤の胎児治療を行っている施設は存在しないが，今後本邦でも行われる可能性がある。

麻酔管理

新生児の麻酔管理の一般的な注意に加えて，①挿管時および術中の体位，②輸液管理，③ラテックスアレルギーの予防に注意する。

■麻酔準備

●術前診察
通常出生直後に手術が必要となることは少なく，多くの場合，新生児集中治療室(NICU)に入院する。このとき，合併奇形の検索を含めた全身状態を確認しておく。加えて，気道確保のプランを立てるうえで必要となる情報を収集する。すなわち，末梢静脈路の有無，髄膜瘤の部位や大きさ，頸部の可動範囲，仰臥位が可能か否かを確認し，気道確保する際の挿管方法や挿管器具，体位をとるうえで必要となる物品を確認することなどである。

●モニター
皮膚欠損部が大きく皮弁形成が必要になる場合は長時間手術となり，出血量も多くなるため，標準的モニターに加えて観血的動脈圧の測定を準備する。

●輸液ライン
多くの場合，末梢静脈路もすでに確保されているが，

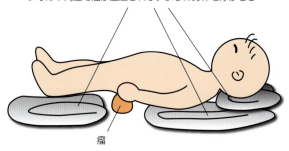

図2　仰臥位での気管挿管
タオルや円座を利用し瘤が圧迫されないようにする。

なければ意識下で末梢静脈路を確保する準備をする。中心静脈ラインは通常必要ない。

■麻酔管理
●麻酔薬

神経根の位置を確認するために，術中に神経刺激装置を使用する場合があるので，あらかじめ術者に確認しておく．神経刺激装置を使用する場合は，筋弛緩薬の使用は導入時のみとする．作用時間の比較的短い非脱分極性筋弛緩薬であるロクロニウムが適している．

われわれの施設ではロクロニウム 0.9 mg/kg，フェンタニル 1～2 μg/kg で導入し，術中の維持はセボフルランを用いている．レミフェンタニルも安全に使用でき，0.1～0.25 μg/kg/min の範囲で用いる．

●体位と気管挿管

可能な体位と頸部可動域を評価し，適切な気道確保プランを立てる必要がある．多くの場合，仰臥位で気管挿管が可能である．キアリ奇形を合併している場合，小脳扁桃の下垂が強くなければ通常どおり喉頭鏡で挿管できるが，極端な後屈を避ける必要がある．挿管時には瘤が直接圧迫されないように，頭や体の下にタオルなどを入れて体を挙上する[6]．円座などを利用して中央の孔に瘤が入るように工夫してもよい（図2）．

頸部の脊髄髄膜瘤で仰臥位をとることができない場合は，側臥位で挿管する必要があるが，右側臥位が良いか左側臥位が良いかは文献により見解が異なる[7)8]．

水頭症が強い場合はマスク換気困難のリスクがあり，意識下挿管を考慮する．

術中の体位が腹臥位であり，気管チューブのトラブルは重篤な結果を招くため，気管チューブは確実に固定する．体位変換は慎重に行い，重要なライン類の誤抜去に注意する．円座などを上手に使い目や耳が圧迫されないように注意する．

●輸液管理

創部からの出血量の測定や推測が難しく，また開放された瘤からの不感蒸散や髄液などの喪失もあるため，十分量の輸液を行う．術式に応じて観血的動脈圧を測定する．心拍数や血圧およびヘマトクリットを参考に，輸血の必要性を判断する．

●ラテックスアレルギーへの対応

二分脊椎の患者はラテックスアレルギーのハイリスク患者であることが知られており，初回手術からラテックスフリーとしラテックスへの曝露を避けることでリスクを減らすことができる[9]．脊髄髄膜瘤は，新生児期以降も合併症に対して複数回手術を受ける可能性が高く，予防が重要である．

●体温管理

新生児は熱産生が小さく術中体温が低下しやすいことに加えて，開放された瘤からも不感蒸散で熱が奪われる．入室前は手術室の温度を 30℃ に設定し，温風式ブランケットを暖気し手術台を温めておく．温風式ブランケットと手術室の温度調節で十分な体温管理が可能であり，ラジアントウォーマーはわれわれの施設では用いていない．頭部は帽子，四肢は断熱材や食品用ラップフィルムで被覆し，不感蒸散による熱の喪失を防ぐ．

■術後管理

満期産で合併症がなければ手術室での抜管も可能とされる．しかし，水頭症やキアリ奇形を合併している場合，術後に無呼吸発作を起こすリスクがあり，手術室抜管は行わず集中治療室で挿管・人工呼吸管理を継続するほうが安全である．

術後も創部の安静を保つためにしばらくは腹臥位で管理を行う．

●参考文献●
1) 平原史樹．先天異常モニタリング解析による本邦の先天異常発生状況の推移とその影響要因（放射線被ばくの影響，出生前診断の影響等を含む）に関する研究：平成 26 年度研究報告書：平成 26 年度厚生労働科学研究費補助金（成育疾患克服等次世代育成基盤研究事業）．2015．
2) 永野　修，伊藤千秋，伊達裕昭．後頸部髄膜瘤の1例．小児の脳神経 2003；28：24-7
3) Czeizel AE, Dudás I. Prevention of the first occurrence of neural-tube defects by periconceptional vitamin supplementation. N Engl J Med 1992；327：1832-5.
4) McLone DG. Care of the neonate with a myelomeningocele. Neurosurg Clin N Am 1998；9：111-20.
5) Adzick NS, Thom EA, Spong CY, et al. A randomized trial of prenatal versus postnatal repair of myelomeningocele. N Engl J

Med 2011 ; 364 : 993-1004.
6) Okamoto A, Inoue S, Terada Y, et al. Anesthetic considerations for cervical myelomeningocele in an infant. Paediatr Anaesth 2009 ; 19 : 192-3.
7) McClain CD, Soriano SG. III. Anesthetic management of normalities and abnormalities 12. The central nervous system : pediatric neuroanesthesia. In : Holzman RS, Mancuso TJ, Polaner DM, editors. A practical approach to pediatric anesthesia. Philadelphia : Lippincott Williams & Wilkins ; 2008. p.202-4.
8) McClain CD, Soriano SG, Rockoff MA. Section V. The brain and glands 23. Pediatric neurosurgical anesthesia. In : Cote CJ, Lerman J, Todres ID, editors. A practice of anesthesia for infants and children, 4th ed. Philadelphia : Saunders ; 2009. p.530.
9) Birmingham PK, Dsida RM, Grayhack JJ, et al. Do latex precautions in children with myelodysplasia reduce intraoperative allergic reactions? J Pediatr Orthop 1996 ; 16 : 799-802.

岩井　英隆，竹内　護

XII 各論・麻酔管理

13 ECT（電気痙攣療法）の麻酔管理

KEY POINT

- 麻酔管理のポイントは，適度な鎮静下での痙攣発作誘発と迅速な麻酔からの回復である。
- 脱分極性筋弛緩薬を頻用するため，神経・筋疾患の既往や家族歴を問診しておく。
- 2回目以降のECTでは，麻酔薬の量・内容は前回の記録を参考にする。

はじめに

　1930年代まで，てんかんと統合失調症は同一人物に併発しないと考えられていた。1937年ハンガリーの精神科医Ladislas-Joseph von Medunaは，てんかんと統合失調症は相反する疾患であるという仮説に基づいて，統合失調症患者に薬物（カルジアゾール）を静脈内注射して痙攣を起こす方法（カルジアゾール・ショック療法）を取り入れた。1938年にイタリアのUgo CerlettiとLucio Biniにより統合失調症の非薬物療法として，全身痙攣を引き起こす電気痙攣療法（electroconvulsive therapy：ECT）が行われ，本邦でも1939年から施行されている。

　1940年代以降，欧米ではECTで誘発される痙攣発作での脱臼・骨折事故を減らすことを目的に筋弛緩薬を使用するようになった。さらに，筋弛緩薬使用に対する恐怖感を回避する目的で静脈麻酔薬を用い始め，1950年代には現在の修正型ECTが標準化された。しかし，本邦では精神科単科病院が多いこともあって，なかなか広まらなかった。

　1970年代後半からは米国精神医学会（American Psychiatric Association：APA）にECTに関する専門委員会が設置され，1990年，2001年とECTに対する包括的なガイドラインが刊行された[1]。一方，"米国精神医学会タスクフォースレポートECT実践ガイド"が翻訳され，本邦に定電流短パルス矩形波（パルス波）の治療器が認可されたのが2002年である。その後2006，2008年と日本精神神経学会総会でECTの普及についてシンポジウムが開催されたこともあり，本邦でもECTは普及しつつある。普及に伴い，安全にECTを施行するためにも麻酔科医による全身管理はさらに必要とされるであろう。

　本項ではECT施行前の準備・評価と施行中の麻酔管理，施行後の合併症について概説する。

適応疾患

　ECTの主な適応疾患は，うつ病・躁病・統合失調症である。栗田らの作成した，急性期ECTの適応基準[2]を表1に示す。また，APAの治療ガイドラインでは

表1　急性期 ECT の適応基準

1. 一般的事項
- ECT の適応は，診断，症状の型，重症度，治療歴，ECT と他の治療法で予測される危険と利益の検討，患者の希望などの組み合わせに基づいて決定される
- ECT の適応が自動的に決定される診断はない
- 第一次選択治療として ECT の使用が考慮される状況には特定の基準があるが，多くの場合，ECT は向精神薬治療の失敗の後に使用される

2. 適応となる診断
ECT が適応となる診断には，①主要な診断と②その他の診断がある．前者は，有用性を支持する実証レベルの高いエビデンスがあるか，使用を支持する強力なコンセンサスがあるものである．後者は，有用性を支持するデータが示唆的なものにすぎないか，使用を支持するコンセンサスが部分的なものにすぎないものである．後者の場合には，他の標準的な治療法を初期介入の方法として考慮した上で，ECT の選択を慎重に検討する必要があり，個々の症例ごとに納得のいく説明を診療録に記載すべきである．

＜適応となる主要な診断＞
- 大うつ病：単極性大うつ病，双極性大うつ病
- 躁病：双極性障害（躁病性，混合性）
- 統合失調症（特に急性発症，緊張病症状，感情症状を伴うもの）および関連する精神病性障害（統合失調様障害，統合失調感情障害，特定不能の精神病性障害など）

＜適応となるその他の診断＞
- その他の精神疾患
  ・主要な診断以外の精神疾患：難治性強迫性障害
- 身体疾患に起因する精神障害
  ・身体疾患に起因する続発性の重症緊張病性障害，精神病性障害，感情障害など
- 身体疾患
  ・悪性症候群：薬物療法が無効な場合，精神症状の増悪がみられる場合
  ・パーキンソン病：薬物療法に限界が生じた場合（例：on-off 現象），精神症状を伴う場合
  ・難治性発作性疾患[注1]
  ・慢性疼痛[注2]

3. 適応となる状況
ECT が適応となる状況には，薬物療法に先立つ第1の治療として ECT の使用が考慮される状況と，薬物療法など他の標準的治療が実施された後の第2の治療として ECT の使用が考慮される状況がある．

＜1次治療として適応となる状況＞
- 迅速で確実な臨床症状の改善が必要とされる場合（自殺の危険，拒食・低栄養・脱水などによる身体衰弱，昏迷，錯乱，興奮，焦燥を伴う重症精神病など）
- 他の治療法の危険性が ECT の危険性よりも高いと判断される場合（高齢者，妊娠，身体合併症など）
- 以前の1回以上のエピソードで，薬物療法の反応が不良であったか，ECT の反応が良好であった場合
- 患者本人の希望

＜2次治療として適応となる状況＞
- 薬物の選択，用量，投与期間，アドヒアランスの問題を考慮した上で，薬物療法に対する抵抗性が認められる場合
- 薬物療法に対する忍容性が低いか副作用が認められ，ECT の方が副作用が少ないと考えられる場合
- 薬物療法中に患者の精神状態または身体状態の悪化が認められ，迅速かつ確実な治療反応が必要とされる場合

などがある

注1）難治性発作疾患は，APA ガイドラインには適応となる診断に挙げられているが，わが国の近年の臨床研究には有用性を支持するエビデンスがない．
注2）慢性疼痛は，APA ガイドラインでは適応となる診断に挙げられていないが，わが国においては有用性を支持する症例報告が蓄積されてきている．
［平成24年度日本精神神経学会 ECT 検討委員会（委員長：本橋伸高）および日本総合病院精神医学会 ECT 委員会（委員長：大久保善朗）によりまとめられた論文（電気けいれん療法（ECT）推奨事項　改訂版）より抜粋引用］

推奨されていないが，慢性疼痛に対しての有用性を支持する報告も本邦では散見される[3]。

術前準備

　ECT を実施する場所（治療室）と回復のための待機場所（回復室）は別々に用意することが望ましい。ECT 後，口腔内分泌物によって喉頭・気管支痙攣を誘発しうるため，分泌物が多い症例には予防的に抗コリン薬を投与してもよい。ECT を安全に行うために，吸引・酸素配管・心電図・血圧計・ヘモグロビン酸素飽和度測定器をはじめ，マスク換気が困難な場合に備えてラリンジアルマスクや気管挿管の準備も整える。ECT 直後には副交感神経・交感神経系の反応が認められることがあるため，それらをコントロールする薬の準備も必要である。

XII 各論・麻酔管理

表2 リスクを考慮すべき疾患*，状態とその対応

疾患，状態	推奨，対応
a) 心血管疾患	
未治療・治療抵抗性の高血圧症	待機的に行われるECTは延期し降圧治療を開始するべきだが，明確なガイドラインがない。140/90 mmHg以下の高血圧であれば，当日朝まで常用の降圧薬を内服，140/90 mmHg以上の高血圧であれば新たに降圧薬を開始し，140/90 mmHg未満でコントロールされるまでECTは延期すべきである。降圧薬を使用する際には，痙攣時間を短くし，ECTの効果を減弱する可能性があるためβ遮断薬は避けるべきである[5]
最近の心筋梗塞，不安定狭心症，重篤な弁膜症疾患，非代償性うっ血性心不全，動脈瘤	心血管系に対してECTは低リスクと考え，活動的な心疾患が存在する場合はそれを安定させればよいという考え方もある[5]
高度の房室ブロック，心室性不整脈，心室拍動制御不能の上室性頻脈	デマンド型のペースメーカや埋め込み型除細動器のある患者に対してECTを施行する場合は循環器専門医への相談が必要である。施行可能である場合，高齢患者で特に効果を発揮するという報告もある
心房細動	常用薬を使用し，必要時カルシウム拮抗薬を使用する
そのほか	リドカインは痙攣時間を短縮するため，プロポフォール投与時の血管痛予防目的でも可能なかぎり使用しない[6]
b) 脳血管病変，神経障害	
脳血管病変	APAは，痙攣後の血圧上昇による動脈瘤破裂の危険性を考慮し，ハイリスク群としている。最近発症した脳卒中患者では1/4にせん妄が起こるとされ，非心臓手術施行の患者管理と同様に脳卒中発症1カ月は延期し，その後も厳密な血圧管理が脳虚血や出血のリスクを低下させる[5]。虚血性脳・血管疾患（脳梗塞・内頸動脈狭窄症など）がある場合には特に低血圧の防止に努める
神経学的障害	神経学的合併症には記憶喪失とせん妄がある。記憶喪失は前行性，逆行性の両方がある。①両側性刺激，②頻回の治療，③高齢，が記憶喪失と失神当の危険因子であり，3割～半数以上の症例で記憶喪失が半年以上遷延した報告もある[5]。認知症，頭部外傷，パーキンソン病，多発性硬化症などでは，ECTの経過中および直後に認知機能障害が悪化する可能性がある。特に頻回の治療，パーキンソン病の高齢者では治療後の失神が増加する[5]。最近の研究では，頭蓋内病変があっても，神経学的所見がなく，画像上わずかな浮腫や占拠性病変であれば，安全にECTを施行できるとされる[7]。また異常な神経所見やすでに頭蓋内腫瘍があることが分かっている例では，画像上脳圧亢進がないことを確認する[7]
c) 高齢者	80歳以上では心血管系合併症も増加し，ECT後の心静止の危険因子ともされており，失神も増加する[5]。加齢とともに痙攣閾値は上昇する。高齢はECTによる認知障害・失見当識の危険因子でもある。ECT施行前から認知障害がある場合，施行後に悪化する可能性もある
d) 妊娠	胎児への麻酔薬の危険よりも，精神疾患に対する薬物療法や精神疾患を未治療のまま放置することのほうが危険性は高いと考えられる。14週以降は非侵襲的に胎児モニター，24週以降は胎児心拍陣痛計（cardiotocography: CTG）を用いての胎児心拍数の分析と，超音波ドプラーを用いての母体および胎児血管血流の評価をECT前後に行う。早産や子宮収縮の既往がある患者に対しては予防的な陣痛抑制（tocolysis）を考慮する[8]。妊娠後期ではセボフルランの使用でECT後の子宮収縮リスクが減少する[9]。ECT後の母体合併症（誤嚥，早産）や胎児合併症（流産，死亡）に対応できるよう，産科・新生児科の体制を整えておく
e) 産褥	産褥期の母親へのECTは大きな問題はない。ECT施行時の麻酔薬や筋弛緩薬の乳児への影響もほとんどないと考えられるが，授乳・搾乳のタイミング，人工乳の投与などを検討するのもよい
f) 小児	末梢血管が確保できなければ吸入麻酔による緩徐導入を施行するが，吸入麻酔薬の影響で痙攣閾値が変化する可能性はある。チオペンタールと比較するとセボフルランは，麻酔導入や覚醒に要する時間は長くなるが，痙攣時間は同程度とされる[10]
g) 喘息，慢性閉塞性肺疾患	テオフィリンは遷延性痙攣を誘発する可能性があるため，可能ならば漸減し中止すべきである。気管支拡張薬，吸入ステロイドは継続する。術前診察時に悪化があり，必要ならばECT施行前に吸入β刺激薬，ステロイドの標準治療を行う
h) 糖尿病	絶飲食による低血糖を避けるため，インスリンやそのほかの経口血糖降下薬については，ECT当日は減量もしくは中止をすべきである。可能なら早朝にECTを施行する
i) 抗凝固療法	プロトロンビン時間国際標準化比（PT-INR）が3.5まで禁忌とはならず，持続的な抗凝固を継続する[5]。しかし日本人ではPT-INR 2.0～3.0での管理を推奨するガイドラインも存在する

*ECT施行に際して注意が必要な疾患群

[Tess A, Smetana G. Medical evaluation of patients undergoing electroconvulsive therapy. N Engl J Med 2009；360：1437-44 を参考にして作成]

2回目以降のECTであれば前回の記録を準備し，それを目安とした麻酔計画を立案する。

合併症発生時は気管挿管の可能性があるため，ECT前は日本麻酔科学会が公表している"術前絶飲食ガイドライン"に準ずるべきである。

術前評価・検査

一般的に，ECTで生死に関わるような合併症はまれである。たとえば，ECTが一般化している欧米のデータでのECT関連死亡率は1万人に1人，8万回治療回数に1回とされている[4]。

2001年，APAのコンセンサスステートメントでは，絶対的禁忌とは指摘していないが，いくつかの状況下でECTの合併症は増加しうると指摘している。したがって，施行前にそれらを評価することは必要である。下記に術前検査と注意すべき疾患のポイントについて説明する。

■全症例で行うべき診察

ECTの術前診察は全身麻酔に準じて行う。
①麻酔科診察（病歴聴取，身体診察，換気・挿管困難の評価など）
②血算・生化学検査
③心電図（50歳以上では施行しておいたほうがよい）
④呼吸機能検査
⑤胸部X線

②～⑤の検査は，特に変化がなければ1年に1回程度でよい。

■各疾患・病態に対しての評価と対応

以下のリスクを考慮すべき疾患を表2に記す[5]~[10]。
①心血管疾患
②脳血管病変，神経障害
③高齢者
④妊娠
⑤産褥
⑥小児
⑦喘息，慢性閉塞性肺疾患
⑧糖尿病
⑨抗凝固療法中患者

麻酔管理

ECTの治療効果は，通電の刺激によって生じるものではなく，十分な持続時間を持つ強直性間代性痙攣が誘発されたとき（大脳神経細胞に脱分極が生じ，これによって全般発作が惹起されたとき）に出現する[4]。ECTは数分で終了するため，麻酔薬は短時間作用型で，抗痙攣作用の少ないものが望ましい。

また，脳波上の発作活動が180秒（遷延性発作）を超えないように，麻酔薬やベンゾジアゼピン系鎮静薬の静脈内投与によって発作を止める。

●麻酔薬

現在は主にプロポフォールが使われている[4]。レミフェンタニルを併用することによりプロポフォールの投与量を減じて，痙攣時間を延長できる[11]。

●筋弛緩薬

ECTは短時間で終了することから，現在でも脱分極性筋弛緩薬であるスキサメトニウムが頻用されている。悪性高熱症の既往・血縁関係がある患者や高カリウム血症の懸念がある患者では非脱分極性筋弛緩薬（ロクロニウム，ベクロニウム）を用いる。特にロクロニウムとスガマデクスの組み合わせはスキサメトニウムに代わりうる[12]が，スガマデクスが高価であるため，医療経済的な観点からも適応は限定しておきたい。

●麻酔の流れ

ECT施行時の麻酔の流れを図1に，モニター類の配置を図2に例示する。

合併症

■心停止，徐脈

遷延した心静止や症状を伴う徐脈は二次救命処置（advanced cardiovascular life support：ACLS）に従い対応する。両側性の刺激や，高齢は心静止の危険因子である。アトロピンの使用は血圧，脈拍の増加をもたらし，心静止を減少させる。

■持続する高血圧

ニカルジピンは通電直後に生じる脳血流増加への影響が少なく，体血圧の降下が速やかで痙攣時間に影響しないために，ECT施行時の降圧薬として頻用される[13][14]。痙攣時の血圧・心拍数上昇に対する予防的β遮断薬の使用は推奨されていないが，遷延性高血圧の既往や，厳密な血圧管理の必要がある場合に限定して

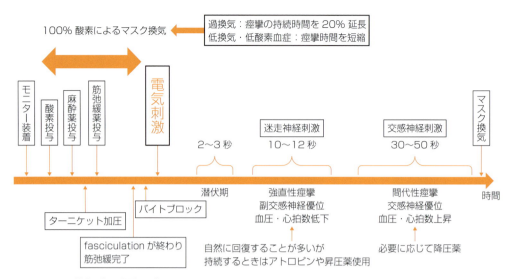

図1　ECT施行時の麻酔の流れ
時系列でECT施行の手順をまとめた。秒数などは目安である。

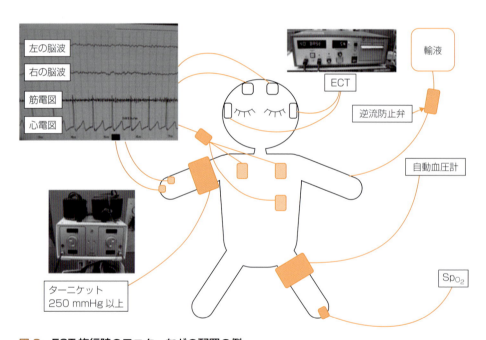

図2　ECT施行時のモニターなどの配置の例
ECT施行時のモニター類や測定機器などをシェーマで説明

投与を検討する。

■頭痛・筋肉痛

スキサメトニウム使用に伴い，全身の筋肉痛および咽頭痛が発生しうる。ECT施行後の頭痛は脳血管拡張や側頭筋収縮によるものと考えられている。非ステロイド性抗炎症薬(NSAIDs)，アセトアミノフェン，スマトリプタンの経鼻投与が有効とされる。

おわりに

ECT施行時の全身管理を，術前診察から麻酔科医が行うことで，より安全に施行できる。麻酔科医が不在という理由でECTを施行されていない適応疾患患者は，まだまだ多いと考えられる。ECTの治療効果のエビデンスは蓄積されており，より多くの適応疾患患者がECTを受けられるように，医療機関同士の連携など，地域医療システムの充実を図ることも必要で

あろう。

● 参考文献 ●

1) American Psychiatric Association Committee on Electroconvulsive Therapy : A Task Force Report of the American Psychiatric Association. The practice of electroconvulsive therapy. Recommendations for treatment, training, and privileging, 2nd ed. Washington DC : American Psychiatric Association ; 2001.
2) 粟田主一. 電気けいれん療法の適応―「適応となる診断」と「適応となる状況」―. 精神科治療 2003 ; 18 : 1267-74.
3) 星野 健, 坂本篤裕, 鈴木規仁ほか. うつ病を合わせもつ慢性疼痛患者への電気けいれん療法の効果. 麻酔 1999 ; 48 : 763-66.
4) 本橋伸高, 粟田主一, 一瀬邦弘ほか. 電気けいれん療法（ECT）推奨事項 改訂版. 精神医学 2013 ; 115 : 586-600.
5) Tess A, Smetana G. Medical evaluation of patients undergoing electroconvulsive therapy. N Engl J Med 2009 ; 360 : 1437-44.
6) 佐藤雅美, 福田和彦. 日帰り電気痙攣療法における麻酔・周術期管理の注意点. 臨床麻酔 2015 ; 39 : 381-92.
7) Rasmussen KG, Perry CL, Sutor B, Moore KM. ECT in patients with intracranial masses. J Neuropsychiatry Clin Neurosci 2007 ; 19 : 191-3.
8) 北条貴也, 伊藤昌子, 肥川義雄. 修正型電気けいれん療法の麻酔. 臨床精神医学 2013 ; 42 : 415-20.
9) Zhengnian D, Paul W. Anesthesia for electroconvulsive therapy. Anesth Analg 2002 ; 94 : 1351-64.
10) Rasmussen KG : Anesthesia outcomes in a randomized double-blind trial of sevoflurane and thiopental for induction of general anesthesia in electroconvulsive therapy. J ECT 2007 ; 23 : 236-8.
11) Chen ST. Remifentanil : a review of its use in electroconvulsive therapy. J ECT 2011 ; 27 : 323-7.
12) Glenn SM, Hans DD, Lars LE, et al. PART Ⅲ Anesthetic pharmacology Chapter 35 : Reversal(antagonism)of neuromuscular blockade. In : Miller RD, editor. Miller's anesthesia. Vol 1. 8th ed. Philadelphia : Elsevier ; 2015. p.1022-3.
13) Ding Z, White PF. Anesthesia for electroconvulsive therapy. Anesth Analg 2002 ; 94 : 1351-64.
14) Saito S. Anesthesia management for electroconvulsive therapy : hemodynamic and respiratory management. J Anesth 2005 ; 19 : 142-9.

園部　奨太, 川口　昌彦

XII 各論・麻酔管理

14 心臓血管外科手術時の麻酔管理

A 心臓手術時(人工心肺下および非人工心肺下)の脳保護

KEY POINT
- 心臓手術における術後脳梗塞や術後せん妄,高次脳機能障害などの脳障害の発生頻度は,高齢の患者で高く,脳障害を発症すると予後の悪化をもたらす。
- 心臓手術における術後脳障害の発生機序の主なものとして,微小塞栓と脳低灌流,心房細動,炎症反応が挙げられる。
- 心臓手術時の術中・術後の栓子発生を抑制し,適切な循環動態の維持や過剰な炎症反応を防ぐことが脳保護につながる。

はじめに

近年,心臓手術は,手術手技の進化や人工心肺,麻酔管理の進歩により飛躍的に手術成績を向上させてきた。しかし,心臓手術後脳障害の頻度は,高齢の患者で依然高く[1〜3],いったん術後に脳障害を発症すると術後死亡率は6倍に増加し[4],在院日数の延長,さらには退院後の日常生活に支障を来し生活の質を低下させる。

脳障害は軽度の局所神経症状から記憶・注意障害,低酸素脳症により昏睡を呈する重篤なものまでさまざまであるが,その発生頻度は冠動脈バイパス術(coronary artery bypass graft surgery:CABG)において,脳梗塞では1.6〜2.0%[5,6],せん妄で25〜45%[7,8],明らかな脳への器質的な障害がないにもかかわらず記憶や注意,実行機能,言語など大脳皮質機能の全般的な障害を来す高次脳機能障害(postoperative cognitive dysfunction:POCD)では,退院時には30〜80%で6カ月〜1年後では20〜40%に認められる[9,10]。

本項では,心臓手術時における周術期脳障害と脳保護戦略の要点について概説する。

術後脳梗塞

■頻度

心臓手術における術後脳梗塞の発生頻度はCABGで1.6〜2.0%[5,6],CABGと弁手術の同時手術では2.7〜3.7%[11],弁手術では1.6〜5.7%[12]と報告されている(表1)。しかし,術後の脳画像診断に磁気共鳴画像(magnetic resonance imaging:MRI)で,より急性

表1 術後脳梗塞の発生頻度

手術	頻度(%)
冠動脈バイパス術[5)6)]	1.6〜2.0
冠動脈バイパス術+大動脈弁置換術[11)]	2.7
冠動脈バイパス術+僧房弁置換術[11)]	3.7
冠動脈バイパス術+僧房弁形成術[11)]	3.1
大動脈弁置換術[12)]	3.2
僧房弁置換術[12)]	5.7
僧房弁形成術[12)]	1.6

期脳虚血性病変を検出する拡散強調画像を用いた検討によると，脳虚血性病変は25〜50％に認められ[13)14)]，これらの多くは微小病変で無症候性であるが，潜在する脳虚血性病変が心臓手術後において多いことを知っておく必要がある．脳梗塞の発生時期は約30〜40％が術中発生で，後の大半は術後1〜2日目に発生する[15)〜17)]．

■ **機　序**

術中発生する脳梗塞の機序として，微小塞栓と脳低灌流が挙げられる．

● **微小塞栓**

術中に，さまざまな栓子による脳動脈の一時的または永続的な閉塞で生じる脳虚血は，脳梗塞の発生機序として重要である．これらは術後脳梗塞の画像診断で，異なる脳動脈の灌流支配域にわたって多発する脳梗塞像が得られることから明白であるといえる[17)18)]．微小塞栓による脳梗塞は，空気や粥状硬化片，脂肪，血小板凝集などの栓子が人工心肺や大動脈遮断や解除など機械的操作に伴って生じ，その一部が脳循環に入ることで生じる[19)20)]．微小塞栓子は，経頭蓋超音波ドプラー法(transcranial Doppler ultrasonography：TCD)によって得られる血流速度波形内に一過性の高輝度信号〔high intensity transient signals(HITS)またはmicro-embolic signals(MES)〕として検出される．神経病理学的には，small capillary and arteriolar dilatations (SCADs)といわれており，人工心肺後に剖検された脳標本で脂肪組織が脳血管にトラップされ，拡張した状態とされる．

CABGにおいては，人工心肺を使用せず大動脈に機械的操作が少ないoff-pump CABGが微小塞栓を減らし，脳梗塞の発生頻度の低下をもたらす可能性があると考えられている．しかし，最近のoff-pump CABGとconventional CABG(on-pump)での大規模ランダム化比較試験(randomized cotrolled trial：RCT)の結果では，その発生頻度に差を認めていない[21)〜23)]（**表2**）．一方，いくつかのメタアナリシスではon-pump CABGに比べoff-pump CABGで脳梗塞の頻度は減少し[24)25)]，またCABG 21,640症例(on-pump CABG 19,639症例，off-pump CABG 2001症例)からpropensity scoreを用いたoff-pump CABGとon-pump CABGを比較した解析において，術後脳梗塞はそれぞれoff-pump CABGで0.8％，on-pump CABG 1.7％と有意にoff-pump CABGで頻度が低下したとの報告がある[26)]．しかし，off-pump CABGとon-pump CABGを比較した研究の多くはprimary end pointがmortalityであり，術後脳梗塞に関与すると考えられる危険因子(術前の脳梗塞の既往や頸動脈狭窄，上行大動脈の内膜肥厚など)が除外項目などに該当し，その情報が不足しているのが現状と思われ，今後のデータの集積が望まれる．

表2 最近のoff-pump CABGとon-pump CABGでのRCTによる脳梗塞の発生頻度

試験名	報告年	患者数，年齢	脳梗塞の頻度(%)		P値
			off-pump CABG	on-pump CABG	
ROOBY[21)]	2009	n = 2,203 off-pump CABG：平均63.0歳，n = 1,104 on-pump CABG：平均62.5歳，n = 1,099	14(1.3)	8(0.7)	0.28
CORONARY[22)]	2012	n = 4,752 off-pump CABG：平均67.6歳，n = 2,375 on-pump CABG：平均67.5歳，n = 2,377	24(1.0)	27(1.1)	0.59
GOPCAB[23)]	2013	n = 2,394 off-pump CABG：平均78.6歳，n = 1,187 on-pump CABG：平均78.4歳，n = 1,207	26(2.2)	32(2.7)	0.47

RCT：randomized cotrolled trial

● 脳低灌流

　脳低灌流は術中の低血圧や心拍出量の低下で生じ，虚血に弱いとされる watershed area（分水嶺領域）における微小塞栓の washout ができないことが脳梗塞の発生機序において重要と考えられている[27)28)]。また，脳低灌流の原因となる頸動脈狭窄と脳梗塞との関連を示したメタアナリシスによると，脳梗塞の発生頻度は血管径50％以上の頸動脈狭窄で7.4％，80％以上では9.1％であり[29)]，これらの脳梗塞の予測因子として，症候性頸動脈狭窄と両側の頸動脈狭窄または閉塞が挙げられた。さらに術前の脳梗塞や一過性脳虚血発作（transient ischemic attack：TIA）の既往と頸動脈閉塞の患者を除外し再度解析を行うと，脳梗塞の発生頻度は血管径50％以上の頸動脈狭窄で3.8％，70％以上では2.9％と減少した。
　しかし，内頸動脈内膜剝離術（carotid endarterectomy：CEA）や頸動脈ステント留置術（carotid artery stenting：CAS）の施行時期と心臓手術，なかでもCABGの適正な治療時期については現在でも論争が続いている。CABGとCEAの同時手術では，CABGのみ行った場合に比べ術後脳梗塞の発生が増加するという報告[30)]や，術前の予防的な CEA や CAS の術後脳障害に対する有用性の検討はいまだ十分とはいえず，問題点も多い。

● 心房細動

　術後遅発的に発生する脳梗塞の機序として心房細動による心原性脳塞栓症が挙げられる。
　心房細動は心臓手術の術後2～3日目に生じることが多く，CABGの15～40％[31)〜34)]，弁手術で37～50％[31)35)36)]，CABGと弁手術の同時手術では60％以上[31)35)]の患者で発生する。また，off-pump CABG は on-pump CABG に比べ術後心房細動の発生が少ないと報告されている[37)〜39)]。術後心房細動は脳梗塞の発生との関連[16)33)35)40)41)]だけでなく，在院期間の延長や遠隔期の mortality にも影響を与える[32)〜34)42)〜44)]。心房細動の予防として，β遮断薬[31)32)45)]やアミオダロン[45)〜47)]，心房ペーシング[48)]，スタチンの使用は有効で，なかでもスタチンの心臓手術術前からの使用は，心房細動の発生を抑制するだけでなく，予後の改善や脳梗塞の発生も減少させるとの報告がある[49)]。

■ 危険因子

　心臓手術後の脳梗塞に対する患者関連の危険因子を表3に示す。頭頸部血管の動脈硬化の進展が脳梗塞

表3　on-pump CABG における術後脳梗塞の危険因子

危険因子	オッズ比	報告者
上行大動脈内膜肥厚	4.5	Roach ら[1)]
脳血管障害の既往	2.1	Tarakji ら[5)]
無症候性脳梗塞	4.1	Goto ら[50)]
頸動脈狭窄	5.1	Li ら[30)]
末梢血管障害	2.0	Tarakji ら[5)]
糖尿病	1.2	Shahian ら[11)]
高血圧	1.3	Shahian ら[11)]
心臓手術の既往	1.4	Tarakji ら[5)]
喫煙	1.6	Tarakji ら[5)]

の発生に関与するため，頭部 MRI や頭頸部磁気共鳴血管画像（magnetic resonance angiography：MRA），頸動脈エコーなどを術前に行い評価することは，ハイリスク患者の同定において重要である。
　平均年齢70歳の CABG 患者421症例に対し術前に頭部 MRI を施行すると，50％の患者に脳梗塞を認め，その70％は無症候性で術後脳梗塞の発生頻度も高いと報告されている[50)]。この頭部 MRI で判明する脳梗塞の頻度は，同年齢の健常高齢者ではおよそ20％と報告されており[51)]，CABG 患者では冠動脈だけでなく，頭頸部血管の動脈硬化も進展していることを示している。さらに高齢 CABG 患者では脳梗塞や大脳白質の慢性虚血性変化の合併だけでなく，4.5％の患者で急性期脳虚血性病変も合併し，その機序は術前の心臓カテーテル操作または動脈硬化性病変による持続的な塞栓が考えられると報告されている[52)]。
　これらの潜在する脳血管障害は，認知機能の低下を引き起こす[53)〜57)]。心臓手術患者の術前に神経心理学検査を施行し，認知機能の評価をすることは，頭頸部血管の画像診断と同様にハイリスク患者の同定につながる。

■ 脳保護戦略

　術中・術後の栓子発生を抑制し，適切な循環動態の維持や過剰な炎症反応を防ぐことが脳保護につながる（表4[58)〜65)]）。術中 epiaortic echo や経食道心エコーで，上行や弓部大動脈の内膜肥厚を評価し送血管挿入や大動脈遮断部位を変更することは，栓子を減らし術後脳梗塞の発生の危険を軽減する[5)]。また薬物に関して，抗炎症作用など pleiotropic effect を持つスタチンの術前使用が術後脳梗塞の軽減に寄与するかは明確でないものの[66)]，現在，米国心臓病学会（American College of Cardiology：ACC）/米国心臓協会（American Heart

Association：AHA）は，動脈硬化性心血管疾患（atherosclerotic cardiovascular disease：ASCVD）のリスクを減少させるための脂質異常症治療に関するガイドラインでスタチンの使用を奨励しており[67]，周術期においても継続すべきと考える．

術後せん妄

心臓手術の術後せん妄の頻度は，25～45％に生じ[7][8]，死亡率の増加[68][69]や，高次脳機能障害[70]に関連すると報告されている．せん妄の診断にはアメリカ精神医学会の精神疾患の診断統計マニュアル第5版（DSM-5）[71]，せん妄のモニタリングツールとしてConfusion Assessment Method for the Intensive Care Unite（CAM-ICU）[72]やIntensive Care Delirium Screening Checklist（ICDSC）[73]が広く用いられている．

心臓手術患者における術後せん妄の危険因子について，認知機能低下，低アルブミン血症，抑うつ，脳血管障害の既往の4つの因子で術後せん妄の発症予測スコアリングを行い，4つの因子が重積するほど術後せん妄の発症率が増加したとの報告がある（表5）[74]．この研究からせん妄発症の機序に潜在する脳虚血病変の関与が示唆され，術前の頭部MRIの評価で重篤な大脳白質の慢性虚血性変化ではオッズ比3.9（95％信頼区間1.2～12.5）[75]，脳梗塞で2.3（95％信頼区間1.1～4.8）[76]と術後せん妄の発症が増加した．また，近赤外線分光法（near-infrared spectroscopy：NIRS）で測定される，脳局所酸素飽和度の低い基準値と術後せん妄の発症とに関連を認めたとの報告もある[77]．これらのことから術後せん妄の発症機序として，アセチルコリン活性の低下や神経伝達における不均衡[78]～[80]，周術期の炎症反応[81]～[83]が挙げられるが，潜在する脳虚血病変や脳低灌流がその背景因子として重要と考えられる．

高次脳機能障害

心臓手術後の記憶や注意障害，実行機能障害などを，神経心理学検査を用いて診断したものを，高次脳機能障害／術後認知機能障害（postoperative cognitive dysfunction：POCD）と定義する．しかし，POCDはDSM-5やWHOの国際疾病分類第10改定版（ICD-10）で分類される病態ではなく，また，国際的に統一された診断基準がないため，用いる検査法や診断基準により発症頻度が異なるなどの問題点もあり，研究報告を比較するうえで注意する必要がある[84][85]．

心臓手術におけるPOCDは，欧米では"pumphead"または"bypass brain"などと呼ばれ，人工心肺を用いるその特殊性により早くから注目されてきた．最近の

表4 脳保護戦略

時期	問題点	対策
術前	危険因子の把握	神経心理学検査による認知機能検査[53]～[57]
		MRIによる頭頸部血管の動脈硬化性病変の評価[50]
術中	上行大動脈内膜肥厚	epiaortic echoやTEEによる上行，弓部大動脈の内膜肥厚を評価[19][58][59]
		送血管挿入や大動脈遮断部位の変更，"no-touch aortic technique"やoff-pump CABGへの術式変更[60]
	脳低灌流	人工心肺中の灌流圧を高めに維持[61]
		酸塩基平衡管理：α-stat（成人手術）[62]
	高体温	緩徐な復温[63]
	高血糖	適切な血糖管理[64]
	微小塞栓	心嚢内および縦隔内の血液吸引：セルセーバ使用[65]
術後	脳虚血性病変の診断	MRI拡散強調画像の施行

MRI：magnetic resonance imaging，TEE：transesophageal echocardiography

表5 心臓手術患者における術後せん妄の発症予測スコアリング

危険因子	基準	スコア	累積スコア	せん妄発生（%）
認知機能低下	MMSE＜24点	2	0	18～19
	MMSE 24～27点	1	1	43～47
低アルブミン血症	＜3.5 g/dl	1	2	60～63
抑うつ	GDS＞4点	1	≥3	86～87
脳血管障害の既往（脳梗塞またはTIA）	あり/なし	1		

MMSE：Mini-Mental Status Examination，GDS：Geriatric Depression Scale，TIA：transient ischemic attack

報告では，冠動脈疾患を持つ患者では健常者と比べ，術前から認知機能が低値であり，POCDの発症頻度も高いことが示されている[54]。これは冠動脈疾患を持つ患者が脳虚血性病変を高率に合併していることに起因する[50]。また冠動脈疾患を持つ患者のPOCDの発症頻度を，外科的もしくは内科的治療に分け比較したところ，POCDの発症頻度は治療法で差を認めず，人工心肺の影響は一過性で3～6カ月後には回復する可能性が示唆されている[54]。さらにon-pump CABG 281症例と股関節手術162症例とでPOCDの頻度を比較した研究では，術後1週間ではCABGで43％，股関節手術で17％とCABGでPOCDの頻度は高いが，3カ月後ではCABGで16％，股関節手術16％と手術の種類による差を認めなかった[86]。長期的なPOCDに関しては，手術や人工心肺の影響より，患者個々の加齢に伴う脳虚血性病変や頭蓋内血管病変の進展，アルツハイマー病などの神経変性疾患の合併による脳の構造的変化が関与するのではないかと推測されている[87]。

炎症反応

近年，せん妄を含む脳症（encephalophy）やPOCDの発症機序に，手術侵襲に伴う炎症反応が重要な役割を持つと注目されている。手術で広範囲に細胞が損傷されると，核内タンパク質HMGB1（high mobility group box chromosomal protein 1）などの損傷関連分子パターン（damage-associated molecular patterns：DAMPs）が放出され，これらを免疫細胞のパターン認識受容体（pattern recognition receptors：PRRs）であるToll様受容体を介して，多形白血球（polymorphonuclear leukocytes：PMN）（主に好中球）やマクロファージなどの自然免疫細胞を活性化し，炎症性メディエーターが産生される。これらの炎症が，血液脳関門を通過し中枢神経系に波及し，POCDを引き起こすと考えられている[88][89]。

● 参考文献 ●

1) Roach GW, Kanchuger M, Mangano CM, et al. Adverse cerebral outcomes after coronary bypass surgery. Multicenter Study of Perioperative Ischemia Research Group and the Ischemia Research and Education Foundation Investigators. N Engl J Med 1996；335：1857-63.
2) McKhann GM, Goldsborough MA, Borowicz LM Jr, et al. Predictors of stroke risk in coronary artery bypass patients. Ann Thorac Surg 1997；63：516-21.
3) Stamou SC, Hill PC, Dangas G, et al. Stroke after coronary artery bypass：incidence, predictors, and clinical outcome. Stroke 2001；32：1508-13.
4) Bucerius J, Gummert JF, Borger MA, et al. Stroke after cardiac surgery：a risk factor analysis of 16,184 consecutive adult patients. Ann Thorac Surg 2003；75：472-8.
5) Tarakji KG, Sabik JF 3rd, Bhudia SK, et al. Temporal onset, risk factors, and outcomes associated with stroke after coronary artery bypass grafting. JAMA 2011；305：381-90.
6) Mérie C, Køber L, Olsen PS, et al. Risk of stroke after coronary artery bypass grafting：effect of age and comorbidities. Stroke 2012；43：38-43.
7) Kazmierski J, Kowman M, Banach M, et al；IPDACS Study. Incidence and predictors of delirium after cardiac surgery：Results from The IPDACS Study. J Psychosom Res 2010；69：179-85.
8) Rudolph JL, Inouye SK, Jones RN, et al. Delirium：an independent predictor of functional decline after cardiac surgery. J Am Geriatr Soc 2010；58：643-9.
9) van Dijk D, Keizer AM, Diephuis JC, et al. Neurocognitive dysfunction after coronary artery bypass surgery：a systematic review. J Thorac Cardiovasc Surg 2000；120：632-9.
10) Newman MF, Kirchner JL, Phillips-Bute B, et al；Neurological Outcome Research Group and the Cardiothoracic Anesthesiology Research Endeavors Investigators. Longitudinal assessment of neurocognitive function after coronary-artery bypass surgery. N Engl J Med 2001；344：395-402.
11) Shahian DM, O'Brien SM, Filardo G, et al；Society of Thoracic Surgeons Quality Measurement Task Force. The Society of Thoracic Surgeons 2008 cardiac surgery risk models：part 3--valve plus coronary artery bypass grafting surgery. Ann Thorac Surg 2009；88：S43-62.
12) O'Brien SM, Shahian DM, Filardo G, et al；Society of Thoracic Surgeons Quality Measurement Task Force. The Society of Thoracic Surgeons 2008 cardiac surgery risk models：part 2--isolated valve surgery. Ann Thorac Surg 2009；88：S23-42.
13) Bendszus M, Reents W, Franke D, et al. Brain damage after coronary artery bypass grafting. Arch Neurol 2002；59：1090-5.
14) Knipp SC, Matatko N, Wilhelm H, et al. Cognitive outcomes three years after coronary artery bypass surgery：relation to diffusion-weighted magnetic resonance imaging. Ann Thorac Surg 2008；85：872-9.
15) Hogue CW Jr, Murphy SF, Schechtman KB, et al. Risk factors for early or delayed stroke after cardiac surgery. Circulation 1999；100：642-7.
16) McKhann GM, Grega MA, Borowicz LM Jr, et al. Stroke and encephalopathy after cardiac surgery：an update. Stroke 2006；37：562-71.
17) Likosky DS, Marrin CA, Caplan LR, et al；Northern New England Cardiovascular Disease Study Group. Determination of etiologic mechanisms of strokes secondary to coronary artery bypass graft surgery. Stroke 2003；34：2830-4.
18) Barbut D, Grassineau D, Lis E, et al. Posterior distribution of infarcts in strokes related to cardiac operations. Ann Thorac Surg 1998；65：1656-9.
19) Ura M, Sakata R, Nakayama Y, et al. Ultrasonographic demonstration of manipulation-related aortic injuries after cardiac surgery. J Am Coll Cardiol 2000；35：1303-10.
20) Kapetanakis EI, Stamou SC, Dullum MK, et al. The impact of aortic manipulation on neurologic outcomes after coronary artery bypass surgery：a risk-adjusted study. Ann Thorac Surg 2004；78：1564-71.

21) Shroyer AL, Grover FL, Hattler B, et al ; Veterans Affairs Randomized On/Off Bypass(ROOBY)Study Group. On-pump versus off-pump coronary-artery bypass surgery. N Engl J Med 2009 ; 361 : 1827-37.
22) Lamy A, Devereaux PJ, Prabhakaran D, et al ; CORONARY Investigators. Off-pump or on-pump coronary-artery bypass grafting at 30 days. N Engl J Med 2012 ; 366 : 1489-97.
23) Diegeler A, Börgermann J, Kappert U, et al ; GOPCABE Study Group. Off-pump versus on-pump coronary-artery bypass grafting in elderly patients. N Engl J Med 2013 ; 368 : 1189-98.
24) Sedrakyan A, Wu AW, Parashar A, et al. Off-pump surgery is associated with reduced occurrence of stroke and other morbidity as compared with traditional coronary artery bypass grafting : a meta-analysis of systematically reviewed trials. Stroke 2006 ; 37 : 2759-69.
25) Cheng DC, Bainbridge D, Martin JE, et al ; Evidence-Based Perioperative Clinical Outcomes Research Group. Does off-pump coronary artery bypass reduce mortality, morbidity, and resource utilization when compared with conventional coronary artery bypass? A meta-analysis of randomized trials. Anesthesiology 2005 ; 102 : 188-203.
26) Brewer R, Theurer PF, Cogan CM, et al ; Membership of the Michigan Society of Thoracic and Cardiovascular Surgeons. Morbidity but not mortality is decreased after off-pump coronary artery bypass surgery. Ann Thorac Surg 2014 ; 97 : 831-6.
27) Caplan LR, Hennerici M. Impaired clearance of emboli(washout) is an important link between hypoperfusion, embolism, and ischemic stroke. Arch Neurol 1998 ; 55 : 1475-82.
28) Gottesman RF, Sherman PM, Grega MA, et al. Watershed strokes after cardiac surgery : diagnosis, etiology, and outcome. Stroke 2006 ; 37 : 2306-11.
29) Naylor AR, Bown MJ. Stroke after cardiac surgery and its association with asymptomatic carotid disease : an updated systematic review and meta-analysis. Eur J Vasc Endovasc Surg 2011 ; 41 : 607-24.
30) Li Y, Walicki D, Mathiesen C, et al. Strokes after cardiac surgery and relationship to carotid stenosis. Arch Neurol 2009 ; 66 : 1091-6.
31) Maisel WH, Rawn JD, Stevenson WG. Atrial fibrillation after cardiac surgery. Ann Intern Med 2001 ; 135 : 1061-73.
32) Mathew JP, Fontes ML, Tudor IC, et al ; Investigators of the Ischemia Research and Education Foundation ; Multicenter Study of Perioperative Ischemia Research Group. A multicenter risk index for atrial fibrillation after cardiac surgery. JAMA 2004 ; 291 : 1720-9.
33) Villareal RP, Hariharan R, Liu BC, et al. Postoperative atrial fibrillation and mortality after coronary artery bypass surgery. J Am Coll Cardiol 2004 ; 43 : 742-8.
34) Mariscalco G, Klersy C, Zanobini M, et al. Atrial fibrillation after isolated coronary surgery affects late survival. Circulation 2008 ; 118 : 1612-8.
35) Creswell LL, Schuessler RB, Rosenbloom M, et al. Hazards of postoperative atrial arrhythmias. Ann Thorac Surg 1993 ; 56 : 539-49.
36) Asher CR, Miller DP, Grimm RA, et al. Analysis of risk factors for development of atrial fibrillation early after cardiac valvular surgery. Am J Cardiol 1998 ; 82 : 892-5.
37) Wijeysundera DN, Beattie WS, Djaiani G, et al. Off-pump coronary artery surgery for reducing mortality and morbidity : meta-analysis of randomized and observational studies. J Am Coll Cardiol 2005 ; 46 : 872-82.
38) Athanasiou T, Aziz O, Mangoush O, et al. Do off-pump techniques reduce the incidence of postoperative atrial fibrillation in elderly patients undergoing coronary artery bypass grafting? Ann Thorac Surg 2004 ; 77 : 1567-74.
39) Angelini GD, Taylor FC, Reeves BC, et al. Early and midterm outcome after off-pump and on-pump surgery in Beating Heart Against Cardioplegic Arrest Studies(BHACAS 1 and 2) : a pooled analysis of two randomised controlled trials. Lancet 2002 ; 359 : 1194-9.
40) Stamou SC, Dangas G, Hill PC, et al. Atrial fibrillation after beating heart surgery. Am J Cardiol 2000 ; 86 : 64-7.
41) Lahtinen J, Biancari F, Salmela E, et al. Postoperative atrial fibrillation is a major cause of stroke after on-pump coronary artery bypass surgery. Ann Thorac Surg 2004 ; 77 : 1241-4.
42) Bramer S, van Straten AH, Soliman Hamad MA, et al. The impact of new-onset postoperative atrial fibrillation on mortality after coronary artery bypass grafting. Ann Thorac Surg 2010 ; 90 : 443-9.
43) Kalavrouziotis D, Buth KJ, Ali IS. The impact of new-onset atrial fibrillation on in-hospital mortality following cardiac surgery. Chest 2007 ; 131 : 833-9.
44) Saxena A, Dinh DT, Smith JA, et al. Usefulness of postoperative atrial fibrillation as an independent predictor for worse early and late outcomes after isolated coronary artery bypass grafting(multicenter Australian study of 19,497 patients). Am J Cardiol 2012 ; 109 : 219-25.
45) Crystal E, Connolly SJ, Sleik K, et al. Interventions on prevention of postoperative atrial fibrillation in patients undergoing heart surgery : a meta-analysis. Circulation 2002 ; 106 : 75-80.
46) Giri S, White CM, Dunn AB, et al. Oral amiodarone for prevention of atrial fibrillation after open heart surgery, the Atrial Fibrillation Suppression Trial(AFIST) : a randomised placebo-controlled trial. Lancet 2001 ; 357 : 830-6.
47) Mitchell LB, Exner DV, Wyse DG, et al. Prophylactic Oral Amiodarone for the Prevention of Arrhythmias that Begin Early After Revascularization, Valve Replacement, or Repair : PAPABEAR : a randomized controlled trial. JAMA 2005 ; 294 : 3093-100.
48) Burgess DC, Kilborn MJ, Keech AC. Interventions for prevention of post-operative atrial fibrillation and its complications after cardiac surgery : a meta-analysis. Eur Heart J 2006 ; 27 : 2846-57.
49) Kuhn EW, Liakopoulos OJ, Stange S, et al. Preoperative statin therapy in cardiac surgery : a meta-analysis of 90,000 patients. Eur J Cardiothorac Surg 2014 ; 45 : 17-26.
50) Goto T, Baba T, Honma K, et al. Magnetic resonance imaging findings and postoperative neurologic dysfunction in elderly patients undergoing coronary artery bypass grafting. Ann Thorac Surg 2001 ; 72 : 137-42.
51) Vermeer SE, Longstreth WT Jr, Koudstaal PJ. Silent brain infarcts : a systematic review. Lancet Neurol 2007 ; 6 : 611-9.
52) Maekawa K, Goto T, Baba T, et al. Abnormalities in the brain before elective cardiac surgery detected by diffusion-weighted magnetic resonance imaging. Ann Thorac Surg 2008 ; 86 : 1563-9.
53) Millar K, Asbury AJ, Murray GD. Pre-existing cognitive impairment as a factor influencing outcome after cardiac surgery. Br J Anaesth 2001 ; 86 : 63-7.
54) Selnes OA, Grega MA, Bailey MM, et al. Do management strategies for coronary artery disease influence 6-year cognitive outcomes? Ann Thorac Surg 2009 ; 88 : 445-54.
55) Silbert BS, Scott DA, Evered LA, et al. Preexisting cognitive impairment in patients scheduled for elective coronary artery bypass graft surgery. Anesth Analg 2007 ; 104 : 1023-8.

56) Maekawa K, Goto T, Baba T, et al. Impaired cognition preceding cardiac surgery is related to cerebral ischemic lesions. J Anesth 2011;25:330-6.
57) Ito A, Goto T, Maekawa K, et al. Postoperative neurological complications and risk factors for pre-existing silent brain infarction in elderly patients undergoing coronary artery bypass grafting. J Anesth 2012;26:405-11.
58) Dávila-Román VG, Barzilai B, Wareing TH, et al. Atherosclerosis of the ascending aorta. Prevalence and role as an independent predictor of cerebrovascular events in cardiac patients. Stroke 1994;25:2010-6.
59) Katz ES, Tunick PA, Rusinek H, et al. Protruding aortic atheromas predict stroke in elderly patients undergoing cardiopulmonary bypass: experience with intraoperative transesophageal echocardiography. J Am Coll Cardiol 1992;20:70-7.
60) Rosenberger P, Shernan SK, Löffler M, et al. The influence of epiaortic ultrasonography on intraoperative surgical management in 6051 cardiac surgical patients. Ann Thorac Surg 2008;85:548-53.
61) Gold JP, Charlson ME, Williams-Russo P, et al. Improvement of outcomes after coronary artery bypass. A randomized trial comparing intraoperative high versus low mean arterial pressure. J Thorac Cardiovasc Surg 1995;110:1302-11.
62) Murkin JM, Martzke JS, Buchan AM, et al. A randomized study of the influence of perfusion technique and pH management strategy in 316 patients undergoing coronary artery bypass surgery. II. Neurologic and cognitive outcomes. J Thorac Cardiovasc Surg 1995;110:349-62.
63) Grigore AM, Grocott HP, Mathew JP, et al; Neurologic Outcome Research Group of the Duke Heart Center. The rewarming rate and increased peak temperature alter neurocognitive outcome after cardiac surgery. Anesth Analg 2002;94:4-10.
64) Puskas F, Grocott HP, White WD, et al. Intraoperative hyperglycemia and cognitive decline after CABG. Ann Thorac Surg 2007;84:1467-73.
65) Djaiani G, Fedorko L, Borger MA, et al. Continuous-flow cell saver reduces cognitive decline in elderly patients after coronary bypass surgery. Circulation 2007;116:1888-95.
66) Koenig MA, Grega MA, Bailey MM, et al. Statin use and neurologic morbidity after coronary artery bypass grafting: A cohort study. Neurology 2009;73:2099-106.
67) Stone NJ, Robinson JG, Lichtenstein AH, et al; American College of Cardiology/American Heart Association Task Force on Practice Guidelines. 2013 ACC/AHA guideline on the treatment of blood cholesterol to reduce atherosclerotic cardiovascular risk in adults: a report of the American College of Cardiology/American Heart Association Task Force on Practice Guidelines. Circulation 2014;129:S1-45.
68) Martin BJ, Buth KJ, Arora RC, et al. Delirium: a cause for concern beyond the immediate postoperative period. Ann Thorac Surg 2012;93:1114-20.
69) Gottesman RF, Grega MA, Bailey MM, et al. Delirium after coronary artery bypass graft surgery and late mortality. Ann Neurol 2010;67:338-44.
70) Saczynski JS, Marcantonio ER, Quach L, et al. Cognitive trajectories after postoperative delirium. N Engl J Med 2012;367:30-9.
71) アメリカ精神医学会．日本精神神経学会日本語版用語監修．高橋三郎，大野　裕監訳．染矢俊幸，神庭重信，尾崎紀夫ほか訳．DSM-5 精神疾患の診断・統計マニュアル．東京；医学書院；2014．p.588-93.
72) Ely EW, Inouye SK, Bernard GR, et al. Delirium in mechanically ventilated patients: validity and reliability of the confusion assessment method for the intensive care unit (CAM-ICU). JAMA 2001;286:2703-10.
73) Bergeron N, Dubois MJ, Dumont M, et al. Intensive Care Delirium Screening Checklist: evaluation of a new screening tool. Intensive Care Med 2001;27:859-64.
74) Rudolph JL, Jones RN, Levkoff SE, et al. Derivation and validation of a preoperative prediction rule for delirium after cardiac surgery. Circulation 2009;119:229-36.
75) Hatano Y, Narumoto J, Shibata K, et al. White-matter hyperintensities predict delirium after cardiac surgery. Am J Geriatr Psychiatry 2013;21:938-45.
76) Otomo S, Maekawa K, Goto T, et al. Pre-existing cerebral infarcts as a risk factor for delirium after coronary artery bypass graft surgery. Interact Cardiovasc Thorac Surg 2013;17:799-804.
77) Schoen J, Meyerrose J, Paarmann H, et al. Preoperative regional cerebral oxygen saturation is a predictor of postoperative delirium in on-pump cardiac surgery patients: a prospective observational trial. Crit Care 2011;15:R218.
78) Mach JR Jr, Dysken MW, Kuskowski M, et al. Serum anticholinergic activity in hospitalized older persons with delirium: a preliminary study. J Am Geriatr Soc 1995;43:491-5.
79) Campbell N, Boustani M, Limbil T, et al. The cognitive impact of anticholinergics: a clinical review. Clin Interv Aging 2009;4:225-33.
80) Trzepacz PT. The neuropathogenesis of delirium. A need to focus our research. Psychosomatics 1994;35:374-91.
81) Cerejeira J, Firmino H, Vaz-Serra A, et al. The neuroinflammatory hypothesis of delirium. Acta Neuropathol 2010;119:737-54.
82) van Gool WA, van de Beek D, Eikelenboom P. Systemic infection and delirium: when cytokines and acetylcholine collide. Lancet 2010;375:773-5.
83) Marcantonio ER. Postoperative delirium: a 76-year-old woman with delirium following surgery. JAMA 2012;308:73-81.
84) Rasmussen LS, Larsen K, Houx P, et al; ISPOCD group. The International Study of Postoperative Cognitive Dysfunction. The assessment of postoperative cognitive function. Acta Anaesthesiol Scand 2001;45:275-89.
85) Rudolph JL, Schreiber KA, Culley DJ, et al. Measurement of post-operative cognitive dysfunction after cardiac surgery: a systematic review. Acta Anaesthesiol Scand 2010;54:663-77.
86) Evered L, Scott DA, Silbert B, et al. Postoperative cognitive dysfunction is independent of type of surgery and anesthetic. Anesth Analg 2011;112:1179-85.
87) Selnes OA, Gottesman RF, Grega MA, et al. Cognitive and neurologic outcomes after coronary-artery bypass surgery. N Engl J Med 2012;366:250-7.
88) Terrando N, Brzezinski M, Degos V, et al. Perioperative cognitive decline in the aging population. Mayo Clin Proc 2011;86:885-93.
89) Vacas S, Degos V, Feng X, et al. The neuroinflammatory response of postoperative cognitive decline. Br Med Bull 2013;106:161-78.

前川　謙悟

XII 各論・麻酔管理

14 心臓血管外科手術時の麻酔管理

B 大血管手術（胸部・腹部大動脈瘤）時の脳脊髄保護

KEY POINT
- 胸（腹）部大動脈手術における脳脊髄障害の危険因子を把握する。
- 脳脊髄循環の解剖および生理を理解する。
- 低体温における脳代謝および脳循環の特性を理解する。
- 虚血性脊髄障害予防には，側副血行路からの血流を増加させることが重要である。

はじめに

　大血管手術症例の周術期管理では，その特徴として血流遮断および再灌流という侵襲がさまざまな臓器に加わるため，あらゆる臓器保護が非常に重要となる。特に脳脊髄障害は，最も重大な合併症であり生命予後にも影響を及ぼす。胸（腹）部大動脈手術では，ある一定の頻度で脳脊髄障害が発生するが，腹部大動脈手術における脳脊髄障害の頻度は低く非常にまれな合併症である。

術前評価

■脳脊髄障害の危険因子の検索

　胸（腹）部大動脈手術あるいは腹部大動脈手術における術前評価は，一般的な手術と同様に，心臓，肺，腎臓などの重要臓器の機能評価を十分に行っておくことである。特に術前の脳血管障害の有無は，術中の適切な脳灌流圧管理における情報として有用である。大血管手術後の術後脳障害に影響を及ぼす因子は全身に存在しているため，全身臓器の予備能を評価することは重要である[1]。胸（腹）部大動脈手術における術後対麻痺に影響を及ぼす術前因子として，Crawford type Ⅱ，糖尿病[2]，術前腎機能[3]が挙げられており，それを念頭に置いて術前検査を評価することが重要であろう。

■術前アダムキーヴィッツ動脈の同定

　胸（腹）部大動脈手術における術後対麻痺を回避する目的で，アダムキーヴィッツ動脈の解剖学的な位置を画像診断法を用いて手術前に同定することが試みられ

ている。アダムキーヴィッツ動脈を描出する方法として4〜64列のマルチスライスCT（MDCT）や造影MRAがある。アダムキーヴィッツ動脈に特徴的なヘアピンターンを描出する診断能は，MDCTで80〜90％，MRAでは57〜84％と報告[4]〜[6]されている。アダムキーヴィッツ動脈を術前に評価することは，胸（腹）部大動脈手術における術後対麻痺を回避する方法として有用であるという報告[7]が，本邦から発表された。

脳脊髄保護を目的とした周術期管理

■弓部大動脈置換術中の脳保護

●低体温下選択的順行性脳灌流と逆行性脳灌流

弓部大動脈手術では，弓部再建中の脳保護として低体温循環停止が報告されているが，それには時間的制約がある。長時間の脳保護を目的として，選択的順行性脳灌流あるいは逆行性脳灌流が行われている。しかし，逆行性脳灌流は，低体温循環停止単独と比較したランダム化比較試験でその有用性は証明されていないこと[8]，選択的順行性脳灌流との前向き比較試験で一過性脳障害の発生頻度が増加したことが報告[9]されている。

脳保護という観点から低体温順行性脳灌流を行うことが多くなったが，低体温下の至適血流が問題となる。脳代謝は，図1のように低温が27℃まで低下すると，37℃のときの約50％まで低下する。脳代謝と脳血流の間には，脳代謝血流カップリングと呼ばれる調節能があり，脳代謝の変化に合わせて脳血流は変化する。しかし，低体温下ではその生理学的調節能は低下し，脳血流が代謝に比較し多くなる傾向が報告[10]されており，その傾向は25℃以下で顕著になるといわれている[11]。

血圧変化に伴う脳血流は自動調節（autoregulation）により調節されているが，25℃の順行性脳灌流では灌流圧40〜60 mmHgにおいて脳血流の自動調節は保たれることが動物実験で示唆されている[12]。これらの動物実験から順行性脳灌流における脳酸素需給バランスを考慮した至適体温ならびに至適流量が明らかになってきたが，神経学的機能への影響に関する報告が今後出てくるであろう。

●内頸静脈球部酸素飽和度モニタリング

選択的脳分離体外循環の脳血流量が，脳代謝に見合うより低い場合に脳酸素需給バランスは悪化するが，

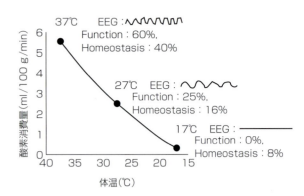

図1　体温に伴う脳酸素消費量の変化

一方で過剰な血流が続くと血管外に水分が漏出し脳浮腫になることが懸念される。したがって，脳における酸素需給バランスをモニタリングすることが重要となる。内頸静脈球部酸素飽和度（$SjvO_2$）は，脳の酸素需要バランスモニタリングとして用いられ，その値が50％以下になると予後が悪いと報告[13]されている。しかし，侵襲度が比較的高いため，現在では頭部外傷以外には用いられることが少なくなった。

●近赤外線分光法による脳内酸素飽和度モニタリング

近赤外線分光法（near-infrared spectroscopy：NIRS）を用い脳内の酸素飽和度の変化をモニタリングする方法がある。NIRSの測定値には個人差が大きく，したがって基準値からの変化率がモニタリングの指標として有用である。一般的に，基準値の20％以上低下した場合，脳酸素需給バランスの悪化が懸念されると考えられている[14]。Denaultら[15]は，開心術中のNIRS値が異常〔両側あるいは片側脳局所酸素飽和度（rSO_2）の20％以上低下〕を示した場合の対処について，8ステップのアルゴリズムを用いている（図2）。そのアルゴリズムでは，まずはじめに送血管あるいは脱血管の器械的閉塞の可能性を検索し，続いて平均血圧，全身の酸素化，動脈血二酸化炭素分圧（$PaCO_2$），ヘモグロビン値，そして心機能評価（人工心肺中であれば灌流量）を順次評価し正常化することが示されている。これらのステップでも解決できない場合には，拍動性人工心肺を用いることも推奨されている。

●経頭蓋的超音波ドプラー法（transcranial Doppler：TCD）

TCDは側頭骨のcranial windowと呼ばれる骨の薄いところから，超音波ドプラー法により主として中大脳動脈血流速度を測定し，中大脳動脈への血流を評価する方法である。内頸動脈内膜剝離術症例の術中脳虚血に対するTCDの有用性に関しては，TCDによる

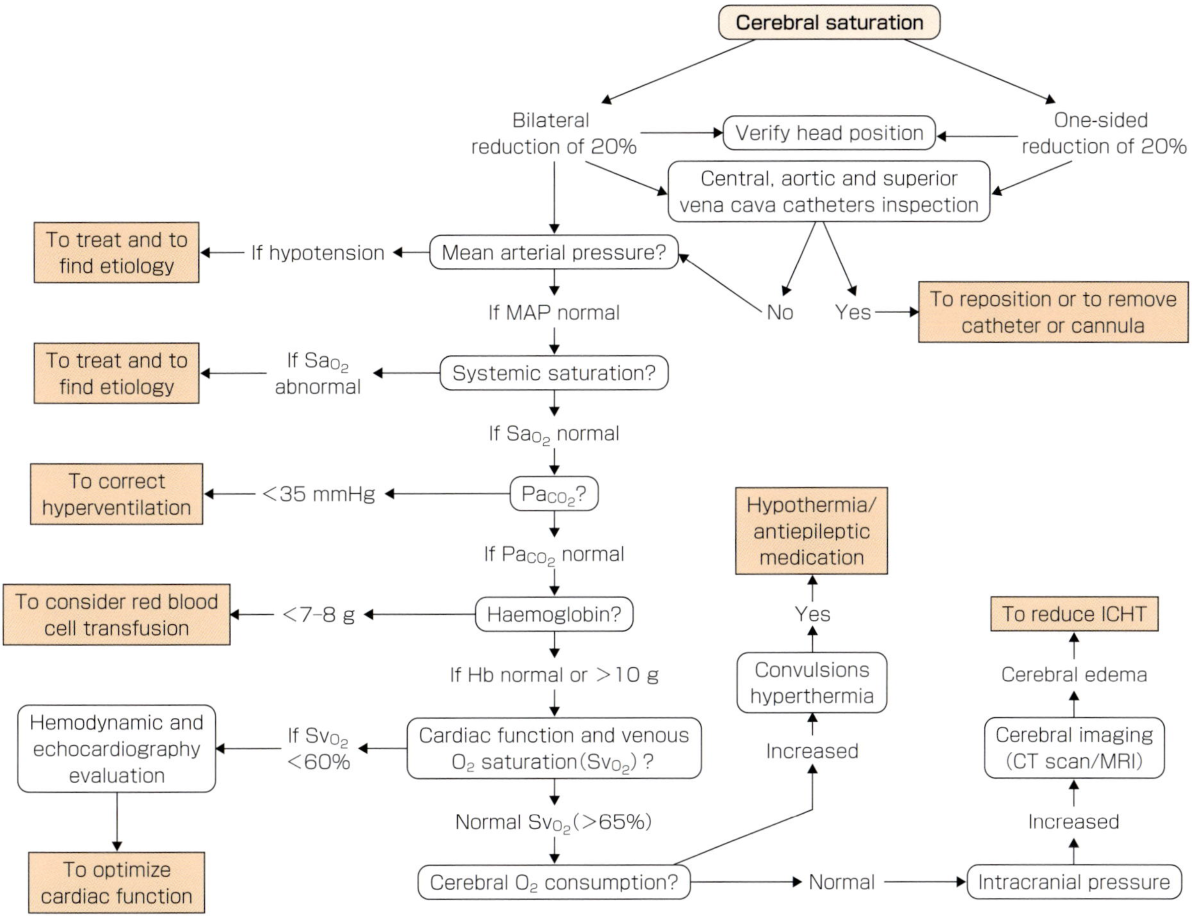

図2 NIRS異常値時の対処アルゴリズム
[Denault A, Deschamps A, Murkin JM. A proposed algorithm for the intraoperative use of cerebral near-infrared spectroscopy. Semin Cardiothorac Vasc Anesth 2007；11：274-81 より引用]

中大脳動脈血流速度が25 cm/秒以下になった場合，感度100％，特異度69％で脳虚血を発見できたという報告がある[14]。しかしながら，TCDによる中大脳動脈血流速度測定は，患者の解剖学的特徴や検査技術によりすべての患者で可能というわけではなく，現在ではNIRSに比較して実臨床での使用頻度は減少してきている。

弓部大動脈手術における術後脳卒中あるいは一過性脳神経障害の危険因子は，そのほとんどが患者要因〔例：術前の脳白質病変，頸動脈病変，弓部大動脈病変（shaggy aorta）〕であり，現在の脳保護技術によりこれらの危険因子を凌駕できるような治療法は限られていると考えられる。しかし，一般的に脳酸素需給バランスの悪化が懸念された場合，単一のモニタリング結果に依存するのではなく，複数のモニタリング（例：NIRSとTCD）の結果を参考にすべきである。その後，脳灌流用カニューラの折れ曲がりなど技術的異常の検索を行い，さらに技術的異常がないと判断した時点で脳灌流量の調節を行う。この場合，先に述べたように，過剰に脳血流を上げることは脳浮腫を来す可能性があり，注意すべきである。

■胸（腹）部大動脈手術における脊髄保護

胸（腹）部大動脈手術後の対麻痺を予防する手段目的でとして，脳脊髄液ドレナージ，脊髄機能モニタリング，側副血行路からの脊髄血流増加，低体温そして薬物療法が周術期に行われている。

● 脳脊髄液ドレナージ

脳脊髄液ドレナージが術後早期の脊髄障害の相対危険度を80％減少させるという報告[16]以来，術中から術後3日間継続使用することが推奨されている。しかし，脳脊髄液ドレナージによる合併症として，頭蓋内出血が3〜5％程度発生[17]していることも認識すべきことである。Estreraら[18]は独自のプロトコルを作成

表1 脳脊髄液ドレナージの実際（University of Texas Medical School Houston）

術中脳脊髄液ドレナージ
- 心房レベルをゼロ点とする
- 脳脊髄液ドレナージは脳脊髄圧15 mmHg未満になるように自然滴下とする
- モニタリングで脊髄虚血発症と診断した場合，10 mmHgまで下げる

術後脳脊髄液ドレナージ
- 術後3日間はドレナージを継続する
- 術後神経学的異常がなければ，脳脊髄圧は10 mmHg以上かつドレナージ量は15 ml/hrを超えないこと
- 遅発性対麻痺になれば脳脊髄液圧を5 mmHg未満とする（ただし，脳脊髄液が血性となっていないか確認すること）

[Estrera AL, Sheinbaum R, Miller CC, et al. Cerebrospinal fluid drainage during thoracic aortic repair: safety and current management. Ann Thorac Surg 2009；88：9-15より引用]

表2 脊髄保護効果を示す可能性のある主な薬剤

- ナロキソン[22]
- エリスロポエチン[23]
- NMDA受容体拮抗薬[24]
- マグネシウム[25]
- ランジオロール[26]

し，脳脊髄液ドレナージを有効かつ安全に施行しており，参考にできる（表1）。

● **脊髄機能モニタリング**

過去には，胸（部）大動脈瘤手術時の脊髄モニタリング法として体性感覚誘発電位（somatosensory evoked potential：SEP）や脊髄誘発電位（evoked spinal cord potential：ESCP）などが施行されてきた。しかし，SEPやESCPなどは，感覚経路である脊髄の側索と後索の虚血を検出しており，脊髄前角の運動野のモニターとしては適していない。

一方，経頭蓋的運動誘発電位モニタリング（tc-MEP）の技術は，皮質脊髄路のモニタリングとして用いられている。脊髄前角細胞は虚血の発生直後からその機能を完全に失うため，tc-MEPで陽性（基準振幅の25%以下に低下）の場合，遮断された大動脈の範囲に脊髄へ血流を供給している重要な肋間動脈が存在することを，迅速に確認することができる。Jacobsら[19]は，脳脊髄液ドレナージと左心バイパスに加え，tc-MEPによる脊髄機能モニタリング下にCrawford type IとtypeⅡに対する胸腹部大動脈瘤手術（112症例）を行うことで，術後虚血性脊髄障害の発生を3%程度に抑えたと良好な成績を報告している。

● **側副血行路からの血流増加**

脊髄への血流供給血管は，アダムキーヴィッツ動脈以外に側副血行路（椎骨動脈-前脊髄動脈，肋間動脈・腰動脈，内腸骨動脈など）からの血流が重要であると報告[20]されており，術中脊髄虚血が疑われた場合，大動脈遮断中枢側の血圧を上昇させることにより側副血行路からの血流を増加させる。あるいは遮断末梢側へ人工心肺を用い血流を送る遠位大動脈灌流を用いている場合にも，灌流量を増加させ大動脈遮断末梢側の血圧を増加させることで側副血行路からの血流を増強できる。

● **低体温**

低体温は中枢神経保護の最も効果的な方法である。現在では，胸（腹）部大動脈手術において超低体温循環停止，遠位大動脈灌流における軽度低体温（34℃程度）以外に，硬膜外腔への冷生理食塩液注入による局所低体温[21]が用いられている。それぞれに利点，欠点があり，どの方法を用いるかについては患者因子，各施設の手術手技，麻酔科医を含めた医療従事者のマンパワーなどが関わってくる。

● **薬物による脊髄保護**

薬物による脊髄神経保護に関しては，多くの薬剤の可能性が動物実験では示されているが，そのほとんどが基礎実験レベルの域を脱していない（表2）。ナロキソンは，臨床データとしてその有効性を示唆された薬剤[22]であり，臨床でも用いられている。

● **参考文献** ●

1) Hiratzka LF, Bakris GL, Beckman JA, et al. 2010 ACCF / AHA / AATS / ACR / ASA / SCA / SCAI / SIR / STS / SVM guidelines for the diagnosis and management of patients with thoracic aortic disease: executive summary. A report of the American College of Cardiology Fundation, American Heart Association Task Force on Practice Guidelines, American Association for Thoracic Surgery, American College of Radiology, American Stroke Association, Society of Cardiovascular Anesthesiologists, Society for Cardiovascular Angiography and Interventions, and Society for Vascular Medicine. Anesth Analg 2010；111：279-315.

2) Coselli JS, LeMaire SA, Miller CC 3rd, et al. Mortality and paraplegia after thoracoabdominal aortic aneurysm repair: a risk factor analysis. Ann Thorac Surg 2000；69：409-14.

3) Estrera AL, Miller CC 3rd, Huynh TT, et al. Preoperative and operative predictors of delayed neurologic deficit following repair of thoracoabdominal aortic aneurysm. J Thorac Cardiovasc Surg 2003；126：1288-94.

4) Yoshioka K, Ninuma H, Ohira A, et al. MR angiography and CT angiography of the artery of Adamkiewicz: noninvasive preoperative assessment of thoracoabdominal arotic aneurysm. Radiographics 2003；1215-25.

5) Yoshioka K, NiinumaH, Ehara S, et al. MR angiography and CT angiography of the artery of Adamkiewicz: state of the art. Radiographics 2006;26(Suppl):S63-73.
6) Utsunomiya D, Yamashita Y, Okumura S, et al. Demonstration of the Adamkiewicz artery in patients with descending of thoracoabdominal aortic aneurysm: optimization of contrast-medium application for 64-detector-row CT angiography. Eur Radiol 2008;18:2684-90.
7) Tanaka H, Ogino H, Minatoya K, et al. The impact of preoperative identification of the Adamkiewicz artery on descending and thoracoabdominal aortic repair. J Thorac Cardiovasc Surg 2016;151:122-8.
8) Harrington DK, Bonser M, Bonser RS, et al. Neuropsychometric outcome following aortic arch surgery: a prospective randomized trial of retrograde cerebral perfusion. J Thorac Cardiovasc Surg 2003;126:638-44.
9) Okita Y, Minatoya K, Tagusari O, et al. Prospective comparative study of brain protection in total aortic arch replacement: deep hypothermic circulatory arrest with retrograde cerebral perfusion or selective antegrade cerebral perfusion. Ann Thorac Surg 2001;72:72-9.
10) Cook DJ, Orszulak TA, Daly RC. Minimum hematocrit at differing cardiopulmonary bypass temperatures in dogs. Circulation 1998;98(Suppl):170-4.
11) Strauch JT, Spielvogel D, Lauten A, et al. Optimal temperature for selective cerebral perfusion. J Thorac Cardiovasc Surg 2005;130:74-82.
12) Haldenwang PL, Strauch JT, Mullem K, et al. Effect of pressure management during hypothermic selective cerebral perfusion on cerebral hemodynamics and metabolism in pigs. J Thorac Cardiovasc Surg 2010;139:1623-31.
13) Robertson CS, Gopinath SP, Goodman JC, et al. SjvO2 monitoring in head injured patients. J Neurotrauma 1995;12:891-6.
14) Moritz S, Kasprazp P, Arlt M, et al. Accuracy of cerebral monitoring in detecting cerebral ischemia during carotid endarterectomy: a comparison of transcranial Doppler sonography, near-infraed spectroscopy, stump pressure, and somatosensory evoked potentials. Anesthesiology 2007;107:563-69.
15) Denault A, Deschamps A, Murkin JM. A proposed algorithm for the intraoperative use of cerebral near-infrared spectroscopy. Semin Cardiothorac Vasc Anesth 2007;11:274-81.
16) Coselli JS, Lemaire SA, Koksoy C, et al. Cerebrospinal fluid drainage reduces paraplegia after thoracoabdominal aortic aneurysm repair: results of a randomized clinical trial. J Vasc Surg 2002;35:631-9.
17) Fedorow CA, Moon MC, Mutch WA, et al. Lumbar cerebrorpinal fluid drainage for thoracoabdominal aortic surgery: rationale and practical considerations for management. Anesth Analg 2010;111:46-58.
18) Estrera AL, Sheinbaum R, Miller CC, et al. Cerebrospinal fluid drainage during thoracic aortic repair: safety and current management. Ann Thorac Surg 2009;88:9-15.
19) Jacobs MJ, Mess W, Mochtar B, et al. The value of motor evoked potentials in reducing paraplegia during thoracoabdominal aneurysm repair. J Vasc Surg 2006;43:239-46.
20) Griepp RB, Griepp EB. Spinal cord perfusion and protection during descending thoracic and thoracoabdominal aortic surgery: The Collateral Network Concept. Ann Thorac Surg 2007;83:S865-9.
21) Shine TS, Harrison BA, Ruyter ML, et al. Motor and somatosensory evoked potentials: their role in predicting spinal cord ischemia in patients undergoing thoracoabdominal aortic aneurysm repair with regional lumbar epidural cooling. Anesthesiology 2008;108:580-7.
22) Acher CW, Wynn MM, Archibald J. Naloxone and spinal fluid drainage as adjuncts in the surgical treatment of thoracoabdominal and thoracic aneurysms. Surgery 1990;108:755-61.
23) Mares JM, Foley LS, Bell MT, et al. Erythropoietin activates the phosporylated cAMP [adenosine 3′5′ cyclic monophosphate] response element-binding protein pathway and attenuates delayed paraplegia after ischemia-reperfusion injury. J Thorac Cardiovasc Surg 2015;149:920-4.
24) Lips J, de Haan P, Bodewits P, et al. Neuroprotective effects of riluzole and ketamine during transient spinal cord ischemia in the rabbit. Anesthesiology 2000;93:1303-11.
25) Jellish WS, Zhang X, Langen KE, et al. Intrathecal magnesium sulfate administration at the time of experimental ischemia improves neurological functioning by reducing acute and delayed loss of motor neurons in the spinal cord. Anesthesiology 2008;108:78-86.
26) Umehara S, Goyagi T, Nishikawa T, et al. Esmolol and landiolol, selective beta1-adrenoreceptor antagonists, provide neuroprotection against spinal cord ischemia and reperfusion in rats. Anesth Analg 2010;110:1133-7.

垣花　学

XII 各論・麻酔管理

14 心臓血管外科手術時の麻酔管理

C 胸・腹部大動脈瘤に対するステント留置術における脳脊髄保護

KEY POINT
- 術前評価：胸部・腹部動脈瘤患者は高齢者が多く，さまざまな合併症がある。
- 脊髄虚血のモニタリング：脊髄虚血のモニタリングでは運動誘発電位（motor evoked potential：MEP）が有用である。
- 麻酔薬の選択：MEP 測定の精度は麻酔薬の影響を受ける。
- 術中管理：脊髄灌流圧を維持するバイタル管理が重要である。
- 術後管理：遅発性対麻痺に注意する。

はじめに

ステントグラフト内挿術は1990年代に始まった術式で，本邦では1990年代後半に臨床使用が開始された。低侵襲手術であるため，患者高齢化やデバイスの進歩やテクニックの普及によって適応が拡大し，症例数は増加している。現在では，胸部・腹部大動脈瘤患者の手術症例の半分以上を占め，治療に対する標準的なアプローチとなっている。また，手術創が小さく出血も少ないため開胸や開腹に耐えられないような重症な症例も多く麻酔管理には注意を要する。

低侵襲治療のため頻用されるが，大規模多施設研究である EVAR trial では，腹部大動脈瘤に対するステントグラフト内挿術は，術後に追加治療を必要とする頻度が open surgery より高いという報告や[1]，動脈瘤術後の破裂が open surgery より多いが70歳以下の患者で長期成績が良いという報告がある[2]。

術前評価

胸部や腹部大動脈瘤を有する多くの患者は，高齢，肥満，喫煙，高血圧，脂質異常症，慢性閉塞性肺疾患（chronic obstructive pulmonary disease：COPD），脳梗塞，冠動脈疾患，糖尿病，腎機能障害など多岐にわたる合併症を有する。また，呼吸障害では在宅酸素療法など重症症例も多い[3]。術前の全身状態の評価，特に心機能や腎機能（造影剤を使用するため），血管内操作による脳塞栓のリスクがあるため中枢機能評価は重要である。2014年の ACC/AHA 非心臓手術のガイドラインでは，ステントグラフト内挿術の周術期心血

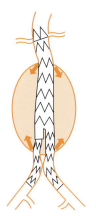 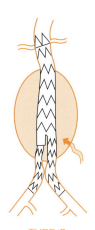 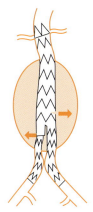 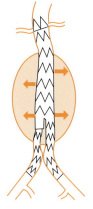 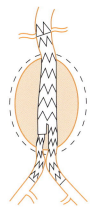

TYPE I
Proximal or distal graft attachment site leaks.

TYPE II
Retrograde flow into the aneurysm sac from aortic side-branches such as the lumbar or inferior mesenteric arteries.

TYPE III
Caysed by a defect in the graft either due to a fabric tear or disconnection of modular overlap.

TYPE IV
Graft wall porosity.

TYPE V
Increase in maximum aneurysm diameter with no identifiable endoleaks.

図1　ステントグラフトエンドリークの分類
［England A, Mc Williams R. Endovascular aortic aneurysm repair（EVAR）. Ulster Med J 2013；82：3-10 より引用］

管系イベントは中リスクとされている[4]。ステントグラフト内挿術は，血管造影によるリークの確認が重要である。リークのタイプは4種類に分類される（図1）。

注意すべき合併症は，脳梗塞3.2％，対麻痺2.2％，大動脈損傷0.9％，腸骨大腿動脈損傷4.9％と報告されている。弓部大動脈病変や虚血性脳血管障害のある患者では，血管内操作による脳梗塞や腹部動脈群への虚血に注意する（図2）。

中枢機能のモニタリングでは確実なものはないが，近赤外線分光法（near-infrared spectroscopy：NIRS）やbispectral index（BIS）などの脳波のモニタリングも有用な可能性がある。また，腎動脈分岐部病変や腸間膜動脈に虚血が及ぶ可能性がある場合には，尿量や臓器灌流圧を考慮した血圧管理が重要である。

麻酔法

麻酔法は，患者状態により全身麻酔，静脈麻酔，局所・区域麻酔などで行われる。患者リスクや施設環境でさまざまに管理されている。大規模研究のEUROSTARのデータではEVARの麻酔方法について検討されたが，そこでは区域・局所麻酔が全身麻酔と比較して，術後30日までの周術期死亡には有意差はないが，入院期間が短く早期合併症発生率が低いと報告されている[5]。しかし，近年の麻酔法やモニタリングの

図2　大動脈解離の病態
［大動脈瘤・大動脈解離診療ガイドライン（2011年改訂版）より引用］

進歩によって，全身麻酔は以前より安全に管理できると考えられる。

■全身麻酔

長時間手術や弓部血管分岐や腎動脈周辺の病変で緻密な位置合わせが必要な症例では，呼吸停止が完全にコントロールできる全身麻酔が選択されることが多い。また，低侵襲手術であることから麻酔からの回復

表　麻酔薬とMEPへの影響

麻酔薬		
	イソフルラン	↓↓
	セボフルラン	↓↓
	デスフルレン	↓
	一酸化窒素	↓
	バルビツレート	↓↓
	ベンゾジアゼピン	↓↓
	プロポフォール	↓
	ケタミン	→
	フェンタニル	↓ or →
	レミフェンタニル	↓ or →
	デクスメデトミジン	↓ or →
筋弛緩薬		
	ベクロニウム	↓↓
	ロクロニウム	↓↓

の早い短時間作用型の麻酔薬が用いられる。脊髄虚血をモニタリングする症例では，MEP測定に影響の少ない麻酔薬が選択される。

イソフルラン，セボフルラン，デスフルラン，亜酸化窒素は，シナプス伝導抑制作用による筋性運動誘発電位の振幅低下があり，これらの麻酔薬は回避されることが多い。プロポフォールやミダゾラムは吸入麻酔薬より影響は少ないとされるが高濃度ではMEPの抑制作用があるので注意が必要である。鎮痛薬では，レミフェンタニルやフェンタニル，ケタミンはほとんどMEPに影響を与えないため選択される。筋弛緩薬は必要最小限をモニタリング下に使用し，プロポフォール，ケタミンなどを用いたバランス麻酔が有用とされている（表）。

■ 静脈麻酔

静脈麻酔では，プロポフォール，ミダゾラム，最近ではデクスメデトミジンが用いられる。デクスメデトミジンは，鎮痛作用を有し呼吸に対する影響が少なく有利で，術後せん妄の発生の減少させる報告もある[6]。

■ 局所・区域麻酔

局所・区域麻酔による覚醒下手術では，中枢機能評価や脊髄虚血，運動神経の評価が可能である。また，全身麻酔のリスクの高い重症呼吸障害の患者に用いられる。しかし，ステントグラフト展開の位置決定の精密さの問題や，手術時間の延長による痛みの出現や安静の保持，血管損傷などによる全身麻酔への変更について，十分な準備をする必要がある。

局所麻酔，末梢神経ブロックは，キシロカイン，ロピバカイン，レボブピバカインなどの併用で行われ，作用時間によって術野で追加投与を行う。近年の超音波装置や手技の進歩により全身麻酔や静脈麻酔などと併用される。

脊髄くも膜下麻酔，硬膜外麻酔などの深部神経ブロックは，抗凝固療法や手術中の抗凝固薬について注意を要する。硬膜外血腫による神経麻痺は重篤な合併症であり，硬膜外血腫の発生リスクは抗凝固療法に関連し，カテーテル抜去時の発生も報告されているためガイドラインに従って施行しなければならない。

脊髄虚血のモニタリング

脊髄虚血のモニタリングには，MEPが有用といわれている[7)8)]。MEPモニタリングは，経頭蓋的に大脳運動野を電気刺激し脊髄α運動神経を刺激し下肢からの誘発筋電図をモニターすることで脊髄運動機能の評価をする非侵襲的な検査である。皮質脊髄路のモニタリングで脊髄前角の虚血に早期に反応するため，重篤な合併症の運動神経障害である対麻痺に対して有用なモニタリングと考えられている。麻酔薬による影響も受けるため，麻酔法の選択には適切な麻酔薬を選択する。

実際のモニタリングは，上肢のMEPに変化がなく下肢のみにMEPの低下を認めた場合に，脊髄虚血の可能性があり対処が必要になる。上肢・下肢ともにモニターし上肢・下肢ともに低下した場合は麻酔薬の影響を考慮する。また，一側の低下は脊髄より末梢の一過性の虚血性変化と考えられる。

脊髄虚血の可能性

胸腹部大動脈瘤のステントグラフト内挿術において，病変部位によって脊髄虚血が生じる可能性がある。脊髄虚血では重篤な合併症である対麻痺がある。

胸部大動脈瘤手術の0～10%，胸腹部大動脈手術の10～20%，広範な解離性胸腹部大動脈瘤手術の40%程度で発症すると報告されている[9]。また，腎動脈下大動脈瘤でも0.25%に対麻痺が生じるといわれる[10]。ステントグラフト内挿術における脊髄虚血の発生は4～7%といわれ，open surgeryによる直接の周囲の組織血管障害や側副血行路の損傷がないために開胸の大動脈瘤手術より発生頻度は低いと考えられている[11]。

脊髄の栄養血管は，椎骨・鎖骨下動脈，胸腹部大動

と考えられていることは，脊髄灌流圧を上げる，遠位大動脈灌流，肋間動脈再建，CSFD (cerebrospinal fluid drainage)，軽度低体温，硬膜外冷却法，薬物投与などである．ステントグラフト挿入術中に実際に可能な手段としては，平均血圧の上昇，CSFDによる脳脊髄圧管理，ナロキソンによるオピオイドの脊髄運動神経障害の増悪作用の拮抗などである[14]．

脊髄虚血の術中の危険因子は，平均血圧60 mmHg以下，Hb 10 g/dl以下，心拍出量2.0 l/min以下といわれている．脊髄灌流圧は，"脊髄灌流圧＝平均動脈圧－脳脊髄液圧または中心静脈圧"で計算される．脊髄虚血を疑う場合には，平均血圧90 mmHg以上，脊髄灌流圧80 mmHg以上を管理目標として脊髄灌流圧を上昇させ，心拍出量を2.5 l/min以上，Hb 12 g/dl以上，心拍出量2.5 l/min以上を管理目標として対応する[15)16)]．

術後管理

対麻痺の発生のなかで遅発性対麻痺の頻度は20～40％程度といわれ，術後管理では脊髄灌流圧を維持することが重要である．術後に遅発性対麻痺が生じた症例では中心静脈圧 (central venous pressure：CVP) が高く，また平均血圧も有意に低く，CSFDや平均血圧を上げ脊髄灌流圧を上昇させることで対麻痺が改善する場合があると報告されている[17]．ステントグラフト内挿術では，open surgeryと比較して遅発性対麻痺の発生頻度が高いとされるが，ステントグラフト挿入後に肋間動脈が血栓化することにより側副血行のネットワークが障害されると考えられている．したがって，術後の脊髄灌流圧維持は特に重要であるといわれている[18)19)]．

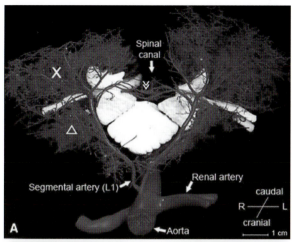

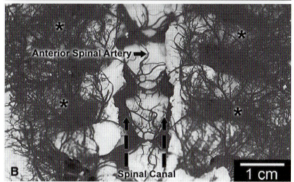

図3 脊髄側副血行路 collateral network
A：矢状断像（L1）．×：脊柱起立筋群，△：腸腰筋の細動脈ネットワーク
B：背側断像．★：縦走する脊柱起立筋群の細動脈ネットワーク，矢印：前脊髄動脈
[Etz CD, Kari FA, Mueller CS, et al. The collateral network concept：a reassessment of the anatomy of spinal cord perfusion. J Thorac Cardiovasc Surg 2011；141：1020-8 より引用]

脈，内腸骨動脈からの分節動脈である．それらは上下方向に吻合を形成し前脊髄動脈と後脊髄動脈となり，前脊髄動脈は脊髄腹側を走行し脳底動脈から終糸まで連続し，一方後脊髄動脈は細く断続的で脊髄背側を左右2本に分かれて縦走し，軟膜動脈叢が脊髄表面を覆うネットワークを形成する．胸髄の前脊髄動脈は最上肋間動脈と大動脈背側から根動脈から栄養され，最大の血管は，アダムキーヴィッツ動脈でTh9～Th12に75～80%，Th12～L3に83.9%である[12]．

Griepp らが提唱する collateral network concept の概念では，脊髄は根動脈だけに依存しておらず複雑な側副血行路によっても栄養されていると考えられる[13]（図3）．

緊急手術，長時間手術，広範囲の病変，術後低血圧，高齢者，腹部大動脈瘤の既往，糖尿病などは，脊髄虚血の危険因子といわれている．脊髄保護のために有用

おわりに

ステントグラフト内挿術は20年が経過し，デバイスや手術手技においてDebranch TEVARやバイパスを伴うハイブリッド手術などの改良が加えられている．また，既挿入患者の再手術の複雑化の問題は今後の課題となっている．複雑化する手術や重症化する患者に対して，患者を守る麻酔科学の進歩と麻酔科医のマネジメントは今後も重要である．

●参考文献●

1) Brown LC, Powell JT, Thompson SG, et al. The UK EndoVascular Aneurysm Repair (EVAR) trials: randomised trials of EVAR versus standard therapy. Health Technol Assess 2012; 16: 1-218.
2) Lederle FA, Freischlag JA, Kyriakides TC, et al. Long-term comparison of endovascular and open repair of abdominal aortic aneurysm. N Engl J Med 2012; 22: 1988-97.
3) ステントグラフト実施基準管理委員会. 治療成績 http://stentgraft.jp/pro/result/
4) Fleisher LA, Fleischmann KE, Auerbach AD, et al. 2014 ACC/AHA Guideline on Perioperative Cardiovascular Evaluation and Management of Patients Undergoing Noncardiac Surgery: A Report of the American College of Cardiology/American Heart Association Task Force on Practice Guidelines. J Am Coll Cardiol 2014; 64: e77-137.
5) Ruppert V, Leurs LJ, Steckmeier B, et al. Influence of anesthesia type on outcome after endovascular aortic aneurysm repair: an analysis based on EUROSTAR data. J Vasc Surg 2006; 44: 16-21.
6) Maldonado JR, Wysong A, van der Starre PJ, et al. Dexmedetomidine and the reduction of postoperative delirium after cardiac surgery. Psychosomatics 2009; 50: 206-17.
7) Ogino H, Sasaki H, Minatoya K, et al: Combined Use of Adamkiewicz Artery Demonstration and Motor-Evoked Potentials in Descending and Thoracoabdominal Repair. Ann Thorac Surg 2006; 82: 592-6.
8) Jacobs MJ, Mess W, Mochtar B, et al. The value of motor evoked potentials in reducing paraplegia during thoracoabdominal aneurysm repair. J Vasc Surg 2006; 43: 239-46.
9) Debakey ME, Beall AC Jr, Cooley DA et al. Dissecting aneurysms of the aorta. Surg Clin North Am 1966; 46: 1045-55.
10) Shenaq SA, Svensson LG. Paraplegia following aortic surgery. J Cardiothorac Vasc Anesth 1993; 7: 81-94.
11) Cheng D, Martin J, Shennib H, et al. Endovascular aortic repair versus open surgical repair for descending thoracic aortic disease a systemic review and meta-analysis of comparative studies. J Am Coll Cardiol 2010; 55: 986-1001.
12) Biglioli P, Spirito R, Roberto M, et al. The Anterior Spinal Artery: The Main Arterial Supply of The Human Spiral Cord: A Preliminary Anatomic Study. J Thorac Cardiovasc Surg 2000; 119: 376-9.
13) Griepp RB, Griepp EB. Spinal cord perfusion and protection during descending thoracic and thoracoabdominal aortic surgery: the collateral network concept. Ann Thorac Surg 2007; 83: S865-9; discussion S890-2.
14) Fedorow CA, MCon Mo, Mutch WAC, et al. Lumbar Cerebrospinal Fluid Drainage for Thoracoabdominal Aortic Surgery: Rationale and Practical Considerations for Management. Anesth Analg 2010; 111: 46-58.
15) Safi HJ, Miller CC 3rd, Huynh TT, et al. Distal aortic perfusion and cerebrospinal fluid drainage for thoracoabdominal and descending thoracic aortic repair: ten years of organ protection. Ann Surg 2003; 238: 372-80.
16) Estrera AL, Sheinbaum R, Miller CC, et al. Cerebrospinal fluid drainage during thoracic aortic repair: safety and current management. Ann Thorac Surg 2009; 88: 9-15.
17) Etz CD, Luehr M, Kari FA, et al. Paraplegia after extensive thoracic and thoracoabdominal aortic aneurysm repair: does critical spinal cord ischemia occur postoperatively? J Thorac Cardiovasc Surg 2008; 135: 324-30.
18) Carroccio A, Marin ML, Ellozy S, et al. Pathophysiology of paraplegia following endovascular thoracic aortic aneurysm repair. J Card Surg 2003; 18: 359-66.
19) Maeda T, Yoshitani K, Sato S, et al. Spinal cord ischemia after endovascular aortic repair versus open surgical repair for descending thoracic and thoracoabdominal aortic aneurism. J Anesth 2012; 26: 805-11.

柿沼　孝泰，内野　博之

XII 各論・麻酔管理

15 インターベンショナルラジオロジーの麻酔

KEY POINT
- 手術室以外での麻酔
- 気道,呼吸の評価,管理
- 術者や放射線技師とのコミュニケーション

インターベンショナルラジオロジーとは

　インターベンショナルラジオロジー(interventional radiology:IVR)とは,放射線医学のなかでも近年急速に発展してきている分野である[1]。血管撮影装置,CT,超音波などを用い,経皮的に血管内にアプローチし血管病変やがんを治療する低侵襲な治療法である。

　IVRが治療の対象とする疾患は多岐にわたり,腫瘍や外傷性の出血に対する動脈塞栓術や抗がん剤の動注療法などが行われている。特に脳神経系に対するIVRをインターベンショナルニューロラジオロジー(interventional neuroradiology)と呼ぶことがある。

　脳神経系に対して行われるIVRは表1に示す。

　脳動脈瘤によるくも膜下出血の管理に関するガイドラインでは,コイル塞栓術は開頭クリッピング術と比較して1年後の死亡率と要介助率が低かったとする報告が示されている[2)3)]。中大脳動脈瘤ではクリッピングの成績が良いが,高齢者にはコイル塞栓術のほうが予後が良いことが示唆されているなど,患者や病変によっても治療法の選択は異なってくる。また,コイル塞栓術は短期効果は確立されているが,耐久性について懸念があるため,長期に経過観察をする必要があるとされている。今後もデバイスの進歩に伴って,IVRの適応となる疾患や症例は増加していくと予想される。

手術室以外での麻酔

　IVRは多くの場合,放射線部の中の放射線診療室

表1　インターベンショナルラジオロジーが行われる疾患とその治療法

疾患	治療法
脳動脈瘤	コイル塞栓術
頸動脈狭窄	ステント留置術
脳動静脈奇形	塞栓術
内頸動脈海綿静脈洞ろう	塞栓術
硬膜動静脈ろう	塞栓術
急性期脳血栓塞栓症	血栓溶解療法

表2 手術室以外での麻酔における問題点

- 放射線機器に場所を取られ，麻酔を行うための十分なスペースがない
- 麻酔器や麻酔に使う機器が手術室とは異なる場合がある
- スタッフが麻酔に不慣れなことがある
- 処置中は気道のトラブルへの対処が難しい
- 緊急時に応援がすぐには駆けつけることができない
- 麻酔記録方法が異なる場合がある

表3 手術室以外での麻酔場所に関する声明

1. 信頼できる酸素の供給源があること。バックアップ機構があること
2. 信頼できる吸引装置があること(できれば手術室と同程度のもの)
3. 信頼できる余剰ガス排除装置があること(吸入麻酔薬を使用する場合)
4. A)陽圧換気ができる自己膨張式バッグ(90%以上の酸素を投与できる)
   B)麻酔薬，麻酔薬を投与するための装置
   C)モニタリング装置，吸入麻酔薬を投与する場合手術室と同等の麻酔器
   があること
5. 麻酔器とモニタリング装置にとって十分な電力を供給できる電源があること
6. 適切な照明があること
7. 必要な設備を収容できる十分な空間があること
8. 救急カートと除細動器がただちに使用できること
9. 麻酔科医を補助できる訓練されたスタッフがいること
10. 適切な麻酔後管理を提供すること

[American Society of Anesthesiologists. Statement-on-nonoperating-room-anesthetizing-locations. pdf. http://www.asahq.org/quality-and-practice-management/standards-and-guidelines より引用]

で行われる。手術室以外で麻酔を行うことは麻酔科医にとって大きなストレスとなる。その理由として表2の要因が挙げられる。このような問題に対応するために，米国麻酔科学会(American Society of Anesthesiologists：ASA)は手術室以外での麻酔場所に関する声明を発表している(表3)[4]。施設ごとにこれらの問題点を検討し，多職種間で連携し，より安全な麻酔を行えるような環境を整備していくことが重要である。

■設　備

麻酔を行う場所では酸素の配管を確認する。吸引の位置，電源の位置も確認しておく。

吸入麻酔薬を使用する場合，余剰ガス排除装置がなければならない。

■麻酔器の確認

使用する麻酔器について確認する。手術室以外に備えられている麻酔器は手術室で使われなくなった旧型のものであることもある。自分が使ったことがない麻酔器であれば，まず使用方法を知っておかなければならない。また手術室から予備の麻酔器を持っていかなければならないこともある。酸素の配管の位置を確認し，配管の長さにも余裕がなければならない。

麻酔導入後に麻酔器の位置を移動しなければならないことも多いので動線も事前に確認しておく。手術中は患者の頭部と麻酔器が離れた位置になることが多いので蛇管の長さにも注意が必要である。

■薬　剤

常備されている麻酔薬は限られている。手術室から持っていく場合も多い。何が必要かをあらかじめ調べておかなければならない。麻薬を使用する場合には，施設によって処方や処理の仕方が手術室とは異なる場合もあるので，取り扱いには細心の注意を要する。

■気道確保器具の確認

気道確保に用いる器具の確認も必要である。常備されている喉頭鏡などの気道確保器具や，スタイレット・経口エアウェイなどの補助器具，挿管チューブのサイズ・種類も確認しておき，ないものがあればあらかじめ手配しておく。気道確保困難に備えてdifficult airway management(DAM)カートをそのまま持っていくのは大変なので，携帯性の良いエアウェイスコープ®やMcGrath®などを持っていければ心強い。もちろん術前評価で気道確保困難が予想されれば，初めからそれなりの準備をしなければならない。

■急変時の対応

急変時にも対応できるように，救急カートは絶対に必要なものである。麻酔科医はもちろん，それ以外のスタッフもその設置場所を知っておき，すぐに使えるようにしておかなければならない。救急カート内の薬剤の種類や位置，気道確保用の器具もいつでも使えるように確認しておかなければならない。除細動器の場所も使用方法も知っておく必要がある。いつでも使えるように充電しておかなければならない。rapid response team(RRT)など，施設ごとに患者急変時の対応が決められているはずなので，いざというときに迅速な対応ができるように，日ごろからの訓練が必要である。

表4 鎮静レベルの定義

	浅鎮静 Minimal sedation (anxiolysis)	中程度鎮静/鎮痛 Moderate sedation/Analgesia (conscious sedation)	深鎮静/鎮痛 Deep sedation/Analgesia	全身麻酔 General anesthesia
刺激に対する反応	言葉の刺激に正常に反応	言葉や軽い触刺激に目的を持った反応	繰り返しまたは痛み刺激に目的を持った反応	痛み刺激に反応しない
気道	開存している	介入不要	介入必要な可能性	ほぼ介入必要
自発呼吸	維持される	適切な範囲	不十分な可能性	ほぼ不十分
循環	維持される	通常維持される	通常維持される	抑制されることが多い

[American Society of Anesthesiologists Task Force on Sedation and Analgesia by Non-Anesthesiologists. Practice guidelines for sedation and analgesia by non-anesthesiologists. Anesthesiology 2002；96：1004-17 より引用]

■人　員

手術室以外での麻酔は，よくトレーニングされた麻酔科医が行わなければならない。特にDAMの習熟は必須である。またそこに携わるスタッフも心肺蘇生に習熟していなければならない。

麻酔の実際

■術前評価・準備

基本的に術前評価に際しては，その疾患に応じてほかの手術を施行する場合と変わることはない。そのため詳細については各項を参照されたい。

多くの場合，手術室以外で麻酔を行うことになるため入念な準備が必要となる。特に気道の評価は重要である。血管撮影用に造影剤を使用することが多いので，造影剤に対するアレルギーの有無を必ず問診する。造影剤による腎機能障害が起こることもあるので，腎機能が低下している患者では注意を要する。

■麻酔方法

麻酔方法には大きく分けて2つの方法がある。全身麻酔と局所麻酔に鎮静を併用する方法である。

●全身麻酔

気管内挿管による全身麻酔のもっとも大きな利点は，気道が確実に確保されているという点である。このため処置中の気道確保に不安のある患者では全身麻酔の適応となる。意識レベルの低い患者や低くなっていくと予想される患者も，気管挿管による全身麻酔が望ましい場合が多い。また処置中は体（特に頭部）を動かさないようにしなければならないので，不動が保てない患者にも全身麻酔が適応となる。

全身麻酔下では患者の不動を保つことで，良好な画像を得ることができる。手術・処置手技も容易に行うことができるという利点もある。

麻酔薬は，処置終了後にすぐに意識レベルや神経学的所見を確認できるよう，短時間作用性の麻酔薬を用いるべきである。

術前より意識レベルの低い患者や，手術手技上術後の意識レベルの悪化が予想される患者，麻酔薬投与を終了してもなかなか覚醒しない患者においては処置直後の抜管は避けたほうが賢明である。処置後に再びCTを撮影するために移動しなければならないこともある。挿管下にICUなどへ収容し，全身管理を行いながら意識レベルなどの神経学的所見を注意深く観察する。挿管チューブによるチューブストレスや不穏による体動が激しい場合には鎮静も考慮する。この場合も調節性に優れた鎮静薬を使用する。

●鎮　静

意識レベルに問題なく，また気道・呼吸が問題なく長時間の不動が保てられる患者であれば，局所麻酔下の鎮静は良い適応となる。最大の利点は処置中，いつでも意識レベルや神経学的所見を確認することができる点にある。

しかし気道確保がなされていないという点から，麻酔科医は常に患者の呼吸状態に気をつけていなければならない。血管撮影などの機材があるため，患者の頭部が麻酔科医のすぐ手の届くところにはない可能性もある。放射線治療室のスタッフは気管挿管の介助などに不慣れなことも多い。非常時に備えて緊急で気道確保を行う場合のシミュレーションをしておくべきである。

鎮静の程度は**表4**に示すように，ASAにより刺激に対する反応，気道，呼吸，循環の観点から4つのレベルが定義されている。これらはあくまで目安であり，

予定より深いレベルになっても対応できるよう準備が必要とされている[5]。

鎮静薬については，調節性に優れた短時間作用性のものが好ましい。ミダゾラムとフェンタニルの組み合わせなどがよく用いられるが，これらの薬剤には拮抗薬が存在するということも，利点の一つである。

本邦でも局所麻酔下処置における鎮静薬としてデクスメデトミジンが使用できるようになり，使用報告も散見される。鎮痛効果を持ち呼吸に影響を及ぼさないという，ほかの鎮静薬と一線を画するこの鎮静薬は，今後使用される機会がさらに増えていくものと思われる[6]。プロポフォールは，その適応が全身麻酔の導入および維持，集中治療における人工呼吸中の鎮静となっており，気道確保がなされていない状況下での使用は適応外となる。

最近の報告では，急性期の脳卒中の血管内治療において全身麻酔を用いた群と局所麻酔下に鎮静を併用した群とでは，全身麻酔を用いた群で神経学的予後が悪かったという報告がなされている[7]。今後，このような報告が麻酔方法を選択するうえでの判断基準の一つとなっていくことと思われる。

■モニタリング，静脈路

標準的なモニタリング（心電図・血圧・パルスオキシメトリ・カプノメトリ・体温）は必ず行う。厳密な血圧管理が必要であったり，血管作動薬などを用いて高血圧や低血圧状態を維持しなければならない場合は観血的動脈圧測定を行う。カニュレーションの場所は事前に術者と相談しておかなければならない。造影剤を使用するときは，静脈路を2本確保する。

鎮静時のモニタリングに関しては，ASAから以下のように推奨されている。パルスオキシメトリ，視診・聴診による呼吸機能の絶え間ない看視を，すべてのレベルにおいてモニターする。非観血血圧もすべてのレベルで鎮静前と，鎮静後はできれば5分ごとに測定する（ただし，小児のMRI検査のように血圧を測ることで覚醒してしまい検査の妨げになる場合は除く）。カプノメトリは深鎮静や呼吸状態が直接観察できないような中等度鎮静時のモニターとして推奨される。心電図は，深鎮静時と循環が不安定な患者の中等度鎮静時のモニターとして推奨されている。

■麻酔管理

気管挿管による全身麻酔を行う場合，麻酔導入時には気管挿管による頭蓋内圧亢進を最小限にとどめるようにしなければならない。緊急手術時はフルストマックであることを考慮し，意識レベルの低い患者では誤嚥の可能性も考慮する。

吸引は必ずすぐ使えるように準備する。挿管が完了したら挿管チューブを確実に固定する。処置中に挿管チューブを固定しなおすのは困難である。麻酔器が患者から離れて設置されることが多いため，蛇管の長さも注意する。

麻酔維持中は侵襲的な操作はほとんどないため，麻酔は比較的浅く管理すればよいが体動やバッキングは避けなければならない。また，血圧低下が起こりやすいので血管作動薬などを適宜使用していく。手術室と同様の加温をすることは難しいことが多いので，体温の管理に難渋することがある。

麻酔からの覚醒，抜管時にはバッキングを極力避ける。血圧が上昇することも多いので降圧薬が必要となることもある。

ハイブリッド手術室

近年ハイブリッド手術室を導入する施設が増えている。ハイブリッド手術室とは，手術室の中に放射線撮影装置を設置するように設計された手術室のことである。これまでは別々の場所で行われてきたIVRと手術を組み合わせてさまざまな治療が可能になった。また，手術室と同等の空気清浄度の環境で治療が可能になった。

麻酔科医にとってもハイブリッド手術室の導入は大きな恩恵を受ける。前項目で述べたような手術室以外での麻酔を行わなくてもよくなるからである。いつもと同じ場所，同じ麻酔器，同じ麻酔のための機器，慣れたスタッフ，このような環境で麻酔をすることができることは麻酔科医にとって非常にありがたいことである。また，たとえばIVR中に緊急で開頭手術が必要な状況に陥った場合でも，患者を移動させることもなくただちに次の処置に移ることができる。ただ，ハイブリッド手術室でIVRを行ったほうが患者の予後が良いといった報告はまだない[8]。

しかし，まだいくつかの問題も残っている。まず，放射線撮影装置が患者の周囲を移動するために，患者と麻酔器・麻酔科医の距離が遠くなってしまうことがある。手術台を動かすこともあるため，呼吸器の蛇管やルート類は十分な長さを確保しておく。血管撮影時

には，麻酔科医自身が身を守らなければならない．その場合，どうしても患者や麻酔器から離れてしまうので，離れた場所からでもモニターが見えるようにしておかなければならない．血管撮影のタイミングや撮影装置・手術台の移動など術者や放射線技師とのコミュニケーションを密にとらなければならない．

● 参考文献 ●

1) 森田 穣. IVR の歩んできた道, 歩む道. J Intervent Radiol 2008 ; 23 : 285-99.
2) Connolly ES Jr, Rabinstein AA, Carhuapoma JR, et al. Guidelines for the management of aneurysmal subarachnoid hemorrhage. Stroke 2012 ; 43 : 1711-37.
3) Molyneux AJ, Kerr RS, Stratton I, et al. International subarachnoid aneurysm trial (ISAT) of neurosurgical clipping versus endovascular coiling in 2143 patients with ruptured intracranial aneurysms : a randomised trial. Lancet 2002 ; 360 : 1267-74.
4) American Society of Anesthesiologists. Statement-on-nonoperating-room-anesthetizing-locations. pdf. http://www.asahq.org/quality-and-practice-management/standards-and-guidelines
5) American Society of Anesthesiologists Task Force on Sedation and Analgesia by Non-Anesthesiologists. Practice guidelines for sedation and analgesia by non-anesthesiologists. Anesthesiology 2002 ; 96 : 1004-17.
6) Fukuoka N, Iida H, Enomoto Y, et al. Monitored Anesthesia Care for Deep Brain Stimulation and Embolization of Brain Arteriovenous Malformation. Masui 2015 ; 64 : 276-84.
7) Abou-Chebl A, Yeatts SD, Yan B, et al. Impact of General Anesthesia on Safety and Outcomes in the Endovascular Arm of Interventional Management of Stroke (IMS) III Trial. Stroke 2015 ; 46 : 2142-8.
8) Yamakawa K, Kiyama S, Uezono S, et al. Incidence and neurological outcomes of aneurysm rupture during interventional neuroradiology procedures in a hybrid operating suite. J Anesth 2012 ; 26 : 592-4.

萩原　伸昭，西脇　公俊

XII 各論・麻酔管理

16 そのほかの麻酔管理

A 妊婦の脳血管疾患

KEY POINT
- 妊婦の生理学を理解する必要がある。
- 妊婦に脳外科手術を行う場合，妊娠週数によって扱いが異なる。
- 妊娠継続で手術を行う場合，母胎ともに手術の影響に留意する必要がある。
- 血管内治療を行う場合，胎児への被曝線量を考慮する必要がある。

はじめに

妊娠中に脳血管疾患に罹患した場合，手術を行う対象疾患としては，くも膜下出血，脳出血，脳動静脈奇形破裂などが想定される。いずれも発症した場合生命を脅かす疾患である。これらの疾患に対して手術を行う場合，妊婦特有の生理学と胎児の状態を把握したうえで，麻酔管理を行う必要がある。

妊娠継続の判断

妊婦が手術を必要とする脳血管疾患に罹患した場合，妊娠週数によって妊娠を継続しつつ手術を行うのか，帝王切開で胎児を娩出してから手術を行うのかを判断することになる。民族による差があるが，日本人の場合28週が境界になる[1]。28週を超えると体重は1,500 gを超えて生存率も90％に達する。罹患時の胎児の推定体重にもよるが，産婦人科医，脳外科医，麻酔科医で協議し妊娠継続か胎児娩出かを判断する目安として，妊娠週数28週を基準にする。

妊娠による生理学的な変化（図1）

■内分泌系の変化

妊娠に伴い，母体からは妊娠継続のためにエストロゲン，プロゲステロンなどが分泌される。これらのホルモンは血管壁を伸長させる作用があり，脳動脈瘤，脳動静脈奇形などを拡大する可能性があるため脳卒中の発症率を上げるとされている[2,3]。

また，脳内麻薬の一つであるエンドルフィンの分泌

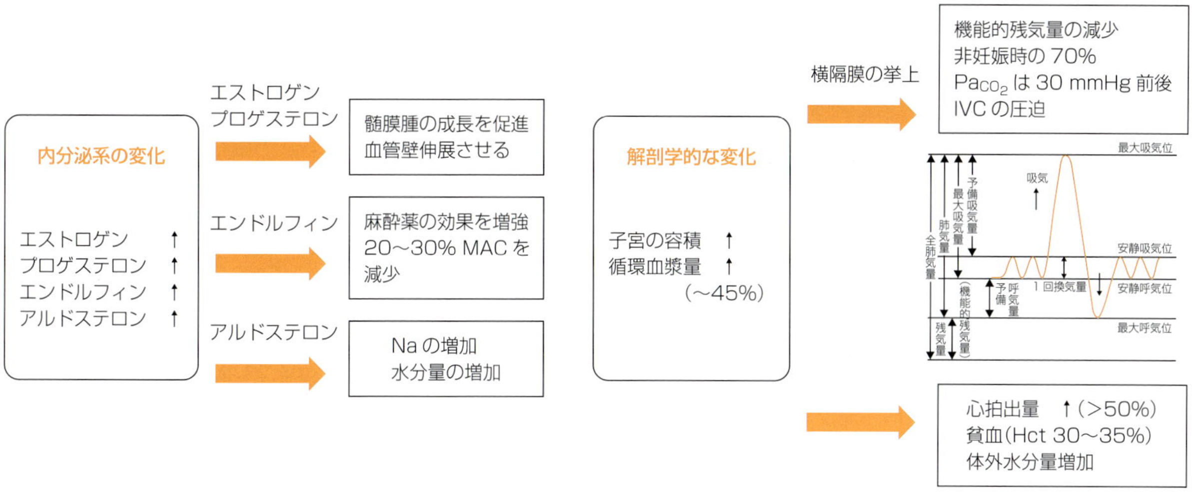

図1 妊娠による生理学的変化
MAC：最小肺胞濃度，IVC：下大静脈

内分泌系の変化
- エストロゲン ↑
- プロゲステロン ↑
- エンドルフィン ↑
- アルドステロン ↑

- エストロゲン／プロゲステロン → 髄膜腫の成長を促進 血管壁伸展させる
- エンドルフィン → 麻酔薬の効果を増強 20〜30% MAC を減少
- アルドステロン → Na の増加 水分量の増加

解剖学的な変化
- 子宮の容積 ↑
- 循環血漿量 ↑ （〜45%）

横隔膜の挙上
- 機能的残気量の減少 非妊娠時の 70%
- Pa_{CO_2} は 30 mmHg 前後
- IVC の圧迫

- 心拍出量 ↑（>50%）
- 貧血（Hct 30〜35%）
- 体外水分量増加

も増加するといわれている[4]。エンドルフィンが増加すると麻酔作用が増強され通常の使用量では深麻酔になる可能性があることを理解する必要がある。

アルドステロンも妊娠中に増加するが，それにより循環血液量が増加するので貧血，浮腫などに注意しなければならない。循環血液量の増加は妊娠後期に顕著になり動脈瘤破裂，脳動静脈奇形破裂がこの時期に増加する。

■ 解剖学的な変化

妊娠の経過とともに子宮容積が増大してくるが，それにつれて横隔膜が挙上し呼吸機能に影響が出る。機能的残気量は正常時から約 30% 減少する。機能的残気量は換気には関与していないが，無呼吸時の予備能として重要な役割を果たしている。無呼吸でも動脈血の酸素飽和度が急速に減少しないのは臨床的に経験していることだが，これは機能的残気量に含まれる酸素で血液が酸素化されているためである（図1）。妊婦に気道確保を行う場合はこの予備力が非妊娠時より減少しているために容易に低酸素状態に陥る。気管挿管時にも母胎ともに低酸素血症になりやすいことを念頭に置く必要がある。

また，横隔膜挙上で1回換気量が減少するため呼吸回数が増加し過換気状態になりやすく，妊婦の動脈血二酸化炭素分圧は 30 mmHg 前後が正常値になっている。もともと過換気になっており脳圧減少のために過換気療法を行う際は過度の低二酸化炭素血症にならないように留意しなければならない。

循環血液量はホルモンの変化により変動し，それにより心拍出量の増加，貧血が起こる。これは主に妊娠後期に顕著になる。循環血液量は妊娠 20 週前後から急激に増大し，妊娠 30〜32 週前後で最大となる。正常妊娠では，このような変化と同時に末梢血管抵抗は低下して子宮循環血液量は非妊時の約 10 倍，腎血流量は約 30% 増加する。

妊娠期における脳血管疾患の特徴

■ 脳動脈瘤破裂

妊娠中の脳動脈瘤破裂の頻度についてはさまざま報告があるが，出産 10 万回あたり 3〜10 回程度とされている[5)6]。先にも触れたが妊娠を維持するためのプロゲステロン，エストロゲンなどのホルモンの持つ血管伸張性が動脈瘤の増大，破裂を何らかの形で促進していると考えられる。

妊娠中の動脈瘤破裂の治療方針としては，非妊娠時と同様に検査治療を行うということとされており，外科的治療は母胎ともに予後を改善することが明らかになっている[7]。外科的治療を行うに際しては先に挙げた妊娠週数が 28 週を超えているかどうかを基準に，妊娠継続で行うのか，胎児娩出を先に行うのかを胎児の状態，母胎の病状から総合的に判断することになる。

破裂脳動脈瘤の外科的治療としては，開頭クリッピング術かコイル塞栓術が挙げられる。いずれにせよ，妊娠継続で行う場合は胎児，母体の双方に注意を向ける必要がある。術中管理に関しては後述する。

■脳動静脈奇形(cerebral arteriovenous malformation：cerebral AVM, AVM)

脳AVM（以下AVM）の頻度は脳動脈瘤破裂より少ないが，AVMと診断のついている妊婦を追跡した調査では1回の妊娠で出血を起こすのは8.1%で，1年あたりでは10.8%の出血率となるとしている。脳動脈瘤破裂と同様に妊娠中は出血率が増加する。過去に出血歴があれば，再出血のリスクが高くなるのでAVMを治療するほうが望ましく[8]，出血歴がなければ治療を行うか慎重に検討すべきとしている[9,10]。AVMの外科的治療としては，摘出術を行う前に流入血管のコイル塞栓術を血管内治療で行う場合が多く，28週以前は脳動脈瘤のコイル塞栓術と同様に母胎の被曝量を十分に考慮する必要がある。

■もやもや病

これまで述べたように，周産期に脳血管疾患が増悪することは報告されているが，もやもや病の虚血発作，脳出血が増加するかは判明していない。もやもや病罹患女性の妊娠・分娩に関しては散発的な症例報告と，これらをまとめた総説[11]がある程度で，全貌を把握するのは困難であるが，全国産科施設と患者助成に対する大規模アンケート調査があり，実態解明が進んだ。

患者は，すでにもやもや病の診断がついていて浅側頭動脈－中大脳動脈バイパス手術が行われたあとで分娩に至るケースと，もやもや病の診断がついていなかったが出産を契機に診断されたものに，大きく分けることができる。

●もやもや病既診断例の場合

すでに診断がついている場合は，妊娠までにバイパス手術が行われている場合も多く，おおむね安全に分娩・出産が行われている。小児期に発生している患者が多く，妊娠中に突然脳出血で発症するグループとは病型が異なっている可能性も示唆されている。また，バイパス手術が奏効していると考えられる。分娩形態としては帝王切開が多く，分娩時の過呼吸や過度の血圧変動を避けた結果と推察されている。

●もやもや病未診断の妊娠・分娩

既診断例と比較すると周産期脳発作により診断されたケースでは後遺症も残し，母体死亡例も存在していた。もやもや病の罹患率が10万人あたり3.16人なので，スクリーニングとして妊婦にmagnetic resonance angiography (MRA) を行うのは正当化されないが，血圧管理を強化することである程度は未然に脳出血を防ぐことは可能であろう。もやもや病の特徴として小児期に発症する場合と，成人発症の場合はそもそも病状が異なり，小児は虚血発作で発症する場合が多いが，成人は脳出血の割合が高い。これが，予後の悪さに関与している可能性もある。

麻酔・周術期管理上の注意点

これまで述べてきた疾患の麻酔・周術期管理を行うには，それぞれの疾患の特徴を把握したうえで疾患ごとに注意しなければならない点があるが，妊婦の脳外科的手術の注意事項として共通のものもある。以下，共通事項に関して述べていきたい。

■気道確保の問題

気管挿管をする際に問題になるのが，妊娠中はアルドステロンの分泌増加により体内に水分貯留が起こり，粘膜も浮腫状になることである。喉頭蓋周辺も浮腫状になるため気管内挿管の難易度が上がる。妊婦に気管挿管をする際には6.0～7.0 mmの挿管チューブがよいとされる。

また，先にも述べたが機能的残気量が減少しているため気管挿管に手間取ると容易に低酸素血症に陥る。余裕があれば，十分に純酸素で呼吸させるかマスク換気を行う。

さらに，増大した子宮により妊婦は常に胃が圧迫されているため，食物残渣が貯留していると考えたほうがよい。水分に関しては胃の貯留時間は非妊娠時と同等だとされているが[12]，固形物に関しては定説がない。したがって麻酔導入は迅速導入で行い輪状甲状軟骨圧迫も併用することが望ましい。

■脳圧の問題

妊婦に脳外科的手術を行う場合は，脳出血，くも膜下出血など脳圧が亢進している場合がある。開頭するまでに少しでも脳圧を下げたいケースも想定される。そういった場合，非妊娠時と同様の処置を行ってもよいのであろうか。マンニトールは胎児の脱水に関連するとされているが[13]，0.5 g/kgまでの使用なら問題ないとする報告もある[14]。マンニトールと同様の作用を持つフロセミドは，マンニトールが使いにくい際の代替品として有効である[15]。

また，軽度の過換気は脳圧亢進に有用だとされてい

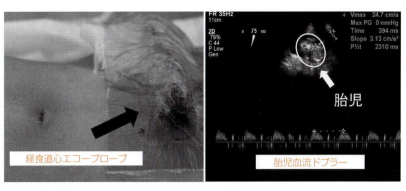

図2 経食道心エコーによる胎児心拍モニタリング

るが、母体のPa_{CO_2}の正常値はすでに妊娠後期には30 mmHg程度になっている。報告ではPa_{CO_2}は25〜30 mmHgは許容範囲とされるが、25 mmHg以下になると胎盤血流が低下するとされているため、25〜30 mmHgの範囲で胎児心拍をモニターしながら慎重に行う必要がある[15)16)]。

■投与薬物について

妊婦に薬物を投与する際には、循環血液量の増加や腎血流の増加による薬物動態の変化を考慮する必要がある。さらに、妊娠を継続する場合は胎児への影響に留意しなければならない。妊娠4〜7週は胎児の重要な臓器が形成される時期で催奇形性の危険性がもっとも高く、絶対過敏期とされる。妊娠8〜15週は胎児の重要な臓器の形成は終了しているが生殖器の分化や口蓋の閉鎖がこの時期にかかり、相対、比較過敏機とされる。これ以降は催奇形性の危険はほぼなくなる。

脳外科的手術として術前に処方が予想される薬物としては抗てんかん薬が挙げられる。フェニトイン、フェノバルビタールは重大な奇形が2〜3倍に増加する[17)]。バルプロ酸ナトリウムに至っては奇形のリスクを4〜8倍にするとされている[18)]。しかし、母体が脳卒中などで痙攣を起こした場合は母胎ともに低酸素状態になる可能性があり、治療上の有益性が危険性を上回ると判断された場合は、バルプロ酸ナトリウムが"有益性投与"として添付文書に記載されている。母胎の状況を判断して投与するかどうかを決定する必要がある。

ほかの薬物に関してもタンパク結合性かどうか、肝代謝か腎排泄かによってクリアランスが変化し半減期が延長する場合などがあり、薬物ごとに検討が必要である[19)]。

■胎児心拍モニター

妊娠継続で全身麻酔を行う場合、胎児の状態をモニタリングできるのは胎児心拍陣痛図(cardiotocography)である。妊娠16週以降でモニタリング可能とされるが、24週以降で有効性が高いとされている。ただ、変動が大きいため解釈には注意が必要で産科医の立ち会いが望ましい。

胎児心拍陣痛図に代わる胎児心拍モニターとして、われわれは経食道心エコーのプローブを母体の下腹部に当てて術中にモニタリングする試みを行っている(図2)。すでに開心術で4症例に実施したが、心拍数の変動を十分に感知することが可能で、カラードプラーで血流の有無も確認可能である。胎児の週数が少ない場合もプローブのプレーンを回転させることで追従できるという利点もある。今後、症例数を重ねて精度を上げていきたい。

■血管内治療の被曝線量

血管内治療によるコイル塞栓術の進歩に伴い、脳動脈瘤破裂、AVMに関しては妊婦でも適応になるケースが増えている。透視下で行われるため母児共に被曝線量が問題になる。胎児は妊娠10週までは50 mGy未満では奇形発生と関連性は認められず、10〜27週では100 mGyまでは中枢神経障害は起こらないとされている。10 mGy程度の被曝線量では、小児がんの発生頻度をわずかに上昇させるといわれている。実際にどの程度被曝するのかというと、胎児のコイル塞栓術での被曝は3 mGy、脳血管造影では1 mGyとされ、実際の被曝量としては問題にならないとされている[4)20)]。ただ、器官形成期には十分注意する必要がある。

まとめ

妊婦の脳外科的手術に関しての問題点を述べてきたが，妊娠週数，胎児の発育，脳血管疾患の重症度などにより周術期の麻酔管理は大きく変化する。脳外科，麻酔科，産婦人科で集学的に治療計画を立てて取り組まなければならない。

● 参考文献 ●

1) Draper ES, Manktelow B, Field DJ, et al. Prediction of survival for preterm births by weight and gestational age：retrospective population based study. BMJ 1999；319：1093-7.
2) Nelson LA. Ruptured cerebral aneurysm in the pregnant patient. Int Anesthesiol Clin 2005；43：81-97.
3) Ortiz O, Voelker J, Eneorji F. Transient enlargement of an intracranial aneurysm during pregnancy：case report. Surg Neurol 1997；47：527-31.
4) Meyers PM, Halbach VV, Malek AM, et al. Endovascular treatment of cerebral artery aneurysms during pregnancy：report of three cases. AJNR Am J Neuroradiol 2000；21：1306-11.
5) Barrett JM, Van Hooydonk JE, Boehm FH. Pregnancy-related rupture of arterial aneurysms. Obstet Gynecol Surv 1982；37：557-66.
6) Stoodley MA, Macdonald RL, Weir BK. Pregnancy and intracranial aneurysms. Neurosurg Clin N Am 1998；9：549-56.
7) Dias MS, Sekhar LN. Intracranial hemorrhage from aneurysms and arteriovenous malformations during pregnancy and the puerperium. Neurosurgery 1990；27：855-65；discussion 65-6.
8) Kim H, Sidney S, McCulloch CE, et al. Racial/Ethnic differences in longitudinal risk of intracranial hemorrhage in brain arteriovenous malformation patients. Stroke 2007；38：2430-7.
9) Gross BA, Du R. Hemorrhage from arteriovenous malformations during pregnancy. Neurosurgery 2012；71：349-55；discussion 55-6.
10) Stapf C, Mast H, Sciacca RR, et al. Predictors of hemorrhage in patients with untreated brain arteriovenous malformation. Neurology 2006；66：1350-5.
11) Komiyama M, Yasui T, Kitano S, et al. Moyamoya disease and pregnancy：case report and review of the literature. Neurosurgery 1998；43：360-8；discussion 368-9.
12) Wong CA, McCarthy RJ, Fitzgerald PC, et al. Gastric emptying of water in obese pregnant women at term. Anesth Analg 2007；105：751-5.
13) Burns PD, Linder RO, Drose VE, et al. The placental transfer of water from fetus to mother following the intravenous infusion of hypertonic mannitol to the maternal rabbit. Am J Obstet Gynecol 1963；86：160-7.
14) Bharti N, Kashyap L, Mohan VK. Anesthetic management of a parturient with cerebellopontine-angle meningioma. Int J Obstet Anesth 2002；11：219-21.
15) Wang LP, Paech MJ. Neuroanesthesia for the pregnant woman. Anesth Analg 2008；107：193-200.
16) Low JA, Boston RW, Cervenko FW. Effect of low maternal carbon dioxide tension on placental gas exchange. Am J Obstet Gynecol 1970；106：1032-43.
17) Perucca E. Birth defects after prenatal exposure to antiepileptic drugs. Lancet Neurol 2005；4：781-6.
18) Wyszynski DF, Nambisan M, Surve T, et al. Increased rate of major malformations in offspring exposed to valproate during pregnancy. Neurology 2005；64：961-5.
19) Anderson GD. Pregnancy-induced changes in pharmacokinetics：a mechanistic-based approach. Clin Pharmacokinet 2005；44：989-1008.
20) Selo-Ojeme DO, Marshman LA, Ikomi A, et al. Aneurysmal subarachnoid haemorrhage in pregnancy. Eur J Obstet Gynecol Reprod Biol 2004；116：131-43.

吉谷　健司

XII 各論・麻酔管理

16 そのほかの麻酔管理

B 神経麻酔のための区域麻酔法

KEY POINT

- 頭蓋部の知覚神経支配を理解し，術前に術者と綿密に打ち合わせて区域麻酔の必要部位を確認して，遮断すべき範囲を確定する。
- 部位に応じて，伴行する動静脈が近い部位には超音波ガイド下法が推奨される。必要に応じて，レスキューを含めた浸潤麻酔法も組み合わせる。
- 局所麻酔薬は鎮痛を主体に低濃度に調整し，総使用量が極量を超えないよう，また追加使用するタイミングにも留意する。
- 患者の全身状態の把握には，全身麻酔に準じたモニタリングを適切に行い，必要に応じて速やかに全身麻酔に移行できる準備を整える。
- awake craniotomy を計画するにあたっては，患者管理に関わる全スタッフで事前に綿密に打ち合わせを行い，患者が受容できるか適応を見極め，術中合併症や緊急時の対応を十分に準備して区域麻酔を施行することが推奨される。

はじめに

　古代インカ文明の遺跡から開頭術を思わせる頭蓋骨が発掘されており，骨に治癒痕が見られることから，ある程度の予後が示唆されており，施術に際しなんらかの鎮痛法が行われた可能性も指摘されている[1]。

　翻って現代医学では，全身麻酔と気管挿管による気道確保が神経麻酔の分野でも golden standard であることは論をまたないが，近年，低侵襲と早期回復を目指す医療に対する要求が高まっており，この分野も例外ではない。awake craniotomy に代表される，患者自身をモニターにして脳機能をできるかぎり温存する手術では，意識に影響しない区域麻酔法が再評価を受けている[2]。

　20世紀初頭に書かれた区域麻酔の初期のテキストをひもとくと，手技の多くの部分が頭頸部の処置のための区域麻酔法の記述に費やされている。このことは，頭頸部の処置のための無痛法の必要度の多様さを表していると思われる[3,4]。

　頭頸部には脳神経，頸神経が集中しているが，知覚枝は頭皮，筋膜，骨膜，脳硬膜に分布しており，脳実質には知覚がない。

開頭術のための頭部の無痛法

■頭蓋の知覚支配

頭蓋(scalp)の知覚支配は以下の6つの神経が関与している(図1)。

①眼窩上神経〔supraorbital nerve(n.)〕
②滑車上神経(supratrochlar n.)
③頬骨側頭神経(zygomaticotemporal n.)
④耳介側頭神経(auriculotemporal n.)
⑤大後頭神経(greater occipital n.)
⑥小後頭神経(lesser occipital n.)

ほかに大耳介神経(great auricular n.)が耳介後部の側頭部を支配するが,手術野への関与は小さいので,必要に応じてレスキューブロックで対応可能である。

■解 剖

以下に解剖を詳述する。

● 眼窩上神経と滑車上神経

これら2つの神経は,三叉神経第一枝(Ⅵ)である眼神経(ophthalmic n.)が眼窩上切痕を出てから涙腺神経(lacrimal n.),前頭神経(frontal n.),鼻毛様体神経(nasocilliary n.)に分枝した後の前頭神経から,さらに分岐して前頭部の皮膚知覚を支配する。

滑車上神経が前額の最内側を支配し,眼窩上神経はその外側を支配する。

● 頬骨側頭神経

この神経は三叉神経第二枝(Ⅶ)である上顎神経(maxillary n.)の枝である頬骨神経(zygomatic n.)の分枝である。頬骨神経の頬骨側頭枝とも呼ばれるが,便宜上頬骨側頭神経と呼ばれる。

頬骨弓上面の側頭筋にほぼ一致する側頭部の皮膚知覚を支配する。

● 耳介側頭神経

この神経は三叉神経第三枝(Ⅷ)である下顎神経(mandibular n.)の分枝で,浅側頭神経と伴走して頬骨側頭神経の支配領域より後面の側頭部の皮膚知覚と耳介の外周部前面までの皮膚知覚を支配する。

外耳道前面で浅側頭動脈と伴走する。

● 大後頭神経

この神経は第2頸神経(C2)の後枝内側枝であり,下頭斜筋の下縁から出て頭半棘筋を貫通し,表層に出て後頭の皮膚知覚を支配する。

● 小後頭神経

この神経は第2頸神経(C2)および第3頸神経(C3)

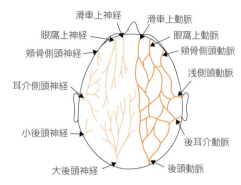

図1 頭皮部の神経支配と血流支配

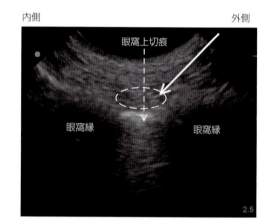

図2 眼窩上神経ブロック

の前枝である。

その走行は耳介後面の側頭部の知覚を支配する。

● 大耳介神経

この神経は第2,3頸神経(C2, 3)に由来し,耳介後面の側頭部の知覚を支配する。

個別の神経ブロック法

■眼窩上神経ブロックと滑車上神経ブロック

● ランドマーク法

眼窩上神経は上眼瞼の前頭骨内側縁で触診により眼窩上切痕を触知して浸潤麻酔を行う。

滑車上神経はさらに内側の前頭骨上に浸潤麻酔を行う。

● 超音波ガイド下法(図2)

超音波ガイド下法では,設置面積の少ないマイクロコンベクスプローブか操作幅25 mm以下のリニアプローブ(ストレートタイプまたはホッケースティックタイプが市販されている)が応用しやすい。

そのほかの麻酔管理 | 16

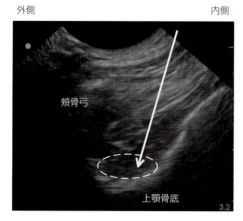

図3　頬骨側頭神経ブロック

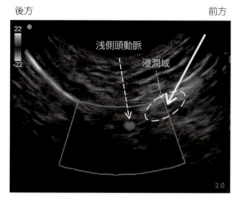

図4　耳介側頭神経ブロック

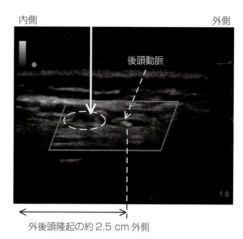

図5　大後頭神経ブロック　(1)ランドマーク法

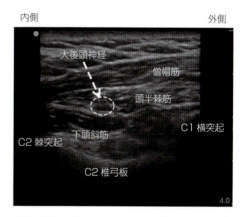

図6　大後頭神経ブロック　(2)超音波ガイド下法

　眼窩上神経ブロックは，超音波断層画像上，眼窩上切痕が容易に識別できる。ランドマーク法と比べ，より正確に，血管誤穿刺を防いで局所麻酔薬を注入できるとされる。

　滑車上神経ブロックは，超音波ガイド下法での報告はこれまで知られていないが，眼窩上神経ブロックの内側方への延長上で骨膜上の広がりを観察できる。

■頬骨側頭神経ブロック
●ランドマーク法
　頬骨弓上縁を触知し，前頭骨と頬骨の縫合線を示指頭で触知し，指頭越しにブロック針を眼窩後面の頬骨弓の凹面上に沿って刺入し，およそ眼角（目尻）の高さで骨表面への接触を確認したのち，吸引試験を行い，局所麻酔薬を1〜2ml分割注入する。
●超音波ガイド下法（図3）
　眼窩の後方，頬骨弓上縁から内下方へ超音波ビームを照射して前頭頬骨縫合を確認，次いで徐々に下方へ走査して頬骨弓後面の彎曲した骨表面像を描出する。

ドプラー血流機能を適用して細動脈の有無を確認したのち，ブロック針を頬骨弓後面に沿って骨表面に接触するまで刺入し，吸引試験後に局所麻酔薬を1〜2ml分割注入する。

■耳介側頭神経ブロック
●ランドマーク法
　耳珠の一横指前方で浅側頭動脈の拍動を指で触知し，動脈穿刺を避けるようにブロック針を刺入して吸引試験を実施後，局所麻酔薬を注入する。
●超音波ガイド下法（図4）
　耳珠の前面をプローブで横断走査を行い，ドプラー血流機能を用いて浅側頭動脈を確認したのち，動脈周囲に局所麻酔薬を浸潤する。

-317-

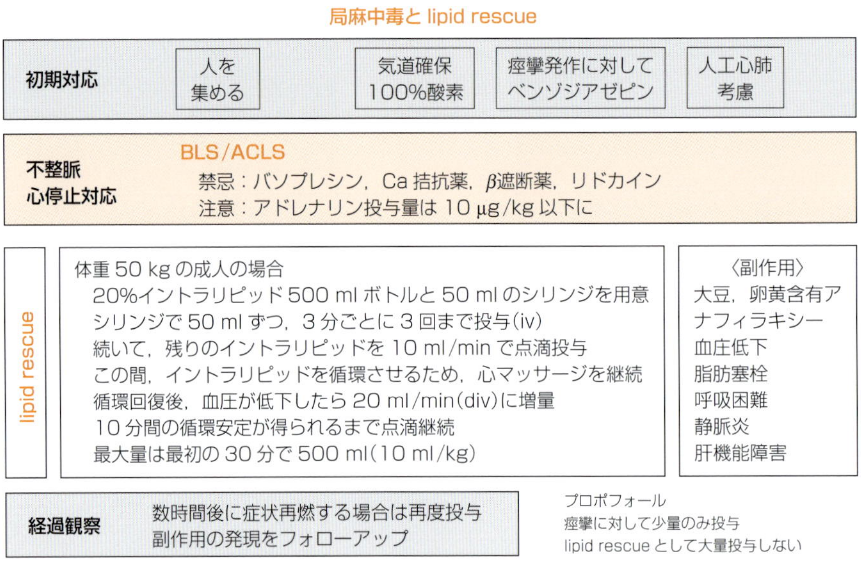

局麻中毒と lipid rescue

初期対応	人を集める　気道確保 100%酸素　痙攣発作に対してベンゾジアゼピン　人工心肺考慮	
不整脈心停止対応	BLS/ACLS 禁忌：バソプレシン，Ca 拮抗薬，β遮断薬，リドカイン 注意：アドレナリン投与量は 10 µg/kg 以下に	
lipid rescue	体重 50 kg の成人の場合 20％イントラリピッド 500 ml ボトルと 50 ml のシリンジを用意 シリンジで 50 ml ずつ，3 分ごとに 3 回まで投与(iv) 続いて，残りのイントラリピッドを 10 ml/min で点滴投与 この間，イントラリピッドを循環させるため，心マッサージを継続 循環回復後，血圧が低下したら 20 ml/min(div)に増量 10 分間の循環安定が得られるまで点滴継続 最大量は最初の 30 分で 500 ml (10 ml/kg)	〈副作用〉 大豆，卵黄含有アナフィラキシー 血圧低下 脂肪塞栓 呼吸困難 静脈炎 肝機能障害
経過観察	数時間後に症状再燃する場合は再度投与 副作用の発現をフォローアップ	プロポフォール 痙攣に対して少量のみ投与 lipid rescue として大量投与しない

図 7　局所麻酔薬中毒発生時の lipid rescue プロトコルの一例
〔日本麻酔科学会　輸液・電解質ガイドライン，米国局所麻酔学会　局所麻酔中毒チェックリスト，www.lipidrescue.org，Anesth Analg 2012, p.914，日臨麻会誌 2010, p.523，Anesth 21 Cent 2012 より改変引用〕

■大後頭神経ブロック[5]
●ランドマーク法（図 5）
　後頭骨下縁正中から左右に 2 横指側方で後頭動脈の拍動を触知し，その一横指内側方に局所麻酔薬を注入する。

●超音波ガイド下法（図 6）
　ランドマーク法と同位置を，プローブで横断走査を行い，ドプラー血流機能を援用して後頭動脈の拍動を確認し，その一横指内側に局所麻酔薬を注入する。
　大後頭神経は第 2 頸椎横突起から第 2 頸椎頸神経(C2)の後枝として分岐し，下頭斜筋の筋腹の上縁から上行する。下頭斜筋の筋腹の縦断像を得るように，第 1 頸椎横突起から第 2 頸椎棘突起を結ぶ線上で横断走査を行い，筋腹上の神経横断像を確認し，その周辺に局所麻酔薬を注入する。

■小後頭神経，大耳介神経ブロック
　両者とも浅頸神経叢に属するので，第 4 頸椎の高さの胸鎖乳突筋後縁にある"頸神経点"の位置での注入でブロックが可能である。
●ランドマーク法
　同位置に局所麻酔薬を注入する。深すぎないよう，内側に広げすぎないように注意する。
●超音波ガイド下法
　同位置を超音波横断画像で走査する。胸鎖乳突筋外縁と第 4 頸椎横突起の先端を同定し，外縁部の深頸筋膜面上に局所麻酔薬を注入する。深頸筋膜上で頸椎横突起より内側へ広がると横隔神経麻痺や深頸神経叢ブロックが生じるので注意する。

■神経ブロックまとめ
　以上のブロックは剃毛後の頭皮～生え際を目指して行われるため，厳密な清潔野で行われるわけではない。実施にあたっては 22 G 以下のカテラン針を用い，細心の注意をもって避けながら血管内注入を行うことが重要である。

おわりに

　20 世紀初頭のランドマーク法時代から，頭皮の皮弁形成時には浸潤麻酔法（リングブロック）により行う方法は確立されてきたが，頭皮のリングブロックは投与量が多くなりがちであり，局所麻酔薬中毒のリスクが高くなる。使用量を安全な適正範囲にとどめることは論をまたないが，選択的に支配領域の神経をブロックできれば使用量を軽減できる。
　施設によって，使用する局所麻酔薬の濃度，使用量の範囲を決めておき，それを厳守することが望ましい。基本は日本 Awake Surgery 学会がガイドラインを策定している[6]が，施設の実情，適用症例に応じた対応が重要である。
　最近，東京女子医科大学の鎌田[7]は自施設での臨床

経験を踏まえて，0.3％のロピバカインを調整し，患者の体重(kg)×1 ml を極量の目安として初回投与量を決め，4時間後に初回投与量の1/2量を追加投与の目安に使用することを提唱している．

このほかに，手術の awake 段階では即効性を期待して，術者により10万倍アドレナリン添加1％リドカイン溶液を体重(kg)×0.7 ml を極量の目安に，適宜浸潤麻酔を併用してもらう場合もある．

不測の局所麻酔薬の中毒症状に備えて lipid rescue をはじめ，その対処プロトコルを施設ごとに策定しておくことも推奨される(図7)．

● 参考文献 ●

1) Sperati G. Craniotomy through ages. Acta Otorhinolaryngol Ital 2007；27：151-6.
2) Osborn I, Sebeo J. "Scalp block" during craniotomy：a classic technique revisited. J Neurosurg Anesthesiol 2010；22：187-94.
3) Braun H. Lokalanaesthesie. Leipzig：Verlag von Johann Ambrosius Barth；1905.
4) Hirschel G. Lehrbuch der Lokalanästhesie, für Studierende und Äerzte. Wiesbaden：Verlag von JF Bergmann；1913.
5) 北山眞任，佐藤　裕，廣田和美．大後頭神経ブロック．小松　徹，佐藤　裕ほか編．超音波ガイド下脊柱管・傍脊椎ブロック．東京：克誠堂出版；2011．p.81-7.
6) 日本 Awake Surgery 研究会覚醒下脳手術ガイドライン作成委員会．Awake craniotomy 麻酔管理のガイドライン．麻酔 2014；63：907-10.
7) 鎌田ことえ．麻酔科医だからこそできる覚醒下開頭術の術中管理．日臨麻会誌 2015；35：795-803.

佐藤　　裕

XII 各論・麻酔管理

16 そのほかの麻酔管理

C 術後疼痛管理

KEY POINT
- 脳神経外科手術後の痛みの特徴を理解する。
- multimodal approach による周術期管理で効率的な疼痛管理を目指す。
- 遷延性術後痛（慢性痛）への移行を予防する。
- 術後鎮痛に用いる薬を整理する。

脳神経外科手術（以下，開頭術）後の痛みの特徴

　開頭術に伴う術後の急性痛は体性痛であり，頭皮，頭蓋部分の筋肉，軟部組織や硬膜などが痛みの源となる。さらに術後痛は，手術の術式とも深い関係があると指摘されている[1]。側頭下，後頭下の術創に起因して高頻度に痛みが発生する。

　開頭術後の慢性痛のメカニズムは明らかではないが，手術による筋肉の牽引や，長時間の頭部や頸部に負担のかかる体位，および術後の硬膜と筋肉の癒着などが慢性の痛みを引き起こしている可能性が指摘されている。急性期から痛み刺激が持続すると脊髄後角細胞が過敏状態になり，弱い刺激に対しても過剰に反応する中枢性感作が引き起こされる。さらに脊髄後角内でグリア細胞が増殖や活性化し神経障害性痛に関わってくる。これらのことが，痛みをいっそう複雑化している。

　開頭術後の慢性痛を術式で比較検討した研究はないが，聴神経腫瘍切除術後の慢性痛の出現率は44％にも上るとの報告[2]，テント上病変に対する開頭術後の慢性痛の出現率は29％[3]，開頭術2カ月後の慢性頭痛や神経障害性痛の出現率は56％に上る[4]ともされており，今後，慢性痛と術式との関係も明らかになると示唆される。また，慢性痛の患者側の危険因子として，女性，不安症，うつ状態を有している患者は，テント上病変に対する開頭術後の慢性頭痛になりやすいとの報告もある[5]。

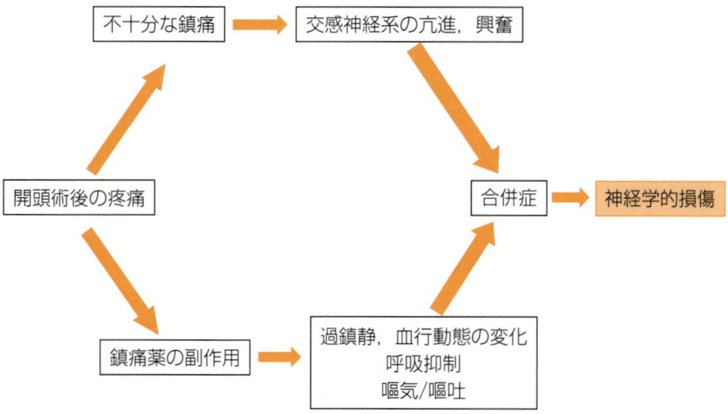

図1 開頭術後の不十分な疼痛管理により起こる影響
術後疼痛管理が不適切な場合，結果的に神経学的損傷を引き起こす。
[Schaller B, Baumann A. Headache after removal of vestibular schwannoma via the retrosigmoid approach：a long-term follow-up study. Otolaryngol Head Neck Surg 2003；128：387-95 より改変引用]

周術期疼痛管理

　開頭術において術後速やかに麻酔から覚醒し，意識の確認ができることを望む脳神経外科医は多い。そのため麻酔科医は，開頭術において，術後速やかに患者の意識が清明になることと過不足ない術後鎮痛を行うことを念頭に置き，麻酔（疼痛管理）を行う。

　しかしながら開頭術直後の患者では，意識レベルがはっきりしないこともあり，時に痛みを過小評価したり，鎮痛が不十分になるということが起きる。最近の報告でも，80％の患者が開頭術後に中等度〜高度の痛みを訴え，その多くは不適切な疼痛管理に起因することが明らかとなっている[6]。開頭術後の不十分な疼痛治療は，興奮や血行動態の変化のため，患者の神経学的状況に対して負の効果を与える。

　一方，強力な鎮痛薬投与も，手術後の回復に否定的な影響を与える副作用（過鎮静，呼吸抑制，嘔気/嘔吐）を引き起こす可能性がある（図1）[7]。術後疼痛治療で適正なバランスに達しない場合，神経学的損傷が起こる。さらに，不十分な鎮痛管理では中枢性感作などが生じ，慢性痛を招く可能性がある。

　開頭術中の麻酔（疼痛管理）としては，レミフェンタニルやフェンタニルなどオピオイドをベースに行うことになる。その一方で，開頭術後の患者は，頻回の神経学的検査を要するため，術後鎮痛を十分量のオピオイドによる単独投与のみで行うと，オピオイドの副作用である嘔気・嘔吐や呼吸抑制のため脳圧の上昇を引き起こしたり，また過鎮静が原因で神経学的所見を適切に評価できなくなる可能性がある。また開頭術後の患者は，精神状態が時々刻々と変化したり，神経学的な障害を抱えている可能性があって十分に痛みの情報を医療者側に伝えることが難しい場合もある。術後急性痛に対し適切な鎮痛を行うことで，術後の興奮，高血圧，震え，嘔吐などを軽減させ，さらに頭蓋内出血，頭蓋内圧の上昇などの合併症を防ぐことができる可能性がある[8]。そのため開頭術後の疼痛管理として，急性期から慢性期の痛みまでを考慮した，症例に応じた multimodal approach で対応することが重要となる。

遷延性術後痛（慢性痛）

　開頭術後の痛みが，いつ遷延性術後痛（慢性痛）へ移行したかを正確に定義するのは難しいが，多くは2〜3カ月以上続く痛みを考える。開頭術後の慢性の痛みのメカニズムは，まだ明らかにされていないが頭蓋周囲の筋肉の収縮などが原因として考えられている。この慢性痛への移行を防ぐためには，いかに術後急性期の炎症や痛みを抑えるかが重要であり，また中枢性感作を発現させないようにすることも重要である。

　慢性痛への移行を防ぐ周術期管理として，手術前から予防的鎮痛としての抗痙攣薬であるガバペンやプレガバリンの投与[9]，執刀前，創閉鎖時および手術後に頭皮ブロックや創傷浸潤麻酔の施行，さらに α_2 アドレナリン受容体作動薬（デクスメデトミジン）[10]の投与などが考えられる。

　しかしながら開頭術後の慢性痛への対応に関しては，症例報告が主であり，投与薬剤，投与時期，投与量，投与期間などの明確な見解は得られていない。

multimodal approachと使用薬剤

　multimodal approachによる疼痛管理として，頭皮ブロックや頭部局所浸潤麻酔を執刀前，閉創時，術後に施行したり，アセトアミノフェンや非ステロイド性抗炎症薬(NSAIDs)を併用することによりオピオイドの必要量を減らし，副作用を軽減させる。さらに患者管理鎮痛法(patient-controlled analgesia：PCA)によるオピオイド投与により，過不足のない鎮痛を行う。

■局所鎮痛法(頭皮ブロック，局所浸潤麻酔)

　awake craniotomyの執刀前の頭皮ブロック(図2)や手術終了時の閉鎖創への局所浸潤麻酔は，開頭術後の特に初期の痛みを和らげる[7)11)]。頭皮ブロックは，一過性の鎮痛が施行可能な効果的な手技であり，レミフェンタニル麻酔後の術後移行時に鎮痛目的で投与される，モルヒネと同様な鎮痛効果があるとの報告がある[12)]。

　頭皮ブロックにおいて注意しなければならない点としては，側頭動脈注入を避けるように施行することである。実際には，局所麻酔薬を頭皮の厚さだけ，すなわち頭蓋骨との境界まで注入し，耳介後部から耳介前部，側頭部を介して行う。次に，眉間から反対側の耳介前部や耳介後部まで麻酔を行う。このとき顔面神経麻痺を避けるため，頬骨の上までの局所麻酔を行う。局所麻酔薬は，一般には長時間作用を期待して，0.375〜0.75％ロピバカインを選択することが多い(最大推奨投与量：3 mg/kgまたは300 mg)。体重あたりの薬物用量を計算して最大推奨投与量以下を用いることが重要である。

　頭皮ブロックを行うことの利点は，手術後に適切な知覚検査および運動神経学的検査を行うことが可能になる点である。さらには，手術中の鎮痛薬の投与量を減らすばかりでなく，術後鎮痛における麻薬の投与量を減らし，pain scoreの低下にもつながる。また，頭皮ブロックや局所浸潤麻酔が予防鎮痛となり，痛みの中枢性感作を防ぎ，神経障害性疼痛への移行を抑える可能性がある[4)]。執刀前の創部への局所浸潤麻酔は，しばしば用いられるが術中の出血を最小限に抑える作用はあるが，術後の鎮痛作用に対しては十分なエビデンスが得られていない。その一方で，閉創後の創部への局所浸潤麻酔や頭皮ブロックは，手術を閉創した後に施行可能であり，開頭術後の副作用の少ない術後鎮痛法として有効といえる。

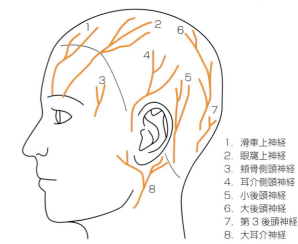

図2　頭皮の神経
頭皮を支配する各神経に対して局所麻酔薬を用い頭皮ブロックを施行し，除痛を図る。

1. 滑車上神経
2. 眼窩上神経
3. 頬骨側頭神経
4. 耳介側頭神経
5. 小後頭神経
6. 大後頭神経
7. 第3後頭神経
8. 大耳介神経

■薬物療法

●オピオイドの非経口投与による術後鎮痛

　オピオイドの非経口投与は，術後の中等度〜重度の疼痛管理において中心的役割をなす。しかしながら不十分な鎮痛に伴う間欠的なオピオイドの投与はしばしば過鎮静を招き，呼吸抑制などの合併症を誘発する。PCAによるモルヒネやフェンタニルなどの投与は，開頭術後の鎮痛法として広く用いられている[13)14)]。オピオイドの使用は，十分な鎮痛効果と嘔気・嘔吐などの副作用発現のバランスを考えて投与量を決定することが重要である。

●トラマドール

　開頭術痛においてトラマドールの使用によりオピオイドの使用量が減り，副作用が軽減されたとの報告がある[15)]。しかしながら術後悪心・嘔吐(PONV)の発生は，トラマドールを投与した場合に，より多かったという報告もある[8)]。

●NSAIDs

　NSAIDsは，術後のオピオイドの使用量を減らすことができる。しかしながら非選択的シクロオキシゲナーゼ(COX)阻害薬は，血小板凝集抑制作用があるため，開頭術後のように術後出血の危険性のある症例では投与しにくい。また選択的COX-2阻害薬は，従来の非選択的COX阻害薬に比較して出血の危険性が低く，より安全であるが，心血管イベントのリスクが増大するため注意が必要である。

　さらにNSAIDsの使用は，心筋虚血の誘発，Na^+保持と糸球体濾過率の低下による腎機能障害をもたら

表　各薬剤の投与例：各種薬剤を併用してオピオイドの投与量を減らす

薬剤	投与時期	投与方法	投与量	備考
ブピバカイン	術中，術後	浸潤	0.25〜0.5%　20万倍アドレナリン添加 20〜40 ml　最大推奨投与量：150 mg	最大推奨投与量より少なめに投与
ロピバカイン	術中，術後	浸潤	0.375〜0.75%　20〜40 ml 最大推奨投与量：3 mg/kg または 300 mg	最大推奨投与量より少なめに投与
アセトアミノフェン	術後	経口，経直腸，静注	300〜1,000 mg/回	定期投与が望ましい
ジクロフェナク	術後	経直腸	25, 50 mg/回	必要に応じて反復投与
フルルビプロフェン	術後	静注	50 mg/回	必要に応じて反復投与
モルヒネ	術後	PCA	1 mg/回　10分ロックアウト	ボーラス投与のみが望ましい
フェンタニル	術後	PCA	0.5 µg/kg/回　15分ロックアウトまたは 持続 20 µg/hr　20 µg/回　15分ロックアウト	ただし最大 50 µg/回
ガバペンチン	術前，術後	経口	400 mg × 3/day	
デクスメデトミジン	術中	静注	0.2〜0.5 µg/kg/hr	

すので注意が必要である。したがって開頭術後痛におけるNSAIDsの使用は，"ハイリスク"症例では使用を控え，ほかの症例においても術後24時間は空けて慎重に投与すべきである[16]。

● アセトアミノフェン

アセトアミノフェンは，抗炎症作用はないがNSAIDsと異なり術後出血のリスクの可能性が低いため，開頭術後痛に対して頻用される。NSAIDsと同様に単独投与では開頭術後の疼痛を十分にコントロールできないが，術後定期的に投与することによりオピオイドの使用量を減らすことができる[8]。

● 抗痙攣薬

ガバペンチンは，術後の急性痛に対して鎮痛作用を有する抗痙攣薬として知られている。開頭術後においても，術前からのガバペンチンの投与がモルヒネの消費量や急性期の術後痛を低下させたと報告されている[17]。また，プレガバリンも同様に急性期の疼痛に効果が認められている。さらに，慢性痛への抑制効果についても報告があり[18]，これらの薬剤の術前からの予防的投与によって慢性痛への移行を抑えられる可能性がある。ただし用量によっては，過鎮静効果になることも考えられる[19]ので注意が必要である。

● $α_2$アドレナリン受容体作動薬

$α_2$アドレナリン受容体作動薬は，脊髄後角に対する下行性疼痛抑制系に関与する。デクスメデトミジンは，呼吸抑制がほとんどなく鎮静と鎮痛を提供できるためawake craniotomyなどの麻酔管理によく用いられている。またオピオイドの副作用である呼吸抑制を増強させない[20]。オピオイドと比較すると鎮痛効果がかなり弱いため，単独の使用では不十分であるが，術中にデクスメデトミジンを持続投与することにより，術後痛に対してオピオイドの消費量を減らせるという報告もある[21)22)]。しかしプロポフォールよりも覚醒に時間を要し，詳細な認知機能検査ができなかったとの報告もあり[23]，注意が必要である。

ラットの慢性疼痛モデルにおいて，デクスメデトミジンは慢性疼痛に対する抗侵害作用を有することが報告されている[10]ことから，慢性疼痛への移行を予防するのに有用とも考えられる。

さらに脳保護作用も報告されており，この種類の薬物の開頭術周術期の使用は，ますます増加する可能性があろう。

● まとめとして

最後にこれら薬剤の周術期における使用例を**表**に示す。

● 参考文献 ●

1) Thibault M, Girard F, Moumdjian R, et al. Craniotomy site influences postoperative pain following neurosurgical procedures：a retrospective study. Can J Anaesth 2007；54：544-8.
2) Schaller B, Baumann A. Headache after removal of vestibular schwannoma via the retrosigmoid approach：a long-term follow-up study. Otolaryngol Head Neck Surg 2003；128：387-95.
3) Gee JR, lshaq Y, Vijayan N. Postcraniotomy headache. Headache 2003；43：276-8.
4) Batoz H, Verdonck O, Pellerin C, et al. The analgesic properties of scalp infiltrations with ropivacaine after intracranial tumoral re-

section. Anesth Analg 2009 ; 109 : 240-4.
5) Rocha-Filho PA, Gherpelli JL, de Siqueira JT, et al. Postcraniotomy headache : characteristics, behaviour and effect on quality of life in patients operated for treatment of supratentorial intracranial aneurysms. Cephalalgia 2008 ; 28 : 41-8.
6) Flexman AM, Ng JL, Gelb AW. Acute and chronic pain following craniotomy. Curr Opin Anaesthesiol 2010 ; 23 : 551-7.
7) Nemergut EC, Durieux ME, Missaghi NB, et al. Pain management after craniotomy. Best Pract Res Clin Anaesthesiol 2007 ; 21 : 557-73.
8) Verchère E, Grenier B, Mesli A, et al. Postoperative pain management after supratentorial craniotomy. J Neurosurg Anesthesiol 2002 ; 14 : 96-101.
9) Clarke H, Bonin RP, Orser BA, et al. The prevention of chronic postsurgical pain using gabapentin and pregabalin : a combined systematic review and meta-analysis. Anesth Analg 2012 ; 115 : 428-42.
10) Puke MJ, Wiesenfeld-Hallin Z. The differential effects of morphine and the alpha 2-adrenoceptor agonists clonidine and dexmedetomidine on the prevention and treatment of experimental neuropathic pain. Anesth Analg 1993 ; 77 : 104-9.
11) Law-Koune JD, Szekely B, Fermanian C, et al. Scalp infiltration with bupivacaine plus epinephrine or plain ropivacaine reduces postoperative pain after supratentorial craniotomy. J Neurosurg Anesthesiol 2005 ; 17 : 139-43.
12) Ayoub C, Girard F, Boudreault D, et al. A comparison between scalp nerve block and morphine for transitional analgesia after remifentanil-based anesthesia in neurosurgery. Anesth Analg 2006 ; 103 : 1237-40.
13) Lai LT, Ortiz-Cardona JR, Bendo AA. Perioperative pain management in the neurosurgical patient. Anesthesiol Clin 2012 ; 30 : 347-67.
14) Morad AH, Winters BD, Yaster M, et al. Efficacy of intravenous patient-controlled analgesia after supratentorial intracranial surgery : a prospective randomized controlled trial. Clinical article. J Neurosurg 2009 ; 111 : 343-50.
15) Rahimi SY, Alleyne CH, Vernier E, et al. Postoperative pain management with tramadol after craniotomy : evaluation and cost analysis. J Neurosurg 2010 ; 112 : 268-72.
16) Kelly KP, Janssens MC, Ross J, et al. Controversy of non-steroidal anti-inflammatory drugs and intracranial surgery : et ne nos inducas in tentationem? Br J Anaesth 2011 ; 107 : 302-5.
17) Türe H, Sayin M, Karlikaya G, et al. The analgesic effect of gabapentin as a prophylactic anticonvulsant drug on postcraniotomy pain : a prospective randomized study. Anesth Analg 2009 ; 109 : 1625-31.
18) Clarke H, Bonin RP, Orser BA, et al. The prevention of chronic postsurgical pain using gabapentin and pregabalin : a combined systematic review and meta-analysis. Anesth Analg 2012 ; 115 : 428-42.
19) Eipe N, Penning J. Postoperative respiratory depression with pregabalin : a case series and a preoperative decision algorithm. Pain Res Manag 2011 ; 16 : 353-6.
20) Bailey PL, Sperry RJ, Johnson GK, et al. Respiratory effects of clonidine alone and combined with morphine, in humans. Anesthesiology 1991 ; 74 : 43-8.
21) Rajan S, Hutcherson MT, Sessler DI, et al. The Effects of Dexmedetomidine and Remifentanil on Hemodynamic Stability and Analgesic Requirement After Craniotomy : A Randomized Controlled Trial. J Neurosurg Anesthesiol 2015[Epub ahead of print]
22) Song J, Ji Q, Sun Q, et al. The Opioid-sparing Effect of Intraoperative Dexmedetomidine Infusion After Craniotomy. J Neurosurg Anesthesiol 2016 ; 28 : 14-20.
23) Bustillo MA, Lazar RM, Finck AD, et al. Dexmedetomidine may impair cognitive testing during endovascular embolization of cerebral arteriovenous malformations : a retrospective case report series. J Neurosurg Anesthesiol 2002 ; 14 : 209-12.

福井　秀公

XII 各論・麻酔管理

17 脳蘇生の現状と今後の展望

KEY POINT

- 院外心停止傷病者の社会復帰率を改善させるには，救命の連鎖〔迅速な胸骨圧迫心臓マッサージ・自動体外式除細動器（AED）および心停止後ケア（低体温療法・緊急冠動脈造影と冠血管インターベンションなど）〕の迅速な連動の検証とその構築にある。
- 社会復帰率を改善させる主要戦略は，①自己心拍再開を一刻も早く達成させること，②心拍再開直後から救急集中治療を展開すること，③心拍再開前から再灌流傷害の対策を講じることである。
- 本邦が先行している extracorporeal CPR〔経皮的心肺補助装置（PCPS）を用いた心肺蘇生法（CPR）〕と脳機能予後指標としての脳局所酸素飽和度（regional cerebral oxygen saturation または regional saturation of oxygen：rS_{O_2}）の臨床研究は，蘇生科学に貢献している。
- 今後 rS_{O_2} を心停止中から連続記録し解析分析することは，蘇生開始規準・蘇生中止規準などに大きなインパクトを与え，同時に，rS_{O_2} は extracorporeal CPR の適応基準・中止基準などにも大きな影響を与えるであろう。

はじめに

2000 年に American Heart Association(AHA)/International Liaison Committee on Resuscitation(ILCOR)は，evidence based medicine(EBM)に基づく心肺蘇生(cardiopulmonary resuscitation：CPR)と救急心血管治療(emergency cardiovascular care：ECC)のための国際ガイドラインを報告した[1]。この国際ガイドライン 2000 の報告により，本邦でも院外心停止傷病者に対する関心が高まり，それぞれの地域で救急医療とその体制を審査する取り組みが始まった[2)3)]。そして，その弱点を明らかにし院外心停止傷病者の生存率（良好な神経学的転帰）を最大限に引き上げる対策〔2003 年：特定行為に対する包括指示が救急救命士に許可，2004 年：AED 使用が市民に許可・アドレナリン静脈内投与と気管挿管が救急救命士（追加実習必要）に許可など〕が開始された[4]。

その後，ILCOR は国際ガイドライン 2000 を改訂し，5 年ごと（2005・2010・2015 年）に新たな EBM を検証・追加し，Consensus on Cardiopulmonary Resuscitation and Emergency Cardiovascular Care Science with Treatment Recommendations(CoSTR)として報告した[5)〜7)]。CoSTR とは CPR と ECC のための国際的な統一成書であり，ILCOR は CoSTR を基に，それぞれの地域の救急医療体制にあったガイドラインの作成を推奨した。それを受け，ILCOR 加盟 6 団体がその地域のガイドラインを作成し報告している[8)〜11)]。

世界に類を見ない all Japan Utstein レジストリの取り組み

院外心停止傷病者に対する Utstein 様式[12]（CPR 関連の用語と定義を統一した国際規準）を用いた大規模集計が大阪府[2]から開始され関東地方[3]に広がり，そ

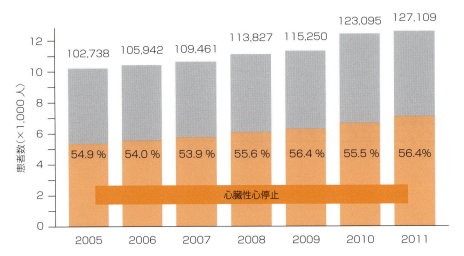

図1 本邦の院外心停止傷病者の年次別発生数と心臓性心停止の占める割合
[Nagao K. Chest compression-only cardiocerebral resuscitation. Curr Opin Crit Care 2009；15：189-97，長尾 建．心拍再開後ケアーの重要性．日本蘇生協議会編．心拍再開後ケアーと低体温療法．東京：学樹書院；2015. p.11-2 より改変引用]

して2005年から世界に類を見ない全国集計に発展した[13]。これらUtstein様式を用いた本邦の臨床研究はCoSTR 2005，2010，2015の改訂に寄与している[2)3)13)14)]。

■ **本邦の院外心停止傷病者の推移**

図1に，本邦の院外心停止傷病者の年次別発生数（2005～2011年）を示す。本邦では，院外心停止傷病者の発生数は，2005年10万人から2011年13万人に漸増している。このうち心臓性心停止患者は55%前後（6～7万人）を占め[4)]，急性冠症候群は心臓性心停止の2/3を，総院外心停止の40%を占めていた（図2）[3)15)]。

■ **本邦の院外心停止傷病者の初回心停止波形とその転帰**

本邦全体の院外心停止傷病者797,422症例（2005～2011年）のうち蘇生施行・成人（18歳以上）・市民または救急隊に目撃された心停止・初回心停止波形が同定された284,813症例（総院外心停止傷病者の36%）の初期心停止波形は，心室細動（ventricular fibrillation：VF）と無脈性心室頻拍（pulseless ventricular tachycardia：p-VT）が14.2%，無脈性電気活動（pulseless electrical activity：PEA）が37.4%，心静止（asystole）が48.5%であった。図3にそれぞれの初期心停止波形の転帰を示す[16)～18)]。病院収容時の自己心拍再開（return of spontaneous circulation：ROSC）率・30日生存率・30日良好な神経学的転帰率（社会復帰率）は，

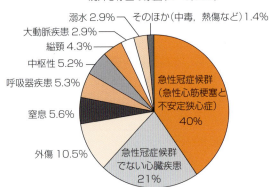

図2 関東地方の院外心停止傷病者の心停止の原因
[Nagao K. Chest compression-only cardiocerebral resuscitation. Curr Opin Crit Care 2009；15：189-97 より改変引用]

それぞれVF群（p-VTを含む）が28.9%，27.0%，18.1%で，PEA群が12.5%，7.4%，2.5%，asystole群が5.3%，3.0%，0.5%であった。自己心拍が再開した例に対する30日良好な神経学的転帰の割合は，VF群（p-VTを含む）が約6割，PEA群が約2割，asystole群が1割であった。すなわち，良好な神経学的転帰が得られる確率が高い初回心停止波形はVFといえる。

心停止後ケア（post cardiac arrest care）

CoSTR，AHAガイドライン，日本蘇生協議会（JRC）

脳蘇生の現状と今後の展望

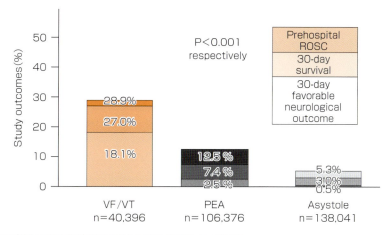

図3　本邦の院外心停止傷病者の初回心停止波形とその転帰
〔長尾　建．心拍再開後ケアーの重要性．日本蘇生協議会編．心拍再開後ケアーと低体温療法．東京：学樹書院；2015. p.11-2 より引用〕

ガイドラインなどを基にした社会復帰率を最大限に引き上げる主要対策は，以下の3つと考える[18]。
①自己心拍再開を一刻も早く達成させること．
②心拍再開直後から救急集中治療を展開すること．
③心拍再開前から再灌流傷害の対策を講じること．

■ 自己心拍再開（ROSC）を一刻も早く達成させること

　VF例では，より早くCPRを開始・より早く電気ショックを実施し自己心拍を一刻も早く再開させることが，良好な神経学的転帰を改善させる[1)〜11)13)]．

　この自己心拍再開を達成させる最大の因子は，心停止中の冠動脈血流量である．CPRが施行されなければ冠動脈血流量は0である．心停止直後から強く・早く・絶え間なく・圧迫解除時胸壁をもとに戻す胸骨圧迫心臓マッサージを開始することが要求される．なぜなら，この冠動脈血流の0状態が15〜20分以上持続すれば，心筋は虚血から壊死に進展していくからである．20分以上のCPRで自己心拍が再開しても心筋機能不全に陥り不幸な転帰をとることが多い．VF例では質の高い胸骨圧迫心臓マッサージは冠動脈血流量をある程度保持し，電気ショック成功率（自己心拍再開率）を上昇させ，またVFを長引かせる．しかし，質の高いCPR（アドレナリンなどの心血管作動薬の投与を含む）では，自己心拍を再開させるほどの十分な冠動脈血流量を得ることは，きわめて困難である[1)5)〜11)]．

　一方，extracorporeal CPR〔経皮的心肺補助装置（percutaneous cardiopulmonary support：PCPS）を用いたCPR〕は，心停止中でも十分な冠動脈血流量（通常の冠動脈造影時に見られる正常な血流：TIMIグ

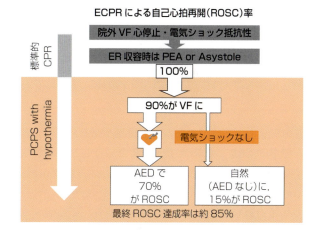

図4　PCPSを用いたECPRによる自己心拍再開率

レード3フロー[19)]）を得ることが可能である．心停止中，PCPSで十分な冠動脈血流量が得られると，asystoleからVFに変化し，さらにVFは小さな遅い波形から大きく速い波形に変化する．そして，自己心拍が自然（電気ショックなし）に，または電気ショック実施で再開する．自験例のECPRの成績では，自己心拍再開率は約85%（電気ショックなしの自然再開が15％＋電気ショック施行で70％）であった（図4）[20)]．

　ECPRは心停止中の冠循環の改善のみならず脳循環も改善させる．心停止に陥りCPRが施行されなければ脳血流も0となり，この状態が3〜8分以上持続すると脳細胞は不可逆的な損傷に陥っていく．したがって，心停止直後から強く・早く・絶え間なく・圧迫解除時胸壁をもとに戻す胸骨圧迫心臓マッサージを開始することが要求される．同時に人工呼吸では過換気を避け$PaCO_2$を40〜45 mmHgに保つ（低$PaCO_2$による

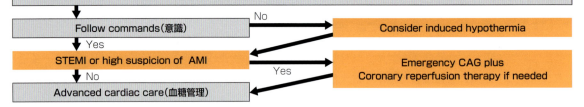

図5 AHA2010ガイドラインの心拍再開後ケア
[American Heart Association. 2010 American Heart Association guidelines for cardiopulmonary resuscitation and emergency cardiovascular care. Circulation 2010；122(Suppl S)：S-639-946 より改変引用]

脳血流量低下を予防することも重要となる[6)～11)]。

標準的CPRに反応せずECPRを施行した患者に対する脳局所酸素飽和度(regional cerebral oxygen saturation または regional saturation of oxygen：rS_{O_2})の経時的観察では，CPR器具使用(胸骨圧迫心臓マッサージと人口呼吸が規則正しくかつ一定)下でのrS_{O_2}は，平均36%，CPR器具使用下の心血管作動薬投与で42%に軽度上昇(なお，標準的CPR中の心血管作動薬投与は非投与に比し自己心拍再開率を有意に改善させたが，良好な神経学的転帰の改善には至らなかったと報告されている[21)])。一方，ECPRではrS_{O_2}は正常域(70%前後)に回復した[22)]。

本邦の多施設前向き比較研究(Study of Advanced Cardiac Life Support for Ventricular Fibrillation with Extracorporeal Circulation in Japan：SAVE-J[23)])では，初回院外心停止波形がVF，心停止から病院到着までの時間が45分以内かつ病院到着時も心停止，病院到着後も15分間の標準的CPRに反応しない成人を対象とし，ECPR施行と標準的CPR継続を比較している。それによればECPRは標準的CPRに比し良好な神経学的転帰を有意(12.3% vs. 1.5%)に改善させたが，PCPS作動までの時間が長く満足できる良好な神経学的転帰率ではなかった。本邦の多施設前向き研究(Japan-Prediction of Neurological Outcomes in Patients

Post cardiac Arrest：J-POP[24)])では，院外心停止患者の病院収容時のrS_{O_2}を検証し，良好な神経学的転帰を得た病院収容時のrS_{O_2}のカットオフ値は，42%であったとした。

以上より，良好な神経学的転帰を得る戦略として，心停止直後から質の高いCPRを開始し一刻も早く自己心拍を再開させることが必要である。また質の高いCPRに反応がない場合はECPRを可及的早期に開始し，冠循環と脳循環を確保し自己心拍を再開させることが必要である。今後は，このような蘇生・救急医療体制の確立が重要になると考える。

■心拍再開直後から救急集中治療を展開すること

心・脳指向型の救急集中治療を展開する。心拍再開直後から低体温療法を含む体温管理と急性冠症候群による院外心停止が否定できない場合は，緊急冠動脈造影検査を施行する。そして適応があれば冠血管インターベンション(percutaneous coronary intervention：PCI)を施行する。

図5にAHA2010ガイドラインの心拍再開後ケアを示す[8)]。この柱は，次の4点からなる。
①呼吸管理では高濃度の酸素投与は避け経皮的動脈血酸素飽和度(Sp_{O_2})を94%以上100%未満に保つ，過換気を避けPa_{CO_2}を40～45 mmHgに保つ。

②循環管理では，低血圧（収縮期血圧＜90 mmHg）を避け，輸液・心血管作動薬・抗不整脈薬・循環補助装置を駆使し血行動態の安定化に努める。

③体温管理では，高体温を避け深部体温（膀胱温・直腸温・血液温など）を36℃以下に保つ。昏睡（言葉による命令に応答なし）状態であれば，低体温療法を開始する。しかし，低体温療法の適応患者・開始時期・至適深部体温・持続時間・復温などは2015年11月現在明らかにされていない。図6に低体温療法の2015年11月現在のEBMを示す[7]。本邦のJ-PULSE-Hypo研究[25]によれば，院外非VF心原性心停止患者でも自己心拍が心停止後16分以内に再開すると低体温療法（34℃）の恩恵を受けた（良好な神経学的転帰達成率はVF例と非VF例とも同等で90％）。

④急性冠症候群が否定できない場合，ただちに緊急冠動脈造影を施行し，適応があればPCIを追加する。

●心停止後心拍再開患者に対する体温管理

■強い推奨，中等度のエビデンス
・体温管理療法施行時には，32～36℃の間で目標体温を設定し，その温度で一定に維持することを推奨する
・特定の心停止患者において，低い目標体温（32～34℃）と高い目標体温（36℃）のどちらがより有益であるかは不明

図6 低体温療法の2015年11月現在のEBM（CoSTR 2015）

急性冠症候群による院外心停止心拍再開後の低体温療法併用PCIの報告[26)27)]では，自己心拍が再開した心原性心停止患者に対する低体温療法と緊急冠動脈造影・PCIを併用した場合の，生存退院率は55％で，その87％が良好な神経学的転帰を得ていたとした。すなわち，病院前救護を含む救急医療体制の柱として，心停止後心拍は再開したが昏睡状態の患者に対し，低体温療法・体温管理と緊急冠動脈造影・PCIなどの高度な救命救急集中治療が即座に開始できるPCAS（Post Cardiac Arrest Syndrome）センターの展開が待たれる。米国では，このような施設の運用がすでに開始されている。

■ 心拍再開前から再灌流傷害の対策を講じること

急性ST上昇心筋梗塞では，発症早期（6時間以内）に冠再灌流に成功しても梗塞サイズが期待したほど縮小できない例が存在する。冠再灌流時に自覚症状（胸痛など）の急激な増悪・上昇していたSTのさらなる急上昇・異常Q波の急速な出現などは再灌流現象と呼ばれている。冠再灌流傷害発生時期は2峰性で，冠再灌流時のみと冠再灌流数時間以降に発生する[28)]。

心停止後心拍再開患者に対する再灌流傷害発生時期も2峰性で，自己心拍が再開するときと再灌流数時間以降に惹起される。このような傷害は心筋・脳細胞にとどまらず全細胞に及ぶ。この再灌流傷害の程度は，心停止からCPR開始までの時間（no flow時間），CPR

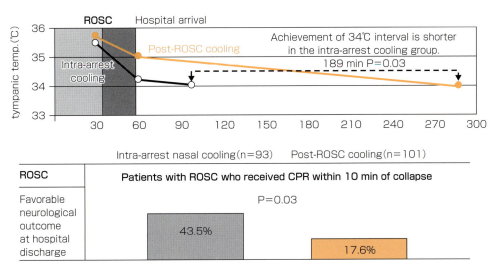

図7 無作為化比較臨床試験 PRINCE
院外心停止中から鼻腔冷却を開始したintra-arrest cooling群と心拍再開病院到着後に冷却を開始したpost-arrest cooling群に無作為に2分し，良好な神経学的転帰を比較した。良好な神経学的転帰は全症例の比較では有意差が示されなかったが，心停止から10分以内にCPRが開始されたサブグループ間の比較では，心停止中から低体温療法を開始したintra-arrest cooling群が有意に高値であった。
［Castrén M, Nordberg P, Svensson L, et al. Intra-arrest transnasal evaporative cooling：A randomized, prehospital multicenter study（PRINCE：Pre-ROSC IntraNasal Cooling Effectiveness）. Circulation 2010；122：729-36 より改変引用］

XII 各論・麻酔管理

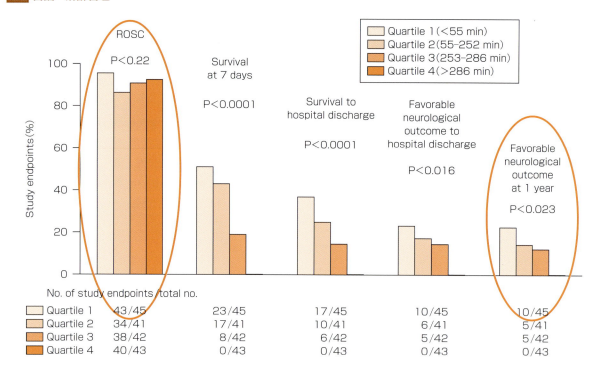

図8 ECPR施行例の低体温療法

心停止から34℃到達までの時間を25％値，50％値，75％値で4分した転帰（心拍再開率，7日生存率，生存退院率，生存退院時の良好な神経学的転帰率，1年良好な神経学的転帰率）の比較では，心停止中に34℃に到達したQuartile 1（intra-arrest cooling）群が他群より転帰（7日生存率以降すべて）それぞれ有意に良好であった。

［Nagao K, Kikushima K, Watanabe K, et al. Early induction of hypothermia during cardiac arrest improves neurological outcomes in patients with out-of-hospital cardiac arrest who undergo emergency cardiopulmonary bypass and percutaneous coronary intervention. Circ J 2010；74：77-85 より引用］

持続時間およびその質（low flow時間とその程度）が影響する。

　自己心拍再開後までの時間がきわめて長ければ虚血性細胞死が主体になるが，このような再灌流傷害軽減の対策として心停止中からの低体温療法が注目されている。偶発性低体温症では，長時間の心停止でも社会復帰できる可能性があることや，心血管手術時の低体温療法は心筋や脳細胞を保護することが広く知られている。心停止中から開始する低体温療法は，動物研究では有効であると報告されているが，臨床での検証は十分ではない[29]。図7にPRINCE研究を示す[30]。心停止から10分以内にCPRが開始されたサブグループ間の比較では，心停止中から低体温療法を開始したintra-arrest cooling群が病院到着後に冷却を開始したpost-arrest cooling群に比し良好な神経学的転帰の割合が有意に高値であった。図8に自験例のECPRの成績を示す。心停止中から深部体温を34℃に低下できれば，脳蘇生に有用であるとの成績を得ている[31]。今後，心停止中からの低体温療法（intra-arrest cooling）の臨床研究報告が待たれる。同時に，簡便な冷却手法で心停止直後から急速に冷却できる低体温療法の技法の確立が待たれる。

● 参考文献

1) American Heart Association in collaboration with International Liaison Committee on Resuscitation. Guidelines 2000 for cardiopulmonary resuscitation and emergency cardiovascular care：international consensus on science. Circulation 2000；102(Suppl I)：I-1-384.
2) Iwami T, Kawamura T, Hiraide A, et al. Effectiveness of bystander-initiated cardiac-only resuscitation for patients with out-of-hospital cardiac arrest. Circulation 2007；116：2900-7.
3) SOS-KANTO Study Group. Cardiopulmonary resuscitation by bystanders with chest compression only(SOS-KANTO)：an observational study. Lancet 2007；367：920-6.
4) Fire and Disaster Management Agency of the Ministry of Internal Affairs and Communications. Fire white paper(in Japanese). http://www.fdma.go.jp/concern/publication/index2.html(accessed June 17, 2013)
5) International Liaison Committee on Resuscitation. 2005 International Consensus on Cardiopulmonary Resuscitation and Emergency Cardiovascular Care Science with Treatment Recommendations. Circulation 2005；112：III-1-136.
6) International Liaison Committee on Resuscitation. 2010 International Consensus on Cardiopulmonary Resuscitation and Emergency Cardiovascular Care Science with Treatment Recommenda-

tions. Circulation 2010；122：s-249-638.
7) International Liaison Committee on Resuscitation. 2015 International consensus on cardiopulmonary resuscitation and emergency cardiovascular care science with treatment recommendations. Circulation 2015；132：S2-560.
8) American Heart Association. 2010 American Heart Association guidelines for cardiopulmonary resuscitation and emergency cardiovascular care. Circulation 2010；122(Suppl S)：S-639-946.
9) 日本蘇生協議会，日本救急医療財団．JRC 蘇生ガイドライン 2010．東京：へるす出版；2011.
10) American Heart Association. 2015 American Heart Association guidelines update for cardiopulmonary resuscitation and emergency cardiovascular care. Circulation 2010；132：S315-573.
11) Japan Resuscitation Council. Japan Resuscitation Council and Japanese Foundation for Emergency Medicine, eds. 2015 Japan Resuscitation Council guidelines for resuscitation (in Japanese). http://jrc.umin.ac.jp/ (accessed October 20, 2015)
12) Cummins RO, Chamberlain DA, Abramson NS, et al. Recommended guidelines for uniform reporting of data from out-of-hospital cardiac arrest：the Utstein Style. A statement for health professionals from a task force of the American Heart Association, the European Resuscitation Council, the Heart and Stroke Foundation of Canada, and the Australian Resuscitation Council. Circulation 1991；84：960-75.
13) Kitamura T, Iwami T, Kawamura T, et al for Implementation Working Group for the All-Japan Utstein Registry of the Fire and Disaster Management Agency. Nationwide public-access defibrillation in Japan. N Engl J Med 2010；367：994-1004.
14) Kitamura T, Iwami T, Kawamura T, et al for Implementation Working Group for the All-Japan Utstein Registry of the Fire and Disaster Management Agency. Conventional and chest-compression-only cardiopulmonary resuscitation by bystanders for children who have out-of-hospital cardiac arrests：a prospective, nationwide, population-based cohort study. Lancet 2010；375：1347-54.
15) Nagao K. Chest compression-only cardiocerebral resuscitation. Curr Opin Crit Care 2009；15：189-97.
16) Nagao K, Tachibana E, Yagi T, et al；Japanese Circulation Society with Resuscitation Science Study (JCS-ReSS) Group. Time Interval from Collapse to Return of Spontaneous Circulation and Neurologically Intact Survival for Out-of-Hospital Shockable Cardiac Arrest. Time Interval from Collapse to Return of Spontaneous Circulation and Neurologically Intact Survival for Out-of-Hospital Shockable Cardiac Arrest. Circulation 2013；Abstract Number：2013-SS-R-12030-AHA. Abstract Number：2013-SS-A-13501-AHA.
17) Nagao K, Nonogi H, Yonemoto N, et al；Japanese Circulation Society with Resuscitation Science Study (JCS-ReSS) Group. Duration of prehospital resuscitation efforts and neurologically intact survival after out-of-hospital cardiac arrest. European Society of Cardiology Congress 2014, Barcelona, Spain.
18) 長尾　建．心拍再開後ケアの重要性．日本蘇生協議会編．心拍再開後ケアと低体温療法．東京：学樹書院；2015. p.11-2.
19) Chesebro JH, Knatterud G, Roberts R, et al. Thrombolysis in Myocardial Infarction (TIMI) Trial, phase I：a comparison between intravenous tissue plasminogen activator and intravenous streptokinase：clinical findings through hospital discharge. Circulation 1987；76：142-54.
20) Nagao K. Extracorporeal membrane oxygenation (ECMO)：Time to translate from Japan to the United States? JCS/ReSS joint session and luncheon：Recent progress of resuscitation science and its implementation in the United States and Japan. Resuscitation Science Symposium 2014, Chicago, USA.
21) Olasveengen TM, Sunde K, Brunborg C, et al. Intravenous drug administration during out-of-hospital cardiac arrest：a randomized trial. JAMA 2009；302：2222-9.
22) Yagi T, Nagao K, Sakatani K, et al. Changes of cerebral oxygen metabolism and hemodynamics during ECPR with hypothermia measured by near-infrared spectroscopy：a pilot study. Adv Exp Med Biol 2013；789：121-8.
23) Sakamoto T, Morimura N, Nagao K, et al；SAVE-J Study Group. Extracorporeal cardiopulmonary resuscitation versus conventional cardiopulmonary resuscitation in adults with out-of-hospital cardiac arrest：a prospective observational study. Resuscitation 2014；85：762-8.
24) Ito N, Nishiyama K, Callaway CW, et al；J-Pop Registry Investigators. Noninvasive regional cerebral oxygen saturation for neurological prognostication of patients with out-of-hospital cardiac arrest：a prospective multicenter observational study. Resuscitation 2014；85：778-84.
25) Soga T, Nagao K, Sawano H, et al；J-PULSE-Hypo Investigators. Neurological benefit of therapeutic hypothermia following return of spontaneous circulation for out-of-hospital non-shockable cardiac arrest. Circ J 2012；76：2579-85.
26) Kern KB. Optimal treatment of patients surviving out-of-hospital cardiac arrest. J Am Coll Cardiol 2012；5：597-605.
27) Nagao K, Mukoyama T, Kikushima K, et al. Resuscitative value of B-type natriuretic peptide in comatose survivors treated with hypothermia after out-of-hospital cardiac arrest due to cardiac causes. Circ J 2007；71：370-6.
28) Yellon DM, Hausenloy DJ. Myocardial reperfusion injury. N Engl J Med 2007；357：1121-35.
29) Scolletta S, Taccone FS, Nordberg P, et al. Intra-arrest hypothermia during cardiac arrest：a systematic review. Crit Care 2012；16：R41.
30) Castrén M, Nordberg P, Svensson L, et al. Intra-arrest transnasal evaporative cooling：a randomized, prehospital multicenter study (PRINCE：Pre-ROSC IntraNasal Cooling Effectiveness). Circulation 2010；122：729-36.
31) Nagao K, Kikushima K, Watanabe K, et al. Early induction of hypothermia during cardiac arrest improves neurological outcomes in patients with out-of-hospital cardiac arrest who undergo emergency cardiopulmonary bypass and percutaneous coronary intervention. Circ J 2010；74：77-85.

長尾　　建

XII 各論・麻酔管理

18 脳死と臓器移植

KEY POINT
- 脳死下臓器移植における麻酔科医の役割は，脳死判定ならびに臓器摘出時の脳死ドナーの呼吸・循環管理である．
- 法的に脳死と認められるのは，臓器提供のために法的脳死判定を行った場合に限られる．
- 脳死判定後，摘出手術までのドナー管理は，移植臓器の機能維持に直接影響する．
- 摘出手術中は臓器保護を目的とした全身管理に努める．

本邦における臓器移植の現状

本邦では1997年10月に"臓器の移植に関する法律"が施行されて以降，2015年5月25日までに327症例の脳死下での臓器提供が行われた．その間，2010年7月には"臓器の移植に関する法律"の一部改正が施行された．改正点は，本人の臓器提供の意思が不明な場合にも，家族の承諾があれば脳死下での臓器提供が可能となったこと，15歳未満の小児からの臓器提供が可能となったことの2点である．この改正により，脳死下臓器提供の件数は大幅に増加した．

脳死下臓器移植における麻酔科医の役割は，脳死判定ならびに臓器摘出時の脳死ドナーの呼吸循環管理である．日本麻酔科学会では，"脳死体からの臓器移植に関する指針"や"無呼吸テスト実施指針"として，麻酔科医の脳死判定，臓器摘出および臓器移植への協力と法律の遵守を求める声明を出している．脳死下臓器提供の件数が増加している現在，麻酔科医の積極的な関与が求められており，臓器移植に関する基本的な知識の習得が必須である．

本項では，脳死および脳死下臓器移植の呼吸・循環管理について述べる．

脳　死

脳死とは，脳幹を含めた脳すべての機能が不可逆的に停止し，回復不能と認められた状態のことである．

現在の日本では，法的に脳死と認められるのは，臓器提供のために法的脳死判定を行った場合に限られる．脳死状態の患者が発生した場合には脳死判定の前提条件や除外基準（表1）を満たすことを確認したうえで，臓器提供の意思が示された場合に限り脳死判定を行う．脳死判定基準を表2に示す．

脳死判定基準の詳細は"法的脳死判定マニュアル"（厚生労働科学研究費特別研究事業"臓器提供施設における院内体制整備に関する研究"平成22年度報告書）を参照されたい．脳死判定は2名以上の判定医で実施し，少なくとも1名は第1回目，第2回目の判定を継続して行う．第1回目の脳死判定ならびに第2回目の脳死判定ですべての項目が満たされた場合に，法的脳

表1　脳死判定の前提条件と除外基準

前提条件
1. 器質的脳障害により深昏睡および無呼吸を呈している症例
   a. 深昏睡：Japan Coma Scale (JCS) 300, Glasgow Coma Scale (GCS) 3
   b. 無呼吸：人工呼吸器により呼吸が維持されている状態
2. 原疾患が確実に診断されている症例
   病歴，経過，検査(CT, MRI等の画像診断は必須)，治療等から確実に診断された症例
3. 現在行いうるすべての適切な治療をもってしても回復の可能性が全くないと判断される症例

除外基準
1. 生後12週未満(在胎週数が40週未満であったものにあっては出産予定日から起算して12週)
2. 脳死と類似した状態になりうる症例(急性薬物中毒，代謝内分泌障害)
3. 直腸温が摂氏32度未満(6歳未満では摂氏35度未満)
4. 年齢不相応の血圧
5. 知的障害者などの臓器提供に関する有効な意思表示が困難となる障害を有する
6. 被虐待児または虐待が疑われる18歳未満の児童

[法的脳死判定マニュアル．厚生労働科学研究費補助金厚生労働科学特別研究事業「臓器提供施設における院内体制整備に関する研究」脳死判定基準のマニュアル化に関する研究班．2011より引用]

表2　脳死判定基準

1. 深昏睡(JCS Ⅲ-300，GCS 3)
2. 瞳孔が固定し，瞳孔径が左右とも4mm以上
3. 脳幹反射の消失
   (対光反射，角膜反射，毛様脊髄反射，眼球頭反射，前庭反射，咽頭反射，咳反射)
4. 平坦脳波

[法的脳死判定マニュアル．厚生労働科学研究費補助金厚生労働科学特別研究事業「臓器提供施設における院内体制整備に関する研究」脳死判定基準のマニュアル化に関する研究班．2011より引用]

死と判断される．

脳死判定後のドナー管理

　脳死判定後，摘出手術までのドナー管理は移植臓器の機能維持に直接影響する．脳死によりさまざまな全身炎症性変化が生じ[1]，サイトカインが上昇することで臓器障害を引き起こすと考えられている．この全身炎症性変化は避けがたく，時間とともに悪化するため脳死判定後すみやかに臓器を摘出することが望ましい．

　脳死判定後，摘出手術開始までの平均時間は約14時間である．ドナーの全身状態が不安定な場合には，さらに状態が悪化する前に摘出術を検討する一方で，全身状態改善のために摘出を遅らせることもある．管理の詳細は"臓器提供施設マニュアル"(厚生労働科学研究費特別研究事業"臓器提供施設における院内体制整備に関する研究"平成22年度報告書)に譲るが，脳死後の病態生理を理解しておくことは重要である[2]．

　脳死状態では脳圧の異常な亢進を認め，これに伴い内因性カテコラミンが大量に放出され，カテコラミンストームの状態となる．このダイナミックな変化が移植臓器に悪影響を及ぼす．血管の強い収縮は移植臓器への灌流障害を招き，カテコラミンストーム後の血管拡張による低血圧は移植臓器への灌流障害を引き起こす．このほか，呼吸器系，内分泌系など全身にさまざまな影響を及ぼす．脳死後の生理学的変化を図に示す[3]．

臓器摘出手術中の呼吸・循環管理[4]

　原則として，臓器摘出手術中の呼吸・循環管理は臓器提供施設の麻酔科医が行う．麻酔科医が確保できない場合には臓器移植ネットワークを介して管理医が派遣される．

　なお，脳死判定医と臓器摘出術の管理を同じ医師が行うことは，法的に禁じられている．

■手術室入室まで

　集中治療室などから脳死ドナーの手術室への搬送中は，100％酸素による用手換気を行う．ドナーは除神経状態にあるため，体位変換や腹部圧迫により血圧が変動しやすいのでベッド移動は慎重に行う．

■摘出開始まで

　成人ではメチルプレドニゾロン1gと筋弛緩薬(ロクロニウム50mg，ベクロニウム8～10mg，パンクロニウム4mg)を静脈内投与する．ドナーは脳死状態であるが，脊髄反射は残存するため，筋弛緩薬の投与が必要となる．吸入麻酔薬や麻薬は使用しない．皮膚切開・胸骨骨膜刺激時に一時的な血圧の上昇・頻脈を認めるが，開胸後に血圧が低下しやすいため，血管拡張薬や吸入麻酔薬の使用は避ける．

●呼吸管理

　術中は動脈血酸素分圧が100～150mmHg程度に維持できるよう，吸入酸素濃度を調整する．肺の摘出が予定されている場合には，肺保護を目的とした呼吸管理が必要となるため，表3の設定を目安としながら，肺摘出チームと協議して呼吸条件を決定する．過

XII 各論・麻酔管理

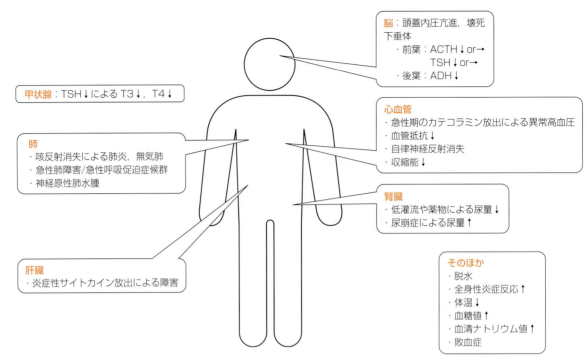

図 脳死後の生理学的変化
TSH：甲状腺刺激ホルモン，T3：トリヨードサイロニン，T4：サイロキシン，ACTH：副腎皮質刺激ホルモン，ADH：抗利尿ホルモン
[Salim A, Vassiliu P, Velmahos GC, et al. The role of thyroid hormone administration in potential organ donors. Arch Surg 2001；136：1377-80 より改変引用]

表3 脳死下臓器摘出術中の呼吸管理設定

1回換気量	10 l/kg
呼吸回数	10回/min
I/E比	1：2
PEEP	3〜5 cmH$_2$O
吸入酸素濃度	40〜50％

I/E比：吸気時間呼気時間比，PEEP：呼気終末陽圧

表4 Rule of 100s

収縮期血圧	≧100 mmHg
尿量	≧100 ml/hr
Pa$_{O_2}$	≧100 mmHg
Hb濃度	≧100 g/l（= 10 g/dl）

表5 One Legacyにおける管理法

数値目標

収縮期血圧	≧100 mmHg
尿量	≧100 ml/hr
Pa$_{O_2}$	≧100 mmHg

血圧が維持できない場合は晶質液，膠質液を使用する。必要であれば輸血を行う（5％アルブミンも可）

使用可能な循環作動薬
　ドパミン 2〜10 µg/kg/min，ドブタミン 5〜10 µg/kg/min，重炭酸ナトリウム，CaCl$_2$
使用を控える循環作動薬
　ノルアドレナリン，アドレナリン，フェニレフリン

剰な輸液は禁物であり，脳死によるカテコラミンストームに伴う肺血管内皮細胞の傷害，内皮細胞の透過性亢進により，容易に肺水腫を来しやすいことに注意する。

● 循環管理

術前から用いられている循環作動薬は，継続して投与する。除神経状態では，出血や静脈圧迫による血圧低下が起こりやすいため，血圧の変動を予測することが重要である。特に，上下大静脈の剝離，肺の剝離の際には血圧が低下しやすく，摘出医に注意喚起を行う。

本邦では循環管理の数値目標について明確なものはないが，世界的には現在までに3つの数値目標が報告されている。1990年に示された rule of 100s[5]（表4），One Legacy における管理法[6]（表5），Canadian Multidisciplinary Forum[7]（表6）によるものであるが

いずれも数値目標は近似しており，循環管理の参考となる。

a. 低血圧時の対応

血圧低下時には，輸血やアルブミン製剤の急速注入を行う。輸血は躊躇せずに行い，ヘマトクリットを

表6　Canadian Multidisciplinary Forumによる管理目標

心拍数	60〜120 beats/min
収縮期圧	≧100 mmHg
CVP	6〜10 mmHg
平均動脈圧	≧70 mmHg
尿量	0.5〜3 ml/kg/hr
Na	130〜150 mEq/l
K, Ca, Mg	正常範囲内
pH	7.35〜7.45
PaO_2	≧80 mmHg
$PaCO_2$	35〜45 mmHg
SaO_2	≧95%
血糖値	72〜144 mg/dl
PCWP 6〜10 mmHg, CI 2.4 l/min/m², SVR 800〜1,200 dyn/sec/cm(肺動脈カテーテル挿入時)	

CVP：中心静脈圧，PCWP：肺動脈楔入圧，SVR：体血管抵抗

30％以上に維持することを目標とする．また，急速輸血に伴う血中カルシウム濃度低下に対しては，カルシウム製剤を投与する．摘出臓器の血流維持のために，ノルアドレナリンやアドレナリン，フェニレフリンなどの末梢血管収縮薬の使用は控える．しかし，オーストラリアでは0.05 μg/kg/min程度のノルアドレナリンやアドレナリンが許容されており[8]，今後，低用量のカテコラミンは許容される可能性がある．

また，脳死ドナーでは，トリヨードサイロニン(T3)やサイロキシン(T4)が低下するといわれている．カテコラミン投与および輸液負荷にても平均動脈圧が70 mmHg以上を保てない場合，米国ではT4製剤(レボチロキシンナトリウム)の点滴静注を行っている[9]．しかしながら，本邦では静注用T4製剤が認可されていないためバソプレシンで対応する．

b．不整脈への対応

心臓の剝離操作中には，頻脈や徐脈などの不整脈を来しやすい．高度の徐脈に対しては体外ペーシングもしくは術野での直接ペーシングを行う．アトロピンは脳死患者では無効である．頻脈，心房細動，心室細動に対しては体外パッドもしくは術野でのパドルにより除細動を行う．

● 体温管理

脳死ドナーでは視床下部の体温調節中枢が障害されているため，低体温になりやすい．冷却・加温両用のマットを用意し，大動脈遮断までは体温(中枢温)を35℃以上に維持するよう加温する．大動脈遮断の時点で，すべての輸血・輸液を中止し，加温装置を冷却に切り替える．手術室内の暖房も停止する．

■ 摘出開始時の管理

すべての臓器摘出の準備が整った時点で，中心静脈路からヘパリンを400〜500 U/kg投与する．活性凝固時間(ACT)の確認は行わなくてよい．中心静脈カテーテルや肺動脈カテーテルが右房に挿入されている場合は，上大静脈までカテーテル先端を抜去する．

ヘパリンが投与された時点でバソプレシンの投与を中止する．灌流用カニューレ挿入時に血圧が低下することがあるので注意する．肺摘出を行う場合には，術野で肺動脈本幹からプロスタグランジンを注入する．この際，血圧が低下するが，ただちに大動脈遮断を行うことになるので昇圧の必要はない．

すべての臓器の灌流用カニューレ挿入後，中心静脈カテーテルを抜去し，術野で上大静脈の結紮・切断を行い，次いで下大静脈の切断後に大動脈遮断を行う．

肺の摘出を行わない場合は，この時点で人工呼吸を停止する．肺の摘出を行う場合は，大動脈遮断後も人工呼吸を継続する．その際，心臓摘出を行いやすくするため，換気回数・換気量を減らす．気管遮断直前に気管チューブ先端を遮断部直上まで引き抜き，用手換気で加圧を維持する．気管を遮断後，人工呼吸を停止する．呼吸・循環管理はこの時点で終了となる．

おわりに

脳死および脳死下臓器摘出術の呼吸・循環管理について述べた．臓器移植の件数が増加傾向にあるなか，日本麻酔科学会の声明にもあるように，麻酔科医は脳死判定や臓器摘出術の呼吸・循環管理に積極的に協力する必要がある．臓器提供者やその家族の好意ならびにレシピエントの期待を無にしないためにも，臓器保護を目的とした全身管理に精通することが求められる．

● 参考文献 ●

1) Barkin A. Systemic inflammation in the brain-dead organ donor. Acta Anaesthesiol Scand 2009；53：425-35.
2) 林　行雄，本田絢子．脳死ドナーの管理(臓器摘出にかかわる全身管理)．麻酔 2013；62：S44-51.
3) 内藤宏道，荻岡信吾，森本直樹．脳死後の生理学的変化を把握した管理で移植可能臓器を減らさない．LiSA 2012；19：1052-6.
4) 臓器提供施設マニュアル(厚生労働科学研究費特別研究事業「臓器提供施設における院内体制整備に関する研究」)平成22年度報告書．2011.
5) Gelb A, Pobertson KM. Anaesthetic management of the brain dead for organ donation. Can J Anaesth 1990；37：806-21.
6) 西山謹吾，廣田誠二．よりよい摘出術の管理とは．実例76例か

らみた管理の実際と摘出術にかかわる麻酔科医の果たす役割. LiSA 2012；19：1064-70.
7）Shemie SD, Ross H, Pagliarello J, et al. Organ donor management in Canada：Recommendations of the forum on medical management to optimize donor organ potential. Can Med Assoc J 2006；174：S13-30.
8）田中和夫，西 信一，義元徳祥ほか．オーストラリアにおけるドナー管理と臓器摘出術．ICU と CCU 2001；25：161-5.
9）Salim A, Vassiliu P, Velmahos GC, et al. The role of thyroid hormone administration in potential organ donors. Arch Surg 2001；136：1377-80.

富野　美紀子，近江　明文

XII 各論・麻酔管理

19 合併症

A 電解質異常

KEY POINT
- 低ナトリウム血症が合併すると死亡率が高くなる。
- 高ナトリウム血症の急激な補正は痙攣や脳浮腫を来す。
- 低カリウム血症の治療では心電図監視下で塩化カリウムの持続静注を行う。
- 高カリウム血症の治療法のなかで血液透析がもっとも効果的である。
- 低カルシウム血症の治療では安易にカルシウム製剤を投与しない。

主な電解質の調節(表1)

体内の重要な電解質にはナトリウム，カリウム，およびカルシウムがあり，体内電解質の総量とその血清濃度はさまざまな因子で調節されている。

ナトリウムは主な細胞外陽イオンで，神経組織における活動電位発生に必須な電解質である。体内ナトリウム総量の増減は細胞外液量や血漿量の増減を伴う。水分量の過剰あるいは不足によって，各々低ナトリウム血症や高ナトリウム血症を来す。体内ナトリウム総量の調節はアルドステロンと心房性ナトリウム利尿ペプチドによって行われているが，血清浸透圧上昇や血圧低下時に分泌される抗利尿ホルモンは，主に血清ナトリウム濃度を調節している。

カリウムは主に細胞内に存在する陽イオンで，静止膜電位の維持と活動電位発生において重要な役割を果たしている。インスリン，β受容体作動薬や代謝性アルカローシスはカリウムの細胞内への移動を促進するが，α受容体作動薬や代謝性アシドーシスはカリウムの細胞内移動を抑制する[1]。

カルシウムは主に細胞外にある2価の陽イオンであり，その約50％が生理学的活性を有するイオン化カルシウムである。イオン化カルシウムは急性アシドーシスで増加しアルカローシスで減少する。カルシウムは筋肉収縮，線毛運動，有糸分裂，神経伝達物質の遊離，酵素やホルモン分泌に必須である。副甲状腺ホルモンやビタミンDは，骨からのカルシウム動員，腎尿細管での再吸収，腸で吸収を促進することによって血清カルシウム濃度を上昇させる。

表1　電解質の調節

電解質	調節因子
ナトリウム	アルドステロン(体内ナトリウム総量の調節) ANP(体内ナトリウム総量の調節) 抗利尿ホルモン(血清ナトリウム濃度の調節)
カリウム	アルドステロン アドレナリン インスリン 腎臓
カルシウム	副甲状腺ホルモン ビタミンD

ANP：心房性ナトリウム利尿ペプチド

表2　高ナトリウム血症の治療

循環血液量の減少時
　循環血液量の補充(生理食塩液の輸液)
　高ナトリウム血症の補正(低張液輸液)

循環血液量の増加(ナトリウム過剰)時
　ナトリウム排泄の促進(ループ利尿薬の投与，血液透析)
　水分不足の補充(低張掖輸液)

正常循環血液量(体内ナトリウム正常)時
　水分不足の補充(低張掖輸液)
　尿崩症の治療
　　デスモプレシン5〜20μg/12〜24hr(鼻腔内投与)
　　水溶性バソプレシン5単位/2〜4hr(筋注または皮下注)

血清電解質異常の原因

　神経麻酔患者では血清電解質異常はよく見られる。その原因として，経口摂取不足，水分の制限，神経内分泌疾患の合併，利尿薬の投与，ステロイド投与による高血糖，造影剤の使用などがある。心血管系の恒常性を維持するためにも血清電解質異常は術前から矯正しておく必要がある。

低ナトリウム血症

　低ナトリウム血症は血清ナトリウム濃度が130 mEq/*l*未満と定義され，体内ナトリウム総量は正常か増加している。入院患者でもっとも多い電解質異常であり，低ナトリウム血症が合併すると死亡率が高くなる[2]。原因として挙げられるのは，急性頭蓋内疾患(外傷，くも膜下出血など)のほか，手術後，薬剤，急性肺疾患，悪性疾患などであり，抗利尿ホルモン分泌過剰症も含まれる。水はナトリウムより容易に血液脳関門を通過できるため，脳内の細胞外および細胞内水分は増加し，急性中枢神経症状はこの水分過剰によるものである。

　血清浸透圧が正常あるいは高いとき，まず血糖値を正常化し，マンニトールの投与を制限する。尿毒症患者では水分の制限と血液透析を行う。浮腫のある症例ではナトリウムと水分を制限し，心拍出量と腎臓の灌流改善を図り，ナトリウム再吸収を抑制するため利尿薬の投与を行う。一方，循環血液量減少している症例では，まず生理食塩液の投与で循環血液量の正常化を図り，抗利尿ホルモン分泌抑制による水排泄を増加させる。痙攣発作など切迫した状況下では3%食塩液の輸液(1〜2 ml/kg/hr)とフロセミドの投与を行う。

高ナトリウム血症

　高ナトリウム血症は血清ナトリウム濃度が150 mEq/*l*を超えるものと定義され，体内水分量は絶対的あるいは相対的に不足している。高ナトリウム血症では昏迷，昏睡，痙攣などの神経症状が出現する。脳神経外科手術患者では，下垂体手術後の尿崩症に伴う高ナトリウム血症がよく知られているが，利尿薬の投与，浸透圧利尿，代謝性アシドーシス補正薬(7%重曹水でナトリウム濃度が約830 mEq/*l*)，蘇生時の高張性食塩液の使用も原因となる。一過性，永続性，あるいは一時改善するが再発する症例がある。

　高ナトリウム血症は高齢者での発生が多く，急激な高ナトリウム血症の出現時では脳容積の減少に伴う微小脳血管の破綻を来すことがある。その結果，硬膜下血腫，脳皮質下出血，くも膜下出血，静脈血栓症などが発生する。

　水分喪失による高ナトリウム血症の治療では，水分の補充とともにナトリウムなどの電解質補充が必要である(表2)。高ナトリウム血症を急激に補正すると痙攣や脳浮腫の危険があるため，緩徐な治療が肝要である。水分補充は1〜2日で，ナトリウム補正は毎時1〜2 mEq/*l*未満で行う。ただし，循環血液量不足においては生理食塩液の急速輸液を行い，ナトリウム過剰症例ではループ利尿薬投与や透析でナトリウム排泄を促す。中枢性尿崩症に対しては，デスモプレシンやバソプレシンを投与する。

低カリウム血症

　低カリウム血症は血清カリウム濃度が3 mEq/*l*未満と定義され，その原因は種々あるが，利尿薬投与患者でよく見られる(表3)。低カリウム血症の特徴的症

表3 低カリウム血症の原因

- **利尿薬**
  - サイアザイド系利尿薬
  - ループ利尿薬
  - 浸透圧利尿薬
- **抗生物質**
  - ペニシリン
  - アムホテリシンB
  - アミノグリコシド
- **ホルモン**
  - アルドステロン症
  - グルココルチコイド(クッシング病)
- **代謝性および呼吸性アルカローシス**
- **マグネシウム欠乏**

表4 低カリウム血症の治療

- pHの低下
- マグネシウム濃度の上昇
- 原因薬剤の投与中止
- 塩化カリウムの持続静注(10〜40 mEq/hr)

表5 高カリウム血症の治療

- カルシウム製剤の投与(10%塩化カルシウム10 mlを10分で静注)
- グルコース/インスリン療法(10%ブドウ糖液+インスリン5〜10単位/ブドウ糖25〜50 g)
- 炭酸水素ナトリウムの投与(50〜100 mEqを5〜10分で静注)
- β_2受容体作動薬(サルブタモール)の投与
- 利尿薬の投与
- カリウム交換樹脂の投与
- 血液透析

状は筋肉の脱力や麻痺であり，高血圧やさまざまな不整脈の原因ともなる。高カリウム血症に伴う心電図変化には，T波の平坦化と陰性化，U波の顕著化，ST低下などがある。

低カリウム血症の治療は**表4**に示した。低カリウム血症の助長因子を補正し，原因薬剤を中止して，心電図監視下で塩化カリウムの持続静注を行う。アシドーシスや糖尿病患者，および非ステロイド系消炎鎮痛薬，アンジオテンシン変換酵素阻害薬，β遮断薬などカリウムの細胞外から細胞内への移動を抑制する薬剤を受けている患者では，予想外に血清カリウムが上昇することがあるので，厳密な監視が必要である。

高カリウム血症

高カリウム血症は血清カリウム濃度が5 mEq/lを超えるものと定義され，神経麻酔領域では，麻痺患者やくも膜下出血患者におけるサクシニルコリン投与後の高カリウム血症が報告されている。一般的な高カリウム血症原因は腎不全であるが，非ステロイド系消炎鎮痛薬やアンジオテンシン変換酵素阻害薬によることもある。高カリウム血症の特徴的な心電図変化は，T波の増高とQRS幅の拡大であり，最終的には心停止状態となる。

高カリウム血症の治療は**表5**に示した。カルシウム製剤・炭酸水素ナトリウム・β_2受容体作動薬・利尿薬の投与のほか，グルコース/インスリン療法，カリウム交換樹脂の投与などがあるが，もっとも効果的な治療は血液透析である。

低カルシウム血症

低カルシウム血症はイオン化カルシウム濃度が1 mmol/l未満と定義され，その原因は副甲状腺ホルモン分泌低下やカルシウムのキレート化または沈殿による。大量輸血ではクエン酸がカルシウムをキレート化し，一過性の低カルシウム血症を来すことがある。またイオン化カルシウム濃度は過換気や重曹水投与後のアルカローシスによっても低下する。原則として，原因疾患の治療ではイオン化カルシウム濃度を正常化し，安易にカルシウム製剤を投与しない。

高カルシウム血症

高カルシウム血症はイオン化カルシウム濃度が1.5 mmol/lを超えるものと定義され，その原因は副甲状腺ホルモン分泌亢進，長期臥床，悪性疾患などである。原則として，原因疾患の治療でイオン化カルシウム濃度を正常化するが，生理食塩液による水分補充，フロセミド投与による利尿，ほかの電解質補正，および身体運動促進のためにリハビリテーションも行う。

●参考文献●

1) Halperin ML, Kamel KS. Potassium. Lancet 1998；352：135-40.
2) Tierney WM, Martin DK, Greenlee MC, et al. The prognosis of hyponatremia at hospital admission. J Gen Intern Med 1986；1：380-5.

西川　俊昭

XII 各論・麻酔管理

19 合併症

B 静脈空気塞栓症

KEY POINT
- 手術部位が右心房より 5 cm 以上高位時，静脈空気塞栓症が発生する。
- 右心房圧＞左心房圧のとき，冠循環や脳循環に混入する（奇異性空気塞栓症）。
- 前胸壁ドプラー超音波検査はもっとも鋭敏な監視装置である。
- 経食道心臓超音波検査は心腔内や大動脈内に混入した気泡が検出できる。
- 混入した気泡捕獲のため，中心静脈カテーテルを適正な位置に留置する。

頻度と病態

手術部位が右心房より 5 cm 以上高位の場合，特に脳神経外科手術中に静脈空気塞栓症が発生しうる[1]。その頻度は手術手技，患者の体位，および検出機器の精度による。静脈空気塞栓症は後頭蓋窩手術での発症がもっとも多く，次いで上部頸椎手術である。頭蓋座位手術のおよそ半数近くの症例で発生するとされ，他の体位時でも起きる。また，前胸壁ドプラー超音波検査による静脈空気塞栓症の検出率は，経食道心臓超音波検査による検出率の約半分である。静脈空気塞栓症の発症が多い手術病変は，後部矢状洞を占拠するような傍矢状洞や大脳鎌の髄膜腫である。静脈洞は硬膜に付着しており損傷しても虚脱しないため，静脈洞が損傷されると大量の空気が吸引される。そのほか，後頭下筋肉組織の導出静脈損傷，頸部硬膜外静脈の損傷，頭蓋骨切開や頭部固定ピン挿入時の板間静脈損傷による静脈空気塞栓症もある。

大量の気泡が開存した損傷静脈を介して右心室に貯留すると急性右心不全を来す。また大量の気泡が肺循環に入ると肺血管が著明に収縮する。肺微小血管に気泡が混入すると気管支収縮が起き，内皮細胞からのメディエータ放出によって肺浮腫となる。その結果，換気血流比不均衡の増大，間質性肺浮腫，肺血管収縮による心拍出量の減少が認められる。同時に右心房圧は急速に上昇し左心房圧を超え，奇異性空気塞栓症の危険が増す。肺循環に入った空気は，そのまま肺循環を通り抜ける[2,3]か，あるいは右心房圧が左心房圧より高いときには右左心内シャント（たとえば開存卵円孔）を介して冠循環や脳循環などに混入し，心筋梗塞や脳

表1 静脈空気塞栓症を検知できる監視装置（感度の高い順）

- 経食道心エコー
- 前胸壁ドプラー
- 肺動脈カテーテル（肺動脈圧の上昇）
- カプノグラフ（呼気二酸化炭素濃度・分圧の低下）
- 質量分析計（呼気窒素濃度・分圧の上昇，もっとも特異的で定量的な方法）
- 心拍出量，中心静脈圧
- 血圧，心電図，食道聴診器

梗塞を来す．約25%の患者で卵円孔は開存しており，この奇異性空気塞栓症の頻度は5〜10%とされている．なお，主な死因は循環虚脱か低酸素症である．

開存卵円孔の診断

術前スクリーニング検査としてバルサルバ法や咳嗽時の胸壁二次元心臓超音波検査がある．全身麻酔導入後には経食道心臓超音波検査で確認できる．開存卵円孔が検知されたなら，奇異性空気塞栓症のリスクが高いため，手術は座位以外の体位で行うことが推奨される．

静脈空気塞栓症の監視装置（表1，図）

経食道心臓超音波検査は前胸壁ドプラー超音波検査より侵襲的であるが，心房・心室内や大動脈内に混入した気泡が検出できる．つまり，空気の右左シャントを検出することができ，静脈空気塞栓症と動脈空気塞栓症，両者の診断ができる．経食道心臓超音波検査は脳神経外科手術患者の8〜60%で気泡を検知できるが，これらの気泡が神経学的合併症を増加させるのか，あるいは経食道心臓超音波検査による空気塞栓の検知が患者の予後を改善するのかに関しては明らかではない．

一方，前胸壁ドプラー超音波検査は，非侵襲的な監視装置のなかではもっとも鋭敏な監視装置であり，0.25 ml の小さな気泡でも検知できる．トランスデューサの設置位置は第2または第3肋間の胸骨右傍で，適正な位置は，右心房カテーテルから生理食塩液5 ml の急速注入による乱流発生後に，ドプラー音が高音性ノイズに変化することで確認する．

肺動脈カテーテルの使用は座位手術患者で推奨されている．肺循環に大量の気泡が混入すると，肺循環の

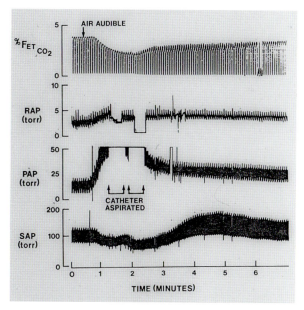

図 静脈空気塞栓症が発症したときの患者生体情報記録
上段から呼気終末二酸化炭素濃度，右心房圧，肺動脈圧，体血圧の変化を示す．前胸壁ドプラーで空気混入が検知されてまもなく，体血圧の低下と著明な肺高血圧が認められた．われわれは，肺動脈と右心房から80 mlの血液を吸引したが，吸引できた空気はわずか10 mlであった．切開部位を生理食塩液で満たし空気の混入を防止した後，循環は安定した．
[Marshall WK, Bedford RF. Use of a pulmonary-artery catheter for detection and treatment of venous air embolism: a prospective study in man. Anesthesiology 1980; 52: 131-4 より引用]

機械的閉塞と局所的低酸素症による反射性肺血管収縮が発生し肺動脈圧が上昇する．肺動脈カテーテルはこの肺高血圧を検知することができる．肺動脈圧の上昇程度は混入した気泡の量に比例し，肺動脈圧の変化は病態の重症度を反映するとされている．肺動脈カテーテルはカプノグラフィより鋭敏であるが侵襲的であり，右心房ポートから混入した気泡を回収することは困難である．しかし，右心房圧と肺動脈楔入圧（左心房圧）の両者を測定できることから，奇異性空気塞栓症のリスクを評価するには有用であり，右心房圧が肺動脈楔入圧を超える症例では肺動脈楔入圧を高めるなどの治療指針となる．

気泡が肺循環に混入すると，カプノグラフィでの呼気終末二酸化炭素濃度（分圧）は低下する．前胸壁ドプラー超音波検査では定量的な血行動態への影響の評価が困難であるが，カプノグラムと組み合わせることによって半定量的評価が可能となる．

呼気終末窒素濃度（分圧）の監視は，空気を検知するにはもっとも特異的であるが呼気終末二酸化炭素濃度（分圧）測定より鋭敏ではない．呼気窒素濃度測定の利

表2 静脈空気塞栓症発生時の対処法

- 即座に外科医に知らせる
- 術野を生理食塩液で満たし,骨切開部をワックスで覆う
- 中心静脈カテーテルから空気を吸引する
- 亜酸化窒素の投与を中止し,酸素濃度を上げる
- 患者の頭位を低くし,左側臥位とする
- 低血圧に対して昇圧薬の投与と急速輸液を行う
- 座位では頸静脈を圧迫する

点は肺循環に混入した空気を定量できることである。ただし,空気と酸素の混合ガスで換気中の患者で人工呼吸回路や気管チューブの漏れがある場合は,静脈空気塞栓症の発生が明らかではないことがある。低血圧,頻脈,不整脈,チアノーゼ,聴診器による水車音の聴取などは静脈空気塞栓症の後期徴候である。

静脈空気塞栓症のリスクがある症例では,中心静脈カテーテルを必ず挿入する。単孔性中心静脈カテーテルと多孔性中心静脈カテーテルの適正な先端位置は,それぞれ上大静脈と右心房境界線から頭側に3cmと尾側2cmで,この位置に留置されていれば混入した気泡を捕獲することができる。適正なカテーテルの位置は,胸部X線写真,単極性心電図電極付きカテーテルの挿入,圧波形の変化などによって確認できる。単極性心電図電極付きカテーテルの挿入の場合,二相性P波の出現部位が適正な位置である[4]。なお,気泡捕獲の面では多孔性カテーテルのほうが単孔性カテーテルより有用である。

麻酔管理

全身麻酔患者で仰臥位から座位に体位変換すると低血圧が発生する。陽圧人工呼吸中の患者では主に心拍出量減少による血圧低下が見られるが,体位変換時にさらに心拍出量が減少するためである。この血圧低下の対応策として,緩徐な体位変換,十分な輸液,下肢の弾力包帯装着,骨盤や下肢の心臓の高さでの固定,昇圧薬の投与などである。

亜酸化窒素の使用については異論があるため,通常,酸素・空気・揮発性吸入麻酔薬・オピオイドおよび筋弛緩薬による全身麻酔が一般的である。誘発電位の監視をする症例ではプロポフォール・オピオイド(レミフェンタニル,フェンタニル)・筋弛緩薬(ロクロニウム)による全静脈麻酔,顔面神経など運動神経機能を監視する症例では気管挿管時のみ筋弛緩薬を使用し,その後は追加投与なしの全静脈麻酔法で行う。

静脈空気塞栓症発生時の対処法(表2,図)

静脈空気塞栓症が発症した場合,即座に外科医に知らせ,術野を生理食塩液で満たし,骨切開部をワックスで覆ってもらう。中心静脈カテーテルから空気を吸引し,混入気泡の増大を防止するため亜酸化窒素の投与を中止し,患者を左側臥位とする。低血圧に対しては昇圧薬の投与,また,急速輸液,座位では頸静脈圧迫によって静脈圧を上昇させる[5]。ただし,終末呼気陽圧の付加やバルサルバ法は右心房圧を上昇させ奇異性空気塞栓症の危険を増すため,禁忌である[6]。

術後管理

静脈空気塞栓症が発症した症例では,循環・呼吸状態および神経症状の悪化を念頭に置き,観血的血圧測定と心電図監視を少なくとも1~2日間継続し,神経学的検査を頻回に行う。後頭蓋窩手術では,中枢性無呼吸,嚥下障害,咽頭感覚障害による誤嚥性肺炎のリスクがあるため,気道反射が回復するまで気管チューブ留置のままで経過観察するのがよい。また術後高血圧は脳浮腫と血腫の原因となるので,降圧薬の投与で対処する。

参考文献

1) Muth CM, Shank ES. Gas embolism. N Engl J Med 2000;342:476-82.
2) Bedell EA, Berge KH, Losasso TJ. Paradoxic air embolism during venous air embolism:Transesophageal echocardiographic evidence of transpulmonary air passage. Anesthesiology 1994;80:947-50.
3) Byrick RJ, Korley RE, McKee MD, et al. Prolonged coma after undreamed, locked nailing of femoral shaft fracture. Anesthesiology 2001;94:163-5.
4) Martin JT. Neuroanesthetic adjuncts of patients in the sitting position III. Intracvascular elelctrocardiography. Anesth Analg 1970;49:793-808.
5) Pfitzner J, McLean AG. Controlled neck compression in neurosurgery. Studies on venous air embolism in upright sheep. Anaesthesia 1985;40:624-9.
6) Perkins NAC, Bedford RF. Hemodynamic consequences of PEEP in seated neurological patients—implications for paradoxical air embolism. Anesth Analg 1984;63:429-32.

西川　俊昭

XII 各論・麻酔管理

19 合併症

C 術後痙攣，出血，神経原性肺水腫

KEY POINT
- 術後痙攣の発生は疾患により頻度が異なり，ルーチンでの予防的抗痙攣薬の使用についてのコンセンサスは得られていない。
- 術後出血は患者予後を悪化させるので，予防と早期発見が重要である。
- 呼吸状態の悪化の際には神経原性肺水腫が鑑別疾患となる。

術後痙攣

神経麻酔においては，術前には痙攣を認めていなかった症例であっても術後に痙攣を来すことがある。術後管理を行ううえでは，発生時期や起こりやすい疾患，対処方法を理解しておく必要がある。

■発生時期

術後1週間以内に発生する早期術後痙攣と，それ以降に発生する後期術後痙攣がある。早期術後痙攣はさらに24時間以内に発生するものと，24時間後から1週間以内のものに分けられる[1]。術後3カ月以内に起こることがもっとも多いが，少数ではあるものの術後2年以上経過して初めての痙攣発作を起こすこともある[1,2]。また，早期術後痙攣患者の41%で後期術後痙攣が発生するが，後期術後痙攣はてんかん焦点が形成されるため，真のてんかんとして考慮する必要がある[1,2]。

■頻度

厳密な頻度は明らかではないが，非外傷患者のテント上開頭手術における術後痙攣の頻度は15～20%と考えられている[1,2]。しかし，術式，疾患により大きな差がある。くも膜下出血後の早期術後痙攣は2.3%，後期術後痙攣は5.5%であり，後期術後痙攣に関してはコイル塞栓術のほうが開頭クリッピング術より有意に発生頻度が低い[3]。

また動脈瘤の場所によっても異なり，中大脳動脈領域では39.0%に対して，前大脳動脈領域では6.5%と低い[3]。腫瘍では髄膜腫で36%と高いが，神経膠腫や

XII 各論・麻酔管理

表1 痙攣時の対応

バイタルサインのチェック	呼吸状態，血圧，意識，痙攣のようすなどをチェック 外傷予防，吐物誤嚥の予防
酸素投与・気道確保	必要に応じて酸素投与，気道確保を行う
薬物治療	痙攣重積状態であればジアゼパムの投与 第二選択としてはフェノバルビタール，フェニトイン 難治性ではプロポフォールなどを用いて全身麻酔
原因検索	低血糖，術後出血などほかの痙攣の原因を検索

痙攣が生じた際の対応の概要を示す．治療の詳細はガイドライン[4]に述べられているので参照されたい．

転移性腫瘍の生検では9％，摘出術では20％と差がある[1]．一方，膿瘍では92％と高率に術後痙攣が起こる[1]．

■予 防

術後痙攣が真のてんかんに移行する可能性が示唆されているため，予防的抗痙攣薬の使用については議論されている．しかし，十分なエビデンスがなく，現時点においても，予防的抗痙攣薬の使用の是非については結論が出ていない[2]．くも膜下出血の術後痙攣については，ルーチンの予防的抗痙攣薬の使用は早期，後期とも有用ではない可能性が示唆されている[3]．したがって現在のところは，どのような症例で予防的抗痙攣薬を使用するのかは各施設で判断するしかない．

■痙攣発生時の対応（表1）

まずはバイタルをチェックし，外傷予防，吐物誤嚥の予防を行い，必要であれば気道確保，酸素投与を行う[4]．痙攣重積状態であれば，ジアゼパム10 mgの静脈内投与を行い，第二選択としてはフェノバルビタール，フェニトインの静脈内投与を行う[4]．同時に低血糖や高熱，術後出血，脳浮腫の進行など，ほかに痙攣を起こしうる原因を検索する必要がある．

出 血

術後出血は脳神経外科手術における最も重篤な合併症の一つであり，重篤な転帰とも関連している[5]．そのため，術後出血を予防することが重要である．

■頻 度

術後出血の頻度は，定義そのものが確立していないため報告により0.8～50.0％と差があるが，術後臨床症状の悪化を来す出血とした場合，0.8～6.9％である[5]．

■危険因子

脳アミロイド血管症，術中および術後の高血圧，血小板減少，抗凝固薬や抗血小板薬の使用などが術後出血の危険因子として挙げられる[5]．また，血管の豊富な腫瘍に対する開頭腫瘍摘出術，脳動静脈奇形の術後，術中の大量出血も危険因子である[5]．

■予 防

●術 前

近年，抗凝固薬や抗血小板薬を内服している患者が増加している．休薬可能であればアスピリンは7日間，チクロピジンは10～14日間など十分な休薬期間を設けて手術を行う．休薬した後にヘパリン化が必要である．ワルファリンを内服中の患者の緊急手術では，ビタミンK製剤の静脈内投与や新鮮凍結血漿など凝固因子の補充も考慮する．また，血小板減少や凝固因子欠乏が術前からある場合，必要に応じて血小板輸血や凝固因子の補充を行う．

●術 中

十分な鎮痛，鎮静を行い，術中の高血圧を避けるとともに，適切な止血処置により術中の出血量減少に努める．また，閉頭前にバルサルバ手技を行うことや，麻酔からの覚醒をゆっくり丁寧に行うことも推奨されている[5]．

●術 後

周術期の160/90 mmHgを超える高血圧は術後出血を有意に増加させる[5]．症例によっては血圧が下がりすぎることも予後悪化につながる場合がある．一方で，出血のリスクが高い場合は160 mmHgでは上限が高すぎる可能性がある．そのため症例ごとに血圧管理の目標値は検討する必要がある．血圧が高い場合，降圧薬の適用となるが，創部痛や挿管患者であれば挿管チューブの刺激で血圧が上昇している場合もある．このような場合，適切な鎮痛，鎮静を行う必要がある（表2）．

予防処置と同様に，術後出血を早期に発見することが重要である．麻酔からの覚醒遅延，意識状態の変化，麻痺の出現，瞳孔異常など術後出血を疑うような所見

表2 高血圧時の対応

降圧薬
　ニカルジピンなど降圧薬を使用して血圧を管理

鎮痛薬[*1]
　腎機能，肝機能などをチェックして使用薬剤を決定
　　→アセトアミノフェン，フルルビプロフェンなど
　疼痛，挿管の違和感強ければフェンタニルの使用も考慮

鎮静薬[*2]
　デクスメデトミジン→重症例では脳灌流圧への影響注意
　プロポフォール→原則，人工呼吸患者に使用

原因検索
　ほかに高血圧を来す原因がないかを検索する

[*1] 疼痛が血圧上昇の原因の場合
[*2] 鎮痛薬，降圧薬で不十分な場合など
高血圧に対しては速やかに降圧を必要とする場合は，まず，降圧薬を投与してもよいが，原因があって血圧が高い場合，それに対する治療をする。たとえば創部痛がある場合，鎮痛薬を投与することによって除痛ができれば，血圧は下がることが期待できる。

を認めた場合，CT検査を速やかに行うなどの対応が必要となる。症状がない場合，ルーチンの画像検査に関する明確な推奨はないので，施設ごとの判断に委ねられる[5]。

神経原性肺水腫

　神経原性肺水腫は，中枢神経系の障害に伴って急性に発症する肺水腫である[6]。脳神経外科手術の周術期患者において，呼吸状態悪化の際の重要な鑑別疾患の一つである。ほかに鑑別すべき病態としては，意識障害に伴う誤嚥性肺炎や人工呼吸器関連肺炎，くも膜下出血後の攣縮予防のための輸液負荷による肺水腫などがある[6,7]。

■原　因

　脊髄損傷，くも膜下出血，頭部外傷，脳内出血，硬膜下出血，てんかん大発作，髄膜炎，脳動静脈奇形，多発性硬化症などで，これまでに神経原性肺水腫発症の報告がある[6,7]。

■頻　度

　神経原性肺水腫の正確な発生頻度は不明であるが，くも膜下出血では2〜42.9％，頭部外傷で20％とする報告がある[6]。

■病　型

　時間経過から急性発症型と遅延発症型に分けることができる[6,7]。急性発症型は中枢神経系の障害から数分〜数時間以内に発症するのに対して，遅延発症型は12〜24時間後，あるいは数日後に発症する[6,7]。

■症　状

　急性発症型の場合，急激な呼吸困難，頻呼吸，頻脈，高血圧，低酸素血症，ピンクの泡沫状の痰，白血球増多を認める[6]。胸部X線写真では両側性の浸潤影を認める。一般的にこれらの症状は24〜48時間以内に軽快するが，激烈な経過で重症呼吸不全に陥る症例や，脳障害や頭蓋内圧亢進が遷延することで神経原性肺水腫が遷延する症例もある[6,7]。

■病　態

　中枢神経系の障害による交感神経系の著明な亢進が神経原性肺水腫の主因となる。この交感神経系の亢進とそれに伴うカテコラミンの増加により心機能の抑制，体血管抵抗の増大などで左房圧の上昇，肺毛細血管内圧の上昇が起こり，水分が肺血管から間質へと移動する[7]。心原性肺水腫と異なり赤血球成分やタンパク質の多い泡沫痰となることから，肺血管内皮障害に伴う肺血管透過性亢進も関与していることが示唆される[6,7]。また，特に遅延発症型の中には肺血管内圧の上昇なく神経原性肺水腫を発症した症例もあり，神経性肺血管透過性亢進もメカニズムとして考えられている[7]。

■治　療

　呼吸不全があれば人工呼吸管理の適用となる。また，ドブタミンが心収縮力の増強と後負荷の軽減により有用であったとする報告もあるが，生命予後は中枢神経系の予後に左右される[7]。そのため，神経原性肺水腫の原因となった中枢神経系障害の治療も重要であるが，くも膜下出血のように手術が必要な場合は，酸素化や循環動態などを麻酔科医，脳神経外科医で十分に検討して手術時期を判断する必要がある。

●参考文献●

1) Manaka S, Ishijima B, Mayanagi Y. Postoperative seizures : epidemiology, pathology, and prophylaxis. Neurol Med Chir (Tokyo) 2003 ; 43 : 589-600.
2) Weston J, Greenhalgh J, Marson AG. Antiepileptic drugs as prophylaxis for post-craniotomy seizures. Cochrane Database Syst

Rev 2015；3：CD007286.
3）Raper DM, Starke RM, Komotar RJ, et al. Seizures after aneurysmal subarachnoid hemorrhage：a systematic review of outcomes. World Neurosurg 2013；79：682-90.
4）「てんかん治療ガイドライン」作成委員会 編. てんかん治療ガイドライン 2010. 東京：医学書院；2010.
5）Seifman MA, Lewis PM, Rosenfeld JV, et al. Postoperative intracranial haemorrhage：a review. Neurosurg Rev 2011；34：393-407.
6）Davison DL, Terek M, Chawla LS. Neurogenic pulmonary edema. Crit Care 2012；16：212.
7）西脇公俊. 神経原性肺水腫と肺血管透過性亢進. 現代医学 2009；56：469-75.

矢田部　智昭，横山　正尚

XII 各論・麻酔管理

19 合併症

D 心臓手術・非心臓手術の術後脳梗塞および術後せん妄と高次脳機能障害

KEY POINT
- 非心臓手術における術後脳梗塞の発生頻度は心臓手術と比べ低いが，脳梗塞を合併すると予後が悪化する。
- 術後せん妄の頻度は，股関節手術や血管手術で高く，せん妄を発症すると集中治療室/入院期間の延長や医療コストの増大，死亡率の増加，高次脳機能障害を来す。
- 高次脳機能障害の診断には神経心理学検査が必要であるが，用いる検査法やその定義により発症頻度が異なるなどの問題点も存在する。
- 高次脳機能障害は心臓・非心臓手術のいずれの手術でも，またどの年齢層でも生じるが，高齢の患者で発症頻度が増加する。

はじめに

近年，手術手技や麻酔管理の進歩により，さまざまな合併症を持つ患者においても安全に周術期管理を行えるようになった。一方で，手術人口の高齢化に伴い，高齢者の脳機能と周術期管理との関係が注目されるようになってきた。本項では，周術期における術後脳梗塞および術後せん妄と高次脳機能障害に焦点を当て概説する。

術後脳梗塞

■ 心臓手術の術後脳梗塞

心臓手術における術後脳梗塞の発生頻度は冠動脈バイパス術で1.6〜2.0%[1)2)]，冠動脈バイパス術と弁手術の同時手術では2.7〜3.7%[3)]，弁手術では1.6〜5.7%[4)]と報告されている（表1）。術後脳梗塞の発生時期は約30〜40%が術中発生で，後の大半は術後1〜2日目に発生する[5)〜7)]。いったん術後脳梗塞を合併すると，術後死亡率は6倍に増加する[8)]。

術後脳梗塞の発生機序は，血行力学的機序，塞栓性機序によるもののほかに，術後新規に発生する心房細動による心原性脳塞栓が遅発性の発生機序として重要である。"XII.14.A 心臓手術時（人工心肺下および非人工心肺下）の脳保護"に，心臓手術の術後脳梗塞を含めた周術期脳障害および脳保護戦略の詳細が記されているので，参照されたい。

XII 各論・麻酔管理

■非心臓手術の術後脳梗塞

非心臓手術における術後脳梗塞の発生頻度は手術の種類により異なるが，心臓手術と比べ0.1～3％と低い[9]～[20]（表1）。この頻度は周術期心合併症の頻度と比較しても低い頻度であるが[21]，電気生理学的・化学的マーカーから無症候性心筋虚血の診断ができる心合併症と異なり，術後脳梗塞では認知状態の変化や新たな神経学的異常所見が得られた患者の頻度であるため，無症候性のものを含めた潜在的な脳梗塞の頻度はより多い可能性がある。術後脳梗塞の発生機序は，血行力学的機序，塞栓性機序によるものが大半であり，脳出血を来すものは1％以下と少ない[22]。術後脳梗塞の発生時期は術後2日目に多く，術中の発生は5.8％と報告されている[23]。手術患者が術後脳梗塞を合併すると，手術と関連のない脳梗塞患者と比べ，その死亡率は2～3倍に増加する[10][24][25]。

術後脳梗塞発生の危険因子としては，高齢や脳血管障害の既往，心房細動の合併が重要であり，その脳保護戦略を表2に示す。このうち心房細動患者の周術期管理において，塞栓性合併症予防に，ワルファリンなどの経口抗凝固薬療法から低分子ヘパリン（本邦では未分画ヘパリン）によるブリッジング抗凝固療法に切り替えて施行することがある。しかし最近ブリッジング抗凝固療法については，術中の出血および有害事象のリスク上昇と関連し，そのルーチン的使用は支持されないとの報告がなされている[26][27]。今後，経口抗凝固療法の中断を含め，塞栓性合併症の予防戦略についてはさらなるデータの蓄積が求められる。

術後せん妄

■診断とスクリーニング

術後せん妄は，手術を契機に術後の疼痛や呼吸困難，病室変更などによる環境の変化などから一過性に意識が混濁し，注意の障害や幻覚，妄想，失見当識，異常行動などさまざまな精神症状を伴い急性発症する，脳機能障害である。急速に発症し，1日のうちでも症状が変動するが，通常は可逆的で数日から1～2週間で回復する。せん妄の診断にはアメリカ精神医学会の精神疾患の診断統計マニュアル第5版（DSM-5）[28]（表3）やWHOの国際疾病分類第10改定版（ICD-10）を用いる。

せん妄は，①易刺激性，興奮・錯乱や不穏，幻覚などの症状を示す過活動型（hyperactive），②注意の低下，不活発，不適切な会話などの症状を示す低活動型（hypoactive），③両者の特徴を示す混合型（mixed）の3つに分類されるが[29]，低活動型せん妄は見逃されやすい[30]。そのため，せん妄のモニタリングツールが必要となるが，その主なものとして，Confusion As-

表1 手術の種類と周術期脳梗塞の発生頻度

手　術	頻度（％）
非心臓手術/非神経外科手術[9]	0.1
股関節手術[10]	0.2
血管手術（頸動脈手術を除く）[11][12]	0.4～0.8
胸部外科手術[10]	0.6
頸動脈手術[13]～[20]	0.25～3.0
冠動脈バイパス術[1][2]	1.6～2.0
冠動脈バイパス術＋大動脈弁置換術[3]	2.7
冠動脈バイパス術＋僧房弁置換術[3]	3.7
冠動脈バイパス術＋僧房弁形成術[3]	3.1
大動脈弁置換術[4]	3.2
僧房弁置換術[4]	5.7
僧房弁形成術[4]	1.6

表2 非心臓手術における脳保護戦略

	対　策
脳梗塞	予定手術であれば，発症から3カ月以上空けて施行する。緊急手術の場合，血圧管理を厳重に行い，神経学的モニタリングの使用を考慮する
頸動脈狭窄	症候性で狭窄率70％以上の頸動脈狭窄の場合は，予定手術の前に血行再建術を奨励する。症候性であっても，50％以下の狭窄率であれば血行再建術は奨励されない。無症候性の頸動脈狭窄に対する予防対策は明確ではないが，狭窄率60％以上の場合には血行再建術を考慮してもよい
心房細動	周術期において抗不整脈・抗凝固薬療法を継続する。現在，抗凝固薬療法の中止に関する質の高い診療指針なし
抗血小板薬	周術期において抗血小板薬を継続する。現在，抗血小板薬の中止に関する質の高い診療指針なし
高血糖	正常値範囲内に維持する
高血圧	術中は安静時血圧を参考に適正に維持する

表3 せん妄の診断基準[28]

	診断基準
A	注意(指向,集中,維持,転動)と意識(環境に対する見当識の低下)の障害
B	障害は短時間で発症し(通常数時間から数日間),通常の注意や意識からの変化があり,1日を通して重症度が変動する傾向にある
C	認知における追加の障害(記憶欠損,失見当識,言語,視空間能力,知覚)
D	基準AとCにおける障害は1つの先行,確定,進行中の神経認知障害によってよりよく説明されないし,昏睡のような覚醒度の重度の低下といった経過で発症していない
E	病歴,身体診察,臨床検査所見から,その障害が一般身体疾患,物質中毒または離脱,もしくは毒性物質の曝露といった直接的な生理学的結果もしくは多重の病因により引き起こされたという証拠がある

表4 術後せん妄の発症頻度

手術	頻度(%)
白内障手術[36]	4.4
頭頸部手術[37]	17
冠動脈バイパス術[38][39]	25〜43
腹部手術[40][41]	17〜25
腹部大動脈瘤手術[42]〜[45]	33〜54
末梢血管手術[43][44]	30〜48
整形外科手術[46]	17.5
股関節手術[47][48]	30〜41

sessment Method(CAM)[31]があり,集中治療領域では2013年に米国集中治療医学会が策定した"成人ICU患者の疼痛,不穏,およびせん妄管理に関する臨床ガイドライン(PADガイドライン)"[32]や日本集中治療医学会が策定したPADガイドラインの日本版J-PADガイドライン[33]においてConfusion Assessment Method for the Intensive Care Unite(CAM-ICU)[34]やIntensive Care Delirium Screening Checklist(ICDSC)[35]の使用を推奨している。

■頻度と危険因子

術後せん妄の頻度は,手術の種類によって異なり,股関節手術や血管手術では頻度(25〜50%)が高い[36]〜[48](表4)。せん妄が生じると集中治療室/入院期間の延長[49]や医療コストの増大[50],死亡率の増加[47][49][51][52],高次脳機能障害[53]〜[55]を来すことが報告されている。術後せん妄の患者側の因子としては,高齢[38][39][47][56][57],認知機能低下や認知症[38][39][47][56]〜[58],身体的な活動性の低下[39][47][49],内科的疾患の合併が多くの報告で共通して見られる危険因子である。

■せん妄の発症機序

術後せん妄の発症機序として,アセチルコリン活性の低下や神経伝達物質である3種のモノアミン(セロトニン,ノルアドレナリン,ドパミン)の過剰状態,γアミノ酪酸(GABA)受容体作用亢進など,神経伝達における不均衡が関与すると考えられている[59]〜[61]。特にアセチルコリン活性の低下は,意識や注意に関わる

脳幹網様体から視床を介して大脳皮質に投射するアセチルコリン作動性ニューロンである背側経路や,同じくアセチルコリン作動性ニューロンであるマイネルト基底核の機能低下を引き起こし,せん妄の発症につながる。

これらを惹起するものの一つとして神経炎症(neuroinflammation)が強く関わっている[62]〜[64]。手術侵襲によって炎症性サイトカインが産生され,そのシグナルがさまざまな経路,求心性神経線維による伝達や脳室周囲器官,血液脳関門を介してミクログリアを活性化することで,脳内の炎症性サイトカインが上昇し,神経炎症を経て機能不全や神経変性を引き起こした結果,せん妄が生じる。これらの機序はせん妄だけでなく,後述する高次脳機能障害の発症にも関与する。

■非薬物的予防と治療

せん妄の発症要因は,必ず直接原因となる身体的な障害が関与している。術後せん妄の場合は手術が該当し,これらに患者が持つ認知機能低下や認知症などの背景因子や,せん妄発症を促進し重篤化させる環境の変化(集中治療室),不快な身体症状(疼痛や呼吸困難など),睡眠・覚醒リズムの障害などの誘発因子が重なり,発症する(図1)。

せん妄の非薬物的予防・治療対策は,痛みの治療や早期離床,睡眠・覚醒のリズムを保つなどの,誘発因子をターゲットにした介入となる[65][66](表5)。

■薬物的予防と治療

せん妄の発症や期間を減少させるための,薬理学的なせん妄予防に有効とされる薬剤は明確でない。アセチルコリン活性の低下がせん妄発症に関わるため,コリンエステラーゼ阻害薬であるリバスチグミンの投与を行った心臓手術患者対象のランダム化比較試験(randomized controlled trial:RCT)では,リバスチ

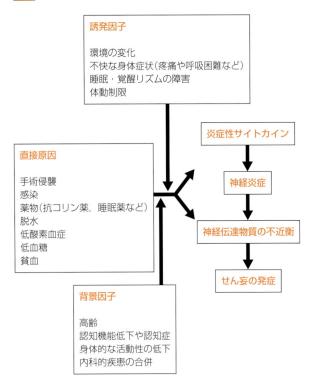

図1 せん妄に関与する直接原因と背景因子，誘発因子

表5 せん妄予防対策

・認知の維持	見当識の維持（時計やカレンダーの掲示）
・視力・聴力の補正	眼鏡・補聴器の使用
・早期モビライゼーション	体幹・四肢の運動，早期離床
・疼痛の評価	十分な鎮痛
・脱水・電解質の補正	早期発見と治療
・睡眠補助	夜間の光量の最小化，騒音対策，音楽療法

グミンによるせん妄予防効果は得られなかった[67]。非心臓手術の高齢患者を対象にハロペリドール 0.5 mgをボーラス投与後 0.1 mg/hrで12時間維持した報告では，ハロペリドール群15.3％，プラセボ群23.2％で有意にせん妄の発症頻度が低下したと報告されている[68]。少量のハロペリドール投与がせん妄を予防する可能性が示唆され，現在RCTが進行中である[69)70]。また，α_2アドレナリン受容体作動薬であるデクスメデトミジンは，ベンゾジアゼピン，プロポフォールと違いGABA受容体を介さない鎮静薬であるため，せん妄の予防に期待が持たれており，いくつかのRCTでせん妄予防効果が示されている[71)72]。しかし，これらの報告では，デクスメデトミジンの本邦での承認許容量 0.7 µg/kg/hrの2倍まで使用されており，本邦

の承認許容量の範囲でデクスメデトミジンがほかの鎮静薬に勝る効果が得られるのか不明である。

術後せん妄の薬物療法についても有効とされる薬剤は明らかではない。抗コリン作用が少ない，ハロペリドールが用いられるが，錐体外路症状やQT延長に注意が必要である。近年では，リスペリドン，クエチアピン，オランザピンといった非定型抗精神病薬も使用されている。

高次脳機能障害（POCD）

■POCDの評価と問題点

高次脳機能障害／術後認知機能障害（postoperative cognitive dysfunction：POCD）は，手術や麻酔を受けた患者の記憶や注意，実行機能，言語などの神経認知領域が，術前と比べ障害された状態であるが，現在のところDSM-5やICD-10で分類される病態ではない。POCDで障害される神経認知領域について，DSM-5では神経認知障害（neurocognitive disorders：NCDs）において6つの主要な神経認知領域，① 複合的注意（complex attention），② 遂行機能（executive function），③ 学習と記憶（learning and memory），④ 言語（language），⑤ 知覚−運動（perceptal-motor），⑥ 社会的認知（social cognition）を挙げている。最近の脳機能画像による研究から，これらの神経認知領域は1対1で対応する脳局所の神経基盤を持つものではなく，広範な脳散在性（distributed）の神経基盤が損傷された結果，生じることが明らかになってきている。

患者自身は認知機能の低下に対する自覚がないことから，POCDを評価するためには，手術前後に神経心理学検査を用いて評価する必要がある。神経心理学検査には全般的な認知機能スクリーニング検査と各神経認知ドメインに対応した検査があり（**表6**），通常はこれらを組み合わせて用いる。現在，POCDの診断において，国際的に統一された診断基準がないため，用いる検査法や定義によりPOCDの発症頻度が異なるなどの問題点がある[73]。さらに術後に同じ検査法を用いることで生じる学習効果（practice effect）や，用いる検査法によっては天井効果（ceiling effect）や床効果（floor effect）も考慮しなければならず，研究報告を比較するうえで重要となる。

■心臓手術におけるPOCD

心臓手術におけるPOCDは，人工心肺を用いるそ

表6 神経心理学検査

1. **全般的認知機能スクリーニング検査**
   Mini-Mental Status Examination
   改定長谷川式簡易知能スケール

2. **注意，集中に関する検査**
   WAIS Digit Symbol test（1から9までの番号に対応した図形を無作為に並んだ番号の下に記入する）
   Trail Making Test A（数字を順に結ぶ）
   Trail Making Test B（数字とアルファベットを交互に順に結ぶ）

3. **記憶，学習に関する検査**
   Rey Auditory Verbal Learning Test（15単語の獲得学習を5回行った後，干渉後に再度再生させる）
   WAIS Digid span（数字を復唱させる，順唱，逆唱）

4. **遂行機能，前頭葉機能に関する検査**
   かなひろいテスト（文章を読みながら"あ・い・う・え・お"に丸を付ける）
   Stroop Color Word Interference（色と無関係な単漢字が用いられるが色を呼称する。例えば"赤"という漢字が青色で書かれていれば青と色を呼称）
   Wisconsin Card Sorting Test（色や形，数の異なるカードを分類カテゴリーに従って置く）

5. **言語に関する検査**
   Wechsler Adult Intelligence Scale-Revised（WAIS-R）Vocabulary（8組の単語の対を聞かせた後，一方の単語のみを指示し，対になった語を答えさせる）

6. **視覚空間機能に関する検査**
   WAIS-R Block Design（赤，白，赤白面を持つ積木4～6個を手本と同じ模様になるように組み合わせる）

7. **視覚運動機能に関する検査**
   Grooved Peg Board Test（とがったペグを無作為に開けられた針穴に刺す）

の特殊性により，早くから注目されてきた。POCDの頻度は退院時には30～80％で，6カ月～1年後では20～40％に認められる[74)75)]。その機序に人工心肺の使用が関与すると想定されてきた。

しかし，最近の長期のPOCD研究から人工心肺の使用はPOCDの発症に関連しないことが示されつつある[76)]。また現在，POCDと患者が持つ潜在的な危険因子や手術侵襲に伴う炎症反応，免疫機能との関連が注目されている。本章"XII.14.A"に，心臓手術におけるPOCDを含めた周術期脳障害および脳保護戦略の詳細が記されている。参照されたい。

■**非心臓手術とPOCD**

非心臓手術におけるPOCDの研究では，2つの大規模国際研究（International Studies of Postoperative Cognitive Dysfunction：ISPOCD），すなわち1994～1996年に行われたISPOCD1と1998～2000年のISPOCD2がランドマーク的研究である。これらの研究の重要な点は，POCDの定義に統計的なアーチファクトの除外を試みたことである。ISPOCDでは，手術を受けていない健常者対照群を設定し，患者と対照群での神経心理学検査の点数が，対照群の標準偏差でどれだけ離れているかを示すZスコアを算出している。対照群を設定することで，時間経過による認知機能の低下を加味しており，以後のPOCD研究もこれらの定義に準じたものが多くなってきている。

ISPOCDの主な研究を**表7**に示す[77)～82)]。これらの研究から，①どの年齢層でも非心臓手術後1週間においてPOCDが生じること，②術後3カ月のPOCD発生には年齢が強く関与し，60歳未満の患者では5.6～6.2％の発症率で対照群との差はないが，60歳以上では発症率9.9～14.3％と対照群（1.8～2.8％）に比べ高率で，特に70歳以上では60～69歳の発症率の2倍となること（14％ vs. 7％），③術後3カ月以降のPOCDについて手術1～2年後のPOCD発症率は10.6％であったが対照群と差がないこと，が明らかになっている。また，長期予後についてISPOCD1と2のデータベースから8.5年（中央値）追跡調査の結果，術後3カ月にPOCDを発症した患者は予後が悪いこと，術後1週間にPOCDを発症した患者では就労困難で社会保障を受ける率が高いことが示され[83)]，また，認知症との関係では，11.1年（中央値）の追跡調査からPOCDと認知症の発症に関連がないことが報告されている[84)]。

■**POCDとせん妄**

POCDとせん妄の病態は異なる（**表8**）。しかし，いずれもいったん発症すると予後が悪化する類似点がある。POCDとせん妄の関連では，せん妄を発症した患者では認知機能が低下し，特にせん妄持続期間が長いほど低下する[41)～43)]。また，心臓手術患者で術後6カ月で術前のMini-Mental State Examination（MMSE）のレベルまで戻らない割合は，せん妄を発症した患者で有意に多いが，術後12カ月では差を認めなかったとの報告がある[85)]。

■**POCDの発症機序**

POCDの発症機序は明らかでないが，手術侵襲における末梢の炎症反応が，破綻した血液脳関門を通過し，中枢神経系に炎症を惹起することが知られている。

表7 主なISPOCD研究

報告者	手術,対象	年齢,患者数	患者(S)および対照群(C)におけるPOCD発症率 術後1週間	患者(S)および対照群(C)におけるPOCD発症率 術後3カ月	結論
ISPOCD1 Moller ら[77]	腹部手術 胸部手術 整形外科手術	60歳以上 (中央値68歳) n = 1,218 対照群 n = 321	S : 25.8% C : 3.4% P < 0.0001	S : 9.9% C : 2.8% P = 0.0037	年齢が術後3カ月のPOCDに関与。術後3カ月のPOCDは,60〜69歳で7%,70歳以上で14%。低酸素,低血圧,うつ状態は関与せず
Abildstrom ら[78]	ISPOCD1の1〜2年後追跡調査	60〜86歳 (中央値69歳) n = 336 対照群 n = 47		1〜2年後のPOCD S : 10.4% C : 10.6% 有意差なし	1〜2年後では2群間でPOCD発症率に差なし
ISPOCD2 Johnson ら[79]	中年層 腹部手術 整形外科手術	40〜60歳 n = 508 対照群 n = 183	S : 19.2% C : 4.0% P = 0.001	S : 6.2% C : 4.1% 有意差なし	術後1週間では2群間でPOCD発症率に差を認めたが,術後3カ月では差なし
Rasmussen ら[80]	無作為割付:全身麻酔(GA)と局所麻酔(RA)	60歳以上 (中央値71歳) n = 428	GA : 19.7% RA : 12.5% 有意差なし	GA : 14.3% RA : 13.9% 有意差なし	RAからGAに移行するなど"intention to treat"バイアスあり
Canet ら[81]	小手術	60歳以上 (中央値68歳) n = 372 対照群(ISPOCD1) n = 321	S : 6.8% C : 3.4% 有意差なし	S : 6.6% C : 2.8% 有意差なし	70歳以上と入院が術後1週間のPOCDに関与(vs. 日帰り手術)
Monk ら[82]	若年群 中年群 高齢群	若年:18〜39歳 n = 331 中年:40〜59歳 n = 378 高齢:60歳以上 n = 355 対照群 若年 n = 64,中年 n = 62,高齢 n = 56	若年 S : 36.6% C : 4.1% 中年 S : 30.4% C : 2.8% 高齢 S : 41.4% C : 5.1% 3群でS vs. C P < 0.001	若年 S : 5.7% C : 6.3% 中年 S : 5.6% C : 4.8% 高齢 S : 12.7% C : 1.8% 高齢群のみS vs. C P < 0.001	年齢,低学歴,脳血管障害の既往,術後1週間のPOCDが術後3カ月のPOCDに関与。術後1週間,術後3カ月のPOCDが術後1年の死亡に関与

表8 POCDと術後せん妄の違い

	POCD	術後せん妄
発症時期	数週間〜数カ月	数時間〜数日
発症	緩徐	急激
持続時間	数週間〜数カ月	数日〜数週間
注意障害	あり	あり
意識障害	なし	あり
可逆性	あり(ただし長期間要す)	あり
分類	なし	ICD-10
診断	診断基準なし	DSM-5,CAM,ICDSC

細菌など生体内侵入時には,病原体関連分子パターン(pathogen-associated molecular patterns:PAMPs)が,パターン認識受容体(pattern recognition receptors:PRRs)を介して自然免疫細胞を活性化するが,近年,手術や外傷などの自身の細胞損傷によっても,自然免疫を活性化することが明らかになってきた。すなわち,手術侵襲により損傷した細胞から放出される核内タンパク質 high mobility group box chromosomal protein 1(HMGB1)などの損傷関連分子パターン(damage-associated molecular patterns:DAMPs)が,PRRsであるToll様受容体を介して,多形白血球(polymorphonuclear leukocytes:PMN)(主に好中球)やマクロファージなどの自然免疫細胞を活性化し,炎症性サイトカインを分泌する。これらの過剰な炎症が,中枢神経系の神経炎症を惹起し,POCDを引き起こすと考えられている(図2)[86][87]。

■POCDの予防と治療

POCDの治療で確立したものはない。そのため予防に重点を置く必要があり,表9に示す[88]〜[90]。これ

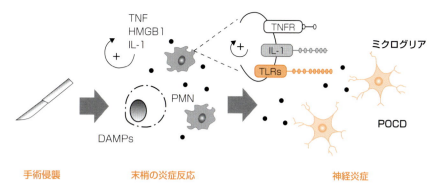

図2 手術侵襲に伴う炎症反応
DAMPs：damage-associated molecular patterns, HMGB1：high mobility group box chromosomal protein 1, IL-1：interleukin-1, PMN：polymorphonuclear leukocytes, TNF：tumor necrosis factor α, TNFR：tumor necrosis factor α receptor, TLR：Toll-like receptor, POCD：postoperative cognitive dysfunction

表9 POCDの予防

- 見当識の維持
- 家族の面会，頻回の説明
- 低侵襲手術の選択，手術時間の短縮
- 十分な鎮痛
- 早期モビライゼーション，早期退院

らのことから術前評価を受け持つ麻酔科医は，患者の危険因子の把握や周術期における鎮痛，炎症反応とストレスの軽減などPOCDの予防に大きな役割を持つといえる。

● 参考文献 ●

1) Tarakji KG, Sabik JF 3rd, Bhudia SK, et al. Temporal onset, risk factors, and outcomes associated with stroke after coronary artery bypass grafting. JAMA 2011；305：381-90.
2) Mérie C, Køber L, Olsen PS, et al. Risk of stroke after coronary artery bypass grafting：effect of age and comorbidities. Stroke 2012；43：38-43.
3) Shahian DM, O'Brien SM, Filardo G, et al；Society of Thoracic Surgeons Quality Measurement Task Force. The Society of Thoracic Surgeons 2008 cardiac surgery risk models：part 3-valve plus coronary artery bypass grafting surgery. Ann Thorac Surg 2009；88：S43-62.
4) O'Brien SM, Shahian DM, Filardo G, et al；Society of Thoracic Surgeons Quality Measurement Task Force. The Society of Thoracic Surgeons 2008 cardiac surgery risk models：part 2-isolated valve surgery. Ann Thorac Surg 2009；88：S23-42.
5) Hogue CW Jr, Murphy SF, Schechtman KB, et al. Risk factors for early or delayed stroke after cardiac surgery. Circulation 1999；100：642-7.
6) McKhann GM, Grega MA, Borowicz LM Jr, et al. Stroke and encephalopathy after cardiac surgery：an update. Stroke 2006；37：562-71.
7) Likosky DS, Marrin CA, Caplan LR, et al；Northern New England Cardiovascular Disease Study Group. Determination of etiologic mechanisms of strokes secondary to coronary artery bypass graft surgery. Stroke 2003；34：2830-4.
8) Bucerius J, Gummert JF, Borger MA, et al. Stroke after cardiac surgery：a risk factor analysis of 16,184 consecutive adult patients. Ann Thorac Surg 2003；75：472-8.
9) Mashour GA, Shanks AM, Kheterpal S. Perioperative stroke and associated mortality after noncardiac, nonneurologic surgery. Anesthesiology 2011；114：1289-96.
10) Bateman BT, Schumacher HC, Wang S, et al. Perioperative acute ischemic stroke in noncardiac and nonvascular surgery：incidence, risk factors, and outcomes. Anesthesiology 2009；110：231-8.
11) Sharifpour M, Moore LE, Shanks AM, et al. Incidence, predictors, and outcomes of perioperative stroke in noncarotid major vascular surgery. Anesth Analg 2013；116：424-34.
12) Axelrod DA, Stanley JC, Upchurch GR Jr, et al. Risk for stroke after elective noncarotid vascular surgery. J Vasc Surg 2004；39：67-72.
13) Wu TY, Anderson NE, Barber PA. Neurological complications of carotid revascularisation. J Neurol Neurosurg Psychiatry 2012；83：543-50.
14) Hill MD, Brooks W, Mackey A, et al；CREST Investigators. Stroke after carotid stenting and endarterectomy in the Carotid Revascularization Endarterectomy versus Stenting Trial (CREST). Circulation 2012；126：3054-61.
15) Saedon M, Singer DR, Pang R, et al. Registry report on kinetics of rescue antiplatelet treatment to abolish cerebral microemboli after carotid endarterectomy. Stroke 2013；44：230-3.
16) Heyer EJ, Mergeche JL, Bruce SS, et al. Statins reduce neurologic injury in asymptomatic carotid endarterectomy patients. Stroke 2013；44：1150-2.
17) Faggioli G, Pini R, Mauro R, et al. Perioperative outcome of carotid endarterectomy according to type and timing of neurologic symptoms and computed tomography findings. Ann Vasc Surg 2013；27：874-82.
18) Sfyroeras GS, Bessias N, Moulakakis KG, et al. New cerebral ischemic lesions after carotid endarterectomy. Ann Vasc Surg 2013；27：883-7.
19) Barbetta I, Carmo M, Mercandalli G, et al. Outcomes of urgent carotid endarterectomy for stable and unstable acute neurologic deficits. J Vasc Surg 2014；59：440-6.
20) Goldberg JB, Goodney PP, Kumbhani SR, et al. Brain injury after carotid revascularization：outcomes, mechanisms, and opportunities for improvement. Ann Vasc Surg 2011；25：270-86.
21) POISE Study Group；Devereaux PJ, Yang H, Yusuf S, et al. Ef-

fects of extended-release metoprolol succinate in patients undergoing non-cardiac surgery (POISE trial): a randomised controlled trial. Lancet 2008; 371: 1839-47.

22) Selim M. Perioperative stroke. N Engl J Med 2007; 356: 706-13.

23) Ng JL, Chan MT, Gelb AW. Perioperative stroke in noncardiac, nonneurosurgical surgery. Anesthesiology 2011; 115: 879-90.

24) Parikh S, Cohen JR. Perioperative stroke after general surgical procedures. N Y State J Med 1993; 93: 162-5.

25) El-Saed A, Kuller LH, Newman AB, et al. Geographic variations in stroke incidence and mortality among older populations in four US communities. Stroke 2006; 37: 1975-9.

26) Steinberg BA, Peterson ED, Kim S, et al; Outcomes Registry for Better Informed Treatment of Atrial Fibrillation Investigators and Patients. Use and outcomes associated with bridging during anticoagulation interruptions in patients with atrial fibrillation: findings from the Outcomes Registry for Better Informed Treatment of Atrial Fibrillation (ORBIT-AF). Circulation 2015; 131: 488-94.

27) Douketis JD, Spyropoulos AC, Kaatz S, et al; BRIDGE Investigators. Perioperative Bridging Anticoagulation in Patients with Atrial Fibrillation. N Engl J Med 2015; 373: 823-33.

28) 米国精神医学会. 日本精神神経学会日本語版用語監修. 高橋三郎, 大野 裕訳. 染矢俊幸, 神庭重信, 尾崎紀夫ほか訳. DSM-5 精神疾患の診断・統計マニュアル. 東京; 医学書院; 2014. p.588-93.

29) Peterson JF, Pun BT, Dittus RS, et al. Delirium and its motoric subtypes: a study of 614 critically ill patients. J Am Geriatr Soc 2006; 54: 479-84.

30) Spronk PE, Riekerk B, Hofhuis J, et al. Occurrence of delirium is severely underestimated in the ICU during daily care. Intensive Care Med 2009; 35: 1276-80.

31) Inouye SK, van Dyck CH, Alessi CA, et al. Clarifying confusion: the confusion assessment method. A new method for detection of delirium. Ann Intern Med 1990; 113: 941-8.

32) Barr J, Fraser GL, Puntillo K, et al; American College of Critical Care Medicine. Clinical practice guidelines for the management of pain, agitation, and delirium in adult patients in the intensive care unit. Crit Care Med 2013; 41: 263-306.

33) 日本集中治療医学会. 日本版・集中治療室における成人重症患者に対する痛み・不穏・せん妄管理のための臨床ガイドライン. 東京; 総合医学社; 2015. p.60-4.

34) Ely EW, Inouye SK, Bernard GR, et al. Delirium in mechanically ventilated patients: validity and reliability of the confusion assessment method for the intensive care unit (CAM-ICU). JAMA 2001; 286: 2703-10.

35) Bergeron N, Dubois MJ, Dumont M, et al. Intensive Care Delirium Screening Checklist: evaluation of a new screening tool. Intensive Care Med 2001; 27: 859-64.

36) Milstein A, Pollack A, Kleinman G, et al. Confusion/delirium following cataract surgery: an incidence study of 1-year duration. Int Psychogeriatr 2002; 14: 301-6.

37) Weed HG, Lutman CV, Young DC, et al. Preoperative identification of patients at risk for delirium after major head and neck cancer surgery. Laryngoscope 1995; 105: 1066-8.

38) Kazmierski J, Kowman M, Banach M, et al; IPDACS Study. Incidence and predictors of delirium after cardiac surgery: Results from The IPDACS Study. J Psychosom Res 2010; 69: 179-85.

39) Rudolph JL, Inouye SK, Jones RN, et al. Delirium: an independent predictor of functional decline after cardiac surgery. J Am Geriatr Soc 2010; 58: 643-9.

40) Mann C, Pouzeratte Y, Boccara G, et al. Comparison of intravenous or epidural patient-controlled analgesia in the elderly after major abdominal surgery. Anesthesiology 2000; 92: 433-41.

41) Kaneko T, Takahashi S, Naka T, et al. Postoperative delirium following gastrointestinal surgery in elderly patients. Surg Today 1997; 27: 107-11.

42) Marcantonio ER, Goldman L, Mangione CM, et al. A clinical prediction rule for delirium after elective noncardiac surgery. JAMA 1994; 271: 134-9.

43) Schneider F, Böhner H, Habel U, et al. Risk factors for postoperative delirium in vascular surgery. Gen Hosp Psychiatry 2002; 24: 28-34.

44) Böhner H, Hummel TC, Habel U, et al. Predicting delirium after vascular surgery: a model based on pre- and intraoperative data. Ann Surg 2003; 238: 149-56.

45) Benoit AG, Campbell BI, Tanner JR, et al. Risk factors and prevalence of perioperative cognitive dysfunction in abdominal aneurysm patients. J Vasc Surg 2005; 42: 884-90.

46) Fisher BW, Flowerdew G. A simple model for predicting postoperative delirium in older patients undergoing elective orthopedic surgery. J Am Geriatr Soc 1995; 43: 175-8.

47) Marcantonio ER, Flacker JM, Michaels M, et al. Delirium is independently associated with poor functional recovery after hip fracture. J Am Geriatr Soc 2000; 48: 618-24.

48) Lee KH, Ha YC, Lee YK, et al. Frequency, risk factors, and prognosis of prolonged delirium in elderly patients after hip fracture surgery. Clin Orthop Relat Res 2011; 469: 2612-20.

49) Brouquet A, Cudennec T, Benoist S, et al. Impaired mobility, ASA status and administration of tramadol are risk factors for postoperative delirium in patients aged 75 years or more after major abdominal surgery. Ann Surg 2010; 251: 759-65.

50) Franco K, Litaker D, Locala J, et al. The cost of delirium in the surgical patient. Psychosomatics 2001; 42: 68-73.

51) Gottesman RF, Grega MA, Bailey MM, et al. Delirium after coronary artery bypass graft surgery and late mortality. Ann Neurol 2010; 67: 338-44.

52) Kat MG, Vreeswijk R, de Jonghe JF, et al. Long-term cognitive outcome of delirium in elderly hip surgery patients. A prospective matched controlled study over two and a half years. Dement Geriatr Cogn Disord 2008; 26: 1-8.

53) Girard TD, Jackson JC, Pandharipande PP, et al. Delirium as a predictor of long-term cognitive impairment in survivors of critical illness. Crit Care Med 2010; 38: 1513-20.

54) Pandharipande PP, Girard TD, Jackson JC, et al; BRAIN-ICU Study Investigators. Long-term cognitive impairment after critical illness. N Engl J Med 2013; 369: 1306-16.

55) van den Boogaard M, Schoonhoven L, Evers AW, et al. Delirium in critically ill patients: impact on long-term health-related quality of life and cognitive functioning. Crit Care Med 2012; 40: 112-8.

56) Radtke FM, Franck M, Lorenz M, et al. Remifentanil reduces the incidence of post-operative delirium. J Int Med Res 2010; 38: 1225-32.

57) Koster S, Hensens AG, Schuurmans MJ, et al. Risk factors of delirium after cardiac surgery: a systematic review. Eur J Cardiovasc Nurs 2011; 10: 197-204.

58) Rudolph JL, Jones RN, Levkoff SE, et al. Derivation and validation of a preoperative prediction rule for delirium after cardiac surgery. Circulation 2009; 119: 229-36.

59) Mach JR Jr, Dysken MW, Kuskowski M, et al. Serum anticholinergic activity in hospitalized older persons with delirium: a preliminary study. J Am Geriatr Soc 1995; 43: 491-5.

60) Campbell N, Boustani M, Limbil T, et al. The cognitive impact

of anticholinergics : a clinical review. Clin Interv Aging 2009 ; 4 : 225-33.
61) Trzepacz PT. The neuropathogenesis of delirium. A need to focus our research. Psychosomatics 1994 ; 35 : 374-91.
62) Cerejeira J, Firmino H, Vaz-Serra A, et al. The neuroinflammatory hypothesis of delirium. Acta Neuropathol 2010 ; 119 : 737-54.
63) van Gool WA, van de Beek D, Eikelenboom P. Systemic infection and delirium : when cytokines and acetylcholine collide. Lancet 2010 ; 375 : 773-5.
64) Marcantonio ER. Postoperative delirium : a 76-year-old woman with delirium following surgery. JAMA 2012 ; 308 : 73-81.
65) Inouye SK, Bogardus ST Jr, Charpentier PA, et al. A multicomponent intervention to prevent delirium in hospitalized older patients. N Engl J Med 1999 ; 340 : 669-76.
66) Rudolph JL, Marcantonio ER. Review articles : postoperative delirium : acute change with long-term implications. Anesth Analg 2011 ; 112 : 1202-11.
67) Gamberini M, Bolliger D, Lurati Buse GA, et al. Rivastigmine for the prevention of postoperative delirium in elderly patients undergoing elective cardiac surgery--a randomized controlled trial. Crit Care Med 2009 ; 37 : 1762-8.
68) Wang W, Li HL, Wang DX, et al. Haloperidol prophylaxis decreases delirium incidence in elderly patients after noncardiac surgery : a randomized controlled trial*. Crit Care Med 2012 ; 40 : 731-9.
69) van den Boogaard M, Slooter AJ, Brüggemann RJ, et al. Prevention of ICU delirium and delirium-related outcome with haloperidol : a study protocol for a multicenter randomized controlled trial. Trials 2013 ; 14 : 400.
70) Schrijver EJ, de Vries OJ, Verburg A, et al. Efficacy and safety of haloperidol prophylaxis for delirium prevention in older medical and surgical at-risk patients acutely admitted to hospital through the emergency department : study protocol of a multicenter, randomised, double-blind, placebo-controlled clinical trial. BMC Geriatr 2014 ; 14 : 96.
71) Shehabi Y, Grant P, Wolfenden H, et al. Prevalence of delirium with dexmedetomidine compared with morphine based therapy after cardiac surgery : a randomized controlled trial (DEXmedetomidine COmpared to Morphine-DEXCOM Study). Anesthesiology 2009 ; 111 : 1075-84.
72) Maldonado JR, Wysong A, van der Starre PJ, et al. Dexmedetomidine and the reduction of postoperative delirium after cardiac surgery. Psychosomatics 2009 ; 50 : 206-17.
73) Rasmussen LS, Larsen K, Houx P, et al ; ISPOCD group. The International Study of Postoperative Cognitive Dysfunction. The assessment of postoperative cognitive function. Acta Anaesthesiol Scand 2001 ; 45 : 275-89.
74) van Dijk D, Keizer AM, Diephuis JC, et al. Neurocognitive dysfunction after coronary artery bypass surgery : a systematic review. J Thorac Cardiovasc Surg 2000 ; 120 : 632-9.
75) Newman MF, Kirchner JL, Phillips-Bute B, et al ; Neurological Outcome Research Group and the Cardiothoracic Anesthesiology Research Endeavors Investigators. Longitudinal assessment of neurocognitive function after coronary-artery bypass surgery. N Engl J Med 2001 ; 344 : 395-402.
76) Selnes OA, Gottesman RF, Grega MA, et al. Cognitive and neurologic outcomes after coronary-artery bypass surgery. N Engl J Med 2012 ; 366 : 250-7.
77) Moller JT, Cluitmans P, Rasmussen LS, et al. Long-term postoperative cognitive dysfunction in the elderly ISPOCD1 study. ISPOCD investigators. International Study of Post-Operative Cognitive Dysfunction. Lancet 1998 ; 351 : 857-61.
78) Abildstrom H, Rasmussen LS, Rentowl P, et al. Cognitive dysfunction 1-2 years after non-cardiac surgery in the elderly. ISPOCD group. International Study of Post-Operative Cognitive Dysfunction. Acta Anaesthesiol Scand 2000 ; 44 : 1246-51.
79) Johnson T, Monk T, Rasmussen LS, et al ; ISPOCD2 Investigators. Postoperative cognitive dysfunction in middle-aged patients. Anesthesiology 2002 ; 96 : 1351-7.
80) Rasmussen LS, Johnson T, Kuipers HM, et al ; ISPOCD2(International Study of Postoperative Cognitive Dysfunction) Investigators. Does anaesthesia cause postoperative cognitive dysfunction? A randomised study of regional versus general anaesthesia in 438 elderly patients. Acta Anaesthesiol Scand 2003 ; 47 : 260-6.
81) Canet J, Raeder J, Rasmussen LS, et al ; ISPOCD2 investigators. Cognitive dysfunction after minor surgery in the elderly. Acta Anaesthesiol Scand 2003 ; 47 : 1204-10.
82) Monk TG, Weldon BC, Garvan CW, et al. Predictors of cognitive dysfunction after major noncardiac surgery. Anesthesiology 2008 ; 108 : 18-30.
83) Steinmetz J, Christensen KB, Lund T, et al ; ISPOCD Group. Long-term consequences of postoperative cognitive dysfunction. Anesthesiology 2009 ; 110 : 548-55.
84) Steinmetz J, Siersma V, Kessing LV, et al ; ISPOCD Group. Is postoperative cognitive dysfunction a risk factor for dementia? A cohort follow-up study. Br J Anaesth 2013 ; 110 : i92-7.
85) Saczynski JS, Marcantonio ER, Quach L, et al. Cognitive trajectories after postoperative delirium. N Engl J Med 2012 ; 367 : 30-9.
86) Terrando N, Brzezinski M, Degos V, et al. Perioperative cognitive decline in the aging population. Mayo Clin Proc 2011 ; 86 : 885-93.
87) Vacas S, Degos V, Feng X, et al. The neuroinflammatory response of postoperative cognitive decline. Br Med Bull 2013 ; 106 : 161-78.
88) Krenk L, Rasmussen LS, Kehlet H. New insights into the pathophysiology of postoperative cognitive dysfunction. Acta Anaesthesiol Scand 2010 ; 54 : 951-6.
89) Sanguineti VA, Wild JR, Fain MJ. Management of postoperative complications : general approach. Clin Geriatr Med 2014 ; 30 : 261-70.
90) Hartholt KA, van der Cammen TJ, Klimek M. Postoperative cognitive dysfunction in geriatric patients. Z Gerontol Geriatr 2012 ; 45 : 411-6.

前川　謙悟

XII 各論・麻酔管理

19 合併症

E 術中覚醒記憶

KEY POINT
- 術中覚醒記憶は高い確率でPTSDを伴う。
- 術中覚醒記憶は導入時覚醒時にも多い。
- 静脈麻酔では発生率が高い。
- 意識よりも記憶のほうが抑制されやすい。
- 循環動態からは判断できない。

術中覚醒記憶とは

　手術中に意識があり，そのことを手術後に記憶していることを術中覚醒記憶と呼んでいる。この記憶は，視覚(手術中は多くは抑制されている)，触覚(触れられている，あるいは挿管されている)，聴覚(外科医の会話や手術室内の音楽)，痛覚(手術による痛み)などの感覚情報と感情(つらい，痛い，怖いなど)が統合されたいわゆるエピソード記憶である。エピソード記憶が死に準ずるような強いネガティブな感覚を伴う場合には，記憶が強化されて日常生活にも影響を与えるようになる。このような状態を心的外傷後ストレス障害(post traumatic stress disorder：PTSD)と呼んでいる。術中覚醒記憶を経験した患者では，高い確率でこのような精神的後遺症が起きてしまうことが報告されている。麻酔科医としては，何としても防ぎたい合併症である。

術中覚醒記憶の発生率

　術中覚醒記憶の発生率に関しては，多くの報告があり調査方法によっても異なっている(表1)。後ろ向き研究からの報告は概して発生率が低い(＜0.01％)。これは術中覚醒記憶の発見，診断方法が統一・構造化されていないため，患者の自主的な申告に依存しているからであり，発生率を過小評価している可能性が高い。一方で，前向き研究での発生率は高くなっている(0.2％)。

　このような研究ではBriceの質問票(表2)を用いて複数回の術後インタビューを行うプロトコルが実施さ

表1 術中覚醒記憶の発生率

報告年	報告者	術中覚醒記憶症例	サンプル総数	発生率	調査方法	備考
1961	Hutchison	8	656	1.2	Prospective	
1970	Brice	1	60	1.7	Prospective	
1975	Wilson	4	490	0.8	Prospective	
1977	Agarwal	0	138	0	Prospective	
1991	Liu	2	1,000	0.2	Prospective	
1993	Sandin	5	1,727	0.2	Prospective	TIVA
1997	Nordstrom	2	1,000	0.2	Prospective	TIVA
2000	Sandin	18	11,785	0.15	Prospective	
2004	Sebel	25	19,575	0.13	Prospective	Multicenter trial in USA
2004	Myles	13	2,463	0.53	Prospective	B-aware trial(high-risk group)
2007	Pollard	6	87,361	0.0069	Retrospective	
2007	奈良県立医科大学	16	13,996	0.11	Retrospective	
2008	Errando	22	3,477	0.6	Prospective	Spain
2008	Avidan	4	1,941	0.21	Prospective	B-unaware trial(high-risk group)
2009	Xu	46	11,101	0.41	Prospective	China
2009	Mashour	10	44,006	0.023	Retrospective	
2010	Morimoto	20	89,516	0.02	Retrospective	Japan
2011	Avidan	9	5,713	0.15	Prospective	Bag-Recall trial(high-risk group)

表2 Briceの質問票

1. あなたが手術室で眠る前に覚えていることで、いちばん最後に覚えていることは何ですか
2. あなたが麻酔から覚めた後で、いちばん最初に覚えていることは何ですか
3. その2つの記憶の間に何か覚えていることがありますか
4. 麻酔中に夢を見ましたか
5. 手術と麻酔に関して、もっとも不快だったことは何ですか

れている。複数回のインタビューを行うと、後から実施するインタビューでの術中覚醒記憶検出力が高くなる。これは麻酔からの覚醒直後には記憶の想起(思い出すこと)が抑制されているが、時間が経過すると回復するためと解釈されている。しかし、その一方で、複数回のインタビューが偽の記憶を形成してしまう可能性も否定できない。このように、研究の方向性によって発生率に大きな差があることは、実際には術中覚醒記憶を経験しているのに、申し出ていない患者が多くいることを意味していると考えられる。

精神的後遺症の発生率

　Sandinらはスウェーデンで、約1,2000人を対象とした術中覚醒記憶に関する前向き研究を行い、18人の術中覚醒記憶の患者を発見し、その発生率は0.15%であると報告した[1]。Lennmarkenら[2]は、その2年後にこの18人に対する追跡調査を実施した。9人は追跡調査に参加しなかった(連絡不能2人、死亡1人、参加拒否6人)。残り9人は参加したが、そのうち4人がPTSDの診断基準を満たしていて(4/9 = 44%)、3人は不眠などの精神的後遺症があった(7/9 = 78%)。参加を拒否した6人には、PTSDの症状の一つである回避症状により参加を拒否した可能性もあり、その場合はPTSDや精神的後遺症の発生率はさらに高いことになる。これまでのいくつかの報告をまとめてみると(表3)、術中覚醒記憶の精神的後遺症の発生率は約60%、さらにPTSDへ発展する率は約16%であり、かなり高い。

表3 術中覚醒記憶から精神的後遺症およびPTSDに発展した症例

発表年	発表者	術中覚醒記憶患者数	精神的後遺症	PTSD
1993	Moermann	26	18(69%)	ND
1998	Schwender	45	22(49%)	3(7%)
1998	Ranta	5	1(20%)	0
1999	Domino	61	51(84%)	6(10%)
2001	Osterman	16	ND	9(56%)
2002	Lennmarken	9	7(78%)	4(44%)
2007	Samuelsson	46	15(33%)	1(2%)
2010	Leslie	7	ND	5(71%)
合計		215	59%	16%

ND：記載がないことを示す。

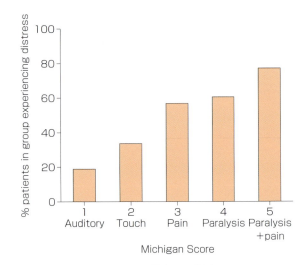

図1 Michigan Scoreと抑うつの程度
X軸：Michigan Score，Y軸：術中覚醒記憶を経験した人が術後に抑うつ状態になる率。このようにMichigan Scoreが大きいほど，抑うつ状態の発生率が高いことが示されている。Michigan Score 4，5点ではparalysisが含まれていて，術中の筋弛緩状態を患者本人が経験してしまうと抑うつが強くなることを示している。

表4 Michigan Awareness Classification Instrument

Class	訴えの内容
0	訴えなし
1	一時的な音の記憶
2	触覚の記憶
3	痛み
4	麻痺
5	痛みと麻痺

手術中に強いストレスを感じた場合はDをつける。

術中覚醒記憶の評価方法，発生時期

 ミシガン大学から提唱されたMichigan Awareness Classification Instrument（Michigan Score）[3]により，術中覚醒記憶を評価する方法が用いられるようになっている（表4）。このScoreが術後の抑うつ状態と相関することが示されている（図1）[4]。
 2014年に発表されたNAP5（術中覚醒記憶に関する英国およびアイルランドの全国的調査）のなかでは，術中覚醒記憶が起きた時期とその内容について報告されている[4]。術中覚醒記憶が発生する時期としては，NAP5で記録された125症例のうち47%は導入時に，34%は手術中に，18%は覚醒時に発生していた。導入時には触れられているという記憶と麻痺の記憶が多い（図2）。触覚の記憶は，おそらく挿管操作を意味していると考えられる。麻痺の記憶は，筋弛緩作用が出現しているのに鎮静作用が不足して覚醒したために，意識が出現して麻痺を経験したケースであろう。手術中は痛みおよび麻痺の記憶が多いのに対して，導入時，覚醒時には痛みの記憶は見られない。覚醒時にも麻痺の記憶が目だつ。こちらは筋弛緩作用が残存している状態で鎮静薬濃度が先に低下してしまったためと考えられる。スガマデクスの使用可能な環境では，覚醒より前に投与するべきである。
 また，術中覚醒記憶の持続時間についてもNAP5のなかで報告された。それによると，持続時間の中央値は180秒（30〜300秒）であった[4]。このことは，最長では3時間の間，意識があった例も含まれているが，多くは数分程度の短時間の覚醒とその記憶であると考えられ，麻酔科医は一瞬たりとも油断してはいけないことになる。

術中覚醒記憶のメカニズム

■麻酔中に意識は抑制されているのか
 全身麻酔中は，筋弛緩薬が投与されていることが多く，意識のアウトプットである運動（＝反応）を観察することができない。そこで，筋弛緩薬を作用させないことで，この反応としての運動を観察する方法としてisolated forearm technique（IFT）がある[5]。これは，導入前に静脈路が確保されていないほうの腕の上腕をあらかじめ動脈圧以上の圧で駆血することにより，血行性に筋弛緩薬が分布しないようにすることで，運動を可能にする方法である。このような準備をしたうえで，全身麻酔を導入する。患者はヘッドホンを装着し，動作の指示（手を握りなさい，手を2回動かしなさい

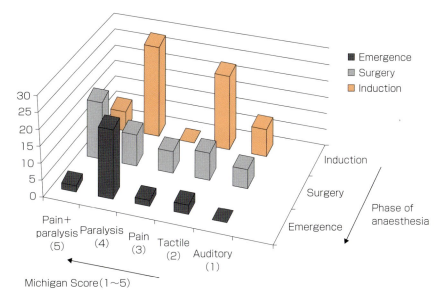

図2 術中覚醒が発生した時期とその内容
導入時，手術中，覚醒時の3つの時期とMichigan Scoreの内容により術中覚醒記憶の発生数を表示したグラフ[4]。それぞれの時期で術中覚醒記憶の内容に特徴がある。導入時，覚醒時は麻痺の記憶が強く，手術中は偏りがない。

など)を持続的に聞かされる．患者が指示どおりの動作をしたかどうかで意識を確認する．

英国のRussellら[5]は，IFTを用いた研究を数多く実施している．彼の報告した結果では，プロポフォールを用いた麻酔方法では73〜100％の人が[6)7)]，吸入麻酔を主体とした方法では32％の人が陽性反応を示した[8]．つまり意識があると判定されたことになり，一見麻酔されているように見える人の多くは実は意識があったことになる．ただし，注目すべき点としては，これらの陽性反応があった患者のなかには，手術中のことや指示について記憶していた人はおらず，意識があっても記憶は抑制されていたと考えられる．

Iselin-Chavesら[9]は，プロポフォール麻酔時の鎮静スコアとbispectral index(BIS)値の関係を調べた．彼らの研究では，いずれの麻酔薬のBIS値も80前後で記憶(顕在記憶)を抑制したのに対して，意識の抑制にはBIS値50前後まで低下させる必要があった(図3)．図3の中には3つのエリアが存在する．すなわち意識があり記憶している状態，意識があるが記憶されていない状態，意識も記憶もない状態である．われわれが麻酔時にターゲットとするBIS値40〜60では，意識も記憶もない状態と意識はあるが記憶はない状態が混在している．

■ **麻酔中に記憶は抑制されているのか**
では麻酔と記憶の関係はどうであろうか．IFTの

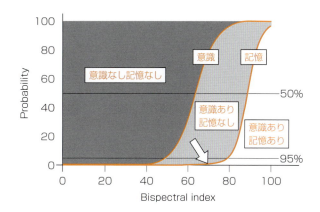

図3 BIS値と意識，記憶の関係[9]
プロポフォール麻酔時のBIS値と記憶，BIS値と意識の関係を図示する．意識のラインのED_{50}は65である．このラインから考えるとBIS値が50であっても意識がある人が5％程度存在する．一方，記憶のラインは意識のラインの右側に存在し，ED_{50}は85になり，BIS値が80では95％の人に記憶形成が見られないことを意味している．この2つのラインにより，全体は，①意識なし記憶なし，②意識あり記憶なし，③意識あり記憶ありの3領域に分けることができる．術中覚醒記憶は③意識あり記憶ありの状態であり，矢印の部分は0に近いが決して0ではないことを意味している．

結果からも"意識があっても記憶は形成されない"状態があることが想像できる．つまり，記憶の閾値は低く低濃度でも抑制される可能性が高い．Iselin-Chavesら[9]は，鎮静スコアならびに言葉の記憶から意識とBIS値，記憶とBIS値の関係を調べた．彼らの研究の結果もRussellの結果を支持するものであり，いずれの麻酔薬のBIS値も80前後で記憶を抑制し，50前後で意識を抑制するというものであった．

Iselin-Chaves ら[10]は，顕在記憶と潜在記憶に分けた検討も行っている．その結果，顕在記憶は BIS 値が 80 前後で抑制されるのに対して，潜在記憶のほうは BIS 値が 40 以下になって抑制されることが示された．問題になっている PTSD は顕在記憶から生じる．潜在記憶は人間の行動にさまざまな影響を与えることは知られているが，具体的な内容の記憶は含まれず PTSD の原因となることは考えにくい．

術中覚醒記憶の危険因子

■患者側の因子

これまでの後ろ向き研究では，女性であることと若年者で，術中覚醒記憶の発生率が高くなっている．一方，前向き研究では，これらの因子は有意なものとなっていない．後ろ向き研究では，患者が申し出て初めて発見されることを考えると，女性，若年者が率直に医療側に伝えていることを意味している可能性がある．

また，Aranake ら[11]は術中覚醒記憶の既往のある患者 241 名とない患者で新たな術中覚醒記憶の発生率を調べたところ，発生率が 5 倍高かった（1.7％ vs. 0.3％）ことが明らかとなった．また，一般的な PTSD 発症の危険因子としては，女性であること，内向的性格，過去の精神的トラウマ経験，血縁者に PTSD 発症者がいることなどが挙げられていて，先の術中覚醒記憶の危険因子と重なる部分が存在する．

■手術の種類

循環動態が不安定で十分量の麻酔薬を投与できない手術では，発症率が高くなる[12]．具体的には心臓手術，急患の場合などである．帝王切開では，胎児の呼吸抑制を避けるため母体への麻酔薬投与が制限されており，不十分な麻酔となりやすい．

■薬剤・機器

麻酔方法としては，吸入麻酔薬よりも静脈麻酔で発生率が高くなる．第一の理由としては静脈麻酔薬ではシリンジポンプを使用するため，ポンプの設定間違い，開始ボタンの押し忘れなどが起きやすい．第二の理由としては，静脈麻酔薬は輸液の側管より投与するのが一般的であり，この輸液が止まると静脈麻酔薬の投与も滞ってしまうこと，第三の理由として静脈麻酔薬は吸入麻酔薬よりも薬物動態学的，薬力学的個体差が大きいことがある．プロポフォールは target-controlled infusion で投与されることが多いが，ここに表示される濃度は平均的な人に投与した場合の濃度であり，その値を鵜呑みにしてはいけない．

NAP5 の中ではチオペンタール，ケタミン，エトミデートなどの薬剤が術中覚醒記憶の発生と関連していると見られる結果となった[12]．この理由の一つとして迅速導入（rapid sequence induction：RSI）での発生率が高いことが挙げられる．RSI では低血圧・徐脈を避けるために，ケタミンやエトミデートなどの循環抑制が少ない麻酔薬が選択されることが多いのであろう．一方，チオペンタールは先に挙げた帝王切開時の麻酔薬としての使用頻度が高いことから，このような結果となったと考えられる．

筋弛緩薬も，術中覚醒記憶発生の強い因子となった[12]．この理由としては麻痺の記憶が術中覚醒記憶による抑うつを強めるためであろう．また，神経刺激装置を用いて筋弛緩作用を適切に管理した場合には，発生率は大きく減少していることから，その使用が推奨される．

どのようにして発見するか

■循環動態から判断する

麻酔科医は以前から血圧・心拍数など循環動態を参考に，麻酔薬の投与調節を行ってきた．しかし循環動態は，麻酔薬以外にも血管内容量や体温など，ほかのさまざまな因子により変動してしまう．

Ghoneim ら[13]は過去の 271 例の術中覚醒記憶症例を調べ，術中覚醒記憶が発生した症例で頻脈，高血圧が認められたのはそれぞれ 20％，18％であったと報告している．この割合は背景因子を合わせた対照群の 1％，3％と比べると明らかに高い．しかし，逆に考えると術中覚醒記憶症例であっても 80％は高血圧や頻脈を呈さなかったことを意味しており，循環動態から術中覚醒記憶を診断するのは困難であると考えられる．

■脳波を用いる方法

脳波を利用するモニターは数多くあるが，もっとも普及しているのは BIS である．BIS の有用性に関しては数多くの研究がなされている．BIS の有用性に関しては大規模な前向き研究として B-aware trial がある[14]．これはオーストラリアで術中覚醒記憶発生の high risk 群（身体条件から十分な麻酔薬を投与できな

い患者，心臓手術患者，緊急手術など）を対象として BIS コントロール（n = 1,225，BIS 値を 40 ～ 60 に維持）と従来麻酔群（n = 1,238，BIS 以外の通常のモニターで呼気麻酔ガス濃度を含む）を設定して比較した。麻酔方法は麻酔科医に一任されている。その結果，BIS コントロール群での術中覚醒記憶の発生率は 0.16％なのに対し，従来麻酔群では 0.89％であり，有意に BIS 群で低かった（P = 0.022）。

この研究では麻酔方法が統一されていなかったため，麻酔方法を吸入麻酔に統一し，BIS コントロール群（BIS 値 40 ～ 60）と呼気麻酔ガスモニター群（呼気麻酔ガス濃度 0.7 ～ 1.3 MAC）を設定して比較した B-unaware trial[15]，Bag-recall trial[16] が実施された。しかし，BIS の呼気麻酔ガスモニターに対する優位性は認められず，逆に呼気麻酔ガスモニター群で発生率が低い傾向を示した。

Ekman ら[17] は，BIS 導入による術中覚醒記憶が減少したか否かを後ろ向きに検討した。その結果 BIS モニター導入前の術中覚醒記憶の発生率は 0.18％であるのに対して，BIS 導入後は 0.04％であった。この BIS 導入後の術中覚醒記憶症例の麻酔記録から，BIS 値が 60 以上の時間が 4 分間以上あったことがわかった。しかし，対象者 4,945 人の 19％で，そのような時間帯が記録されていて，感度 100％，特異度 81％であったが，偽陽性率は 99.8％であった。

Russell[6] は IFT と BIS を比較している。22 人の婦人科手術を受ける患者をプロポフォール TCI（target-controlled infusion），レミフェンタニル TCI，アトラクリウムで麻酔して，BIS 値と IFT での反応を調べ，BIS 値が 60 以上，60 秒以上続くときに BIS が覚醒を示しているとする基準を設定した。この基準での BIS の感度は 59％，特異度は 85％，陽性的中率は 18％であり，BIS 値の有用性は低いと結論されている。

神経麻酔と術中覚醒記憶

これまでの報告のなかには，神経麻酔で術中覚醒記憶が増加するとした報告は見あたらず，特に脳外科，整形外科手術で術中覚醒記憶の発生率が増加するとは思われない。一方で，近年，神経麻酔領域では運動誘発電位をモニターとして使用することが多くなっている。この場合は，筋弛緩薬や吸入麻酔薬を使用せず，静脈麻酔による管理を行う麻酔管理が一般的である。筋弛緩薬を使用しないことは術中覚醒記憶の発生リスクを減らす方向に作用するが，静脈麻酔法を選択することは増やす方向に作用するため，全体として術中覚醒記憶を増加させるのか，減少させるのかについては結論が出ていない。

神経麻酔領域では，手術の効果を明らかにし，かつ合併症が発生していないことを確認するために術後早期の覚醒が求められる。その結果，手術中の麻酔が浅くなる傾向にあるが，術中覚醒記憶のリスクを考えると，不用意に麻酔薬の投与量を減量，制限するべきではない。

●参考文献●

1) Sandin RH, Enlund G, Samuelsson P, et al. Awareness during anaesthesia：a prospective case study. Lancet 2000；355：707-11.
2) Lennmarken C, Bildfors K, Enlund G, et al. Victims of awareness. Acta Anaesthesiol Scand 2002；46：229-31.
3) Mashour GA, Esaki RK, Tremper KK, et al. A novel classification instrument for intraoperative awareness events. Anesth Analg 2010；110：813-5.
4) Cook TM, Andrade J, Bogod DG, et al；Royal College of Anaesthetists；Association of Anaesthetists of Great Britain and Ireland. 5th National Audit Project（NAP5）on accidental awareness during general anaesthesia：patient experiences, human factors, sedation, consent, and medicolegal issues. Br J Anaesth 2014；113：560-74.
5) Russell IF, Wang M. Isolated forearm technique. Br J Anaesth 1996；76：884-6.
6) Russell IF. The ability of bispectral index to detect intra-operative wakefulness during total intravenous anaesthesia compared with the isolated forearm technique. Anaesthesia 2013；68：502-11.
7) Russell IF. The Narcotrend 'depth of anaesthesia' monitor cannot reliably detect consciousness during general anaesthesia：an investigation using the isolated forearm technique. Br J Anaesth 2006；96：346-52.
8) Russell IF. The ability of bispectral index to detect intra-operative wakefulness during isoflurane/air anaesthesia, compared with the isolated forearm technique. Anaesthesia 2013；68：1010-20.
9) Iselin-Chaves IA, Flaishon R, Sebel PS, et al. The effect of the interaction of propofol and alfentanil on recall, loss of consciousness, and the Bispectral Index. Anesth Analg 1998；87：949-55.
10) Iselin-Chaves IA, Willems SJ, Jermann FC, et al. Investigation of implicit memory during isoflurane anesthesia for elective surgery using the process dissociation procedure. Anesthesiology 2005；103：925-33.
11) Aranake A, Gradwohl S, Ben-Abdallah A, et al. Increased Risk of Intraoperative Awareness in Patients with a History of Awareness. Anesthesiology 2013；119：1275-83.
12) Pandit JJ, Andrade J, Bogod DG, et al；Royal College of Anaesthetists, Association of Anaesthetists of Great Britain and Ireland. 5th National Audit Project（NAP5）on accidental awareness during general anaesthesia：summary of main findings and risk factors. Br J Anaesth 2014；113：549-59.
13) Ghoneim MM, Block RI, Haffarnan M, et al. Awareness during anesthesia：risk factors, causes and sequelae：a review of reported cases in the literature. Anesth Analg 2009；108：527-35.
14) Myles PS, Leslie K, McNeil J, et al. Bispectral index monitoring

to prevent awareness during anaesthesia : the B-Aware randomised controlled trial. Lancet 2004 ; 363 : 1757-63.
15) Avidan MS, Zhang L, Burnside BA, et al. Anesthesia awareness and the bispectral index. N Engl J Med 2008 ; 358 : 1097-108.
16) Avidan MS, Jacobsohn E, Glick D, et al. Prevention of intraoperative awareness in a high-risk surgical population. N Engl J Med 2011 ; 365 : 591-600.
17) Ekman A, Lindholm ML, Lennmarken C, et al. Reduction in the incidence of awareness using BIS monitoring. Acta Anaesthesiol Scand 2004 ; 48 : 20-6.

坪川　恒久

索 引

和文

あ

アイスパック ... 164
アクアポリン ... 25
悪性高熱症 ... 246
悪性症候群 ... 247
悪性神経膠腫 ... 197
亜酸化窒素 ... 342
アシドーシス ... 168
アスピリン ... 110
アセタゾラミド ... 188
アセチルコリン ... 59
　──受容体 ... 243
アセトアミノフェン ... 286, 323
アダムキーヴィッツ動脈
　 ... 47, 59, 295
圧拮抗現象 ... 84, 86
圧迫症状 ... 198
アップレギュレーション ... 244
アテローム ... 181
アポトーシス ... 35, 48, 64, 76, 77
アミロイドβタンパク ... 80
アルゴリズム ... 109
アルツハイマー病 ... 80, 292
アルドステロン ... 311, 337
アルブミン ... 73
　──製剤 ... 155, 168
アンジオテンシンⅡ受容体拮
　抗薬 ... 113
アンジオテンシン変換酵素阻
　害薬 ... 113
鞍上槽 ... 214

い

異型輸血 ... 156
維持液 ... 153
意識下ファイバー挿管 ... 233
意識障害 ... 91
イソフルランの保護効果 ... 4
一次性脳損傷と二次性脳損傷 ... 29
一過性脳虚血発作 ... 182, 275, 276
イムノフィリン ... 35
院外心停止 ... 326
インターベンショナルラジオ
　ロジー ... 305
咽頭冷却 ... 163, 165

う

ウイリス動脈輪 ... 55
ウォーターブランケット ... 164
運動誘発電位 ... 178, 185, 208, 226

え

エアウェイスコープ® ... 306
栄養因子 ... 71
エドロホニウム試験 ... 244
塩化カリウム ... 339
嚥下障害 ... 228
炎症反応 ... 292
エンドルフィン ... 310

お

横隔神経麻痺 ... 318
横静脈洞 ... 56
横紋筋融解症 ... 246
悪心・嘔吐 ... 255
オピオイド ... 113
　──の作用機序 ... 112
　──の副作用 ... 112
オリゴデンドロサイト ... 49
温度 ... 33

か

開始液 ... 153
外傷性脊髄障害 ... 49
開存卵円孔 ... 341
開頭クリッピング術 ... 305
ガイドライン ... 325
回復室 ... 267
改良 Frankel 分類 ... 219
下顎神経 ... 316
化学的伝達 ... 59
過換気療法 ... 143
過灌流（症候群） ... 186
核医学検査 ... 95
拡散強調画像 ... 95
覚醒 ... 201
　──下手術 ... 254
下行性疼痛抑制系 ... 18
下垂体機能異常 ... 117, 118
下垂体機能低下症 ... 234
下垂体腺腫 ... 232
下垂体前葉 ... 17
下垂体の解剖 ... 231
滑車上神経 ... 316
褐色細胞腫 ... 119
活性化アストロサイト ... 48
活性化部分トロンボプラスチン
　時間 ... 98
活性凝固時間 ... 98

カットオフ現象	84, 85
下頭斜筋	316, 318
カプノグラフィ	341
カプノメータ	204
カフリークテスト	222, 228
カリウム	337
顆粒球コロニー刺激因子	50
カルシウム	337
──拮抗薬	113
──チャネル拮抗薬	70
カルジオリピン	39
カルシニューリン	35, 39
ガレン大静脈	56
眼窩上神経	316
──ブロック	262
環境の評価	266
患者管理鎮痛法	229
関節リウマチ	224
冠動脈ステント留置後	101
冠動脈バイパス術	288
顔面神経モニタリング	241

き

キアリ奇形	279
奇異性空気塞栓症	238, 340, 341
気管支ファイバー挿管	225
危機的出血	167
急性ウイルス性脳炎	31
急性冠症候群	328
急性期水頭症	176
急性期脳梗塞の画像	95
急性硬膜外血腫	213
急性硬膜下血腫	141, 213
急性離断後症候群	251
吸入麻酔薬	83
仰臥位	149, 150
凝固因子	168
競合性NMDA受容体拮抗薬	72
凝固線溶系	214
頬骨側頭神経	316
強直性間代性痙攣	285
胸腹部大動脈瘤	47
局所酸素摂取率	141

局所浸潤麻酔	322
局所性脳損傷	30
局所脳虚血	64, 65
局所脳血流量	141
局所脳酸素飽和度	187, 277
局所脳組織酸素分圧	139
局所麻酔薬中毒	256, 318
虚血耐性の誘導	5
筋萎縮性側索硬化症	244
筋強直性ジストロフィ	246
近赤外線分光法	187, 195, 291, 296
筋線維束攣縮	66

く

区域麻酔	101
──法	315
空気塞栓	150, 228, 262
クッシング三徴候	176
クッシング病	231, 232
くも膜下出血	30, 175, 310
くも膜顆粒	11
グリア瘢痕	50
グリシン結合部位拮抗薬	72
グリセリン	114
グリセロール	140, 199
グルコース/インスリン療法	339
グルコース代謝	13
グルコーストランスポーター1	24
グルタミン酸	140, 163
──-Ca^{2+}説	35

け

経胸壁ドプラー	240
警告基準	211
経食道心エコー	240
経食道心臓超音波検査	340, 341
頸神経点	318
頸髄損傷	218
経蝶形骨洞アプローチ	233
経頭蓋超音波ドプラー法	187, 289
経頭蓋的運動誘発電位モニタリング	298

経頭蓋ドプラー検査	94
頸動脈エコー検査	181
頸動脈ステント留置術	183
頸動脈内膜剝離術	182
頸動脈閉塞	181
経皮的冠動脈インターベンション	110
痙攣	255
──の有無	198
──発作	31, 274
ケタミン	206
血液粘稠度	33
血液脳関門	23
血液冷却	163, 164
血管撮影	95
血管作動薬の影響	33
血管内治療	313
血小板数	168
血小板濃厚液	155
血糖値	118
ゲルパッド	164
嫌気性代謝	13
言語機能マッピング	254
顕在記憶	360

こ

コイル塞栓術	305
抗AChR抗体	244
抗P/Q型VGCC抗体	245
高カリウム血症	339
高カルシウム血症	339
抗凝固薬	99, 100, 110
抗凝固療法	211
抗筋特異的受容体型チロシンキナーゼ(MuSK)抗体	244
抗痙攣薬	323
高血圧	345
抗血小板薬	74, 99, 100, 101, 110, 185
抗血栓薬	74
高血糖	13
抗酸化薬	71
膠質輸液	154

索　引

高次脳機能障害................79, 291, 350
甲状腺機能異常................117
甲状腺機能亢進................118
甲状腺機能低下................118
後脊髄動脈................58
抗てんかん薬................115
後頭蓋窩................203, 236
　——手術................340
後頭動脈................318
高ナトリウム血症................338
興奮性（グルタミン酸）................59
硬膜外血腫................228
高密度脳波計................86
高リスクの手術................204
抗利尿ホルモン................337, 338
　——不適合分泌症候群................234
呼気ガスモニター................240
呼気終末窒素濃度................341
呼吸管理................141
コハク酸メチルプレドニゾロン
　ナトリウム................222

さ

座位................236
再灌流傷害................329
最小肺胞濃度................86, 215
細胞外液................152
　——補充液................153
細胞内液................152
細胞内カルシウムイオン濃度....36
三叉神経第一枝（Ⅵ）................316
三叉神経第二枝（Ⅶ）................316
三叉神経第三枝（Ⅷ）................316
酸素分圧................33

し

耳介側頭神経................316
視覚誘発電位................178, 233
視機能障害................209
シクロスポリン A................39
刺激発生装置植え込み術................262
自己血................155

　——輸血................227
自己抗体................245
自己調節................210
　——能................63, 142, 209
視床下部................17
　——・下垂体・副腎系................119
　——・下垂体・副腎皮質系...18
　——・交感神経・副腎髄質
　　系................18
ジストロフィン遺伝子................246
自動調節能.....33, 64, 65, 66, 67, 276
シトクロムオキシダーゼ................35
死の三徴................168
シバリング................166
社会復帰率................326
周術期疼痛管理................321
重症筋無力症................244
終末呼気陽圧................342
粥腫................181
手術室外での麻酔・鎮静................264
手術侵襲に伴う炎症反応................353
手術体位................149
手術の種類と周術期脳梗塞の
　発生頻度................348
出血性ショック................167
術後クリーゼ................245
術後痙攣................343
術後高次脳機能障害................79
術後出血................344
術後せん妄................79, 291, 348
　——の発症頻度................349
術後脳梗塞................288, 347
術前準備................199
術中 VAE の治療................241
術中覚醒記憶................356
術中皮質脳波................250, 251
術前の意識状態................198
術前評価................19, 266
循環血液................152
上顎神経................316
上気道閉塞................254
上行性疼痛抑制系................18
小後頭神経................316
晶質液................153

焦点切除術................271
小児 MRI................265
静脈灌流障害................149
静脈血栓塞栓症................99
静脈内空気塞栓................233, 237, 340
上矢状洞................56
除神経状態................334
自律神経過反射................220
視力障害................227
神経・内分泌系のクロストー
　ク................18
神経炎症................79
神経管................278
神経筋疾患................243
神経原性ショック................219
神経原性肺水腫................176, 345
神経細胞死................35
神経刺激装置................280
神経疾患の治療法の未来................5
神経集中治療................138
深頸神経叢ブロック................318
神経心理学検査................351
神経ブロック................261
神経麻酔................4
　——学会の活動................5
　——における論点................5
　——の歴史................3
人工多能性幹細胞................42
心室細動................326
浸潤麻酔法................318
心静止................326
新鮮凍結血漿................155, 170
心臓手術................288
　——における POCD................350
　——の術後脳梗塞................347
心停止後ケア................326
心的外傷後ストレス障害................356
心内心電図................239
深部静脈血栓症................220
心房細動................290
心房性ナトリウム利尿ペプチ
　ド................337

-365-

す

髄液産生 ... 11
髄液の吸収 ... 11
髄液量 ... 12
水頭症 ... 11, 279
髄膜炎 ... 31
睡眠時無呼吸 ... 232
水和物結晶説 ... 84
スーパーオキシドジスムターゼ遺伝子 ... 244
スガマデクス ... 243, 244, 245, 246, 285
スタチン ... 185, 291
ステロイド ... 114
　──カバー ... 114
　──性抗炎症薬 ... 161
スマトリプタン ... 286

せ

正常灌流圧突破現象 ... 275
ぜいたく灌流 ... 176
正中偏位 ... 214
声門上気道器具 ... 255
生理食塩液 ... 153
世界脳神経外科連合の分類 ... 177
脊髄灌流圧 ... 210, 221
脊髄機能モニタリング ... 210, 226, 298
　──法 ... 208
脊髄腫瘍 ... 208
脊髄ショック ... 49, 220
脊髄損傷 ... 218
脊髄ドレナージ ... 101
脊椎手術 ... 224
赤血球濃厚液 ... 155
絶対的禁忌 ... 285
セロトニン ... 59
遷延性術後痛 ... 321
前胸壁ドプラー超音波検査 ... 340, 341
潜在記憶 ... 360
全静脈麻酔 ... 206

　──法 ... 342
仙髄回避 ... 219
前脊髄動脈 ... 58
浅側頭動脈 ... 317
　───中大脳動脈吻合術 ... 194
先端巨大症 ... 231, 232
穿通枝 ... 56
前頭頬骨縫合 ... 317
全脳虚血 ... 29, 64, 65
せん妄の診断基準 ... 349
せん妄の発症機序 ... 349
せん妄予防対策 ... 350

そ

造影剤 ... 307
早期 CT 所見 ... 95
臓器摘出手術 ... 333
　──の呼吸・循環管理 ... 335
早期脳血管攣縮 ... 176
臓器保護 ... 332
側臥位 ... 149, 150
促進拡散 ... 24
塞栓症 ... 186
足突起 ... 23
側副血行路 ... 298
側彎症 ... 225
組織灌流 ... 152
組織プラスミノーゲン活性化因子 ... 70

た

ダイアモックス注射用 ... 188
体位変換 ... 239
体温管理 ... 329
大血管手術 ... 295
大後頭神経 ... 316
　──ブロック ... 262
胎児アルコール症候群 ... 76
大耳介神経 ... 316
胎児心拍モニター ... 313
体性感覚誘発電位 ... 178, 187, 208, 226, 298

タイト結合 ... 23
大量輸血 ... 156
タウタンパク ... 80
多形性心室性頻拍 ... 176
脱分極性筋弛緩薬 ... 244, 285
多発外傷 ... 213
多発性硬化症 ... 243
単一光子放射断層撮影 ... 182

ち

遅発性運動神経細胞死 ... 48
遅発性脳血管攣縮 ... 176
中心静脈圧 ... 204
中心静脈カテーテル ... 342
中枢性塩類喪失症候群 ... 176
中脳周囲脳槽 ... 214
超音波検査 ... 94
長期増強現象 ... 77
長期保護効果 ... 64
鎮静 ... 307
　──前の禁飲食 ... 267

つ

椎骨動脈 ... 55
　──損傷 ... 228

て

帝王切開 ... 312
低カリウム血症 ... 338
低カルシウム血症 ... 339
低灌流 ... 186
低酸素脳症 ... 30
低体温 ... 168
　──の脳保護作用 ... 5
　──療法 ... 163, 216, 329
低ナトリウム血症 ... 338
低容量蘇生 ... 170
デキサメタゾン ... 199
デクスメデトミジン ... 262, 277, 308
デスモプレシン ... 338

デュシェンヌ型筋ジストロフィ ... 246
電位依存性イオンチャネル ... 85
てんかん様発射 ... 251
電気痙攣療法 ... 282
電気的伝達 ... 59
テンシロン®試験 ... 244

と
統一理論 ... 87
頭蓋内圧 ... 12, 64, 67, 197
　――-容積関係 ... 33
　――亢進 ... 176, 203, 308
　――測定 ... 12
頭蓋内出血 ... 228
盗血現象 ... 176
糖尿病 ... 117
頭半棘筋 ... 316
頭皮神経ブロック ... 256, 322
頭部外傷 ... 30, 156
動脈血二酸化炭素分圧 ... 33
特異説 ... 85
ドパミン ... 247
トラネキサム酸 ... 170
トラマドール ... 322
トランスサイトーシス ... 24
ドロペリドール ... 258

な
内頸静脈 ... 58, 142
　――血酸素飽和度 ... 215
　――球部酸素飽和度 ... 296
内頸動脈 ... 55
　――断端圧 ... 187
内膜中膜複合体厚 ... 181
ナトリウム ... 337
　――チャネル拮抗薬 ... 71
難治性てんかん ... 269
軟膜下皮質多切術 ... 248, 270

に
二酸化炭素反応性 ... 63, 64, 65, 67
二次性障害 ... 164
二次性脳損傷 ... 154
二分脊椎 ... 278
日本 Awake Surgery 学会 ... 318
尿崩症 ... 234
妊娠 ... 311

ね
ネクローシス ... 35

の
脳炎 ... 31
脳幹聴覚誘発電位 ... 241
脳灌流圧 ... 12, 32, 33, 154, 204
脳局所酸素飽和度 ... 328
脳虚血 ... 13, 34
脳血管拡張作用 ... 64
脳血管痙攣 ... 30
脳血管収縮 ... 65
脳血管塞栓術 ... 179
脳血流量 ... 32
脳梗塞 ... 29, 182
脳酸素需給バランス ... 144
脳酸素消費脳血流カップリング ... 276
脳酸素代謝率 ... 31
脳酸素飽和度 ... 143
脳死下臓器移植 ... 332
脳指向型集中治療法 ... 41
脳死後の生理学的変化 ... 333, 334
脳室-腹腔シャント術 ... 279
脳出血 ... 274, 310
　――の画像 ... 96
脳循環代謝 ... 141
脳循環予備能検査 ... 188
脳障害 ... 29
脳深部刺激電極リード挿入留置術 ... 261
脳深部刺激療法 ... 260

脳脊髄液ドレナージ ... 297
脳脊髄液漏出 ... 234
脳脊髄障害 ... 295
脳組織酸素代謝 ... 204
脳組織量 ... 12
脳代謝 ... 64
脳低灌流 ... 290
脳動静脈奇形 ... 191, 192, 193, 310
　――摘出術 ... 192
脳保護 ... 29
　――効果 ... 64, 65, 66
脳由来神経成長因子 ... 77
脳梁離断術 ... 248, 271
　――後 ... 251

は
パーキンソン病 ... 247, 260
パークベンチ体位 ... 205
背景脳波 ... 251
肺水腫 ... 239
胚性幹細胞 ... 42
肺動脈圧 ... 341
肺動脈カテーテル ... 240, 341
ハイブリッド手術室 ... 308
バソプレシン ... 338
発達期 ... 76
発達神経毒性物質 ... 77
バルサルバ手技 ... 233, 342
バルビツレートの脳保護作用 ... 5
バルビツレート療法 ... 142
ハローベスト ... 225
ハロタンの頭蓋内圧亢進作用 ... 4
反回神経障害 ... 228
汎下垂体機能低下症 ... 232

ひ
非外傷性 SAH ... 175
非競合性 NMDA 受容体拮抗薬 ... 72
皮質拡延性抑制 ... 140
皮質枝 ... 56
皮質焦点切除 ... 248

皮質脳波 271	ヘマトクリット 216	無脈性電気活動 326
微小塞栓 289		
非心原性脳梗塞 101	**ほ**	**め**
非心臓手術とPOCD 351	傍腫瘍性神経症候群 245	迷走神経過反射 221
非心臓手術における脳保護戦略 348	法的脳死判定 332	迷走神経刺激術 272
非心臓手術の術後脳梗塞 348	ポジトロン断層撮影法 138	迷走神経刺激装置挿入術 248
非脱分極性筋弛緩薬 285	母胎 311	迷走神経刺激療法 252
非特異説 85	ポリアミン結合部位拮抗薬 72	迷走神経による炎症反応調節機能 19
ヒドロキシエチルデンプン .. 169	ホルモン産生腺腫 231	メチルプレドニゾロン 211
被曝線量 313	ホルモン補充 234	──大量療法 50
びまん性脳損傷 30, 213		メトクロプラミド 258
	ま	
ふ	膜脂質説 84	**も**
フィブリノゲン 98, 170	膜タンパク質仮説 84	毛細血管内皮細胞 23
──値 170	マグネシウム 71	目標温 166
フィブリン分解物 99	麻酔維持 201	モニタリング 200, 201
フェンタニル 215, 256, 308	麻酔・鎮静 264	モノカルボン酸トランスポーター 24
腹臥位 149, 150, 209, 226	麻酔関連偶発症例調査 167	もやもや病 193, 195, 312
副腎機能異常 117, 118	麻酔前禁飲食 267	──患者 194
副腎機能亢進 119	麻酔導入 200	
副腎機能低下 119	麻酔法の選択 200	**ゆ**
副腎機能不全 118	麻酔薬の毒性 6	誘発筋電図 222
副腎皮質刺激ホルモン放出ホルモン 17	麻酔薬の保護作用 6	輸液管理 152
ブドウ糖 140	末梢神経ブロック 101	輸液計画 154
フリーラジカルスカベンジャー 71	慢性期水頭症 176	
フルストマック 308	慢性痛 321	**よ**
フロセミド 70, 338	マンニトール 70, 115, 199, 216, 338	用手的頸椎固定 225
プロテインキナーゼC 86		用手的軸安定化 221
プロトロンビン時間 98	**み**	抑制性(γアミノ酪酸) 59
プロポフォール ... 215, 256, 262, 308	ミダゾラム 308	予防的抗痙攣薬 344
分水嶺 56	ミトコンドリア機能不全 35	
──領域 290	ミトコンドリア内膜透過性亢進 35	**ら**
	ミトコンドリア膜電位 37	ラテックスアレルギー 280
へ	ミノサイクリン 74	卵円孔 341
平均通過時間 143	脈絡叢 11	ランバート・イートン筋無力症候群 245
米国頭蓋外頸動脈椎骨動脈疾患患者管理ガイドライン 183		
ペナンブラ 35, 140	**む**	
ヘパリン 111	無脈性心室頻拍 326	

り

リガンド依存性イオンチャネル 85
リスク分類 107
離脱型コイル 179
離断症候群 271
利尿薬 113, 114
リルゾール 244
リングブロック 318

れ

冷輸液 165
レニン・アンジオテンシン・アルドステロン系 17
レボドパ 247
レミフェンタニル 256, 262

ろ

ロクロニウム 243, 244, 245, 246
ロボット麻酔 6

わ

腕神経叢麻痺 151

英文

A

- ACTH ... 18
- active cardiac condition ... 108, 109
- acute hydrocephalus ... 176
- ADH分泌不適合症候群 ... 177
- AH ... 220
- AIUEO-TIPS ... 92
- ALS ... 244
- American Spinal Injury Association ... 219
- amino-hydroxy-methyl-isoxalone propionic acid 受容体拮抗薬 ... 73
- AMPA受容体拮抗薬 ... 73
- amyotrophic lateral sclerosis ... 244
- APA ... 282
- ASIA ... 219
- autonomic hyperreflexia ... 220
- autoregulation ... 33
- AVM ... 274
- awake craniotomy ... 248, 251, 315
- $A\beta$タンパク ... 80

B

- background ECoG ... 251
- background electrocorticogram ... 251
- BAEP ... 241
- Bag-recall trial ... 361
- B-aware trial ... 360
- BIS ... 187
  - ——モニタリング ... 200
- bispectral index ... 187
  - ——モニタリング ... 200
- brain growth spurt ... 77
- brain tissue oxygen tension ... 139
- brainstem auditory evoked potentials ... 241
- Briceの質問票 ... 356
- B-unaware trial ... 361

C

- $[Ca^{2+}]_i$ ... 36
- Ca^{2+} overload ... 37
- Ca^{2+}/カルモジュリン系 ... 39
- cardiolipin ... 39
- CBF ... 32
- CCS ... 271
- cerebral perfusion pressure ... 33
- cerebral salt wasting syndrome ... 176
- chemical transmission ... 59
- chronic hydrocephalus ... 176
- CMR_{O_2} ... 31
- Cobb角 ... 225
- collateral network concept ... 47
- corpus callosotomy ... 271
- cortical spreading depression ... 140
- CoSTR ... 325
- CO中毒 ... 31
- CPP ... 32, 33
- CPR ... 325
- CsA ... 39
- CSD ... 140
- CSWS ... 176
- CT ... 94
- CypD ... 40
- cytochrome oxidase ... 35
- cytotoxic edema ... 25

D

- D-ダイマー ... 99
- DAM ... 307
  - ——カート ... 306
- damage-associated molecular patterns ... 80
- DBS ... 260
- deep brain stimulation ... 260
- delayed CVS ... 176
- delayed neurological deterioration ... 31
- DIC ... 214
- difficult airway management カート ... 306
- DMD ... 246
- Duchenne muscular dystrophy ... 246
- Dys遺伝子 ... 246

E

- early CVS ... 176
- early goal direct therapy ... 154
- EC–ICバイパス ... 188
- ECC ... 325
- ECoG ... 271
- ECPR ... 327
- ECT ... 282
- ECVDガイドライン ... 183
- EGDT ... 154
- electrical transmission ... 59
- electrocorticography ... 271
- eloquent area ... 270
- ES cell ... 42

F

- FFP ... 155
- Fisherの分類 ... 177
- FK506 ... 39
- fMRI ... 86
- free-run筋電図 ... 210
- functional MRI ... 86

G

- GABA ... 59
- $GABA_A$受容体 ... 85
- GALA試験 ... 184
- Galen大静脈 ... 56
- GDC ... 179
- General anaesthesia versus local anaesthesia for carotid surgery試験 ... 184
- Glasgow coma scale ... 91, 213
- GLUT1 ... 24

Guglielmi detachable coil............179
Gタンパク 86

H

high-density EEG............................86
HMG-CoA 還元酵素阻害薬 ...73
Hunt and Hess の分類...................177
Hunt and Kosnik 分類.....................92

I

ICP 158, 176, 197
　――の正常値.................................198
　――の変化....................................201
IEAs..251
IFT...368
ILCOR..325
Impairment Scale スコアリング
　システム...219
IMT...181
induced pluripotent stem cell...42
intensive insulin therapy............216
interictal epileptiform
　activities 251
interventional radiology 305
intima-media thickness................181
intra-arrest cooling........................330
intracranial
　pressure...............158, 176, 197
intravascular radiotherapy 179
IPS..42
Iron chelator.....................................73
isolated forearm technique 358
IV-PCA..229
IVR...179, 305

J

Japan coma scale 91

K

KCC2 77

L

L/P..138
　――増加...139
Lac..138
Lambert-Eaton myasthenic
　syndrome......................................245
LEMS 245
Lennox-Gastaut 症候群..............270
lipid rescue 318, 319
luxury perfusion............................176

M

MABP..143
MAC 86
magnetoencephalography............86
mandibular n..................................316
manual in-line
　stabilization........................221, 225
massive blood transfusion
　protocols.......................................169
Mattis Dementia Rating
　Scale...260
maxillary n. 316
McGrath®...306
MCT1..24
MD..246
MDRS...260
MEG 86
MEP 178, 185, 205, 208, 209, 210,
　222, 226
metal ion chelator..........................74
methylprednisolone sodium
　succinate......................................222
Meyer-Overton の法則 83
MG..244
Michigan Score.............................358
MILS......................................221, 225
Mini Mental Status
　Examination................................260
minimum alveolar
　concentration................................86

mitochondrial permeability
　transition..35
MMSE..260
motor evoked
　potential..............178, 222, 226
MPSS..222
MPT 35
MRA..275
MRI 95
　――検査...264
　――時の鎮静に関する共同
　　提言ガイドライン....................264
MS..243
MTPs...169
multimodal approach..................322
multiple sclerosis..........................243
myasthenia gravis..........................244
myotonic dystrophy 246

N

Na^+/Ca^{2+} antiporter.......................37
NAP5..358
NASCET 法....................................182
NASCIS...222
National Acute Spinal Cord
　Injury Study................................222
near-infrared
　spectroscopy...................195, 291
neuroanesthesia..................................4
neurogenic pulmonary
　edema..176
NIHSS スコア..................................92
NIM TriVantage® EMG チュー
　ブ..205
NIRS........................187, 195, 291
NKCC1...77
NMDA 受容体..................................85
Nogo-A....................................47, 50
normocarbia...................................216
North American Symptomatic
　Carotid Endarterectomy
　Trial 法...182
NPE...176

NSAIDs 286, 322	PTSD 356	**T**
NSQIP 107	Pyr 138	
NSQIP Surgical Risk		TCD 187, 289
Calculator 108		tc-MEP 298
	R	therapeutic window 41, 67
O		TIA 182
	RCC 155	TOF ウオッチ®モニター 243, 245
off-pump CABG 289	reperfusion 35	Toll 様受容体 292
	Revised Cardiac Risk	torsade de pointes 176
P	Index 107, 108	transcranial Doppler
	RNS 39	ultrasonography 289
P/Q 型電位依存性カルシウム	ROS 38	
チャネル 245	ROSC 326	**U**
P-糖タンパク質 24	rS_{O_2} 187, 277, 328	
Pa_{CO_2} 199		uniporter 37
park-bench position 150	**S**	unitary theory 87
Parkinson's disease 247		Utstein 325
Pbt_{O_2} 139	S100β 26	
PC 155	secondary brain injury 154	**V**
PCA 229	SEP 178, 187, 205, 208, 209, 210,	
PCAS センター 329	226, 298	V-P シャント術 279
PCI 110, 328	SIADH 177, 234	vagus nerve stimulation ...252, 272
PD 247	single photon emission	vasogenic edema 25
PET 138	tomography 182	VEP 178
pharmacoactivation 252	Sj_{O_2} 215	visual evoked potential 178
POCD 350	Sjv_{O_2} 296	VNS 252, 272
──と術後せん妄の違い 352	SOD1 244	
──の発症機序 351	somatosensory evoked	**W**
positron emission	potential 178, 226	
tomography 138	SPECT 182	wake-up test 227
post cardiac arrest care 326	spinal shock 49	wake-up テスト 208, 210
Post Cardiac Arrest Syndrome	STA-MCA 吻合術 194	watershed area 290
センター 329	steal phenomenon 176	watershed zone 56
post traumatic stress	stump pressure 187	West 症候群 270
disorder 356	superficial temporal artery-	WFNS の分類 92, 177
post-arrest cooling 330	middle cerebral artery 吻合	Willis 動脈輪閉塞症 275
Powers stage 分類 276	術 194	
Powers の hemodynamic	syndrome of inappropriate	
stage 95	secretion of antidiuretic	
Powers の分類 186	hormone 177	

数字

1号液 153
3,4-ジアミノピリジン 245
3,4-DAP 245
3D-CTA 181
3H療法 178
3号液 153
3次元CT血管造影 181
5%ブドウ糖液 153

ギリシャ文字

α_2 アドレナリン受容体作動薬 ... 323
β エンドルフィン 18
β 遮断薬 113
γ-aminobutyric acid 59
$\Delta\psi_m$ 37

神 経 麻 酔　　　　　　　　　　　　　　　　　　　　　　　　　＜検印省略＞

2016 年 5 月 20 日　　第 1 版第 1 刷発行

定価（本体 9,600 円＋税）

　　　　　　　　編集者　内　野　博　之
　　　　　　　　　　　　川　口　昌　彦
　　　　　　　　発行者　今　井　　　良
　　　　　　　　発行所　克誠堂出版株式会社
　　　　　　　　〒 113-0033　東京都文京区本郷 3-23-5-202
　　　　　　　　電話（03）3811-0995　振替 00180-0-196804
　　　　　　　　URL　http://www.kokuseido.co.jp

ISBN978-4-7719-0465-1　C3047　¥9600E　　印刷　株式会社双文社印刷
Printed in Japan ©Hiroyuki UCHINO, Masahiko KAWAGUCHI, 2016

- 本書の複製権・翻訳権・上映権・譲渡権・公衆送信権（送信可能化権を含む）は克誠堂出版株式会社が保有します。
- 本書を無断で複製する行為（複写，スキャン，デジタルデータ化など）は，「私的使用のための複製」など著作権法上の限られた例外を除き禁じられています。大学，病院，診療所，企業などにおいて，業務上使用する目的（診療，研究活動を含む）で上記の行為を行うことは，その使用範囲が内部的であっても，私的使用には該当せず，違法です。また私的使用に該当する場合であっても，代行業者等の第三者に依頼して上記の行為を行うことは違法となります。
- JCOPY ＜（社）出版者著作権管理機構　委託出版物＞
本書の無断複写は著作権法上での例外を除き禁じられています。複写される場合は，そのつど事前に（社）出版者著作権管理機構（電話 03-3513-6969, Fax 03-3513-6979, e-mail：info@jcopy.or.jp）の許諾を得てください。